Der Hautarzt

Zeitschrift für Dermatologie, Allergologie, Venerologie und verwandte Gebiete
Organ der Deutschen Dermatologischen Gesellschaft

Herausgeber und Schriftleiter O. Braun-Falco, München · D. Petzoldt, Heidelberg (Redaktion) · U. W. Schnyder, Zürich · K. Wolff, Wien

Herausgeber G. Burg, München · G. W. Korting, Mainz · Th. Nasemann, Hamburg · C. E. Orfanos, Berlin · G. Plewig, Düsseldorf · H. Röckl, Würzburg · E. Schöpf, Freiburg

Unter Mitarbeit von I. Anton-Lamprecht, Heidelberg · G. Asboe-Hansen, Kopenhagen · B.-R. Balda, Augsburg · H.-J. Bandmann, München · S. Borelli, München · E. Christophers, Kiel · J. Civatte, Paris · J. Delacrétaz, Lausanne · H. Flegel, Rostock · H. C. Friederich, Marburg/Lahn · P. Fritsch, Innsbruck · M. Gloor, Karlsruhe · H. Goerke, München · H. Goldschmidt, Philadelphia · M. Goos, Essen · R. Happle, Münster · W. P. Herrmann, Bremen · N. Hjorth, Hellerup · A. Hollander, San Diego · H. Holzmann, Frankfurt · I. O. Hornstein, Erlangen · O. P. Hornstein, Erlangen · M. Hundeiker, Münster · L. Illig, Gießen · H. Ippen, Göttingen · H. Ishikawa, Tokyo · St. Jablonska, Warschau · E. G. Jung, Mannheim · A. Kint, Gent · A. Krebs, Bern · H. Kresbach, Graz · H. W. Kreysel, Bonn · E. Landes, Darmstadt · A. Luger, Wien · E. Macher, Münster · S. Marghescu, Hannover · W. Meigel, Hamburg · W. Meinhof, Aachen · J. Metz, Wiesbaden · P. Mikhailov, Sofia · G. Niebauer, Wien · S. Nishiyama, Tokyo · J.-M. Paschoud, Lausanne · J. Petres, Kassel · J. Rácz, Budapest · R. Rajka, Oslo · G. Rassner, Tübingen · O. E. Rodermund, Ulm · Z. Ruszczak, Łódź · K. Salfeld, Minden · K. H. Schulz, Hamburg · A. Schulze-Dirks, Heidelberg · R. Schuppli, Basel · N. Simon, Szeged · G. K. Steigleder, Köln · G. Stüttgen, Berlin · H. Tronnier, Dortmund · H. Ueki, Kurashiki-shi · K. Uyeno, Tsukuba · G. Weber, Nürnberg · F. O. Weidner, Stuttgart · R. K. Winkelmann, Rochester, Minn. · H. H. Wolff, Lübeck · H. Zaun, Homburg/Saar

---

Supplementum VII, 36. Jahrgang 1985

Verhandlungen der Deutschen Dermatologischen Gesellschaft

XXXIV. Tagung gehalten in Zürich vom 20.–24. März 1985

Im Auftrag der Deutschen Dermatologischen Gesellschaft
Herausgegeben von
U. W. Schnyder (Tagungsleiter)
B. Wüthrich und **A. Eichmann** (Tagungssekretäre)

Redigiert von
B. Wüthrich

Mit 81 Abbildungen und 89 Tabellen

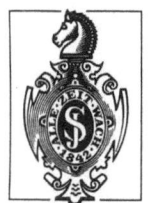

Springer-Verlag
Berlin Heidelberg New York Tokyo

Prof. Dr. med. Dr. h. c. U. W. Schnyder
Prof. Dr. med. B. Wüthrich
PD Dr. med. A. Eichmann
Dermatologische Klinik
Universitätsspital Zürich
Gloriastraße 31, CH-8091 Zürich

ISBN 978-3-540-15844-8   ISBN 978-3-642-82597-2 (eBook)
DOI 10.1007/978-3-642-82597-2

CIP-Kurztitelaufnahme der Deutschen Bibliothek

Deutsche Dermatologische Gesellschaft:
Verhandlungen der Deutschen Dermatologischen
Gesellschaft : Tagung/im Auftr. d. Dt.
Dermatolog. Ges. hrsg. — Berlin ; Heidelberg ;
New York ; Tokyo : Springer
ISSN 0344-3175
    Bis 32. 1980 (1981) mit d. Erscheinungsorten Berlin, Heidelberg, New York
34. 1985. Gehalten in Zürich vom 20.-24. März 1985. — 1985.
(Der Hautarzt : Supplementum ; 7)

NE: Der Hautarzt / Supplementum

Das Werk ist urheberrechtlich geschützt. Die dadurch begründeten Rechte, insbesondere die der Übersetzung, des Nachdruckes, der Entnahme von Abbildungen, der Funksendung, der Wiedergabe auf photographischem oder ähnlichem Wege und der Speicherung in Datenverarbeitungsanlagen bleiben, auch bei nur auszugsweiser Verwertung, vorbehalten. Die Vergütungsansprüche des § 54, Abs. 2 UrhG werden durch die „Verwertungsgesellschaft Wort", München, wahrgenommen.

© Springer-Verlag Berlin Heidelberg 1986

Die Wiedergabe von Gebrauchsnamen, Handelsnamen, Warenbezeichnungen usw. in diesem Wert berechtigt auch ohne besondere Kennzeichnung nicht zu der Annahme, daß solche Namen im Sinne der Warenzeichen- und Markenschutzgesetzgebung als frei zu betrachten wären und daher von jedermann benutzt werden dürften.

Produkthaftung: Für Angaben über Dosierungsanweisungen und Applikationsformen kann vom Verlag *keine Gewähr* übernommen werden. Derartige Angaben müssen vom jeweiligen Anwender im Einzelfall anhand anderer Literaturstellen auf ihre Richtigkeit überprüft werden.

Verantwortlich für den Anzeigenteil: L. Siegel, G. Ralle, Kurfürstendamm 237, D-1000 Berlin 15
2127/3140-543210

Tagungsleitung: Prof. Dr. med. Dr. h.c. U.W. Schnyder, Zürich
Tagungssekretariat: Prof. Dr. med. B. Wüthrich, PD Dr. med. A. Eichmann, Zürich

Gastvorlesungen:
Prof. Dr. med. A. Pletscher, Basel
(Stellenwert der Forschung für die klinische Medizin)
Prof. Dr. med. H. Wagner, Ulm
(Regulation von T-Lymphozyten)
Prof. Dr. med. F. Lembeck, Graz
(Neurogene Mechanismen der Hautdurchblutung)

Gastvortrag:
Prof. Dr. med. W. Burgdorfer, Hamilton/USA
(Zur Entdeckung der Lyme Krankheit Spirochäte
[Borrelia burgdorferi])

Spezialvorlesung:
Prof. Dr. med. T.T. Chorzelski, Warschau
Prof. Dr. med. S. Jablonska, Warschau
(Antiendomysium-Antikörper der IgA-Klasse als ein
spezifischer Marker der glutensensitiven Enteropathie
bei Duhring'scher Krankheit und Coeliakie)

Hauptthemen:
Prof. Dr. med. A. Krebs, Bern
Prof. Dr. med. H.-J. Bandmann, München
(Allergische Kontaktekzeme)
Prof. Dr. med. K.H. Schulz, Hamburg
Prof. Dr. med. J. Ring, München
(Urticaria)
Prof. Dr. med. H. Röckl, Würzburg
Prof. Dr. med. K. Wolff, Wien
(Die Entzündung und ihre Zellen)
Prof. Dr. med. E. Macher, Münster
Prof. Dr. med. E. Christophers, Kiel
(Pharmakologie und Pharmakotherapie der Haut)
Prof. Dr. med. O.P. Hornstein, Erlangen
Prof. Dr. med. G. Rassner, Tübingen
(Malignes Melanom)

Symposien:
Prof. Dr. med. A. Luger, Wien
Prof. Dr. med. D. Petzoldt, Heidelberg
(STD — Neue diagnostische Möglichkeiten bei sexuell
übertragbaren Krankheiten)
Prof. Dr. med. Th. Nasemann, Hamburg
Prof. Dr. med. J. Lindenmann, Zürich
(Virologie)
Prof. Dr. med. E. Schöpf, Freiburg i.Br.
Prof. Dr. med. H. Partsch, Wien
(Phlebologie — Chronische Veneninsuffizienz)
Prof. Dr. med. C. Schirren, Hamburg
Prof. Dr. med W.-B. Schill, München
(Andrologie — Was gibt es Neues in der Andrologie?)
Prof. Dr. med. G. Plewig, Düsseldorf
Prof. Dr. med. M. Gloor, Karlsruhe
(Akne)

Trends/News:
Prof. Dr. med. G. Stüttgen, Berlin
Dr. H. Walther, Pforzheim
(Neuere Therapieverfahren)
Prof. Dr. med. Dr. h.c. O. Braun-Falco, München
Prof. Dr. med. W. Meinhof, Aachen
(Neuere Dermatosen)

Freie Vorträge:
Prof. Dr. med. G.W. Korting, Mainz
Prof. Dr. med. G. Niebauer, Wien
(Psoriasis und Lichtbiologie)
Prof. Dr. med. H.-W. Kreysel, Bonn
Prof. Dr. med. O. E. Rodermund, Ulm
(Infektionskrankheiten, STD und Akne)
Prof. Dr. med. S. Borelli, München
Prof. Dr. med. G. Weber, Nürnberg
(Allergie, Immunologie)
Prof. Dr. med. L. Illig, Gießen
Prof. Dr. med. S. Marghescu, Hannover
(Tumoren, Melanome und Lymphome)
Prof. Dr. med. E.G. Jung, Mannheim
Prof. Dr. med. G. Brehm, Ludwigshafen
(Ausgewählte Dermatosen)
Prof. Dr. med. H. Zaun, Homburg/Saar
Prof. Dr. med. H. Holzmann, Frankfurt
(Allergie, Ekzeme)
Prof. Dr. med. R. Schuppli, Basel
Prof. Dr. med. C. Orfanos, Berlin
(Therapie)
Prof. Dr. med. H. Kresbach, Graz
Prof. Dr. med. H. Ippen, Göttingen
(Dermatologische Grundlagenforschung)
Prof. Dr. med. H.-C. Friederich, Marburg
Prof. Dr. med. H. Tronnier, Dortmund
(Phlebologie, Operative Dermatologie und Andrologie)

Poster-Diskussion:
Prof. Dr. med. W. Gebhart, Wien
Dr. J. Meyer, Zürich

DIA-Kliniken:
Prof. Dr. med. Dr. h.c. U.W. Schnyder, Zürich
Prof. Dr. med. K. Schwarz, Zürich
Prof. Dr. med. B. Wüthrich, Zürich
PD Dr. med. A. Eichmann, Zürich

Dermatohistologisches Schnittseminar:
Prof. Dr. med. G.K. Steigleder, Köln
Prof. Dr. med. H. Wolff, Lübeck
Prof. Dr. med. M. Goos, Essen

Operative Dermatologie heute:
Prof. Dr. med. H. Tritsch, Köln
Prof. Dr. med. E. Landes, Darmstadt
(I Gundlagen)
Prof. Dr. med. J. Petres, Kassel
Prof. Dr. med. B. Konz, München
(II Fortgeschrittene Methoden)

Lichtbiologie:
Prof. Dr. med. A. Wiskemann, Hamburg
Prof. Dr. med. E.G. Jung, Mannheim

Inhaltsverzeichnis

Geleitwort IX

Eröffnungsansprache des Präsidenten der DDG, Prof. Dr. Dr. h. c. O. Braun-Falco X

Ansprache des Tagungsleiters, Prof. Dr. Dr. h. c. U. W. Schnyder anläßlich der Eröffnungsfeier XIII

Ehrungen durch den Präsidenten der DDG, Prof. Dr. Dr. h. c. O. Braun-Falco XVI

Gastvorlesungen

Pletscher, A.: Forschung — Quelle des medizinischen Fortschrittes 1

Wagner, H.: Regulation von T-Lymphozyten ... 5

Lembeck, F.: Neurogene Mechanismen der Hautdurchblutung 6

Gastvortrag

Burgdorfer, W.: Zur Entdeckung der Lyme-Krankheit-Spirochäte (Borrelia burgdorferi) 12

Spezialvorlesung

Chorzelski, T. P. und Jablonska, S.: Antiendomysium-Antikörper der IgA-Klasse als ein spezifischer Marker der glutensensitiven Enteropathie bei der Duhring'schen Krankheit und Cöliakie 16

Hauptthema IA: Allergische Kontaktekzeme

Bandmann, H.-J.: Versuch einer Definition des Begriffes „Ekzem" 19

Knop, J.: Die immunregulatorische Kontrolle der Suppressor-T-Lymphozyten des allergischen Kontaktekzems 22

Wolff, K. und Stingl, G.: Antigenpräsentation .. 24

Kresbach, H., Smolle, J. und Kerl, H.: Die immunhistochemisch erfaßbaren Reaktionsmuster 26

Macher, E.: Auslösephase und unspezifische Begleitreaktion 28

Suter, H.: Permeation und Resorption von Fremdstoffen 30

Schulz, K. H.: Aspekte der Kreuz- bzw. Gruppenallergie 33

Klaschka, F.: Allergische Kontaktekzeme: Systemische Auslösung 35

Polak, L.: Toleranz und Hyposensibilisierung .. 37

Krebs, A.: Die klinische Relevanz der vorgetragenen Konzepte zur Pathogenese des allergischen Kontaktekzems 37

Hauptthema IB: Urtikaria

Czarnetzki, B. M.: Die Pathophysiologie physikalischer Urtikariaformen 41

Plewig, G.: Aetiologie der Lichturtikaria 42

Kleinhans, D.: Kontakt-Urtikaria 45

Przybilla, B., Galosi, A., von der Helm, D., Schrallhammer, K. und Ring, J.: Seltene Urtikariaformen 46

Scherer, R.: Urtikariavaskulitis 48

Ring, J. und Przybilla, B.: „Drei-Stufen-Programm" zum diagnostischen Vorgehen bei chronischer Urticaria 50

Späth, P. und Wüthrich, B.: Hereditäres Angioödem und Androgen-Therapie 53

Illig, L.: Therapie der chronischen Urtikaria 57

Hauptthema II: Die Entzündung und ihre Zellen

Wolff, K.: Einführung 59

Tappeiner, G.: Komplementsystem und vaskuläre Reaktion 60

Czarnetzki, B. M.: Mastzellen und Mastzellsignale 60

Christophers, E. und Schröder, J.-M.: Die leukozytäre Antwort 61

Wagner, H.: T-Lymphozytenaktivierung: Eine signalgesteuerte Reaktionssequenz 64

Knop, J.: Mononukleäre Phagozyten — Starter — Amplifikatoren, Abräumer — 66

Stingl, G.: Epidermis: Initiator, Zielorgan oder „Innocent Bystander" 68

Hauptthema III: Pharmakologie und Pharmakotherapie der Haut

Bollag, W.: Die Entwicklung neuer Retinoide .. 70

Sterry, W.: Wie wirken Antipsoriatika? 72

Fritsch, P.: Antipsoriatische Kombinationstherapie 73

Schöpf, E.: Entzündungshemmung 73

Knop, J.: Immunsuppressive Therapie 74

Happle, R.: Therapeutische Immunreaktionen .. 76

Meinhof, W.: Die Pharmakotherapie der Mykosen 78

Hauptthema IV: Malignes Melanom

Orfanos, C. E., Garbe, C. und Bertz, J.: Epidemiologie des malignen Melanoms der Haut im internationalen Vergleich 81

Jung, E. G.: Risikofaktoren der Entstehung maligner Melanome 84

Kerl, H. und Smolle, J.: Dysplastische Naevus-Syndrome und Frühmelanome 86

Weidner, F. und Beck, R.: Früh- und Spätmetastasierung der malignen Melanome 88

Michel, U., Hornstein, O. P. und Schönberger, A.: Infrarotthermographie beim malignen Melanom 90

Altmeyer, P., Schäfer, G. und Munz, D.: Die präoperative Lympho-Szintigraphie bei malignen Melanomen 92

Konz, B.: Operative Therapie maligner Melanome 94

Kokoschka, E. M. und Benesch, D.: Strahlen- und Chemotherapie bei der Behandlung des malignen Melanoms 94

Czarnetzki, B. M.: Immuntherapie des malignen Melanoms — aktueller Stand 96

Tonak, J., Göhl, J. und Hohenberger, W.: Die hypertherme Extremitätenperfusion beim malignen Melanom 99

Illig, L.: Grundsätze der Melanom-Nachsorge .. 101

Trends/News: Neuere Therapieverfahren

Landthaler, M., Stark, F. und Braun-Falco, O.: Therapeutische Anwendung von Orgotein ....

Blitstein-Willinger, E.: Wege zur therapeutischen Immunstimulation ....

Happle, R.: Immunologische Behandlung der Alopecia areata ....

Brunner, R., Landthaler, M., Haina, D., Waidelich, W. und Braun-Falco, O.: Anwendung des Neodym-Yag-Lasers in der Dermatologie .....

Kownatzki, E.: Indikationen zur therapeutischen Plasmapherese ....

Breitbart, E. W.: Kryochirurgie in der Dermatologie ....

Trends/News: Neuere Dermatosen

Jung, E. G.: Neuere Erbkrankheiten der Haut ..

Steigleder, G. K.: Neuere Entwicklungen auf dem Gebiet der nichtallergischen Dermatosen II ...

Meurer, M.: Neuere chronisch-entzündliche Erkrankungen des Bindegewebes ....

Petzoldt, D.: Neuere Erkrankungen auf dem Gebiet der STD ....

Wolff, K.: Neuere bullöse Dermatosen ....

Wolff, H.: Alte Dermatosen — Neu betrachtet .

Symposium A: STD — Neue diagnostische Möglichkeiten bei sexuell übertragbaren Krankheiten

Luger, A.: Diagnostische Möglichkeiten bei Lymphadenopathie-Syndrom und AIDS 134

Eichmann, A., Gütling, M. und Meyer, J.: Stellung und Wert des SPHA-Tests in der Luesdiagnostik 138

Gschnait, F.: Neue Methoden in der Serodiagnostik sexuell übertragbarer Erkrankungen 140

Hofmann, H.: Gonorrhoe-Diagnostik mit monoklonalen und polyklonalen Antikörpern 141

Wassilew, S. W.: Herpes simplex-Diagnostik mit monoklonalen Antikörpern 142

Petzoldt, D. und Mösinger-Lundgren, V.: Chlamydien-Diagnostik mit monoklonalen Antikörpern 144

Symposium B: Virologie

Wassilew, S. W.: Virostatika in der Dermatologie 146

Grussendorf-Conen, E.-I.: Die Bedeutung der Differenzierung humanpathogener Papillomviren in der Dermatologie 148

Breitbart, E. W.: Kryochirurgische Behandlung von Viruspapillomen des Menschen ....

Wolff, H. H. und Lautier, R.: Elektronenoptische Diagnose von Hautvirosen durch Negativkontrasttechnik 149

Söltz-Szöts, J.: Die Rolle der Viren bei der unspezifischen Urethritis und Lymphogranuloma inguinale 151

Rüdlinger, R., Bunney, M. H., Smith, I. W. und Anderton, J. L.: Nierentransplantation und humane Papillomvirusinfektionen 153

Wittek, R.: Rekombinante Vakziniaviren: ein Impfstoff der Zukunft? 154

Symposium C: Phlebologie — Chronische Veneninsuffizienz

Schultz-Ehrenburg, U.: Refluxe bei chronischer Veneninsuffizienz 156

Wienert, V.: Ambulatorische Hypervolämie 158

Partsch, H.: Ambulatorische Hypertonie 158

Lechner, W.: Refluxbedingte Sekundärveränderungen in den Venen 160

Fischer, N.: Veränderungen in der Endstrombahn

Stüttgen, G. und Ott, A.: Lokale Hypoxie 161

Bollinger, A.: Mikroangiopathie der Blut- und Lymphkapillaren bei chronischer Veneninsuffizienz 162

Leu, H. J.: Histphatologie der chronisch-venösen Insuffizienz 163

Santler, R.: Atrophie blanche ....

Goor, W.: Therapie der chronischen Veneninsuffizienz 165

Symposium D: Andrologie — Was gibt es Neues in der Andrologie?

Schütte, B.: Die Semidünnschnitt-Methode zur Beurteilung der Hodenhistologie 167

Klosterhalfen, H. und Becker, H.: Operatives Vorgehen bei Verschluß der ableitenden Samenwege und bei Varicocele — Indikation, Technik und Ergebnisse 168

Schill, W.-B.: Neue Aspekte der medikamentösen Therapie der männlichen Infertilität 170

Symposium E: Akne

Gehse, M.: Bakterien der Akneeffloreszenzen ... 174

Höffler, U.: Resistenzinduktion nach topischer antimikrobieller Akne-Therapie? 175

Puschmann, M.: Lipidanalyse, keratolytische Untersuchungen und quantitative mikrobiologische Untersuchungen isolierter Follikelinfundibula unter Benzoylperoxidtherapie 177

Schöpf, E.: Benzoylperoxid: Abhängigkeit des Therapieeffektes von Externagrundlagen 178

Frosch, P.: Irritative und kontaktallergische Nebenwirkungen von Akne-Externa 179

Luderschmidt, Chr.: Hormonelle Beeinflussung von Talgdrüsen und Akne 181

Plewig, G.: 13-cis-Retinsäuretherapie schwerer Akneformen: Indikation, Dosierung, Remissionsdauer, Wirkungsmechanismen 182

Nikolowski, J.: Besondere Indikation für eine 13-cis-Retinsäuretherapie: Rosaza 185

Meigel, W.: Kontraindikationen und Nebenwirkungen der 13-cis-Retinsäuretherapie 186

Prämierte Poster

Bruckner-Tuderman, L. und Franklin, R. M.: Effekt eines Retrovirus auf den Kollagenmetabolismus der Fibroblasten 189

Smith, N. P.: Der pigmentierte Spindelzelltumor, Typus Reed 190

Schlußworte des Tagungsleiters
Prof. Dr. Dr. h. c. U. W. Schnyder 193

Schlußworte des Präsidenten der DDG,
Prof. Dr. Dr. h. c. O. Braun-Falco 194

Autorenregister 195

Sachregister 197

Anhang: DIA-Klinik 1
        Sachregister 64

Geleitwort

Die Kongresse der Deutschen Dermatologischen Gesellschaft waren seit der ersten Tagung im Jahre 1889 unter Prof. F. J. Pick in Prag akademische und gesellschaftliche Höhepunkte der deutschsprachigen Dermatologie. Trotz der nicht unproblematischen Diversifizierung des Kongreß- und Tagungswesens, die auch vor unserem Fach nicht Halt macht, haben die Tagungen der DDG auch in neuester Zeit nichts von ihrer Anziehungskraft verloren. So kamen denn zur 34. Tagung der DDG fast 1400 Hautärzte mit ihren Begleitpersonen aus 28 Ländern, um in Zürich über die neuesten Forschungsergebnisse zu berichten resp. informiert zu werden. Die Tagungen der DDG erfüllen heute in der deutschsprachigen Welt somit eine ähnliche Funktion wie die Akademie-Tagungen in der Neuen Welt!

Offizielle Belege über die Tagungen der DDG sind die Tagungsberichte, machen sie doch gleichsam das Vergängliche unvergänglich. Nach der Satzung der DDG gehört es mit zu den Pflichten des jeweiligen Tagungsleiters, den Kongreßbericht zusammenzustellen. Herr Kollege Prof. Dr. B. Wüthrich hat die Redigierung der Manuskripte übernommen. Dank seinem unermüdlichen Einsatz war es möglich, die Vorarbeiten Ende Mai 1985 abzuschließen. Die redaktionelle Sekretariatsarbeit hat mit großer Umsicht Frau C. Cohen gemacht. Beiden sei hier für ihren großen Einsatz bestens gedankt.

Der Kongreßband der Zürcher DDG-Tagung umfaßt außer den Referaten der Hauptthemen und Symposien auch die Gastvorlesungen und die Fälle, welche im Rahmen der beiden Dia-Kliniken von den schweizerischen Kliniken vorgestellt worden sind.

Die Kurzreferate der 154 Freien Vorträge und der 68 Poster sind im Zentralblatt Haut- und Geschlechtskrankheiten Bd 150, Heft 8 (1985) publiziert. Dort finden sich auch die Kurzreferate der Vorträge, die an der Jahrestagung der Deutschen Gesellschaft für Lichtforschung und im Rahmen des Kurses „Operative Dermatologie heute" gehalten wurden. Dank dem Entgegenkommen des Springer-Verlages Heidelberg-Berlin-New York konnten die Manuskripte des wissenschaftlich und des didaktisch besten Posters, die von einer Kommission unter der Leitung von Prof. Dr. K. Steigleder, Köln ausgewählt worden sind, ebenfalls in den Tagungsbericht aufgenommen werden.

Zudem enthält dieser Band wiederum die Eröffnungs- und Schlußansprachen des Präsidenten der DDG. Prof. Dr. Dr. h. c. O. Braun-Falco, München und des Tagungsleiters. So hoffe ich zusammen mit meinen Mitarbeitern, daß der Bericht der 34. Tagung der Deutschen Dermatologischen Gesellschaft ein weiteres würdiges wissenschaftliches und gesellschaftliches Dokument der deutschsprachigen Dermatologie werde.

Prof. Dr. Dr. h. c. Urs W. Schnyder
Tagungsleiter

Eröffnungsansprache des Präsidenten der DDG, Professor Dr. Dr. h. c. Otto Braun-Falco

Mit großer Freude darf ich Sie alle zur 34. Tagung der Deutschen Dermatologischen Gesellschaft herzlich willkommen heißen. Wir sind Herrn Professor Dr. U. Schnyder sehr dankbar dafür, daß er uns in die schöne und lebensfrohe Geschäfts- und Universitätsstadt am Zürichsee eingeladen und zusammen mit seinen Mitarbeitern alle Vorbereitungen für einen fruchtbaren Ablauf unseres Kongresses in diesem modernen Kongreßzentrum getroffen hat. Durch die Wahl von Zürich als Kongreßort sollte wiederum betont sein, daß sich die Deutsche Dermatologische Gesellschaft als eine übernationale Vereinigung deutschsprechender Dermatologen versteht und den Austausch von fachlichen Erfahrungen und Fortschritten im deutschsprachigen Raum über unsere Grenzen hinweg für eine verpflichtende Aufgabe hält. Seit ihrer Gründung im Anschluß an einen Aufruf von Neisser und Pick im Jahre 1888 treffen wir uns nun zum dritten Male in der gastlichen Schweiz. 1906 kamen die Mitglieder unserer Gesellschaft unter der Leitung des Neisser-Schülers und Begründers der Schweizerischen Dermatologie, Josef Jadassohn, in Bern zusammen. Damals, nach der Entdeckung des Erregers, stand die klinische und experimentelle Syphilisforschung im Zentrum des wissenschaftlichen Interesses. Die zweite DDG-Tagung fand 1963 in Zürich statt; der unvergessene Hans Storck hatte sie dem Gedenken an seinen großen Lehrer Guido Miescher gewidmet. Heute darf ich unseren Schweizer Kollegen versichern, daß wir uns sehr freuen, die 34. DDG-Tagung wiederum zusammen mit Ihnen erleben zu können. Wir sind Ihnen für Ihre Einladung dankbar verbunden.

Ein besonderer Gruß gilt unseren Ehrengästen, an ihrer Spitze Herrn Regierungsrat Dr. Wiederkehr, der uns Grußworte des Regierungsrates des Kanton Zürich überbringen wird, ebenso Herrn Stadtpräsident von Zürich und Kollegen Dr. Wagner, der uns die Grüße der Stadt Zürich übermitteln wird. Die Anwesenheit zahlreicher Persönlichkeiten aus dem öffentlichen und kulturellen Leben würdigt unseren Kongreß und erfüllt uns mit Dankbarkeit und Genugtuung.

Ich darf Ihnen, den Präsidenten zahlreicher wissenschaftlicher Gesellschaften, die Willkommensgrüße aller Anwesenden überbringen. Es freut uns, daß auch Vertreter der berühmten Universität Zürich, nämlich der Rektor der Universität, Magnifizenz Professor Dr. Akert und der Dekan der Medizinischen Fakultät, Spektabilität Professor Dr. Humbel, sowie zahlreiche Fakultätskollegen uns die Ehre ihrer Anwesenheit geben.

Mit besonderer Herzlichkeit begrüße ich ferner den Präsidenten der Schweizerischen Gesellschaft für Dermatologie und Venerologie, Herrn Professor Dr. A. Krebs, dem ich an dieser Stelle vielmals danken möchte für die ausgezeichnete kollegiale Zusammenarbeit zwischen schweizerischen und deutschen Dermatologen.

Herzliche Grüße darf ich auch dem Präsidenten der Österreichischen Dermatologischen Gesellschaft, Herrn Professor Dr. Fritsch entbieten, ferner auch den Präsidenten benachbarter Dermatologischer Gesellschaften sowie dem Präsidenten des Berufsverbandes der Deutschen Dermatologen, Herrn Dr. Walther, denen ich auch hier für jahrelange kollegiale und fruchtbare Zusammenarbeit Dank sagen möchte.

Ferner möchte ich den Vorsitzenden des 17. Weltkongresses für Dermatologie 1987 in Berlin, Herrn Professor Dr. G. Stüttgen herzlich begrüßen. Ihm steht eine schwere Aufgabe bevor, bei deren Durchführung wir ihn alle tatkräftig unterstützten sollten.

Auch in Zürich dürfen wir uns wieder über den bereits traditionellen Besuch zahlreicher Freunde und Kollegen aus allen Teilen Europas und aus Übersee freuen. Aus 24 Ländern sind Fachkollegen nach Zürich gekommen, um mit uns wissenschaftliche und praktische Fortschritte in unserem Fachgebiet zu diskutieren. Bedauerlich ist allerdings, daß es unseren Fachkollegen aus der Deutschen Demokratischen Republik nicht vergönnt ist, an dieser Tagung teilzunehmen.

Mein Gruß gilt ferner den Vertretern der pharmazeutischen Industrie, welche viel zur Verwirklichung unseres Kongresses beigetragen haben, sowie den Vertretern von Presse, Rundfunk und Fernsehen, die mit ihrer aktuellen Berichterstattung gerade in unserer Zeit eine sehr wichtige und verantwortungsvolle Aufgabe innerhalb der Öffentlichkeit wahrnehmen. Praktische Dermatologie und Information der Öffentlichkeit — zweifellos ein gewisses Spannungsfeld, das aber stets auf den kranken Menschen, auf unsere Patienten, bezogen bleiben sollte.

Es ist bereits zu einer guten Tradition geworden, daß DDG-Kongresse unter ein Thema gestellt werden, das nicht nur auf das sachliche Konzept für die wissenschaftliche Ausrichtung der Tagung hinweisen soll sondern auch Interesse bei Fachkollegen und in der Öffentlichkeit erregen möchte.

Die Themen: ,,Dermatologie in der Industriegesellschaft" bei dem DDG-Kongreß 1977 in Köln, ,,Dermatologie und Umwelt" 1980 in Westerland und ,,Die Haut im Laufe des Lebens" 1982 in Wien markieren nicht nur die wissenschaftliche Zuordnung unserer letzten Tagungen, sondern können auch als ein Hinweis auf wichtige fachliche Bezüge des heutigen Hautarztes verstanden werden, der sich unserer Gesellschaft in seiner Aufgabe verpflichtet sieht, die Überschreitung von Toleranzgrenzen akuter oder chronischer Umweltbelastungen des Hautorgans frühzeitig zu erkennen, um entsprechend präventiv oder therapeutisch reagieren zu können. In diesem Sinne ist auch das Thema *,,Die Haut als Grenzorgan"* zu verstehen, welches Herr Prof. Dr. Schnyder mit seinen Mitarbeitern Herrn Prof. Dr. Wüthrich und Herrn Doz. Dr. Eichmann als Motto für die 34. DDG-Tagung gewählt hat, weil gerade hierunter so viele Aspekte der Dermatologie und Venerologie zu betrachten sind, die heutzutage den Hautarzt tagtäglich beschäftigen.

Das Hautorgan stellt bekanntlich die äußere Grenzfläche zwischen dem Individuum und seiner Umwelt dar. Der Vorgang der Evolution hat über verschiedene Umwege dazu geführt, daß sich die Haut des Menschen als ein außerordentlich kompliziert strukturiertes integriertes System darstellt, das unter physiologischen Bedingungen in hervorragender Weise den vielfältigen Funktionen eines Grenzorgans gerecht wird und auch ein erstaunliches Regenerationsvermögen in sich birgt. Beispielhaft seien erwähnt die Schutzfunktionen der Haut gegen mechanische Belastungen, gegen chemische Insulte oder gegenüber Ultraviolettstrahlen, die Regulierung der Körpertemperatur durch Schweißbildung und Hautdurchblutung, gewisse Ausscheidungsfunktionen über die Haut und die individuell so wichtigen Sinnesfunktionen Kältesinn, Wärmesinn, Berührungssinn, Drucksinn oder Schmerzsinn, mit denen der Mensch über hochempfindliche Wahrnehmungs- und Warnsysteme an seiner individuellen Grenzzone zur Umwelt verfügt. Erwähnt sei auch die Funktion der Haut als Ausdrucksorgan emotionaler Vorgänge. Dieses skizzenhafte Aufzählen deutet bereits darauf hin, daß das Hautorgan sowohl vom Körperinneren her als auch von der Umwelt her über die Grenzen seiner physiologischen Funktionen hinaus belastet werden und dann krankhaft reagieren kann. Hauterkrankungen können demnach teilweise als autochtone Erkrankungen des Organs Haut in Erscheinung treten; teilweise sind sie auch Teilsymptome oder Folge einer Erkrankung innerer Organe oder Gewebe, oder sie werden durch Belastungen aus unserer Umwelt ausgelöst. Man kann sich unschwer vorstellen, daß diese pathogenetischen Möglichkeiten zu einer Fülle krankhafter Reaktionen an der Haut führen können.

In den letzten Jahrzehnten haben sich im dermatologischen Krankheitsspektrum in Mitteleuropa große Wandlungen vollzogen. Diese sind vor allem verursacht durch die Schaffung hervorragender Therapeutika wie Antibiotika, Antimykotika, Chemotherapeutika, Glukokortikoide, Immunsuppressiva oder neuestens die aus der Schweiz stammenden aromatischen Retinoide. So ist heute das Auftreten von Hauttuberkulosen oder von manchen bakteriellen Hautinfektionen selten geworden. Manche Pilzinfektionen der Haut und angrenzenden Schleimhäute kommen zwar häufiger vor, sind aber gut zu behandeln. Neuere Entwicklungen (z.B. Acyclovir) deuten darauf hin, daß auch auf dem Gebiet der Viruskrankheiten der Haut bald mit wirksamen therapeutischen Maßnahmen zu rechnen ist. Auch auf dem Gebiet der Geschlechtskrankheiten haben sich auch insofern Änderungen vollzogen, als die Zahl der an Syphilis Erkrankten in Mitteleuropa stark zurückgegangen ist, während andererseits heute Infektionen durch Hefepilze, Trichomonaden, Chlamydien, Mykoplasmen oder HTLV-III-Virus zu den wichtigsten sexuell übertragenen Erkrankungen in unserem Fachgebiet zählen.

Führen diese Wandlungen nun dazu, daß der Dermatologe bald überflüssig wird? In der Tat glauben manche Skeptiker, daß speziell angesichts des „Kampfes um den Patienten" infolge der allgemein zunehmenden Ärztedichte auch unser Fachgebiet gefährdet sei. Andererseits müssen wir aber auch feststellen, daß sich das Krankheitsspektrum unseres Fachgebietes erweitert hat. Mehrbelastungen der Haut aus der Umwelt sind indiskutabel. Umweltfaktoren können sich über die Atemwege, über den Magendarmkanal oder über die Haut auf den Organismus oder unmittelbar auf die Haut auswirken. Die Zahl allergischer Erkrankungen der Haut scheint im Steigen begriffen. Dies gilt sowohl für die Allergien vom Soforttyp durch gewisse Nahrungsmittel, Nahrungsmittelzusatzstoffe oder Arzneimittel, als auch für die kontaktbedingten Allergien der Haut vom Ekzemtyp ausgelöst durch Berufsstoffe, Stoffe außerberuflicher Tätigkeit oder durch Inhaltsstoffe von örtlich angewandten Therapeutika oder Kosmetika. Hier ist der Dermatologe aufgerufen, die Manifestationen in Form vielfältiger Hautreaktionen frühzeitig zu erkennen, die verursachenden Faktoren aufzufinden und die Patienten vor weiterer Exposition zu bewahren.

Die Zahl berufsbedingter Hauterkrankungen hat in den letzten Jahren zugenommen. In der Bundesrepublik Deutschland stehen die Berufsdermatosen seit Ende der 70er Jahre mit etwa 10000 Anzeigen pro Jahr an der zweiten Stelle aller Berufserkrankungen. Mit Sorge betrachten wir Dermatologen die Entwicklung bei den durch Sonnenlicht oder künstliche UV-Hochintensitätsstrahler möglichen Schädigungen der Haut in einer Zeit, in der „nahtloses Braunsein" zum Schönheitsideal erhoben ist und manche Menschen sich eine intensive Dunkelbräunung der Haut, die ja ihrem Wesen nach ein Defensivmechanismus des Grenzorganes Haut darstellt, über Jahre oder gar Jahrzehnte hin erhalten möchten. Daß dies bei entsprechender genetischer Disposition zu zunehmender Hautkrebsgefährdung führt, ist jedem Hautarzt klar. Hier scheint es uns geboten, daß sich auch das Öffentliche Gesundheitswesen dem Mißbrauch von Ultraviolettstrahlen zuwendet. Daß die Fälle maligner Pigmentgeschwülste, die malignen Melanome, in den letzten zwei Jahrzehnten stark zugenommen haben, ist weltweit zu beobachten. In unserer Klinik ist die Zahl der Patienten in den letzten 20 Jahren um den Faktor fünf bis sechs angestiegen. Wahrscheinlich spielt auch hier neben anderen Faktoren die vermehrte Sonnenbelastung der Haut ebenfalls eine Rolle. Daß schließlich physikalisch-chemische Schädigungen an der Haut nicht nur zu toxisch bedingten Reaktionen an Haut und hautnahen Schleimhäuten führen können, ist durch Unglücksfälle wie Seveso oder Bhopal deutlich geworden.

Diese wenigen Andeutungen mögen genügend, um darzutun, daß das Grenzorgan Haut sowohl als selbständiges Organ erkranken kann, aber auch in gleichartiger Weise von innen heraus oder außen her. So wird der Dermatologe als Fachspezialist zum Wächter dieser lebensnotwendigen Grenzzone des Menschen. Aufgrund seiner speziellen Ausbildung und Weiterbildung ist er nicht nur in der Lage eine richtige Diagnose zu stellen, sondern auch Zusammenhänge aufzudecken. Im Zusammenwirken mit anderen Fachgebieten wird er den Patienten gut beraten, sowie seine Funktionen gegenüber der Öffentlichkeit wahrnehmen.

Das Fachgebiet der Dermatologie und Venerologie hat sich an der Wende des 19. zum 20. Jahrhundert aufgrund des Anwachsens des Fachwissens als Spezialgebiet teilweise aus der inneren Medizin und teilweise aus der Chirurgie heraus entwickelt. Diese Tatsache macht es verständlich, daß zu dem therapeutischen Arsenal des heutigen Dermatologen sowohl konservative als auch operative Therapieverfahren gehören. Beide haben in der letzten Zeit eine wesentliche Erweiterung erfahren. In der konservativen Therapie ist festzustellen, daß die Anwendung von äußerlichen Therapeutika zurückgeht, während innerliche Behandlungsmethoden von Hauterkrankungen an Raum gewinnen. In der operativen Dermatotherapie steht dem Dermatologen nicht nur die Möglichkeit der Exzision von umschriebenen Hautveränderungen oder Hauttumoren, gegebenenfalls mit restruktiver Defektversorgung, zur Verfügung, sondern auch andere aktive dermatotherapeutische Verfahren wie Fräsung der Haut (Dermabrasion), Salzabschleifung (Salabrasion), Desikkation und Elektrochirurgie, die mikroskopisch kontrollierte Chirurgie, die Kryotherapie und die Laser-Behandlung. Hinzu kommt die unerwartet fruchtbare Entwicklung der künstlichen Lichttherapie im Sinne der Phototherapie und Photochemotherapie, die gerade bei sozial belastenden und häufigen Erkrankungen wie der Psoriasis vulgaris vielen unserer Patienten neue Hoffnungen vermittelt hat.

So rundet sich das Bild des modernen Dermatologen als eines Facharztes, der neben der klinisch-morphologischen und feingeweblichen Diagnostik über viele spezielle diagnostische und therapeutische Methoden informiert sein muß, um seinen Patienten die beste ärztliche Versorgung angedeihen zu lassen. Wenn man bedenkt, daß etwa 15 bis 20 Prozent der Patienten, die einen Allgemeinarzt aufsuchen, dies allein aus dermatologischen Gründen tun, so wird hinreichend deutlich, eine welche große Aufgabe dem Dermatologen in unserer Gesellschaft zukommt.

Ihnen, Herr Professor Schnyder, und den Tagungssekretären Herrn Professor Wüthrich und Herrn Privat-Dozent Eichmann nochmals herzlichen Dank für alle Mühewaltung bei der Vorbereitung dieses Kongresses.

Ich möchte hoffen und wünschen, daß auch die 34. Tagung der Deutschen Dermatologischen Gesellschaft wiederum einen wesentlichen Beitrag zur wissenschaftlichen Entwicklung unseres Fachgebietes leisten wird und gleichzeitig erfolgreich zur kontinuierlichen Fortbildung aller Teilnehmer auf hohem Niveau beiträgt.

In diesem Sinne darf ich die 34. Tagung der Deutschen Dermatologischen Gesellschaft eröffnen und einen erfolgreichen Verlauf unseres Kongresses und Ihnen allen schöne Tage zusammen mit unseren Schweizerischen Kollegen wünschen.

Ansprache des Tagungsleiters, Prof. Dr. Dr. h. c. U. W. Schnyder, anläßlich der Eröffnungsfeier

Als mich vor drei Jahren der Ausschuß der Deutschen Dermatologischen Gesellschaft anfragte, ob ich bereit wäre, die 34. Tagung ihrer Gesellschaft zu organisieren, zögerte ich anfänglich, diese Aufgabe zu übernehmen.

Warum? In unserer Zeit findet eine kaum mehr überschaubare Zahl von Kongressen, Tagungen, Symposien und Klausur-Tagungen statt, die sich mit Spezialfragen von Spezialitäten und Subspezialitäten befassen. Zudem wird auch in der Dermatologie und Venerologie die englische Sprache immer mehr die lingua franca. Hat in einer solchen Zeit eine wissenschaftliche Tagung der deutschsprachigen Hautärzte überhaupt noch einen Sinn und die entsprechende Anziehungs- und Ausstrahlungskraft?

Folgende Überlegungen haben mich schließlich u. a. bewogen, zusammen mit meinen Mitarbeitern, diese Aufgabe doch zu übernehmen:

1. Kommen nach wie vor viele junge Wissenschaftler aus den verschiedensten Ländern zu Ausbildungszwecken zu uns, aber auch um an unseren Hochschulen gewisse wissenschaftliche Fragen zusammen mit unseren Akademikern zu bearbeiten. Die Anwesenheit von Dermatologen und Biologen aus mindestens 24 Ländern ist für die nachhaltige Attraktivität unserer Universitäten wohl der beste Beweis. Möge dies auch in Zukunft trotz Ärzteplethora so bleiben!
2. Seit der denkwürdigen Frankfurter Tagung der DDG im Jahre 1953 nahm ich — mit einer Ausnahme — an allen Kongressen dieser ruhmreichen Gesellschaft teil. Trotz Unkenrufen hat die Zahl der Teilnehmer von Tagung zu Tagung stetig zugenommen. Parallel dazu vergrößert sich auch die Zahl der wissenschaftlichen Themen, die jeweils abgehandelt wurden. Besonders gegenwärtig ist mir natürlich die von Prof. Hans Storck ausgerichtete Zürcher Tagung im Jahre 1963, die ich als Sekretär mitorganisieren durfte. Damals kamen mehr als 600 Dermatologen in die Limmatstadt. 22 Jahre später sind es bereits mehr als das Doppelte! Die Kongresse der DDG sind aber auch Kristallisationspunkt für Tagungen verwandter Gebiete sowie dermatologischer Subspezialitäten geworden. Besonders herzlich möchte ich in diesem Zusammenhang die Vertreter der Deutschen Gesellschaft für Lichtforschung, der Dermatohistopathologie und der Vereinigung für Operative Dermatologie begrüßen, die ihre Tagungen resp. Seminarien in diesen Räumlichkeiten abhalten werden.

Diese beiden Fakten sind wohl der beste Beweis dafür, daß die Tagungen der DDG „mit der Zeit gegangen" sind und mit nichts an Attraktivität verloren haben.

Darum danken wir Zürcher Ihnen ganz besonders, daß Sie uns die ehren- und verantwortungsvolle Aufgabe übertragen haben, Ihre 34. Tagung, die unter dem Motto „Die Haut als Grenzorgan" steht, auszugestalten. Mein besonderer Gruß gilt dem Präsidenten der DDG, Herrn Prof. Braun-Falco, München, der mir bei den Vorbereitungsarbeiten stets mit Rat und Tat zur Seite stand.

Es sei mir erlaubt, noch kurz einen weiteren Aspekt, der uns Hautärzte betrifft, anzusprechen. Seit dem zweiten Weltkrieg ist unser Fach merkbar attraktiver geworden. Woran liegt das? Hierzu schrieb mir kürzlich eine Studentin: „Die Schulung des Sehens und Wahrnehmens, der Wechsel zwischen Klinik und kleiner Chirurgie, das durchmischte Krankengut von jung bis alt, und auch der psychische Aspekt vieler dermatologischen Leiden sind alles Komponenten, die mir Ihr Fach sehr nahe bringen." Es ist wohl gerade die Vielfältigkeit, die unsere junge Kommilitonin so treffend charakterisiert hat, welche für die junge Generation von Ärzten die Lehre von den Haut- und Geschlechtskrankheiten so attraktiv macht. Da unsere Spezialität anziehend ist, habe ich im Grunde genommen keine echte Sorge für ihre Zukunft!

Die Vorbereitung und Organisation einer Tagung dieser Größe wäre nicht möglich gewesen ohne die wohlwollende Unterstützung von verschiedenster Seite. Mein besonderer Dank gilt der Universität Zürich, heute vertreten durch ihren Rektor, Prof. Dr. Akert, daß sie uns diese schönen und zweckmäßigen Räume in der Universität Zürich-Irchel zur Verfügung gestellt hat. Danken möchte ich ferner Stadt und Kanton Zürich, daß wir morgen Abend ihre Gäste im Stadthaus sein dürfen.

Danken möchte ich aber auch den zahlreichen Gönnern, die mit Ihren Geldbeiträgen ermöglichten, mehr als 50 Gäste aus Ost und West nach Zürich einzuladen.

Mein Dank gilt auch dem Springer-Verlag, Heidelberg — Berlin — New York, daß er den Kongreßteilnehmern gratis ein Spezialheft des Zentralblattes Haut- und Geschlechtskrankheiten mit allen Kurzreferaten zur Verfügung stellt und der Byk-Essex, München, daß sie in einem Spezialheft, das später in den Kongreßband integriert werden soll, die Dia-Klinik, die von den Schweizer Kliniken bestritten wird, publiziert hat.

Abschließend möchte ich meinen Mitarbeitern und dem Kongreßbureau AKM Basel herzlich danken, daß sie für unsere Gäste seit Monaten mit viel Elan diese Tagung vorbereitet haben.

Nun wünschen wir der 34. Tagung einen erfolgreichen Verlauf und allen Teilnehmern auch einen angenehmen Aufenthalt in der Limmatstadt!

Ehrungen durch den Präsidenten der DDG, Prof. Dr. Dr. h. c. O. Braun-Falco

Es ist schon zur Tradition im besten Sinne des Wortes geworden, im Rahmen der Eröffnung unserer Tagungen Kollegen und Kolleginnen, die sich besonders verdient gemacht haben, auszuzeichnen.

Die höchste Auszeichnung, welche die Deutsche Dermatologische Gesellschaft zu vergeben hat, ist die KARL-HERXHEIMER-PLAKETTE. Sie wurde als Auszeichnung für überragende Verdienste auf dem Gebiet der Dermato-Venerologie von Schülern und Verehrern von Prof. Karl Herxheimer im Jahre 1954 als bleibende Erinnerung an diesen großen Arzt, Lehrer und Forscher gestiftet. Mit dieser Plakette sollen Persönlichkeiten und Gesamtwerk hervorragender Gelehrter innerhalb der Dermatologie geehrt werden. Bisher erhielten 12 Persönlichkeiten diese Plakette.

Das Komitee zur Verleihung der Karl Herxheimer-Plakette hat als nächsten Gelehrten *Herrn Professor Dr. Günther Stüttgen* — Berlin diese hohe Auszeichnung verliehen. Als derzeitiger Präsident der Deutschen Dermatologischen Gesellschaft habe ich die große Freude und Ehre, Ihnen, lieber Herr Kollege Stüttgen, diese Plakette überreichen zu dürfen.

Herr Professor Stüttgen ist 1919 in Düsseldorf geboren. Nach dem Medizinstudium in Freiburg, Marburg und Düsseldorf hat er 1943 das Staatsexamen abgelegt und nach Einsatz als Arzt während des 2. Weltkrieges 1945 das Medizinstudium an der medizinischen Akademie in Düsseldorf weitergeführt. Er trat dann in die dortige Hautklinik ein und begann dort seine akademische Laufbahn. 1951 erfolgte die Habilitation, 1957 die Ernennung zum apl. Professor an der Universität Düsseldorf. Nach kommissarischer Leitung der Hautklinik der Universität Köln im Jahr 1964/65 und einem Interregnum als leitender Oberarzt an der Universitäts-Hautklinik in Frankfurt/Main folgte er 1968 dem Ruf auf den Lehrstuhl für Dermatologie und Venerologie an der Freien Universität Berlin im Rudolf-Virchow-Krankenhaus. Dort hat er eine moderne Lehr- und Forschungsstätte aufgebaut, in der neben Dermatologen auch Naturwissenschaftler (Biochemiker, Pharmakologen) tätig sind und auch eine Asthmaklinik unter Leitung eines Internisten eng mit der Hautklinik verbunden ist.

Herr Professor Stüttgen war klinisch und wissenschaftlich außerordentlich aktiv tätig. Seine wissenschaftlichen und klinischen Arbeiten haben ihm weltweite Anerkennung gebracht. 1977—1982 fungierte er als Präsident unserer Gesellschaft, seit 1982 als Präsident der Deutschen Gesellschaft für Thermologie, seit 1983 als Präsident der Deutsch-Brasilianischen Gesellschaft für Medizin. Als Kongreßpräsident wird er 1987 den XVII. Weltkongreß für Dermatologie in Berlin ausrichten. Ferner ist er als Vorsitzender oder stellvertretender Vorsitzender in Kommissionen des Bundesgesundheitsamtes und der EWG tätig.

Lieber Herr Stüttgen, es waren zahlreiche Gründe, die das Karl-Herxheimer-Komitee zu Ihrer Wahl veranlaßt haben:
— Sie waren an der Frankfurter Klinik noch unter Franz Herrmann tätig.
— Sie haben viele Jahre unserer Gesellschaft als Präsident mit großer Umsicht gedient.
— Sie sind ein international hochangesehener Wissenschaftler unseres Faches, der sowohl durch klinische als auch durch experimentelle Arbeiten hervorgetreten ist.

Als Schüler von Theodor Schreus in Düsseldorf haben Sie stets zielstrebig auf vier Sektoren unseres Fachgebietes gearbeitet und geforscht, und zwar in der Hautphysiologie und Biochemie der Haut, in der dermatologischen Pharmakologie, in der Hautphysiologie und in der dermatologischen Allergologie sowie in der Dermatotherapie.

Sie haben eine ungeheure Menge von Daten, neuen Erkenntnissen und Methoden erarbeitet oder entwickelt — und dies bei gleichbleibendem unermüdlichen Fleiß und beispielhafter Hingabe an die gestellten Ziele. Aus Ihrer Feder stammen zahlreiche Kasuistiken, Originalarbeiten, Handbuchartikel und Monographien, mit denen Sie wesentlich zur Entwicklung der modernen Dermatologie beigetragen haben.

Im Hinblick auf Ihre vorbildliche und nachahmenswerte Gesamtleistung wurde Ihnen jetzt als 13. Dermatologen die Karl-Herxheimer-Plakette zuerkannt, die auch als internationale Auszeichnung verstanden sein soll.

Es ist mir auch persönlich eine besondere Freude, Ihnen diese Plakette zu überreichen und Ihnen zu dieser ehrenvollen Auszeichnung im Namen der DDG gratulieren zu können.

Die SCHAUDINN-HOFFMANN-PLAKETTE wurde anläßlich der 50. Wiederkehr der Entdeckung des Erregers der Syphilis auf Anreger von zwei Schülern von Erich Hoffmann, nämlich H. Th. Schreus und A. Memmesheimer von der Vereinigung Rheinisch-Westfälischer Dermatologen gestiftet und später auf die Deutsche Dermatologische Gesellschaft übertragen. Diese Plakette wird an hervorragende Ärzte und Wissenschaftler vergeben, die sich um die Erforschung, Behandlung oder Bekämpfung von infektiösen Erkrankungen der Haut und der angrenzenden Schleimhäute, vor allem der Geschlechtskrankheiten besonders verdient gemacht haben. Die Verleihung erfolgt unabhängig von der Nationalität oder der Zugehörigkeit zu einer Organisation oder Gesellschaft.

Seit 1962 wurde diese Schaudinn-Hoffmann-Plakette an acht Wissenschaftler und Ärzte vergeben.

Die Kommission zur Verleihung der Schaudinn-Hoffmann-Plakette, bestehend aus dem DDG-Präsidenten Prof. O. Braun-Falco, dem Vorsitzenden der Vereinigung Rheinisch-Westfälischer Dermatologen Prof. E. Macher, dem Präsidenten des Berufsverbandes der Deutschen Dermatologen Dr. Walther und dem Inhaber des Lehrstuhls von Erich Hoffmann an der Universität Bonn, Prof. H. W. Kreysel hatten in ihrer Sitzung am 1. Februar 1985 einstimmig den Beschluß gefaßt, *Herrn Dr. Willy Burgdorfer,* Acting Chief, Laboratory of Pathobiology am National Institute of Health, Rocky Mountain Laboratories, Hamilton, Montana USA diese Plakette zu verleihen. Mit Herrn Dr. Burgdorfer wird ein Wissenschaftler geehrt, der sich auf dem Gebiet der medizinischen Entomologie und speziell der durch Arthropoden übertragbaren Krankheitserreger, höchst verdient gemacht hat.

Herr Dr. Burgdorfer ist 1925 in Basel geboren und erzogen worden. Er hat auch in Basel studiert und promoviert. Schon früh hat er mit einem Schweizer Untersuchungsteam, das sich mit dem Ausbruch von Q-Fieber in verschiedenen Teilen der Schweiz beschäftigt hat, Untersuchungen durchgeführt. Zur Fortsetzung dieser Untersuchungen wandte er sich dann zu den Rocky Mountain Laboratories in Hamilton, Montana USA. Seine forscherische Tätigkeit war besonders auf die Interaktion zwischen tierischen und menschlichen Krankheitserregern und ihre Übertragung durch Arthropoden, speziell Arthropodenbisse gerichtet. Seine wissenschaftlichen Untersuchungen sind in mehr als 140 wissenschaftlichen Publikationen und Büchern über Tularämie, Colorado Fleckfieber, Rocky Mountain Fleckfieber und anderen Rickettsiosen und Virosen niedergelegt. Er hat viele Ehrungen erfahren in Anerkennung seiner hervorragenden Untersuchungen über die Epidemiologie und Kontrolle von Erkrankungen durch Rickettsien, speziell des Rocky-Mountain-Fiebers.

Zusammen mit seinen Mitarbeitern gelang Herrn Dr. Burgdorfer 1981/1982 eine wesentliche Entdeckung. Nach jahrzehntelanger Suche hat er den entscheidenden Durchbruch in der Suche nach dem Erreger bestimmter durch Zecken übertragbarer Erkrankungen erzielen können. Im Jahre 1981 konnte er in Ixodes-dammini-Zecken, die er zur Untersuchung auf Rickettsien gehalten hatte, in Giemsa-gefärbten Ausstrichen im Zeckendarm schwach angefärbte Spirochäten entdecken, die auch bei Dunkelfelduntersuchung in weiteren Darmabschnitten in großen Massen nachweisbar waren. In Zusammenarbeit mit Dr. A. G. Barbour gelang die Züchtung dieser Spirochäten in einem modifizierten Kelly-Medium; außerdem konnten bei Kaninchen Erythema migrans-artige Hautveränderungen erzeugt und bei Seren von Patienten mit der Lyme-Krankheit erste positive Ergebnisse im indirekten Immunfluoreszenztest erzielt werden. Im Juni 1982 veröffentlichten Burgdorfer und Mitarbeiter in „Science" unter dem Titel: „Lyme-disease, a tick-borne spirochetosis?" überzeugende Daten für die Annahme, daß es sich bei der erstmals 1975 in Lyme, Connecticut beobachteten endemisch aufgetretenen Arthritis, der fast immer Erythema chronicum migrans-artige Hauterscheinungen vorausgehen, sehr wahrscheinlich um eine durch Schildzecken übertragene Spirochätose handelt. 1983 berichteten dann zwei Arbeitsgruppen, denen Dr. Burgdorfer als wesentlicher Forscher angehörte, über die Entdeckung identischer Spirochäten in Blut, Haut und Liquor von Patienten mit der Lyme-Krankheit. Während des I. Internationalen Lyme-Symposions 1983 wurde dafür plädiert, den entdeckten Erreger zu Ehren von Dr. Willy Burgdorfer als *Borrelia burgdorferi* zu bezeichnen.

Die Entdeckung dieses Keimes durch Burgdorfer und später andere Forscher bei der Lyme-Krankheit in Nordamerika, und durch europäische Autoren bei vergleichbaren Veränderungen der Erythema migrans-Krankheit haben nicht nur zu einer besseren Diagnose und Behandlung, sondern auch zu einer Intensivierung epidemiologischer und ökologischer Untersuchungen über diese weit verbreiteten Krankheiten geführt.

Es erfüllt die Deutsche Dermatologische Gesellschaft mit besonderer Freude, Ihnen, sehr geehrter Herr Dr. Burgdorfer, für Ihre wichtigen Entdeckungen die Schaudinn-Hoffmann-Plakette überreichen zu können, eine Plakette, die nach den Entdeckern des Erregers der Syphilis, ebenfalls einer Spirochätose (Spirochaeta pallida seu Trepona pallidum) benannt worden ist. Wie die Entdeckung der Syphilisspirochäte für die gesamte Medizin und besonders für das Fachgebiet der Dermatologie von überragender Bedeutung war, so haben wir nunmehr bei den Krankheitsbildern, bei denen der von Ihnen entdeckte Erreger gefunden wird, Wesentliches in der Epidemiologie, der Diagnostik und Therapie zu erwarten.

Nehmen Sie diese hohe Auszeichnung der Deutschen Dermatologischen Gesellschaft mit allen meinen persönlichen guten Wünschen entgegen.

Der PAUL-GERSON-UNNA-PREIS war dieses Mal für das Thema: „Neue Erkenntnisse auf dem Gebiet der Kontaktdermatitiden" ausgeschrieben. Er ist mit 15000 DM dotiert. In seiner Sitzung vom 18. Januar 1985 hat das Preisrichterkollegium, bestehend aus den Herren Prof. O. Braun-Falco, Prof. E. Christophers, Prof. Schöpf, Prof. G. K. Steigleder, Dr. Unna und Prof. H. Zaun einstimmig den Beschluß gefaßt, Herrn *Professor Dr. med. Jürgen Knop,* Universitäts-Hautklinik Münster i. W., den Paul-Gerson-Unna-Preis zu verleihen.

Die Verleihungszeremonie erfolgt heute um 11.00 Uhr zu Beginn des Hauptthemas: Allergisches Kontaktekzem.

1941 in Hagen bei Hannover geboren, studierten Sie von 1962 bis 1967 an der Universität Freiburg i.Br. Medizin und vervollständigten Ihre klinische Ausbildung bis 1969 als Medizinalassistent an verschiedenen Krankenhäusern. Ihren konsequenten Weg als experimentell-wissenschaftlich arbeitender Dermatologe begründeten Sie in den Jahren 1969 bis 1972 durch Ihre wissenschaftliche Tätigkeit am Max-Planck-Institut für Immunbiologie Freiburg in der Arbeitsgruppe von Prof. Westphal. Die wissenschaftliche Thematik antibakterieller Mechanismen des Darmes gegen Cholerabakterien führten Sie bis 1975 während eines Forschungsaufenthaltes am Departement für Mikrobiologie und Immunologie der Universität Adelaide fort. Ihr Weg zurück nach Europa führte Sie zunächst für ein Jahr in die Forschungsabteilung der Behring-Werke, eine Erfahrung, die Sie sicher nicht missen möchten. Seit dem 1. April 1976 arbeiten Sie an der Universitäts-Hautklinik Münster i.W.

Schon 1977 konnten Sie sich für Immunologie mit der Habilitationsschrift „Immunstimulation durch vibrio cholerae neuraminidase" habilitieren und die Venia legendi für Dermatologie und Venerologie im Jahre 1981 erweitern. Im gleichen Jahr erfolgte Ihre Ernennung zum außerplanmäßigen Professor. Dies nicht von ungefähr, verfolgten Sie doch nach Beginn Ihrer klinischen Tätigkeit an der Hautklinik in Münster wissenschaftlich zielstrebig die Thematik der Immunologie des allergischen Kontaktekzems, sozusagen in der wissenschaftlichen Tradition Ihres Chefs Professor Macher. Neben diesem Schwerpunkt Ihrer wissenschaftlichen Tätigkeit interessierten Sie weiterhin die Interaktionen zwischen Immunsystem und Mikroorganismen am Modell der Akne vulgaris. Hier versuchten Sie mit Erfolg, die inflammatorischen Vorgänge, die das Krankheitsbild prägen, näher zu charakterisieren. Als Stichwort möge genügen: Neutrophilenchemotaxis durch Comedonenextrakte und Präparationen von Propionibacterium acnes.

Den Schwerpunkt Ihrer wissenschaftlichen Tätigkeit legten Sie auf Untersuchungen zur Immunologie des allergischen Kontaktekzems, deren Pathomechanismen der Dermatologe schon zu verstehen meinte. Sie konnten vor allem die Modulation von Suppressor-Mechanismen bei allergischem Kontaktekzem weiter aufklären. Selektive Hemmungen der Suppressor-T-Zellen durch Corynebacterium-parvum-induzierte Faktoren und Interferon sind hier die Höhepunkte Ihrer Tätigkeit, die durch Publikationen in international angesehenen Zeitschriften weltweit Anerkennung fanden. Dennoch sind Sie ein Kliniker, ein Dermatologe, geworden, wie durch eine Vielzahl klinisch orientierter Publikationen dokumentiert ist.

Sie sind einer der wenigen experimentell tätigen Kliniker, denen es gelungen ist, gleichzeitig international anerkannte Grundlagenforschung zu betreiben auf dem nach wie vor hochaktuellen Gebiet der Immunologie im allgemeinen sowie der Immunologie des allergischen Kontaktekzems im besonderen.

Sie haben mit Ihrer Tätigkeit das Ansehen der experimentellen Dermatologie weit über deren Grenzen hinaus im Bereich der Experimentellen Medizin insbesondere der Immunologie wesentlich gemehrt.

Es ist mir eine besondere Freude, Ihnen die Glückwünsche unserer Deutschen Dermatologischen Gesellschaft zur ehrenvollen Verleihung des Paul-Gerson-Unna-Preises auszusprechen.

Es sollte hier auch bekannt gemacht werden, daß als Thema für die Verleihung für 1988: *„Neue Erkenntnisse in der externen Dermatotherapie"* gewählt wurde. Ein Ansporn für junge Wissenschaftler auf diesem Sektor zu arbeiten.

Der OSCAR-GANS-PREIS wird von der Basotherm GmbH gestiftet und wird von der Deutschen Dermatologischen Gesellschaft für hervorragende wissenschaftliche Arbeiten aus dem Bereich der Dermatologie, besonders der Dermatopharmakologie an in der dermatologischen Forschung tätigen Wissenschafter oder Dermatologen verliehen.

Das Kuratorium zur Preisverleihung hat den Beschluß gefaßt, den Oscar-Gans-Preis 1984, der mit 15 000 DM ausgestattet ist, *Herrn Professor Dr. med. F. Lembeck,* Ordinarius für Pharmakologie und Direktor des Instituts für experimentelle und klinische Pharmakologie an der Universität Graz für seine außerordentlichen Verdienste um die Aufklärung des hauteigenen Axonreflexes aus pharmakologisch-analytischer Sicht und die Erregung kutaner perivasculärer Schmerznerven durch Mediatorstoffe zu verleihen.

Aufbauend auf die grundlegenden physiologischen Erkenntnisse englischer Arbeitskreise aus den 30er Jahren (Sir Thomas Lewis 1937 und schon vorher Bayliss 1901 und Longley 1923), die das Vorkommen einer neurogenen Vasodilation in der Haut beschrieben hatten, wurde von Herrn Prof. Lembeck die dem Axon-Reflex eigene Erythem-Entwicklung durch die Substanz P aus Neuronen erkannt. Substanz P wird aus C-Fasern als nociceptive Fasern freigesetzt.

Diese Substanz P, ein Polypeptid, wird in den Zellen des Dorsalganglios synthetisiert und von dort über die Nerven in die Peripherie der Nervenendigungen transportiert. Weiterhin wurde die Freisetzung der Substanz P aus den Nerven von dem Arbeitskreis Lembeck als ein Kalzium-haltiger Mechanismus definiert. Substanz P wirkt als Histaminliberator und schloß den Kreis der nun fast 100-jährigen Untersuchungen über den Mechanismus des physiologischen, nocifensorischen nervösen Vorgangs in der Haut, der schließlich über Gefäßerweiterung und Erhöhung der Gefäßpermeabilität, Fremdstoffe zunächst verdünnt, aber dann auch in erhöhtem Maße abtransportiert. Es gelang nachzuweisen, daß durch die vorhergehende Freisetzung von Substanz P durch Capsicain die Substanz P aus dem Reservoir der Nerven liberiert werden kann, und daß nach solcher Freisetzung dieser Substanz mit Entleerung der nervösen Depots der Axon-Reflex nicht mehr auslösbar ist. Die Sequenz der Freisetzungsmechanismen, die schließlich in der Endstufe in einer Histaminliberation aus Mastzellen endet, ist im Sinne von Herrn Prof. Lembeck mehr als Axon-Response denn als Axon-Reflex zu sehen. Der Vorgang der Entwicklung einer Hyperalgesie und eines Erythems mit Zwischenschaltung der Substanz P läßt auch die Erwartung aufkommen, daß im Hinblick auf die sensible Wahrnehmung „Juckreiz" in der nahen Zukunft Aufschlüsse erwartet werden können.

Das Kuratorium des Oscar Gans-Preises wollte auch durch Verleihung des Preises an einen Pharmakologen deutlich machen, daß die Dermatologie Entwicklungen in den übrigen Fächern sorgfältig beobachtet, insbesondere dann, wenn grundlegende Erkenntnisse für die Dermatologie gewonnen werden. Solche wichtigen Impulse werden dankbar aufgenommen, und Herr Prof. Lembeck hat beispielhaft einen Weg für einen besonderen Zweig der dermatologischen Forschung in der Zukunft gezeigt.

Die Vergabe des Oscar-Gans-Preises 1984 erfolgte an Herrn Professor Lembeck unter besonderer Berücksichtigung der Arbeit „Mediators of vasodilatation in the skin", veröffentlicht im British Journal of Dermatology (1982), Bd. 109, Suppl 20.

Prof. Lembeck wird im Rahmen dieses DDG-Kongresses am Samstag, dem 23. März um 9.45 Uhr eine Gastvorlesung über *„Neurogene Mechanismen der Hautdurchblutung"* halten. Bei dieser Gelegenheit wird auch die Verleihungszeremonie erfolgen.

Außerdem wurden zwei OSCAR-GANS-FÖRDERPREISE mit einer Dotierung von jeweils 5000 DM für besondere wissenschaftliche dermatologische Forschungsarbeiten gestiftet. Die Preisträger der Oscar-Gans-Förderpreise sind:
1. Priv.-Doz. Dr. med. H. F. Merk, Universitäts-Hautklinik Köln und

2. Frau Dr. I. Moll, Hautklinik am Klinikum der Stadt Mannheim

Die Arbeit von *Herrn PD Dr. H. Merk* beschäftigt sich mit dem „Fremdmetabolismus in Haut und menschlichen Haarbulbi". Sie stellt eine wegweisende Untersuchung auf dem Gebiet des Stoffwechsels der Haut dar. Die Arbeit befaßt sich mit der Entgiftung und Giftung der Haut, einem Arbeitsgebiet, das in der Zukunft von großem Interesse insbesondere bei der Einführung neuer Substanzen in die äußerliche Dermatotherapie, aber auch innerliche Therapie sein dürfte. Herr PD Merck hat eine Methode entwickelt, durch die solche an der Oberhaut schwierigen Untersuchungen leichter am Haarbulbus durchgeführt werden können. Die von ihm entwickelte Methode dürfte auch über die Dermatologie hinaus in der Medizin insgesamt Bedeutung gewinnen.

Frau Dr. I. Moll hat sich zusammen mit Ihrem Ehemann mit dermatologischen Aspekten des Cytoskeletts beschäftigt und um die Erforschung des Cytokeratinmusters von verhornender Epidermis in verschiedener Lokalisation, ferner von Übergangsepithel zur Schleimhaut und von Tumoren verdient gemacht. Der erarbeitete Zytokeratinkatalog stellt eine Grundlage für weitere Forschungen dar. In besonderer Weise hat sie bei extramammärer Paget-Erkrankung des Zytokeratin in betroffener und nicht betroffener Epidermis mit Hilfe der Immunfluoreszenzmikroskopie unter Anwendung von Zytokeratin-Antikörpern verschiedener Spezifität untersucht und ihre Befunde durch zweidimensionale Gel-Elektrophorese des aufbereiteten Gewebes abgesichert. Die Preisarbeit trägt den Titel: „Cells of extramammary paget's disease express cytoceratins different from those of epidermal cell". Frau Dr. Moll konnte den Nachweis führen, daß das Zytoskelett der Paget-Zellen sich von dem der Keratinozyten und der Gangzellen der Schweißdrüsen unterscheidet und daß die Pagetzellen Zytokeratin-Polypeptide vom glandulären Muster enthalten. Diese Befunde können dahingehend gedeutet werden, daß Paget-Zellen, wie bereits angenommen, sich von apokrinen Drüsen herleiten. Die Identifikation von Zellen durch Bestimmung der Natur ihres Zytoskeletts ist wegweisend auch für die Dermato-Pharmakologie; insbesondere ist die vorgelegte Arbeit wegen der Untermauerung von immunhistologischen Ergebnissen durch biochemische Verfahren von großem Wert. Im Hinblick auf den wegweisenden Charakter ihrer Arbeit, hat die Mehrheit des Preiskomitees Frau Dr. Moll den Förderpreis zuerkannt.

Diese Preise werden am Sonntag, dem 24.3. um 10.00 Uhr im Rahmen der „Preisverleihungen" übergeben.

Der HANS-SCHWARZKOPF-FORSCHUNGSPREIS wurde auch in diesem Jahre wieder dankenswerter Weise von dem Spender zur Verfügung gestellt. Der mit 10 000 DM ausgestattete Preis wird für bedeutsame wissenschaftliche Beiträge zur Physiologie und Pathologie des menschlichen Haares ausgeschrieben und zwar entweder für Einzelarbeiten oder für mehrjährige, sich bis in die Gegenwart erstreckende richtungsweisende, experimentelle oder klinische Betätigung auf dem Gebiet der Haarforschung.

Bisherige Preisträger sind die Herren Prof. Bosse-Göttingen, Prof. Zaun-Homburg/Saar, Prof. Ludwig-Hamburg, Prof. Montagna-Providence USA und Prof. Moretti-Genua.

Das Preisrichterkollegium bestand aus den Herren Prof. Ludwig-Hamburg, Prof. Nasemann-Hamburg, Prof. Schnyder-Zürich, Prof. Zaun-Homburg/Saar und Prof. Braun-Falco als DDG-Präsident.

Es hat einstimmig den Beschluß gefaßt, den Hans-Schwarzkopf-Forschungspreis 1985 *Herrn Professor Dr. R. Happle,* Universitäts-Hautklinik Münster i. W. zu verleihen.

Die Verleihungszeremonie wird am Sonntag, dem 24. März 1985 um 10.00 Uhr im Rahmen der „Preisverleihungen" stattfinden.

Herr Prof. Happle hat seine Ausbildung als Dermatologe unter K. W. Kalkoff in Freiburg erhalten. 1972 folgte er Prof. E. Macher nach Münster i. W. wo er sich 1974 mit einer Arbeit über „Klinisch-morphologische und zytogenetische Untersuchungen bei Patienten mit Basalzellnävus-Syndrom" habilitierte. 1974 erfolgte die Ernennung zum Oberarzt und 1978 die Verleihung der Bezeichnung außerplanmäßiger Professor. 1980 erhielt er den Gottron-Just-Preis der Universität und der Stadt Ulm.

Herr Prof. Happle hat seit 1976 fortlaufend auf dem Gebiet der Haarkrankheiten gearbeitet. Neben Publikationen zur Genetik verschiedener Formen von narbigem und nichtnarbigem Haarausfall und interessanten kasuistischen Beiträgen über verschiedene Formen von Haarschaftanomalien ist er besonders durch seine Untersuchungen zur Behandlung der Alopecia areata mittels Erzeugung einer allergischen Kontaktdermatitis hervorgetreten und hat dadurch auch einen wesentlichen Beitrag zur Pathogenese dieser Erkrankung geleistet. Durch die Untersuchungen bei Alopecia areata konnte er zeigen, daß bei solchen Patienten durch örtliche Induktion einer allergischen Kontaktdermatitis mit DNCB und anderen Kontaktallergenen, neues Haarwachstum an den behandelten Stellen induziert werden kann. Mit toxischen Irritantien allein läßt sich ein derartig auffallender Effekt nicht so leicht erzielen. Dies führte zu der Hypothese, daß sich in den für Alopecia areata charakteristischen peribulbären Rundzellinfiltraten eine zellvermittelte Autoimmunreaktion gegenüber einem in den Haarwurzeln lokalisierten Antigen manifestiert, welche durch Suppressor-T-Zellen und Suppressor-Makrophagen einer artefiziell erzeugten allergischen Kontaktdermatitis spezifisch gehemmt werden kann. Diese Vorstellungen konnte Herr Prof. Happle durch Untersuchungsergebnisse mittels immunhistochemischer Analysen des Zellinfiltrates bei behandelter und unbehandelter Alopecia areata unterstützen. Er hat damit nicht nur einen neuen therapeutischen Ansatz geliefert, sondern auch einen wesentlichen Beitrag zum Verständnis der Pathogenese des kreisrunden Haarausfalls.

Für seine vieljährige und fortdauernde Arbeit auf dem Gebiet der Haarforschung hat ihm das Preisrichterkollegium einstimmig den diesjährigen Hans-Schwarzkopf-Forschungspreis zuerkannt. Es ist mir als Präsident der Deutschen Dermatologischen Gesellschaft eine große Freude, Ihnen lieber Herr Kollege Happle den Preis mit allen guten Wünschen für erfolgreiche wissenschaftliche Arbeiten zu überreichen.

Die JOHANN-WILHELM-RITTER-MEDAILLE wurde auf einstimmigen Beschluß der Preisrichterkommission *Herrn Professor Dr. med. Harald Oberste-Lehn —* Wuppertal in Würdigung seiner wesentlichen Verdienste um die Photochemotherapie zuerkannt.

Herr Prof. Oberste-Lehn stammt aus Essen, hat seine Ausbildung in Dermatologie unter Professor H. Th. Schreus in Düsseldorf erhalten und ist Professor A. Proppe nach Kiel gefolgt, wo er sich 1953 habilitierte. Seit 1963 obliegt ihm die Leitung der Städt. Hautklinik in Wuppertal. Herr Oberste-Lehn hat ein breitgefächertes wissenschaftliches Werk aufzuweisen, das freilich entsprechend seiner Ausbildung und seiner jahrelangen Zusammenarbeit mit seinem Lehrer in der Strahlentherapie seine besondere Wurzel hat. Daneben hat er aber viele andere Probleme bearbeitet. Internationale Anerkennung haben ihm seine mikroanatomischen Analysen der Grenzflächen der Haut von der Epidermisunterseite gebracht. Auch hatte er bereits 1970 damit begonnen, sich nach örtlicher Einwirkung von Lichtsensibilisatoren mit der Ultraviolettbestrahlung von Psoriasis vulgaris, Parapsoriasis en plaques, Mycosis fungoides und Akne conglobata zu beschäftigen. Seine erste Veröffentlichung über die örtliche Photochemotherapie gemeinsam mit S. A. M. Mortazawi war ein wesentlicher Beitrag zur lokalen Photochemotherapie (lokale Anwendung von 8-Methoxypsoralen mit nachfolgender UVA-Bestrahlung). Das Preiskomitee hat Herrn Prof. Oberste-Lehn die Johann-Wilhelm-Ritter-Medaille besonders für diese wichtige Arbeit und seine Bemühungen auf dem Gebiet der Strahlentherapie und der Beeinflußbarkeit allergischer Reaktionen unter Hautbestrahlung verliehen.

Die Johann-Wilhelm-Ritter-Medaille wird im Rahmen der Preisverleihungen am Sonntag, dem 24. März 1985, 10.00 Uhr übergeben.

Im Namen der Deutschen Dermatologischen Gesellschaft ist es mir eine besondere Freude, Ihnen lieber Herr Kollege, Oberste-Lehn zu dieser Auszeichnung die besten Glückwünsche zu übermitteln.

Auch der JOHANN-WILHELM-RITTER-PREIS ist in diesem Jahre wiederum von Herrn Saalmann mit 10000 DM ausgeschrieben worden. Die Deutsche Dermatologische Gesellschaft dankt dem Spender herzlich dafür.

Das Preiskomitee setzte sich zusammen aus den Herren Prof. Jung-Mannheim, Prof. Tronnier-Dortmund, Prof. Wiskemann-Hamburg und dem Stifter Herrn G. Saalmann-Herford.

In diesem Jahre wurde der Preis geteilt an zwei Autoren bzw. Autorengruppen verliehen, die sich um die Erforschung fotodynamischer Eigenschaften nichtsteroidaler antiinflammatorischer Arzneimittel verdient gemacht haben. Herr *Dr. Bo Ljunggren* — Lund University Department of Dermatology Malmö/Schweden erhielt den Preis für die Publikation: ,,Propionic acid-derived nonsteroidal antiinflammatory drugs are phototoxic in vitro" erschienen in Photodermatology, 2, 3-9 (1985). In dieser in-vitro-Arbeit hat der Autor 11 verschiedene nichtsteroidale Antiphlogistika spektrophotometrisch untersucht und mit zwei in-vitro-Methoden, nämlich der Photohämolyse menschlicher Erythrozyten und der Wachstumshemmung von Candida albicans auf Phototoxizität untersucht. Er konnte zeigen, daß von der Propionsäure sich ableitende nichtsteroidale antiinflammatorische Arzneimittel sowohl in der Photolyse als auch im Candida-Test deutliche phototoxische Eigenschaften besitzen, während andere nicht-steroidale antiinflammatorische Medikamente wie Indomethacin, Piroxicam oder Sulindac keine Photoaktivität aufwiesen. Die vorgelegten Untersuchungen lassen erkennen, daß nichtsteroidale antiinflammatorische Medikamente, die sich von der Propionsäure herleiten, in der Lage sind, phototoxische Reaktionen in situ sowohl mit UVA als auch mit UVB zu induzieren.

Die zweite Hälfte des Johann-Wilhelm-Ritter-Preises wurde vom Preiskomitee an Herrn *Dr. B. Przybilla* — Dermatologische Klinik und Poliklinik der Ludwig-Maximilians-Universität München für seine gemeinsam *mit PD Dr. M. Dorn, Dr. A. Galosi, Prof. Dr. Dr. J. Ring und Dr. U. Schwab* verfaßte Arbeit: ,,In-vivo und in-vitro Untersuchungen zur Identifizierung photosensibilisierender Eigenschaften nicht-steroidaler Antirheumatika" verliehen. Diese Arbeit ist mehr klinisch ausgerichtet. Im Rahmen einer Standard-Photopatch-Testreihe wurde eine Reihe nichtsteroidaler Antiphlogistika bei 177 Patienten getestet. Dabei zeigten insgesamt ein Drittel der Patienten mindestens eine positive Testreaktion. Auf die Propionsäurederivate Tiaprofensäure und Carprofen reagierten jeweils ein Viertel der Getesteten, in einigen Fällen zeigten sich Reaktionen auch auf Azetylsalizylsäure, Piroxicam, Diclofenac und Ketoprofen. Die hohe Reaktionsfrequenz deutet auf eine phototoxische Wirkung dieser Substanzen hin. Angesichts des Auftretens einiger Photopatch-Testreaktionen erst nach dem 3. Testtag, der Ergebnisse histologischer Untersuchungen von Testreaktionen sowie einer teilweise hohen UV-Empfindlichkeit im Photopatch-Schwellentest scheint einem Teil der Hautreaktionen jedoch ein photoallergischer Pathomechanismus zugrunde zu liegen. — Parallel wurden In-vitro-Untersuchungen mittels eines modifizierten Photohämolysetestes sowie eines neu entwickelten Photo-Basophilen-Histamin-Freisetzungstestes durchgeführt, bei dem die Histaminfreisetzung aus peripheren menschlichen Leukozyten nach Inkubation mit Testsubstanzen und anschließender UVA-Bestrahlung bestimmt wurde. Im Photohämolysetest erwiesen sich die Propionsäure-derivate Ketoprofen und Tiaprofensäure sowie Thiophen, eine Ringstruktur des Tiaprofensäuremoleküls, als deutlich phototoxisch. Im Photo-Basophilen-Histamin-Freisetzungstest zeigten Ketoprofen, Carprofen, Tiaprofensäure und Diclofenac eine ausgeprägte, Thiophen und Benoxaprofen eine mäßiggradige phototoxische Aktivität.

Posterausstellung

Entsprechend der Geschäftsordnung für wissenschaftliche Ausstellungen auf Tagungen der DDG wurden auch bei der diesjährigen Tagung durch eine Kommission unter Herrn Steigleder als Federführenden, Herrn Braun-Falco als Präsident und Herrn Gebhardt-Wien, die Poster bewertet. Als wissenschaftlich bestes Poster wurden das Poster von *Dr. med. Leena Bruckner-Tudermann*, Universitätsspital, Dermatologische Klinik Zürich und *Prof. Dr. R. M. Franklin*, Strukturbiologie, Biozentrum der Universität Basel mit dem Titel ,,Effekt eines Retrovirus auf den Kollagenmetabolismus der Fibroblasten" und als didaktisch beste Posterausstellung das Poster ,,Der pigmentierte Spindelzelltumor, Typus Reed" von *Dr. N. P. Smith*, The Skin Tumor Unit, Institute of Dermatology, St. John's Hospital for Diseases of the Skin, London, bewertet.

Gastvorlesungen

Forschung — Quelle des medizinischen Fortschritts

A. PLETSCHER, Basel

In der Zeit nach dem 2. Weltkrieg bis heute hat die wissenschaftliche Forschung spektakuläre Erfolge erzielt. So wird z. B. der Wissensschatz der Biologie, welcher sich in dieser Periode angehäuft hat, als mindestens so groß angesehen wie derjenige, den die Menschheit während ihrer übrigen Existenz zu erwerben vermochte. Dieser Fortschritt, zusammen mit Errungenschaften auf anderen Gebieten wie den Ingenieur- und Materialwissenschaften, ist tief in die Medizin eingedrungen und hat sie revolutioniert. Die meisten unserer heutigen so effizienten diagnostischen, prophylaktischen und therapeutischen Möglichkeiten waren anfangs des Jahrhunderts noch nicht vorhanden. Man denke an die hochempfindlichen und spezifischen Methoden zum Nachweis endogener Wirkstoffe und Metabolite, an den Schatz wirksamer Arzneimittel (Tabelle 1) und die neuen Impfstoffe, an die Verbesserung von operativer Behandlung und Narkosetechnik, an die Organtransplantation, an die medikamentöse Geburtenkontrolle, etc. Diese Errungenschaften sind großenteils aus Fortschritten der Chemie, Physik, Biochemie, Biophysik und Immunologie entsprungen. Durch sie haben zahlreiche Leiden, früher Geißeln der Menschheit (z.B. Poliomyelitis, Pocken, Typhus) von ihrem Schrecken verloren, oder die durch Krankheiten (z. B. kardiovaskuläre, neuropsychiatrische und Gelenks-Affektionen) beeinträchtigte Lebensqualität konnte wesentlich verbessert werden.

Trotz dieser und anderer Fortschritte sind wir aber immer noch mit zahlreichen ernsten Gesundheitsproblemen medizinischer Art konfrontiert. Diese hängen damit zusammen, daß es für viele Krankheiten, z. B. Krebs, Rheumatismus, immunologische, genetische, virale und parasitäre Affektionen (inklusive Tropenkrankheiten) keine kausale Therapie gibt. Auch erscheinen immer wieder neue Krankheiten und Syndrome, deren Ursache, Prophylaxe und Behandlung vorerst unbekannt sind. Aus neuerer Zeit erwähnt seien das acquired immune deficiency syndrome (AIDS) und die Lyme-Krankheit. Schließlich hat der Fortschritt selbst Probleme geschaffen, man denke an die medizinischen Folgen der Überalterung, an die unerwünschten Nebenwirkungen der modernen Arzneimittel, an die Abusus- und Suchtprobleme etc.

Dürfen wir angesichts dieser Situation weiterhin auf die Forschung hoffen, oder ist ihr Problemlösungspotential erschöpft? Zur Beantwortung dieser Frage soll an einigen Beispielen betrachtet werden, wie die Fortschritte in der Medizin zustande kommen.

Problemlösungspotential der Forschung

Grundlagenforschung

Neue Impulse und Durchbrüche für die praktische Medizin entspringen oft der Grundlagenforschung. Ihre Bedeutung für die Praxis wird allerdings oft verkannt, weil ihre primäre Motivation die Erwerbung neuer Erkenntnisse, also die Bewußtseinserweiterung, und nicht die Erarbeitung praktisch anwendbarer Resultate ist. Die Grundlagenforschung mit ihrem weiten Horizont ist aber trotzdem eine wichtige, wenn nicht die wichtigste Basis der Innovation in der Medizin. Dies sei an zwei modernen Beispielen illustriert, welche die Arbeit von zwei zur Zeit in Basel tätigen Grundlagenforschern und Nobelpreisträgern betreffen.

Der Schweizer *Werner Arber* (Nobelpreis 1978) ging als junger Biochemiker der Frage nach, warum gewisse Bakterienstämme auf bestimmte Bakteriophagen (die Viren

Tabelle 1. Chronologie der Arzneimittel

Bis 1900	1930	1940	1950	1960	1970	1980
Beruhigungs-Schlaf-Schmerzmittel	Digitalis-Präparate Insulin Vitamine Sulfonamide		Antihistaminika Antibiotika Tuberkulostatika Antirheumatika Zytostatika Psychopharmaka Salidiuretika Blutdrucksenker Kontrazeptiva	Antiparkinson Immunsuppressiva Beta-Blocker H_2-Antagonisten CA^{2+}-Blockers		

der Bakterien) anfällig waren, während andere Stämme gegen die gleichen Bakteriophagen Resistenz zeigten. Das Phänomen hatte primär zur Medizin keine direkte Beziehung, waren doch die verwendeten Bakterien und Bakteriophagen nicht menschenpathogen. Es handelte sich also um die Suche nach der Erklärung eines biologischen Phänomens, eine typische Fragestellung der Grundlagenforschung. Die Arbeiten ergaben ein unerwartetes Resultat. Es zeigte sich, daß die resistenten Bakterien Enzyme besaßen, später Restriktionsenzyme genannt, welche fähig waren, den Träger der genetischen Information, die DNA des infizierenden Bakteriophagen, an bestimmten Stellen zu zerschneiden und damit das Bakteriophagenwachstum zu verhindern. Die auf Bakteriophagen anfälligen Bakterien besaßen keine Restriktionsenzyme. Diese Feststellung hatte ungeahnte Folgen. Sie eröffnete nämlich die Möglichkeit der genetischen Rekombination oder des genetischen Engineering. Mit Hilfe von hochspezifischen Restriktionsenzymen, welche in der Folge in großer Zahl isoliert wurden, und durch andere Entdeckungen (z. B. der Ligasen) gelang es, bestimmte Gensequenzen, z. B. das Insulin- und Interferon-Gen, aus der menschlichen DNA herauszuschneiden und in die DNA von Bakterien zu integrieren (Abb. 1). Die „engineerten" Bakterien konnten in Fermentern zum Wachstum und zur Expression der auf sie übertragenen genetischen Information gebracht werden. Dies bildete die Basis für die Großproduktion von medizinisch wichtigen menschlichen Proteinen, z. B. Interferon, Insulin, Wachstumshormon, Somatostatin. Die Möglichkeit des willkürlichen Gentransfers eröffnete aber für die Medizin noch viel weitreichendere Perspektiven, wovon im nächsten Abschnitt die Rede sein wird.

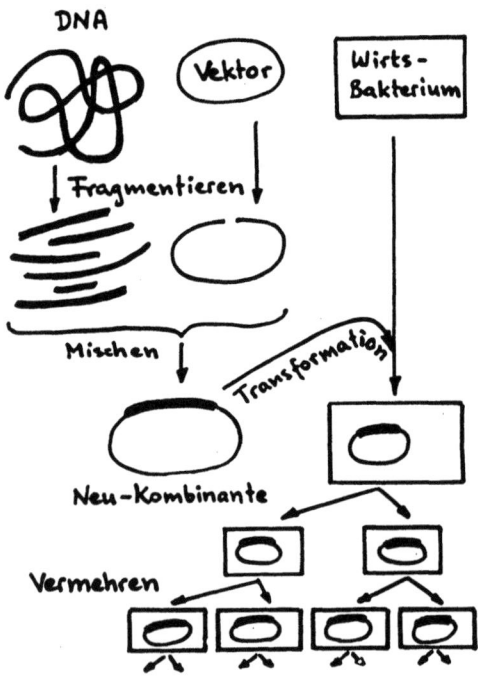

Abb. 1. Genetische Rekombination (nach W. Arber)

Der andere Nobelpreisträger, der Bundesdeutsche *Georges Köhler*, ist Immunbiologe. Er beschäftigte sich mit dem grundlegenden Problem der Diversität der Antikörper und interessierte sich besonders für die Frage, ob somatische Mutationen das Repertoire der Antikörper erweiterten und ob sie die Bindungsfähigkeit der Antikörper gegen Antigene veränderten. Um der Lösung näher zu kommen, begab er sich in das Laboratorium von *Cesar Milstein* in Cambridge, der ähnliche Interessen hatte und mit verschiedenen Myelom-Zellinien arbeitete. Es erwies sich zwar, daß das Modell Myelom für die Beantwortung der Fragestellung Köhlers ungeeignet war, weil man die Antigene, die zu den von den Myelomen produzierten Antikörpers paßten, nicht kannte. Auf der Suche nach einem neuen Modell entstand aber die Idee, Hybride zwischen Maus-Myelomzellen und Maus-B-Lymphozyten herzustellen. Die B-Lymphozyten wurden Tieren entnommen, welche mit Schafserythrozyten, also Antigenen bekannter Herkunft, immunisiert worden waren. Der Versuch gelang. Die Hybride zeigten zwei wichtige Eigenschaften: Erstens ein unbeschränktes in vitro-Wachstum infolge ihres Myelom-Anteils und zweitens eine Sekretion von spezifischen, gegen Schafserythrozyten gerichteten Antikörpern (Immunglobulinen) wegen ihres B-Zell-Anteils. Die Hybridzellen konnten durch Verdünnung voneinander getrennt und einzeln in vitro zur Vermehrung gebracht werden (Abb. 2). Die Herstellung von monoklonalen Antikörpern, die im Gegensatz zu den klassischen polyklonalen Antikörpern nur aus einer Molekülspezies bestehen, war möglich geworden.

Auch dieser Durchbruch hatte weittragende Konsequenzen für die Medizin. So führte der Einsatz der sehr spezifischen monoklonalen Antikörper zur Revolutionierung der medizinischen Diagnostik. Aber auch therapeutische Folgen liegen im Bereich der Möglichkeiten (s. hinten).

Angewandte Forschung

Die Öffnung neuer Wege durch die Grundlagenforschung allein führt im allgemeinen nicht zu praktischen Fortschritten, zu Innovation in der Medizin. Um dieses Ziel zu erreichen, müssen die neuen Erkenntnisse zur Anwendungsreife entwickelt werden. Dies ist die Domäne der angewandten Forschung. Auch in ihr liegt ein großes Potential für den medizinischen Fortschritt. Zwei Beispiele mögen dies veranschaulichen.

Die Entwicklung von *L-Dopa* zur Behandlung des *Parkinson-Syndroms* beruhte auf der grundlegenden Entdeckung, daß die Stammganglien des Gehirns, wichtige Zentren der extrapyramidalen Motorik, einen äußerst hohen Gehalt an Dopamin (DA) aufwiesen, während sich in anderen Hirnregionen höchstens geringe Konzentrationen dieses Katecholamins befanden. Ferner konnte gezeigt werden, daß in den Stammganglien von obduzierten Patienten mit Parkinson-Syndrom der DA-Gehalt abnorm tief war. Diese grundlegenden Befunde führten zur Hypothese, daß DA als Neurotransmitter im Bereich der Stammganglien funktioniere und daß eine Verminderung dieses Transmitters Störungen der extrapyramidalen Motorik nach sich ziehe. Daraus ergab sich die praktische Fragestellung, ob es möglich sei, durch Normalisierung des DA-Gehalts in den Stammganglien von Parkinson-Kranken die gestörte Funktion zu bessern. Die angewandte, zweckgerichtete Forschung setzte ein. In ausgedehnten chemischen, biochemischen, pharmakologischen und toxikologischen Untersuchungen zeigte sich, daß die Aminosäure L-Dopa als Medikament dazu geeignet war. L-Dopa durchdringt die Bluthirnschranke und führt, nach Umwandlung zu DA, zur Erhöhung der Konzentration dieses Transmitters in den Stammganglien (Abb. 3). Die Anwendung von L-Dopa beim Parkinson-Syndrom zeigte auch die gewünschte klinische Wirkung.

Das zweite Beispiel führt in das Gebiet der Dermatologie und betrifft die Verwendung von *Retinoiden* zur Be-

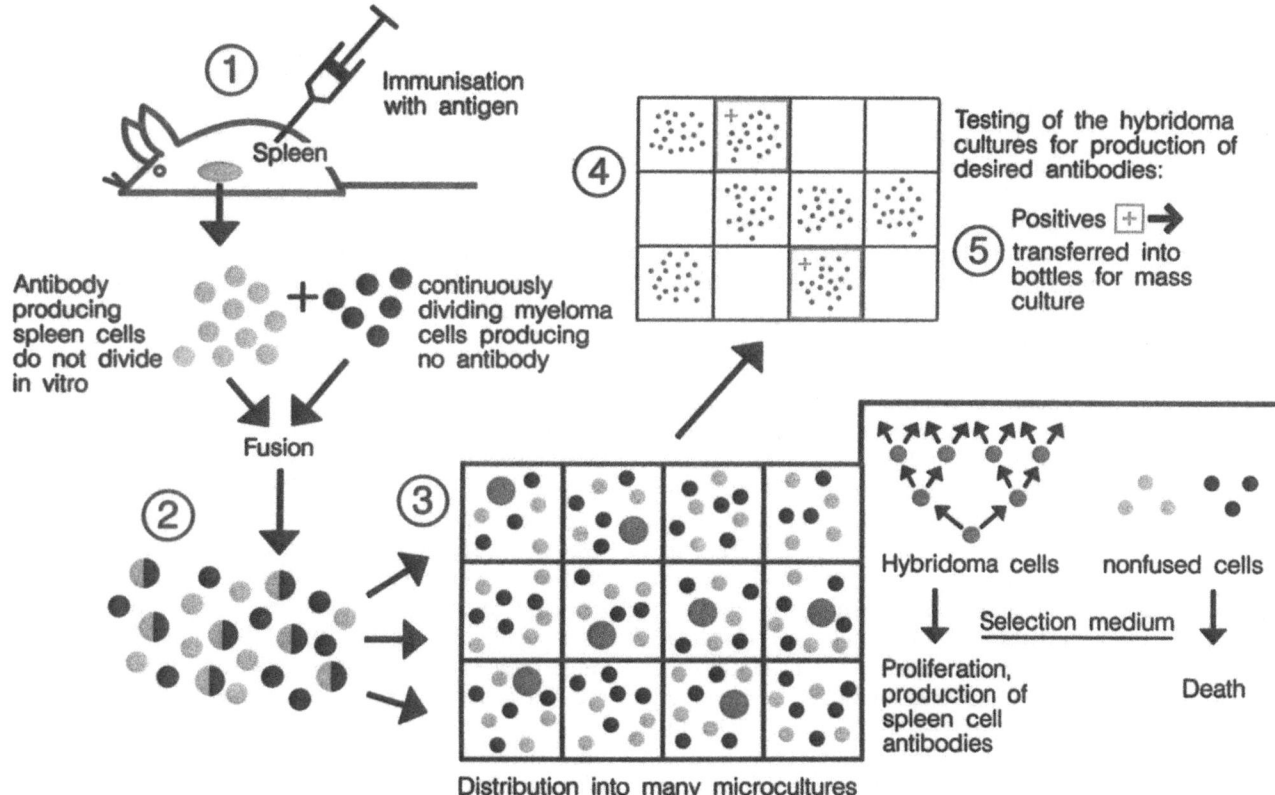

Abb. 2. Hybridisierungstechnik (nach Th. Stachlin)

handlung von Hautaffektionen wie Psoriasis und Akne. Der Einsatz von Vitamin A in der Dermatologie gründete auf die Beobachtung, daß bei Vitamin A-Mangelzuständen Hautveränderungen, besonders Hyper- und Dyskeratosen, auftraten. Deshalb wurde die Behandlung mit Vitamin A auch bei Hautaffektionen versucht, welche ohne manifeste A-Hypovitaminose einhergingen, denjenigen der A-Hypovitaminose aber glichen. Die Resultate waren unbefriedigend, besonders wegen der bedeutenden Nebenwirkungen bei höheren Dosen des systemisch angewandten Vitamins.

Der Durchbruch für den Einsatz von Vitamin A-Derivaten in der Dermatologie wurde ermöglicht, nachdem es gelang, Vitamin A synthetisch in technischem Maßstab herzustellen. Die von *Otto Isler* verwirklichte Synthese beruhte auf den früher erfolgten grundlegenden Untersuchungen von *Paul Karrer* über die chemische Konstitution von Vitamin A, Forschungsarbeiten, die mit dem Nobelpreis ausgezeichnet worden waren. Das Vitamin A-Molekül konnte nun chemisch abgewandelt werden in der Hoffnung, daß Derivate gefunden würden, welche ein besseres Verhältnis von gewünschter Wirkung zu unerwünschter Nebenwirkung aufwiesen als Vitamin A. Ein weites Feld für angewandte Forschung eröffnete sich. Etwa 1 500 Vitamin A-Derivate (Retinoide) wurden synthetisiert und der biologischen Prüfung zugeführt, für welche ein neu konzipierter Test zum Einsatz kam. Nach ausgedehnten experimentellen und klinischen Untersuchungen, welche auf Initiative von *Werner Bollag* erfolgten, wurden schließlich drei Derivate als Medikamente entwickelt: Vitamin A-Säure (Airol) und die weniger stark haut- und schleimhautreizenden Präparate Isotretinoin (Roaccutan) und Etretinate (Tigason). Eine weitere, noch in Entwicklung stehende Gruppe von interessanten Retinoiden umfaßt die Arotinoide (Benzoesäure-Derivate der Retinsäure), welche im Tierexperiment in außerordentlich geringen Dosen wirksam sind.

Zufall und Irrtum

Der Fortschritt der Medizin beruht nicht immer auf neuen Erkenntnissen konsequenter Grundlagenforschung. Auch der Zufall spielt eine wichtige Rolle. Dies war z. B. der Fall bei der Entdeckung des Penicillins und der oral wirksamen Antidiabetika der Sulfonamid-Klasse. In anderen Fällen wurde ein Ziel erreicht, das die angewandte Forschung primär nicht anvisiert hatte („Serendipity"-Entdeckungen). So fand man bei der Suche nach einem Isoniazid-Derivat mit verbesserter tuberkulostatischer Wir-

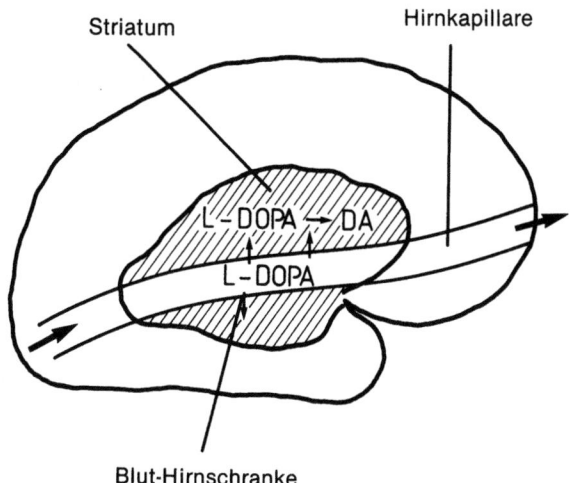

Abb. 3. Wirkungsweise von L-Dopa beim Parkinson-Syndrom. L-Dopa durchdringt die Bluthirnschranke und wird im Striatum zu Dopamin (DA) decarboxyliert

kung das erste wirksame Mittel gegen psychische Depression (Iproniazid). Ein weiteres Antidepressivum (Imipramin) wurde im Zuge von Arbeiten zur Verbesserung der neuroleptischen Wirkung von Tricyclen entdeckt. Ja, selbst Irrtum kann zu medizinischer Innovation führen. So postulierte eine falsche, aber damals plausible Hypothese, daß die Hemmung des für die Biosynthese von Noradrenalin wichtigen Enzyms Dekarboxylase aromatischer Aminosäuren zur Senkung des Blutdrucks führen müsse. Auf der Basis dieser Vorstellung wurde der Dekarboxylase-Hemmer Methyldopa entwickelt. Tatsächlich bewirkte diese Substanz Blutdrucksenkung und wurde als wirksames Medikament gegen hohen Blutdruck eingeführt. Später fand man heraus, daß seine blutdrucksenkende Wirkung nicht durch Hemmung der Dekarboxylase sondern durch andere Mechanismen zustande kommt, z. B. durch Interaktion mit noradrenergen Rezeptoren. Ein weiteres Beispiel sind die Saluretika, für deren Entwicklung ursprünglich Hemmung der Carboanhydrase als Leitprinzip galt. Diese Hypothese war für den damaligen Erkenntnisstand vernünftig. Die Forschung war auch erfolgreich; eine neue Klasse von Diuretika, die Thiazide, entstand. Allerdings zeigte sich später, daß ihr Hauptwirkungsmechanismus nicht auf Hemmung der Carboanhydrase (sondern auf Hemmung der Na^+- und Cl^--Rückresorption in den proximalen Nierentubuli) beruhte. Konsequentes Verfolgen einer an sich vernünftigen Hypothese kann also — auch wenn diese nicht richtig ist — durchaus zu brauchbaren Resultaten führen.

Diese Beispiele zeigen, daß die Quelle Forschung aus verschiedenen ,,Einzugsgebieten'' gespiesen wird. Es besteht kein Grund anzunehmen, daß diese nicht auch in Zukunft ergiebig sein werden. Dies gilt besonders für die moderne Grundlagenforschung, die ein noch nie dagewesenes Wissens- und Erkenntnispotential in sich birgt. Ferner stehen der angewandten Forschung heute Mittel und Wege offen — man denke an die neuen biologischen Techniken — welche die praktische Realisierung früher nicht durchführbarer Projekte ermöglichen. Schlußendlich wird bei allen Fortschritten auf rationaler Ebene der Zufall immer noch unter uns sein, besonders wenn der Boden, auf den er fällt, durch eine gute wissenschaftliche Ausbildung vorbereitet ist, denn: ,,Le hasard n'atteint que les esprits préparés''.

Ausblick in die Zukunft

Was darf die Medizin der Zukunft von der Forschung erwarten? Auf drei Aspekte sei hier kurz eingegangen.

Fortschritt durch Grundlagenforschung

Krankheiten entstehen als Folge von Störungen und falschen Regulationen komplexer biologischer Gleichgewichte. Ihre Normalisierung kann schwierig, wenn nicht unmöglich sein, solange die pathologischen, der Störung zugrunde liegenden Mechanismen und die Ursachen nicht bekannt sind. Allerdings ist zuzugeben, daß die Medizin in der Vergangenheit auch ohne diese Kenntnisse bemerkenswerte Fortschritte gemacht hat. Der Erfolg wurde aber oft nicht durch rationales Vorgehen, sondern durch Zufall oder ,,trial and error'' erreicht. Die großen Fortschritte der Grundlagenforschung haben für die Medizin neue Horizonte eröffnet. So wird dank vertiefter Einsicht in die Verhältnisse auf molekularer Ebene, zum Beispiel im Bereich von Transport- und Speichersystemen, Rezeptor-Interaktionen, Enzymkinetik und molekularen Strukturen eine gezieltere und effizientere Arzneimittelforschung möglich. Eine neue Generation von Medikamenten kann erwartet werden. L-Dopa bei Parkinson-Syndrom ist ein erstes Beispiel. Auch für andere, heute noch sehr problematische, chronische Affektionen, wie die Krebskrankheit, schimmert neue Hoffnung. Es ist zum Beispiel kaum vermessen anzunehmen, daß die bemerkenswerten Fortschritte unseres Wissens über das maligne Wachstum ihren Niederschlag in einer ständigen Verbesserung der Kontrolle dieser Krankheit finden und in absehbarer Zeit zu einem größeren Durchbruch führen werden.

Biotechnologie

Durch *genetische Rekombination* ist es, wie erwähnt, bereits gelungen, menschliche Gene auf Bakterien zu übertragen und therapeutisch interessante Proteine zu produzieren. Wir stehen am Anfang einer Entwicklung, die uns weitere schwer zugängliche menschliche Biomoleküle mit medizinischem Potential bescheren wird, wie reine, spezifische Antigene zur Impfprophylaxe und Desensibilisierung, Interleukine, Gerinnungsfaktoren und andere Enzyme. Die genetische Rekombination eröffnet aber auch die Möglichkeit der Gentherapie, also des Ersatzes fehlender oder defekter Gene bei menschlichen Erbkrankheiten. Obwohl dieser Entwicklung noch technische Schwierigkeiten entgegenstehen und auch ethische Probleme zu lösen sind, ist die Planung erster Versuche am Menschen in den USA bereits im Gange. In Frage kommen vorerst Krankheiten, welche durch Einzelenzymdefekte verursacht werden und deren Korrektur möglicherweise durch ,,engineering'' von Knochenmarkzellen erfolgen kann, zum Beispiel die Lesh-Nyhan'sche Krankheit, die Adenosindeaminase-Defizienz und die Thalassämie.

Die *monoklonalen Antikörper*, welche durch Zellhybridisierung produziert werden, haben — wie schon angeführt — die medizinische Labordiagnostik revolutioniert. Für die Zukunft liegen aber auch therapeutische Anwendungen im Bereich des Möglichen. Monoklonale Antikörper besitzen zum Beispiel ein Potential als Impfstoffe zur Bekämpfung von Infektionskrankheiten, inklusive Virusaffektionen, speziell bei Störungen des Immunsystems. Ferner sind Versuche im Gang, spezifische, gegen Krebszellantigene gerichtete monoklonale Antikörper mit zytotoxischen Pharmaka oder mit Systemen (z. B. Liposomen), die solche Stoffe enthalten, zu kuppeln. Man hofft, die Pharmaka auf diese Weise gezielt an das Krebsgewebe heranzubringen und dadurch die Spezifizität der Krebs-Chemotherapie zu erhöhen. Ermutigende Resultate in einigen Fällen von Leukämien und malignen Lymphomen liegen bereits vor. Es sind jedoch noch große Forschungsanstrengungen nötig, bevor dieses therapeutische Prinzip auf breiterer Basis anwendbar sein wird.

Bioingenieur-Wissenschaften

Durch die Zusammenarbeit zwischen biomedizinischen und Ingenieur-Wissenschaften hat die medizinische Diagnostik und Therapie in neuester Zeit wesentlich profitiert. Diese Entwicklung ist noch in vollem Gange. Weitere wichtige Fortschritte im Bereich der nicht-invasiven Diagnostik, der Prothetik und Therapie sind von seiten der Bioingenieur-Wissenschaften zu erwarten. Zwei Beispiele mögen dies illustrieren.

Als Weiterentwicklung der magnetischen Kernspinresonanz ist für die Medizin vor allem die *in vivo-Spektroskopie* von Interesse. Sie ermöglicht, lokale biochemische

Veränderungen in Organen und Geweben des intakten Organismus ohne invasive Eingriffe und ohne Hilfe von radioaktiven Isotopen oder ionisierenden Strahlen festzustellen und zu verfolgen. Bereits können durch spektroskopische Messung energiereicher Phosphate (Kreatinphosphat, ATP, ADP etc.) Anhaltspunkte für den lokalen Energiemetabolismus und die Sauerstoffversorgung von Geweben gewonnen werden. Solche Untersuchungen stehen zwar erst am Beginn; sie sind aber für die Zukunft bereits wegweisend und geben zu realistischen Hoffnungen für Diagnostik und Therapiekontrolle Anlaß.

Auf dem Gebiet der Sensoren seien besonders die *Mikrobiosensoren* erwähnt. Es handelt sich um eine Kombination von biologischen Molekülen, z.B. Enzymen, mit mikroelektronischen Komponenten als Signalüberträger. Solche Sensoren erlauben die rasche und spezifische Registrierung von biochemischen Parametern in Körperflüssigkeiten und Geweben. Sie können unter anderem als Regulationseinheiten Anwendung in Mikropumpen finden, welche dem Organismus je nach seinem Bedürfnis die richtigen Mengen eines fehlenden Hormons zuführen. Fantastische Weiterentwicklungen liegen im Bereich des Möglichen, wenn man an die hochkondensierte Information denkt, welche in Biomolekülen wie DNA, Proteinen, Antikörpern sowie in proto- und eukaryoten Zellen vorhanden ist. Übertragung dieser Information mit Mikroprozessoren oder Kombination von biologischen Substraten mit Halbleiter-Oberflächen kann theoretisch zu einer neuen Generation von Biosensoren führen, Hybriden zwischen künstlichen und natürlichen Systemen.

Es ist nicht undenkbar, daß solche Systeme — heute noch im Bereich der Phantasie — in Zukunft Bedeutung erlangen werden, um geschädigte Strukturen oder funktionelle Systeme des menschlichen Organismus zu ersetzen oder zu verbessern.

Grenzen der Forschung

Jeder Fortschritt ist ambivalenter Natur, das weiß die Menschheit spätestens seit der Entdeckung des Feuers. Diese Ambivalenz wird besonders in Zeiten großer Forschungserfolge manifest; wir spüren sie heute sehr deutlich. Trotzdem muß sich die Forschung in Freiheit entfalten können; die Freiheit darf aber nicht grenzenlos sein. Im Vordergrund stehen Grenzen ethischer und ökonomischer Art.

Die *ethischen Grenzen* betreffen hauptsächlich die Methodik und das Ziel der Forschung. In bezug auf die Methodik, welche die Verantwortung bei Versuchen an Menschen und Tieren oder beim Umgang mit potentiell gefährlichen Materialien und Organismen (z.B. rekombinierten Bakterien und Viren) einschließt, bestehen befriedigende Vereinbarungen und Regelungen. Diese wurden oft von den Forschern selbst getroffen. Was das Ziel der Forschung anbelangt, ist die Situation schwieriger. Hier hat die ethische Problematik besonders durch die modernen molekularbiologischen und immunologischen Techniken und ihre Anwendung auf den Menschen eine neue Dimension erhalten. Man denke an die Möglichkeiten der Übertragung von genetischem Material von einer Art auf die andere, an die potentiellen Auswirkungen der Fusion von Zellen — auch Keimzellen — verschiedener Arten, an Organtransplantationen vom Tier auf den Menschen, an die noch ungelösten Probleme der extrakorporellen Befruchtung und Entwicklung menschlicher Eizellen usw. Richtlinien und Rahmenbedingungen für die Forschung sind hier nötig, obwohl eine generell gültige Aufstellung ethischer Normen nicht möglich ist. Deshalb gilt es vor allem auch, das Bewußtsein der Forscher für ihre Verantwortung zu schärfen, was schon während ihrer wissenschaftlichen Ausbildung zu geschehen hat.

Die *ökonomische Grenze* der Forschung ergibt sich aus der Diskrepanz zwischen den Wünschen der modernen Forschung mit ihren fast grenzenlosen Möglichkeiten und dem Preis, den die Gesellschaft für die Forschung zu zahlen bereit ist. Die Forschung muß ihre Kostenansprüche den ökonomischen Gegebenheiten anpassen. Dies ist solange nicht negativ, als Anpassung nicht zu Qualitätseinbußen führt. Sollte aber die Einschränkung ein kritisches Niveau unterschreiten, besteht die Gefahr, daß die Forschung in Mittelmäßigkeit abgleitet, was sich Länder wie die Bundesrepublik und die Schweiz nicht leisten dürfen.

Humanität und Forschung

Die wissenschaftliche Forschung selbst enthält eine humanitäre Komponente, indem durch ihre Errungenschaften z.B. die Linderung menschlichen Leides ermöglicht wird. Trotzdem muß die Medizin noch aus einer anderen Quelle als der Wissenschaft genährt werden, nämlich der Humanität, verstanden als Zuneigung zum Patienten und Ehrfurcht vor dem Leben. Auf der Vereinigung beider Quellen beruht das wahre Arzttum. Die humanitäre Seite muß den wissenschaftlichen Fortschritt begleiten, ja, ihm übergeordnet sein, sofern die Medizin nicht zur Robotertechnik ausarten und zu menschenunwürdigen, gesellschaftlich untragbaren Auswüchsen Hand bieten soll. In diesem Sinne wollen meine Ausführungen über „Forschung — Quelle des medizinischen Fortschrittes" verstanden sein.

Prof. Dr. A. Pletscher
Departement Forschung
Kantonsspital
Hebelstr. 20
CH-4031 Basel

Regulation von T-Lymphozyten

H. WAGNER, Ulm

Manuskript nicht eingegangen

Neurogene Mechanismen der Hautdurchblutung*

F. LEMBECK, Graz

Die Durchblutung der Haut wird durch verschiedenartige Mechanismen geregelt. Diese Regelung erlaubt, daß der Blutstrom in manchen Arealen bis auf das tausendfache der minimalen Durchblutung ansteigen kann [7]. Das Ausmaß der Regulation ist in verschiedenen Hautarealen unterschiedlich. Eine Änderung der Hautdurchblutung kann, im Rahmen der Temperatur- oder der Kreislaufregulation fast alle Hautareale betreffen, sie kann aber auch auf ein kleines Areal beschränkt sein, wie beispielsweise bei lokalen entzündlichen Vorgängen, beim Axonreflex oder bei Kälteexposition (Tabelle 1).

Tabelle 1. Regulation der Hautdurchblutung

Vasokonstriction

Neurogen:
α-adrenerge Neurone (Noradrenalin, NPY)

Vasodilatation (VD)

Neurogen:
1. Hemmung des α-adrenergen Tonus (*passive* VD)
2. VD-Neurone *(aktive* VD)
3. Vasoactives Intestinales Polypeptid (efferente Neurone)
4. Antidrome VD (sensible Neurone)

Lokale Wirkstoffe:
Histamin aus Mastzellen (AG-AK-R oder Substanz P)
Prostaglandine, Leukotriene (Freisetzung durch Bradykinin und Histamin)
Bradykinin (Bildung bei Plasmaaustritt)

(zusätzlich Plasmaaustritt / Entzündung)

Die *kutane Vasokonstriktion* erfolgt über alpha-adrenerge Fasern durch Abgabe von Noradrenalin. Seit kurzem ist bekannt, daß diese Neurone auch das Neuropeptid Y (NPY) abgeben, welches ebenfalls vasokonstriktorisch wirkt. Die adrenerge Vasokonstriktion der Haut ist an der Kreislaufregulation beteiligt; besonders ausgeprägt ist sie in der initialen Phase des hypovolämischen Schocks. Hinzugefügt sei, daß eine Verminderung der Hautdurchblutung auch durch pathologische Veränderung von Gefäßen zustande kommt, etwa bei Diabetes.

Die *kutane Vasodilatation* unterliegt mehreren Steuermechanismen, die man in *neuronale* und *lokale* unterteilen kann:

1. Eine Vasodilatation durch Hemmung des alpha-adrenergen Vasokonstriktortonus steht bei der Temperaturregulation im Vordergrund. Bei Erhöhung der Körpertemperatur sinkt der alpha-adrenerge Vasokonstriktortonus („*passive Vasodilatation*").
Experimentell läßt sich zeigen, daß Erwärmung des Rückenmarks einer Katze zur Abnahme der Impulsfrequenz in adrenergen Neuroden in der Haut führt

---

* Mit Unterstützung des Fonds zur Förderung der wissenschaftlichen Forschung Österreichs, des Jubiläumsfonds der Österreichischen Nationalbank und der Schmerzforschungskommission der Österreichischen Akademie der Wissenschaften

[19]. Erregung wärmeempfindlicher afferenter Neurone, führt bei der Ratte zur reflektorischen Gefäßerweiterung im unbehaarten Schwanz, wodurch die Ratte ihre Wärmeabgabe erhöht. Bei Desensibilisierung der wärmeempfindlichen Neurone mit Capsaicin fällt die reflektorische Erhöhung der Hauttemperatur aus. Der efferente Teil der reflektorischen Steuerung besteht in einer Hemmung des alpha-adrenergen Vasokonstriktortonus. Daher unterbleibt diese Gefäßerweiterung, wenn der efferente, adrenerge Teil des Reflexbogens durch alpha-adrenerge Blockade ausgeschaltet wird [8]. Beim Menschen ist die passive Vasodilatation infolge alpha-adrenerger Hemmung vorwiegend in der Hand und im Fuß zu sehen.

2. Ferner muß man beim Menschen eine „aktive Vasodilatation" über vasodilatatorische Neurone annehmen [36]. Bei Erwärmung des Körpers beobachtet man eine Zunahme der Durchblutung im *Unterarm*, welche durch Leitungsanaesthesie unterbrochen wird. Dies ist nicht durch eine alpha-adrenerge Hemmung, sondern nur durch die Ausschaltung vasodilatatorischer Neurone zu erklären. Es gibt gewisse Hinweise, daß diese Neurone beta-adrenerg sein könnten [4, 11, 20].

3. In bestimmten efferenten Neuronen kommt das Neuropeptid VIP vor, welches zu einer Vasodilatation führt. In Neuronen, die zu den Speicheldrüsen ziehen, findet man VIP in Coexistenz mit Acetylcholin. Reizung dieser Nerven führt zur gleichzeitigen Abgabe von Acetylcholin, welches die Sekretion auslöst, und von VIP, welches eine Vasodilatation in der Drüse bewirkt. VIP-Neurone findet sich in großer Menge im Urogenitaltrakt, vor allem im Corpus cavernosus des Penis; es ist anzunehmen, daß es die Gefäßregulation in diesem Organ steuert. Über seine physiologische Rolle ist noch wenig bekannt.

4. Die antidrome Vasodilatation, wird durch Abgabe von Substanz P aus peripheren Enden bestimmte markloser sensibler Neurone hervorgerufen (s. später).

Ferner tragen lokal freigesetzte Wirkstoffe in bestimmten Hautarealen zur Vasodilatation bei. Dazu zählen Histamin aus Mastzellen, Prostaglandine und Leukotriene, sowie Bradykinin. Alle diese Stoffe bewirken zusätzlich einen Plasmaaustritt, wie man ihn auch bei der antidromen Vasodilatation findet. Daraus ergeben sich Zusammenhänge mit dem initialen Stadium der Entzündung.

Der Einfluß von Neuropeptiden (Neuropeptid Y, VIP, Substanz P) auf die Hautdurchblutung wurde erst in den letzten Jahren erkannt, weshalb der Begriff „Neuropeptid" zuerst erklärt wird: Neuropeptide sind Peptide, die bei Nervenreiz aus Nervenenden abgegeben werden und die Funktion von Neurotransmittern haben, wodurch ein neuronaler Befehl auf ein Organ übermittelt wird.

Neuropeptide kommen nicht nur im zentralen und peripheren Nervensystem aller Wirbeltiere, sondern auch im enteralen Nervensystem vor, welches die Funktion des Darmtraktes unabhängig vom zentralen Nervensystem steuert. Von besonderem Interesse ist aber das Vorkommen von Neuropeptiden in der Haut von Amphibien. Pharmakologen betrachten daher die Amphibienhaut (in wissenschaftlicher Hinsicht) mit noch größerer Bewunderung als ein Dermatologe (in klinischer Sicht) die zarte Haut einer hübschen Dame.

Die Haut der Amphibien ist eine der erstaunlichsten biochemischen Syntheseanlagen; in ihr werden vielerlei Verbindungen produziert, die beim Säugetier und beim Menschen spezifische biologische Wirkung haben. Kröten produzieren in ihrer Haut Herzglykoside; es sind die einzigen Glykoside, die im Tierreich synthetisiert werden können. Bestimmte Frosch- und Krötenarten bilden in ihrer Haut große Mengen von Adrenalin, Serotonin oder Serotoninderivaten. Die aufregendste Entdeckung war aber der Nachweis von dutzenden biologisch aktiven Peptiden in der Haut von Amphibien, wo sie in riesigen Mengen gebildet werden, ohne daß man über ihre Funktion etwas sagen könnte. Eine bestimmte Froschart produziert in der Haut eines einzigen Frosches mehr TRH (Thyreotropin Releasing Hormon) als man in 100 kg Hypothalamus eines Säugetieres findet. Das Peptid Bombesin wurde in einer Froschhaut entdeckt; die Vermutung, daß es auch im Gehirn und Darm des Säugetiers vorkommen könnte, erwies sich als richtig. Umgekehrt war die Entdeckung von Enkephalinen d.h. von Peptiden mit morphinartiger Wirkung, im Säugetiergehirn und -darm, Anlaß nach solchen Peptiden in der Amphibienhaut zu suchen, was zur Entdeckung von Dermorphin führte. Dermorphin ist das wirksamste morphinartige Peptid. Die Triangel „Hirn-Darm-Amphibienhaut" Erspamer's öffnete somit den Weg zu sehr wesentlichen Entdeckungen auf dem Gebiet der Neuropeptide (Tabelle 2).

Tabelle 2. Das Darm-Gehirn-Haut-Dreieck nach Erspamer (1978)

Darm (Säugetier)	Gehirn (Säugetier)	Haut (Amphibien)
Substanz P	Substanz P	Tachykinine
CCK	CCK	Caerulein
Gastrin	Gastrin	
Neurotensin	Neurotensin	Xenopsin
Enkephaline	Enkephaline	Enkephalin-Dermorphin
TRH	TRH	TRH
Somatostatin	Somatostatin	?
Bombesin	Bombesin	Bombesin
VIP	VIP	VIP
?	Angiotensin	Angiotensin
Serotonin	Serotonin	Serotonin
Histamin	Histamin	Histamin
Catecholamine	Catecholamine	Catecholamine

Die Haut von Säugetieren enthält zum Unterschied von der Amphibienhaut nur wenige Peptide. Im Gegensatz zu Amphibien sind diese Peptide ausschließlich in Nerven lokalisiert, ihre Konzentration pro Gramm Gewebe ist daher sehr niedrig [3].

Substanz P gehört zur Gruppe der Tachykinine. Einige dieser Tachykinine findet man in der Haut von Amphibien, eines in Speicheldrüsen von Mollusken. Vor kurzem wurden beim Säugetier zwei weitere Substanz P-ähnliche Peptide gefunden, Neuromedin A und B. Untersuchungen über die Abgrenzung ihrer Wirkung gegenüber Substanz P sind erst im Gange, sodaß manche Wirkungen, die man heute Substanz P zuschreibt, vielleicht durch diese beiden neuen Peptide erfolgen.

Substanz P kommt in etwa 30 verschiedenen Neuronen des ZNS und in Neuronen des enteralen Nervensystems vor. Für den Dermatologen ist das Vorkommen von Substanz P in einer bestimmten Gruppe markloser sensibler Neurone von Interesse. Wie bei allen primären sensiblen Neuronen, handelt es sich auch bei Substanz P-haltigen Neuronen um pseudounipolare Nervenzellen; der Zellkörper liegt im Spinalganglion oder in den entsprechenden Ganglien der Hirnnerven. Über die zentrale Endigung von Substanz P-haltigen Neuronen werden nociceptive Impulse an das Gehirn vermittelt, weshalb man sie auch zur Gruppe der Schmerzfasern zählt. Die Abgabe von Substanz P aus zentralen Enden dieser Nerven ist ein wichtiges Glied in der Schadensmeldung an das Gehirn [15].

Substanz P wird aber auch aus den peripheren Enden dieser Nerven freigesetzt, wodurch die antidrome Vasodilatation und der Axonreflex eine Interpretation finden. Bell und Magendie entdeckten um 1800, daß efferente Nerven das Rückenmark nur über die ventralen Wurzeln verlassen und afferente Nerven nur über die dorsale Wurzel in das Rückenmark eintreten. Stricker fand 1878 eine Ausnahme von diesem Gesetz: Reizung der dorsalen Wurzeln löst eine periphere Gefäßerweiterung aus. Bayliss (1900) untersuchte diese neurogene Vasodilatation genauer und zeigte,
1. daß diese „antidrome Vasodilatation" nur in der Haut, nicht im Muskel auftritt,
2. daß sie nicht über deszendierende Neurone des ZNS ausgelöst wird,
3. daß sie unabhängig vom autonomen Nervensystem erfolgt und
4. daß diese Vasodilatation viel länger als der Nervenreiz dauert. Hinsey und Gasser (1930) beschrieben, daß nur die Erregung markloser Neurone eine antidrome Vasodilatation bewirkt. Ferner erkannten Celander und Folkow (1951), daß auch der Axon-Reflex nur über dünne sensible Fasern zustande kommt.

Heute weiß man, daß die marklosen sensiblen Neurone aufgrund ihres Gehaltes an unterschiedlichen Neuropeptiden aus mehreren Populationen bestehen. Neue Erkenntnisse der Funktion peptiderger sensibler Neurone sind zu einem erheblichen Teil auf die experimentelle Anwendung von Capsaicin, dem scharfen Stoff aus Paprika, zu verdanken (Übersicht [29, 37]) (Tabelle 3).

Capsaicin wirkt ausschließlich auf sensible Fasern, welche morphologisch und elektrophysiologisch als C-Fasern definiert werden. Neurochemisch gehören diese Neurone zu den peptidergen Neuronen. In funktioneller Hinsicht umfassen sie sowohl nociceptive Neurone („Schmerzfasern"), aber auch andere Neurone, die Wärmereiz, Dehnung der Harnblase, Saugreiz an der Mamilla, Stimulation der Cervix uteri an das ZNS melden [29]. Capsaicin hat drei unterschiedliche Wirkungen auf diese Neurone:
1. In kleiner Dosis, im Bereich von Microgrammen, werden diese pseudounipolaren Neurone durch Capsaicin erregt und geben den Neurotransmitter von den zentralen und peripheren Enden ab.
2. In größerer Dosis, d.h. im Bereich von Milligrammen wird, auch bei lokaler Anwendung von Capsaicin, der axonale Transport der Neuropeptide blockiert. Dadurch gelangen die Peptide vom Zellkörper, wo sie synthetisiert werden, nicht mehr in die Peripherie. Auch der Transport von Nervenwachstumsfaktor (NGF) [32] und von Opiatrezeptoren [23] wird durch Capsaicin blockiert. Ferner wird die Fortleitung des

Tabelle 3. Wirkungen von Capsaicin.
Capsaicin wirkt ausschließlich auf bestimmte *peptiderge sensible Neurone*

1. $\boxed{\mu g\text{:}}$

Sofortige Transmitter Freisetzung	*Erregung*
Substanz P	Schmerzfasern
Somatostatin	Wärmefasern

2. $\boxed{< 10 \text{ mg}}$

Hemmung des axonalen Transportes von	*nicht aber von*
Substanz P	Noradrenalin
Somatostatin	Cholin-Acetylase
NGF	
Opiate Rezeptoren	

3. $\boxed{< 10 \text{ mg, nach } 1-2 \text{ Tagen}}$

Depletion von	*nicht aber von*
Substanz P	Adrenalin, Noradrenalin
Somatostatin	Histamin, Serotonin
VIP (im Rückenmark)	GABA
CCK-8	Glutamat, Aspartat
CRF (neuronal.)	VIP (im periph. NS)
Bombesin, GRP	NPY
CGRP	CRF (endokrin.)
FRA-Phosphatase	Neurotensin
Adenosin-Deaminase	Cholin-Acetylase
NGF	Tyrosin-Hydroxylase

Aktionspotentials in schmerz- und wärmeempfindlichen Fasern unterbrochen, nicht aber in kälteempfindlichen oder vegetativen Neuronen.
3. Bei systemischer Behandlung mit sehr großen Dosen (10-100 mg/kg) führt Capsaicin zu einer langsam einsetzenden Depletierung von Neuropeptiden und bestimmten Enzymen. Diese Depletierung dauert Wochen und ist reversibel. Unter bestimmten experimentellen Bedingungen ist die Depletierung irreversibel, weil der Nerv degeneriert. Capsaicin führt zu einer Depletion von Substanz P und einigen weiteren Neuropeptiden. Neurone mit anderen Neurotransmittern (Amine, Aminosäuren, Enkephaline) werden aber nicht beeinflußt [14].

Es ist ferner festzuhalten, daß nur sensible peptiderge Fasern durch Capsaicin beeinflußt werden, nicht aber peptiderge Neurone im Zentralnervensystem und im enteralen Nervensystem.

Die Abgabe von Substanz P aus den peripheren, in der Haut liegenden Nervenenden ist von dermatologischem Interesse und wird daher näher beschrieben. Die antidrome Vasodilatation ist auch an der Ratte zu zeigen. Bei Reizung des N. saphenus kommt es in der Rattenpfote zu einer langanhaltenden Gefäßerweiterung und zu einem Plasmaaustritt; nach Degeneration der Substanz P-haltigen Nerven infolge Capsaicin-Vorbehandlung, sind diese Wirkungen hingegen nicht mehr auszulösen. Auch die kutane reaktive Hyperämie, wie sie nach kurzem arteriellen Gefäßverschluß auftritt, fehlt nach Capsaicin-Vorbehandlung [26]. Die antidrome Vasodilatation und Plasmaextravasation kann durch Substanz P in Mengen ab 0.1 picomol/min, somit neurogen freigesetzten Substanz P Mengen vergleichbar, ausgelöst werden [25]. In anderen Versuchen wurde die aus peripheren Nervenendigungen freigesetzte Substanz P direkt bestimmt.

Die Vasodilatation durch antidromen Nervenreiz oder durch Substanz P-Infusion wird durch Indomethazin nicht gehemmt, was eine Mitwirkung von Prostaglandinen ausschließt [25]. Hingegen fand sich eine teilweise Hemmung durch Antihistamine, was auf eine Beteiligung von Histamin hinwies [25]. Schließlich konnte der direkte Nachweis für eine Histaminfreisetzung durch Substanz P aus Mastzellen erbracht werden. Übrigens wurde schon vor über 30 Jahren gezeigt, daß antidrome Nervenreizung zu einer sofortigen Erhöhung des Histamingehaltes im abströmenden venösen Blut führt [18].

Ein schmerzauslösender Reiz an der Haut kann durch diese Befunde folgendermaßen dargestellt werden:
1. Die „Noxe" führt sowohl zu einer direkten Erregung der Nozizeptoren, d.h. der peripheren Enden der Schmerzfasern, wie auch zu ihrer indirekten Erregung über Freisetzung von Mediatoren (Kaliumionen, Histamin, Bradykinin). Bradykinin und Histamin setzen gleichzeitig Prostaglandine frei, was ihre Wirkung auf Nozizeptoren um das 30-50fache potenziert [24]. Die orthodrome Erregung der Fasern liefert dem Gehirn die Information, welche wir als Schmerz empfinden (Abb. 1).
2. Bei Erregung der Nozizeptoren wird gleichzeitig aber auch aus dem *peripheren* Ende der Nervenfaser Substanz P abgegeben. Dies führt zur Vasodilatation, zum Plasmaaustritt und zur Histaminabgabe aus benachbarten Mastzellen. Histamin erregt andere Nozizeptoren in der Umgebung, führt ferner auch direkt zu Vasodilatation und Plasmaaustritt. Diese Koppelung von zwei Mechanismen erklärt, warum sich der Axonreflex, also der gerötete Hof um eine gereizte Stelle, nur langsam ausbreitet, denn der Kontakt zwischen Substanz P aus Nervenenden, oder Histamin aus Mastzellen mit Gefäßen oder anderen Nervenenden ist nicht so eng wie bei einem synaptischen Kontakt; der Kontakt wird, zumindest teilweise nur durch Diffusion erreicht.

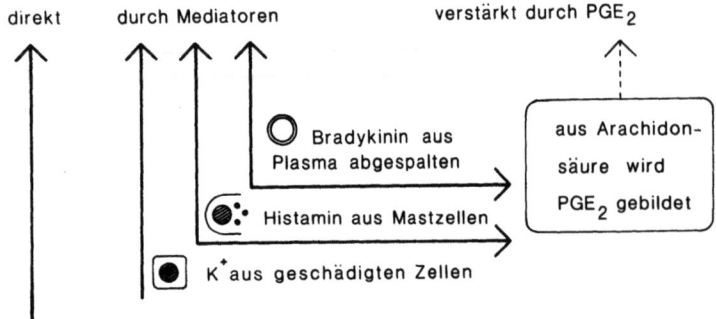

Abb. 1. Erregung nozizeptiver Neurone

Daneben ist aber die Möglichkeit einer neuronalen Ausbreitung über Kollaterale sensibler Fasern nicht auszuschließen [22] (Abb. 2).

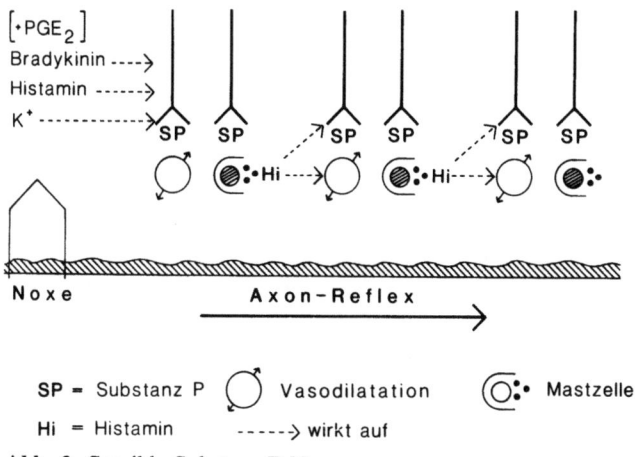

Abb. 2. Sensible Substanz P-Neurone

Eine Freisetzung von Substanz P aus den peripheren Enden sensibler Nerven ist auch im Auge zu sehen, wodurch es zu Miosis und Plasmaaustritt in die Vorderkammer kommt [2]. Ferner existiert die Abgabe von Substanz P aus sensiblen Fasern im Respirationstrakt, wo eine Bronchokonstriktion und ein Plasmaaustritt in die Atemwege erfolgt [31]. Das kürzlich entdeckte Substanz P-ähnliche Peptid Neurokinin A ist hier hundertfach wirksamer als Substanz P [40]. Außerdem kommt in Coexistenz mit Substanz P noch ein weiteres Peptid im gleichen sensiblen Neuron vor, das Calcitonin-gen-related-Peptid (CGRP), welches selbst ohne Wirkung ist, aber den Plasmaaustritt durch Substanz P und Neurokinin A um ein Vielfaches verstärkt [16]. Die experimentelle Pharmakologie sieht sich daher derzeit mit einer Fülle neuer Ergebnisse konfrontiert, aus denen sich erst langsam ein Überblick gewinnen läßt.

Auch peptiderge sensible Nerven der menschlichen Haut können nach mehrmaliger lokaler Capsaicinanwendung ausgeschaltet werden [1, 12]. Intrakutane Injektion von Histamin führt im Capsaicin-behandelten Areal kaum mehr zu dem geröteten Hof, welcher durch neurogene Vasodilatation zustande kommt. Foreman und Mitarbeiter (1983) zeigten ferner, daß auch eine intrakutane Injektion von 25 picomol Substanz P zu einer Quaddel und zu einem geröteten Hofe führt. Durch Xylocain wurde nur die neurogene Komponente, d.h. die Bildung des geröteten Hofes, nicht aber die Quaddelbildung verhindert. Welche klinische Bedeutung kann man diesen experimentellen Ergebnissen beimessen? Es ist bekannt, daß die menschliche Haut auf vielerlei Reize oder Irritationen mit einer Gefäßerweiterung reagiert. Dazu gehören ein mechanischer Reiz, Wärmestrahlung und UV-Strahlung, die reaktive Hyperämie nach kurzzeitiger Drosselung der Durchblutung, Einwirkung von Kälte und das Aufbringen von Irritantien.

Schon 1919 bezeichnete Breslauer, aufgrund von Untersuchungen nach Nervendurchtrennung, die neurogene Vasodilatation als einen wesentlichen protektiven Schutzmechanismus der Haut. Sir Thomas Lewis erkannte in der durch Hautreizung auftretenden neurogenen Vasodilatation und Plasmaextravasation einen ersten, peripheren neurogenen Abwehrmechanismus, den er als „Nocifensor System" bezeichnete (Übersicht [27, 28]). Er zögerte jedoch, diese periphere Funktion denselben Neuronen zuzuordnen, die bei orthodromer Impulsleitung die Schadensmeldung an das Gehirn vermitteln. Die Erkenntnis der doppelten Rolle dünner sensibler Neurone ist durch die Ergebnisse der letzten Jahre zu belegen.

Der Sinn der kutanen Vasodilatation liegt vermutlich darin, daß der vermehrte Blutstrom in die Haut eingedrungene exogene Schadstoffe, aber auch endogene Stoffe, wie die Entzündungs- und Schmerzmediatoren, beschleunigt abtransportiert. Der erhöhte Plasmaaustritt ermöglicht zusätzlich einen Abstrom größerer Moleküle über die Lymphe. Vasodilatation und Plasmaextravasation sind Funktionen, die im Initialstadium der Entzündung vorherrschen. Doch ist Entzündung ein Vorgang, der in Phasen abläuft und den Versuch darstellt, das geschädigte Gewebe wiederherzustellen. Neurogene Einflüsse im Initialstadium der Entzündung wurden schon seit langem vermutet. Viele Befunde in der letzten Zeit zeigten, daß die neurogene antidrome Vasodilatation den entsprechenden Mechanismus darstellt, weshalb man dafür den Begriff der „Neurogenen Entzündung" verwendet (Übersicht [63]).

Diese „neurogene Entzündung" ist auf die initale Phase der Entzündung beschränkt, wie die folgenden Versuche zeigen konnten: Taucht man die Pfote einer narkotisierten Ratte für 5 Minuten in Wasser zwischen 45°C und 55°C, so kommt es bereits in diesen 5 Minuten zum massiven Plasmaaustritt, der sich dann aber nicht mehr weiter fortsetzt [39].

Dieser Plasmaaustritt wurde unter verschiedenen Vorbehandlungen gemessen. Ausschaltung des adrenergen Vasokonstriktortonus führte zu einem erhöhten Plasmaaustritt, weil die Gefäße weit sind. Capsaicin-Vorbehandlung, also Ausschaltung der sensiblen Substanz P-Neurone, ergab eine deutliche Verminderung, aber keine völlige Hemmung des Plasmaaustrittes; dies zeigt eindeutig, daß eine neurogene Komponente bis zu einem gewissen Grad beteiligt ist. Bei Temperaturen über 50°C fand man ferner eine Hemmung durch Antihistamine, woraus man zusätzlich auf eine Histamin-Freisetzung aus Mastzellen schließen kann. Zum Unterschied von dem raschen, nur wenige Minuten dauernden Plasmaaustritt, entwickelt sich das durch Hitze ausgelöste Ödem in der Pfote langsam über zwei Stunden. Bei Capsaicin-Vorbehandlung ist die Ödembildung in der ersten Stunde verringert. Man kann annehmen, daß das Fehlen der neurogenen Vasodilatation und Plasmaextravasation nur in dieser Zeit die Ödembildung reduzieren. Später steigt der durch Enzymwirkungen onkotische Druck im Gewebe an, sodaß dann über andere Mechanismen mehr Wasser im Gewebe gebunden wird.

Bei Versuchen, den Plasmaaustritt nach Aufbringen eines Irritans (Senföl) und nach antidromer Reizung des N. saphenus zu hemmen ergab sich, daß mit beta-Adrenomimetica, z.B. Terbutalin, eine teilweise Verminderung des Plasmaaustrittes erzielt werden kann. Vermutlich ist dies auf die Hemmung der Histaminabgabe aus Mastzellen durch beta-Adrenomimetika zurückzuführen [30]. Doch sind auch vaskuläre Einflüsse möglich [9, 10, 13, 20, 22, 34, 35, 41]. Eine deutliche Reduktion des Plasmaaustrittes zeigte sich bei Abkühlung der Rattenpfote auf 8°C. Bei niederer Temperatur ist die neuronale Aktivität vermindert und darin liegt vermutlich die Ursache des reduzierten Plasmaaustrittes [30].

Dies stimmt mit der klinischen Beobachtung überein, daß Abkühlung der Haut zu einer entscheidenden Schmerzlinderung bei Verbrennungen führt; der Verminderung des Plasmaaustrittes könnte eine zusätzliche Bedeutung zukommen.

Die neurogene Komponente beim Zustandekommen eines Ödems wurde ferner auch bei akuter anaphylaktischer Reaktion am Meerschweinchen untersucht [38]. Nach Injektion des Antigens kommt es zu Plasmaaustritt in verschiedenen Organen, darunter in der Pfotenhaut. Nach Capsaicin-Vorbehandlung ist der Plasmaaustritt in der Pfotenhaut und im Atemtrakt signifikant reduziert, woraus der neurogene Anteil zu erkennen ist. Bei Vorbehandlung mit Antihistaminen war der Plasmaaustritt, wie zu erwarten, völlig blockiert.

Die neurogene Komponente spielt bei chronischer Entzündung kaum eine Rolle. Als Modell für eine chronische Entzündung wurde Carragenin verwendet, dessen Injektion in die Rattenpfote zu einer tagelangen Schwellung und Entzündung führte [17]. Nur unter Indomethazin kam es zu einer erheblichen Reduktion des Ödems, woraus der vorrangige Einfluß von Prostaglandinen und Leukotrienen hervorgeht. Ähnliche Ergebnisse mit anderer Versuchsanordnung zeigten ebenfalls den Einfluß von Prostaglandinen und Leukotrienen [5, 32].

Zusammenfassend ergibt sich, daß die bisherigen Ergebnisse zu einer Erklärung der physiologischen Rolle des Axon-Reflexes und der antidromen Vasodilatation in der Haut geführt haben. Die Entdeckung weiterer Neuropeptide in sensiblen Fasern lassen zusätzliche Erkenntnisse auf dem Gebiet der Hautdurchblutung erwarten. Erste Befunde zeigen die Übertragbarkeit der tierexperimentellen Befunde in den klinischen Bereich.

Literatur

1. Bernstein JE, RM Swift, Keyoumars Soltani, AL Lorincz (1981) Inhibition of axon reflex vasodilatation by topically applied capsaicin. J Invest Dermatol 76: 394-395
2. Bito LZ, RR Nichols, RA Baroody (1982) A comparison of the miotic and inflammatory effects of biologically active polypeptides and prostaglandin E_2 on the rabbit eye. Exp Eye Res 34: 325-337
3. Bloom SR, Polak JM (1983) Regulatory peptides and the skin. Clin Exp Dermatol 8: 3-18
4. Borkowski KR, M Porter (1985) Reduced ß-adrenoreceptor-mediated vasodilatation in spontaneously hypertensive rats. Br J Pharmac 84: 158P
5. Camp RDR, AA Coutts, MW Graeves, AB Kay, MJ Walport (1983) Responses of human skin to intradermal injection of leukotrienes C_4, D_4 and B_4. Br J Pharmac 80: 497-502
6. Chahl LA, J Szolcsányi, F Lembeck (Eds.) Antidromic vasodilatation and neurogenic inflammation. Akadémiai Kiadó, Budapest 1984
7. Clark N, OG Edholm (1984) Man and his thermal environment. Edward Arnold, London
8. Donnerer J, F Lembeck (1983) Heat loss reaction to capsaicin through a peripheral site of action. Br J Pharmac 79: 719-723
9. Dobbins DE, CY Soika, AJ Premen, GJ Grega, JM Dobney (1982) Blockade of histamine and bradykinin-induced increases in lymph flow, protein concentration, and protein transport by terbutaline in vivo. Microcirculation 2: 127-150
10. Dupont AG, RA Lefebvre, MG Bogaert (1985) Inhibitory effects of apomorphine and pergolide on neurogenic vasoconstrictor in the hindquarters of the rat. Naunyn-Schmiedeberg's Arch Pharmacol, in press
11. Edholm OG, RH Fox, RK Macpherson (1957) Vasomotor control of the cutaneous blood vessels in the human fore arm. J Physiol 139: 455-465
12. Foreman JC, CC Jordan, P Oehme, H Renner (1983) Structure-activity relationships for some substance P-related peptides that cause wheal and flare reactions in human skin. J Physiol 335: 449-465
13. Fügner A (1977) Inhibition of antigen-induced histamine release by ß-adrenergic stimulants in vivo. Int Arch Allergy Appl Immunol 54: 78-87
14. Gamse R, P Holzer, F Lembeck (1980) Decrease of substance P in primary afferent neurones and impairment of neurogenic plasma extravasation by capsaicin. Br J Pharmac 68: 207-213
15. Gamse R (1984) Physiologie und Pathophysiologie der Substanz P. Arzneimittel Forsch 34: 1-6
16. Gamse R, A Saria (1985) Potentiation of tachykinin-induced plasma protein extravasation by calcitonin generelated peptide. Zur Publikation eingereicht
17. Gamillscheg A, P Holzer, J Donnerer, F Lembeck (1984) Effect of neonatal treatment with capsaicin on carrageenan-induced paw oedema in the rat. Naunyn-Schmiedeberg's Arch Pharmacol 326: 340-342
18. Ibrahim FD, G Stella, M Talaat (1951) The mechanism of antidromic vasodilatation. Quart J Exp Physiol 36: 189-198
19. Jänig W (1984) Prinzipien der Organisation des sympathischen Nervensystems. In Fischer PA (Ed.), Vegetative Störungen beim Parkinson Syndrom. Editiones Roche, Basel: p. 9-32
20. Kaada B, KB Helle (1984) In search of mediators of skin vasodilatation induced by transcutaneous nerve stimulation. Gen Pharmac 15: 115-122
21. Kenins P, JV Hurley, C Bell (1984) The role of substance P in the axon reflex in the rat. Br J Dermatol 111: 551-559
22. Koo A (1984) Vasodilator effect of terbutaline: in vivo evidence for the existence of ß$_2$-adrenoceptors in the microcirculation of rats, hamsters, and guinea-pigs. J Cardiovasc Pharmacol 6: 897-901
23. Laduron PM (1985) Presynaptic heteroreceptors in regulation of neuronal transmission. Biochem Pharmacol 34: 467-470
24. Lembeck F, H Popper, H Juan (1976) Release of prostaglandins by bradykinin as an intrinsic mechanism of its algesic effect. Naunyn-Schmiedeberg's Arch Pharmacol 294: 69-73
25. Lembeck F, P Holzer (1979) Substance P as neurogenic mediator of antidromic vasodilatation and plasma extravasation. Naunyn-Schmiedeberg's Arch Pharmacol 310: 175-183
26. Lembeck F, J Donnerer (1981) Postocclusive cutaneous vasodilatation mediated by substance P. Naunyn-Schmiedeberg's Arch Pharmacol 316: 165-171
27. Lembeck F (1983) Sir Thomas Lewis's nocifensor system, histamine and substance P-containing primary afferent nerves. Trends in Neuroscience 6: 106-108
28. Lembeck F (1983) Mediators of vasodilatation in the skin. Br J Dermatol 109, Suppl 25: 1-9
29. Lembeck F. (1985) Substance P and sensory neurons. In: Symposium on Substance P. Maidstone 1984, im Druck
30. Lembeck F, R Amann (1985) Inhibition of neurogenic plasma extravasation. Unveröffentlichte Ergebnisse
31. Lundberg JM, A Saria (1983) Capsaicin-induced desensitization of airway mucosa to cigarette smoke, mechanical and chemical irritants. Nature (Lond.) 302: 251-253
32. Miller MS, SH Buck, I Glenn Sipes, HI Yamamura, TF Burks (1982) Regulation of substance P by nerve growth factor: disruption by capsaicin. Brain Research 250: 193-196
33. Morley J, CP Page, W Paul (1983) Inflammatory actions of platelet activating factor (Paf-acether) in guinea-pig skin. Br J Pharmac 80: 503-509
34. O'Donnell SR, CGA Persson (1978) ß-Adrenoreceptor mediated inhibition by terbutaline of histamine effects on vascular permeability. Br J Pharmac 62: 321-324
35. Persson CGA, I Erjefalt (1979) Terbutaline and adrenaline inhibit leakage of fluid and protein in guinea-pig lung. Eur J Pharmacol 55: 199-201
36. Rowell LB (1981) Active neurogenic vasodilatation in man. In Vanhoutte PM and Lensen I (Eds.), Vasodilatation, Raven Press: p. 1-17

37. Russel LC, KJ Burchiel (1984) Neurophysiological effects of capsaicin. Brain Research Reviews 8:165-176
38. Saria A, JM Lundberg, G Skofitsch, F Lembeck (1983) Vascular protein leakage in various tissues induced by substance P, capsaicin, bradykinin, serotonin, histamine and by antigen challenge. Naunyn-Schmiedeberg's Arch Pharmacol 324:212-218
39. Saria A (1984) Substance P in sensory nerve fibres contributes to the development of oedema in the rat hind paw after thermal injury. Br J Pharmac 82:217-222
40. Saria A, E Theodorsson, R Gamse, JM Lundberg (1985) Release of substance P- and substance K-like immunoreactivities from the isolated perfused guinea-pig lung. Eur J Pharmacol 106:207-208
41. Stevens MJ, RE Rittinghausen, RL Medcolf, RFW Moulds (1982) Prejunctional ß-adrenoreceptors in human digital arteries. Eur J Pharmacol 83:263-270

Prof. Dr. F. Lembeck
Institut für exp. und klin. Pharmakologie
Universitätsplatz 4
A-8010 Graz

Gastvortrag

Zur Entdeckung der Lyme-Krankheit-Spirochäte (Borrelia burgdorferi)

W. BURGDORFER, Hamilton (Montana, USA)

Schon im Jahre 1909 hatte der schwedische Arzt Dr. Arvid Afzelius bei einer von einer Zecke gestochenen älteren Frau ein Erythema migrans, wie er es nannte, beobachtet [3]. Ein ähnliches Krankheitsbild wurde dann wenige Jahre später von Lipschütz beschrieben [24]; da aber bei seinem Patienten das ständig „wachsende" oder „wandernde" Erythem für mehr als 7 Monate beobachtet werden konnte, nannte er die Affektion Erythema *chronicum* migrans (ECM).

Die Ätiologie des ECM ist bis vor wenigen Jahren unbekannt geblieben. Bereits Afzelius hat die Zecke *Ixodes ricinus*, möglicherweise auch Insekten, als Krankheitsüberträger angesehen.

Auch Lipschütz war der Meinung „... daß dem ECM ein Infektionskeim ätiologisch zugrunde liegt." „In weiteren Untersuchungen", so schrieb er, „wäre daher der mikroskopisch-bakteriologischen Erforschung des Darmkanales bzw. des Speichelsekretes des Holzbocks Aufmerksamkeit zu schenken."

Die Ätiologie des ECM blieb im Dunkeln, bis im Jahre 1948 Lennhoff in einer Arbeit über „Spirochäten bei Erkrankungen ungeklärter Ätiologie" berichtete, er habe spirochätenähnliche Elemente bei mehreren Dermatosen einschließlich des Erythema migrans gefunden [23].

Ein Jahr später sprach Dr. Sven Hellerström über „Erythema chronicum migrans mit Meningitis" anläßlich der 43. Jahrestagung der Southwestern Medical Association in Cincinnati, Ohio [19]. Nicht nur wies er auf die Bedeutung von Penizillin bei der Behandlung des ECM hin, er befaßte sich auch eingehend mit den von Lennhoff gemachten Beobachtungen. „Obwohl die pathogene Bedeutung der von Lennhoff beobachteten spirochätenähnlichen Formen noch zu beweisen wäre", so schrieb er, „scheint es angebracht, die Frage zu stellen, ob die Zecken Träger von Spirochäten sind, die allergene (und immunogene?) Eigenschaften besitzen." Beweise für die Spirochätenätiologie des ECM konnten damals aber nicht erbracht werden.

In diesem Zusammenhang sind die Untersuchungen von Kahle und Grüneberg bei der Acrodermatitis chronica atrophicans (ACA) von Bedeutung. Die ACA gehört, wie wir heute endgültig wissen, in den gleichen Formenkreis wie das ECM. Kahle hatte 1942 in seiner Dissertation mitgeteilt, daß 6 von 7 Patienten mit Acrodermatitis chronica atrophicans eine positive Pallida-Reaktion aufwiesen [22]. Grüneberg hat 1952 und 1954 diese Versuche ausgedehnt und bestätigt [17]. Er kam zu dem Schluß, daß der positiven Pallida-Reaktion von Patienten mit ACA eine gruppenspezifische Reaktion zugrunde liegen würde, die von einer speziellen Acrodermatitis-Spirochäte ausginge. Die Befunde von Kahle und Grüneberg waren nicht beweisend, aber wir wissen heute, daß sie im Kern richtig waren.

Während vieler Jahre hat man Viren als Erreger des ECM, vor allem der ECM-Meningitis angesehen [30]. Ein ätiologischer Zusammenhang zwischen dem ECM-Erreger und dem Virus der zentraleuropäischen Meningoenzephalitis, die ja auch von der Zecke *Ixodes ricinus* übertragen wird, konnte aber nicht erbracht werden [37]. Zudem sprach die erfolgreiche Behandlung von ECM-Patienten mit Penizillin gegen eine virusbedingte Genese.

Zu einer neuen Erregertheorie kam es im Jahre 1962, als französische Autoren aufgrund des Giroudschen Mikroagglutinationstestes Hinweise für eine rickettsienbedingte Ätiologie gefunden zu haben glaubten [14]. Die französischen Resultate beruhten, wie später gezeigt werden konnte, auf unspezifischen Reaktionen [16]. Die Ergebnisse konnten nicht reproduziert werden. Der Nachweis von rickettsienähnlichen Gebilden in Makrophagen von zwei ECM-Patienten führte aber zu einer Wiedergeburt der Rickettsientheorie und in der Folge zu einer serologischen Untersuchung, in der unser Kollege Dr. Klaus Weber aus München Seren von 13 Patienten mit ECM und verwandten Erkrankungen auf Antikörper gegen 14 Rickettsienarten auswertete [38]. Aufgrund der mit drei serologischen Methoden, Komplementfixation, Mikroagglutination und indirekter Immunfluoreszenz, gewonnenen Resultate, konnte eindeutig gezeigt werden, daß kein Anhalt für eine rickettsienbedingte Ätiologie besteht.

In Amerika wurde der erste Fall eines ECM im Jahre 1969 in Wisconsin beobachtet [32]. Ähnliche Fälle wurden anschließend auch aus Connecticut gemeldet [25].

Wenige Jahre später, im Jahre 1975, alarmierten zwei Hausfrauen aus den Ortschaften Old Lyme und Lyme in Connecticut das staatliche Gesundheitsamt über eine unter Kindern und Erwachsenen ihrer und anderer Familien vorkommende Erkrankung, die durch eine intermittierende Oligoarthritis charakterisiert war [15]. Die beiden Frauen glaubten nicht an die von den Ärzten gestellte Diagnose „Rheumatoid Arthritis". Ihre Intervention führte zu den Untersuchungen von Dr. Allen Steere und Mitarbeitern und zur Beschreibung der „Lyme Arthritis" als einer endemisch auftretenden Oligoarthritis, die sich häufig nach einem ECM entwickelt und oft mit neurologischen und auch kardialen Manifestationen kombiniert ist [33]. Dr. Steere und Mitarbeiter glaubten, daß es sich bei der „Lyme-Krankheit", wie die Erkrankung später bezeichnet wurde, um eine besondere, im Vergleich zu

---

Danksagung. Mein Dank gilt Herrn F. S. Hayes für die elektronenmikroskopischen Aufnahmen von *Borrelia burgdorferi*, sowie Dr. Klaus Weber, Hautarzt und Allergologe, München, für wertvolle Anregungen bei der Abfassung des Manuskripts.

dem in Europa beobachteten Krankheitsbild komplizietere Erkrankung handle.

Von 1975 bis 1979 wurden den Gesundheitsbehörden in den USA mehr als 500 Fälle von Lyme-Krankheit gemeldet, die Mehrzahl aus den nordöstlichen Staaten (Connecticut, Rhode Island, Massachusetts, New York, Long Island), weniger aus dem mittleren Westen (Wisconsin) und Westen (Kalifornien) [35].

Epidemiologische Untersuchungen in diesen Gebieten wiesen daraufhin, daß Schildzecken der Gattung *Ixodes,* nämlich *Ixodes dammini* in den nordöstlichen und mittwestlichen Staaten, und *Ixodes pacificus* in den westlichen Staaten einen in Amerika bisher unbekannten Erreger übertragen.

Überzeugt davon, daß die Lyme-Krankheit virusbedingt sei, überprüften Steere und Mitarbeiter Seren von Patienten gegenüber Hunderten von Viren, aber auch gegenüber Rickettsien und anderen Bakterien [34]. Ohne Erfolg. Bezüglich der Erregerfrage wurden zahlreiche Wissenschaftler, unter anderem auch ich, konsultiert.

Als medizinischer Entomologe am Rocky Mountain Laboratorium des Amerikanischen Gesundheitsamtes habe ich mich seit Jahren mit der Ökologie von Rickettsien, vor allem von *Rickettsia rickettsii,* dem Erreger des Rocky Mountain Spotted-Fiebers, befaßt. Die Beziehungen zwischen den in Überträgerzecken vorkommenden pathogenen und apathogenen Rickettsienarten waren das Hauptforschungsthema.

In den Jahren 1980/81 führten wir Untersuchungen in Long Island, New York, durch. Dort gilt die Hundezecke *Dermacentor variabilis* als Überträger. Es kommen dort jährlich bis zu 50 Rocky Mountain Spotted-Fieber-Fälle — hie und da auch tödliche — vor. Tausende von *D. variabilis* aus der direkten Umgebung von Patienten wurden einzeln auf Rickettsien hin untersucht. Obwohl 6% dieser Zecken infiziert waren, konnten wir keinen einzigen Stamm von *Rickettsia rickettsii* nachweisen; 100 Isolate gehörten ohne Ausnahme der für den Menschen apathogenen Art *R. montana* an. Es stellte sich nun die Frage, ob in Long Island eventuell anderen Zeckenarten, wie z.B. *I. dammini* die Rolle eines Überträgers von *R. rickettsii* zukommt. Diese Zecke kommt in Long Island häufig vor und befällt den Menschen relativ oft.

Hunderte von *I. dammini* wurden untersucht, indem man von jeder Zecke Ausstriche von der Hämolymphe herstellte und diese dann nach Anfärbung auf Rickettsien hin untersuchte. Alle Resultate waren negativ.

Im Oktober 1981 erhielt ich eine Sendung *I. dammini* von Shelter Island, einer Insel nahe New York, auf der die Lyme-Krankheit häufig anzutreffen ist. Obwohl keine der Zecken Rickettsien enthielt, fand ich in zwei Weibchen Mikrofilarien [8].

Ich fragte mich nun, ob diese Filarien außer in der Hämolymphe auch in den verschiedenen Zeckenorganen vorkämen. Daraufhin sezierte ich beide Zecken und machte Organausstriche, die ich mit Giemsa färbte. Die mikroskopischen Untersuchungen ergaben keine weiteren Mikrofilarien. Aber in den Darmausstrichen fanden sich Spirochäten, die trotz ihrer schwachen Anfärbung deutlich zu erkennen waren. Die Dunkelfeldmikroskopie von Quetschpräparaten aus weiteren Darmausstrichen ergab massive Ansammlungen von sich eher träge bewegenden Spirochäten, die in jedem Präparat mit Leichtigkeit zu finden waren. Einhundertvierundzwanzig Exemplare von *I. dammini* wurden insgesamt auf diese Weise untersucht. Die Resultate waren erstaunlich: 75 (60%) Zecken waren mit Spirochäten infiziert, die ohne Ausnahme nur im Mitteldarm zu finden waren.

Da mir die europäische und amerikanische Fachliteratur über das ECM teilweise bekannt war, konnte ich mich dem Gedanken nicht widersetzen, daß ich via Mikrofilarien zufällig auf den Erreger des ECM und der Lyme-Krankheit gestoßen war. Der erste Hinweis für einen Zusammenhang wurde serologisch im indirekten Immunfluoreszenztest erbracht, indem ich in Seren mehrerer Patienten, die Lyme-Krankheit durchgemacht hatten, regelmäßig hohe Antikörpertiter nachweisen konnte. Als Antigene wurden die sich in den Darmausstrichen infizierter Zecken befindlichen Spirochäten verwendet.

Schon beim ersten Versuch gelang es in Zusammenarbeit mit meinem Kollegen Dr. Alan Barbour, die Spirochäte in einem etwas abgewandelten Kelly Medium zu züchten [7]. Diese Kultivierung erleichterte nicht nur weitere serologische Auswertungen, sondern lieferte auch das für bakteriologische und molekularimmunchemische Studien notwendige Spirochätenmaterial.

Im Jahre 1978 verbrachte ich mehrere Monate am Zoologischen Institut der Universität Neuenburg, wo ich mit meinem Kollegen Professor Dr. André Aeschlimann und seinem Schüler Dr. Olivier Péter, Untersuchungen über die Rolle von *Ixodes ricinus* als Überträger von Rickettsien durchführte [2]. Organausstriche von Hunderten im Felde gesammelter Zecken bildete einen Teil des Forschungsmaterials, das ich am Ende meines Aufenthaltes in die Vereinigten Staaten mitnahm. Vielleicht, so dachte ich mir kurz nach der Entdeckung der Spirochäten in *Ixodes dammini,* ist das *I. ricinus* Material noch einer Untersuchung wert. Nach 3jähriger Aufbewahrung war die ursprüngliche Giménez-Färbung nicht mehr zu erkennen. Eine Neuanfärbung mit Giemsa gab aber befriedigende Resultate und erlaubte, Darmausstriche von 135 *I. ricinus* zu prüfen; 23 (17%) Zecken enthielten Spirochäten!

Im Frühjahr 1982 schickte mir Professor Aeschlimann lebende Zecken aus der Umgebung von Neuenburg. Von 201 untersuchten *I. ricinus* Zecken waren 73 (36.3%) mit Spirochäten infiziert, die in 69 Zecken nur im Mitteldarm, in den übrigen 4 aber auch in den anderen Organen zu finden waren. Die aus *I. ricinus* isolierten Spirochäten waren weder morphologisch noch serologisch von der *I. dammini*-Spirochäte zu unterscheiden, und der Vergleich der durch SDS-PAGE erhaltenen Proteinprofile wies nur geringe Unterschiede auf [12].

Nur kurze Zeit nachdem unsere Beobachtungen in Science publiziert waren [11], gelang es in den Vereinigten Staaten sowie in Europa, Spirochäten aus Blut, Hautläsion und Liquor von Patienten mit Lyme- und Erythema migrans-Krankheit zu isolieren [1, 5, 9, 26, 27, 36]. Auch zeigten die Resultate serologischer Untersuchungen, daß die in Europa schon lange bekannten Krankheitsbilder *lymphozytäre Meningoradiculitis* (Bannwarth-Syndrom), *Acrodermatitis chronica atrophicans* und *Lymphadenosis benigna cutis* tatsächlich eine Spirochätenätiologie haben [28, 40]. Die Isolierung von Spirochäten aus der Haut von ACA-Patienten ist ebenfalls bereits gelungen [16].

Aufgrund elektronenmikroskopischer Untersuchungen glaubten wir anfänglich, die *I. dammini*-Spirochäte sei eine *Treponeme*. Molekulare Untersuchungen (Guanin/Cytosin Verhältnis 27,3-30,5%) haben aber eindeutig gezeigt, daß sie zur Gattung *Borrelia* gehört, sich aber von den anderen Borrelien aufgrund der DNA-Homologie (31-59%) unterscheidet [20]. Es handelt sich demnach bei der Erythema migrans- oder Lyme-Krankheit-Spirochäte um eine neue Art, für die der Name *Borrelia burgdorferi* vorgeschlagen und offiziell publiziert worden ist [21] (Abb. 1).

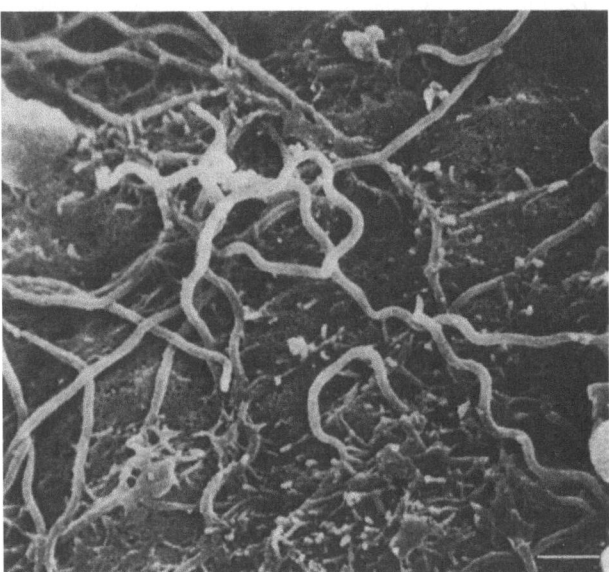

Abb. 1. *Borrelia burgdorferi* im Mitteldarm einer infizierten *Ixodes dammini*-Zecke
(Rasterelektronenmikroskopie: ⊢————⊣ 1 μ)

Kurz nach der Entdeckung von *B. burgdorferi* haben sich mehrere Arbeitsgruppen in Europa sowie in den Vereinigten Staaten der Ökologie des Erregers zugewandt. Interessiert ist man vor allem an der Identifizierung von Wirten, die für die Infektion der Zecken, möglicherweise aber auch für die Verbreitung der Spirochäten durch andere blutsaugende Arthropoden verantwortlich sind. In diesem Zusammenhang sei kurz erwähnt, daß die medizinische Fachliteratur mehrere Arbeiten aufweist, in denen nicht Zecken, sondern Mücken oder Bremsen als Überträger angeschuldigt werden [18].

Anfänglich glaubte man auch, daß nur Zecken der Gattung *Ixodes* als Überträger in Betracht gezogen werden müssen. Die kürzlich im Staate New Jersey, Texas, und Arkansas gemachten Beobachtungen deuten aber darauf hin, daß auch die in Amerika weitverbreitete Lone-star-Zecke, *Amblyomma americanum*, als Überträger eine Rolle spielt. Auch haben wir *B. burgdorferi* in den Hundezecken *Rhipicephalus sanguineus* und *Dermacentor variabilis* nachweisen können. Diese Zeckenarten wie diejenigen der Gattung *Ixodes* sind vielwirtig; es wird deshalb nicht einfach sein, den Entwicklungszyklus von *B. burgdorferi* in der Natur zu bestimmen. Bisher ist es gelungen, Spirochäten aus dem Blut von Rehen *(Odocoileus virginianus)*, einem Waschbär *(Procyon lotor)* und Mäusen *(Peromyscus leucopus)* zu isolieren [4, 10]. Ob diese Tiere als Infektionsquelle der Zecken eine Rolle spielen, ist noch unbekannt.

Ungeklärt ist ebenfalls die Entwicklung von *B. burgdorferi* in der Zecke. Im Hinblick auf die auf den Mitteldarm beschränkte Verbreitung der Spirochäten in der Mehrzahl infizierter Zecken, fragt man sich vor allem nach dem Übertragungsmodus. Bis aufklärende Beobachtungen vorliegen, kann man nur spekulieren, auf welche Weise Spirochäten während des Saugaktes via Ösophagus und Pharynx in die Blutbahn gelangen. Ein Erbrechen von infiziertem Darminhalt erscheint ohne Weiteres möglich.

Literatur

1. Ackermann R, J Kabatzki, HP Boisten, AC Steere, RL Grodzicki, S Hartung, U Runne (1984) Spirochäten-Ätiologie der Erythema-chronicum-migrans-Krankheit. Dtsch Med Wochenschr 109: 92-97
2. Aeschlimann A, W Burgdorfer, H Matile, O Péter, R Wyler (1979) Aspects nouveaux du role de vecteur joué par *Ixodes ricinus* L. en Suisse. Note préliminaire. Acta Trop 36: 181-191
3. Afzelius A. (1921) Erythema chronicum migrans. Acta Dermato vener. 2: 121-125
4. Anderson JF, LA Magnarelli, W Burgdorfer, AG Barbour (1983) Spirochetes in *Ixodes dammini* and mammals from Connecticut. Am J Trop Med Hyg 32: 818-824
5. Åsbrink E, B Hederstedt, A Hovmark (1984) The spirochetal etiology of erythema chronicum migrans. Afzelius Acta Derm Venereol (Stockh) 64: 291-295
6. Åsbrink E, B Hederstedt, A Hovmark (1984) The spirochetal etiology of Acrodermatitis chronica atrophicans. Herxheimer Acta Derm Venerol (Stockh) 64: 506-512
7. Barbour AG, W Burgdorfer, SF Hayes, O Péter, A Aeschlimann (1983) Isolation of a cultivable spirochete from *Ixodes ricinus* ticks of Switzerland. Current Microbiol 8: 123-126
8. Beaver PC, W Burgdorfer A microfilaria of exceptional size from the ixodid tick, *Ixodes dammini*, from Shelter Island New York. J Parasitol (im Druck)
9. Benach JL, EM Bosler, JP Hanrahan, JL Coleman, GS Habicht, TF Bast, DJ Cameron, JL Ziegler, AG Barbour, W Burgdorfer, R Edelman, RA Kaslow (1983) Spirochetes isolated from the blood of two patients with Lyme disease. New Engl J Med 308: 740-742
10. Bosler EM, JL Coleman, JL Benach, DA Massey, JP Hanrahan, W Burgdorfer, AG Barbour (1983) Natural distribution of the *Ixodes dammini* spirochete. Science 220: 321-322
11. Burdorfer W, AG Barbour, SF Hayes, E Grunwaldt, JP Davis (1982) Lyme disease — a tick-borne spirochetosis? Science 216: 1317-1319
12. Burgdorfer W, AG Barbour, SF Hayes, O Péter, A Aeschlimann (1983) Erythema chronicum migrans — a tick-borne spirochetosis. Acta Trop 40: 79-83
13. Caflisch U, O Tönz, UB Schaad, A Aeschlimann, W Burgdorfer (1984) Die Zecken-Meningoradikulitis — eine Spirochätose. Schweiz Med Wochenschr 114: 630-634
14. Dégos R, R Tourraine, J Arouette (1962) L'erythema chronicum migrans. Syph 89: 247-260
15. Esdaile JM, AR Feinstein (1985) Lyme disease: A medical detective story. Medical and Health Annual Encyclopedia Britannica, Inc., Chicago pp. 267-271
16. Forler R (1971) Dermatoses présumées rickettsiennes et microagglutination de Giroud These Université de Strasbourg
17. Grüneberg Th (1954) Auffällige serologische Befunde bei Acrodermatitis chronica atrophicans (Herxheimer). Klin Wochenschr 32: 935-936
18. Hard S (1966) Erythema chronicum migrans (Afzelii) associated with mosquito bite. Acta derm venereol 46: 473-476
19. Hellerström S (1951) Erythema chronicum migrans Afzelius with meningitis. Acta Derm Venereol (Stockh) 31: 227-234
20. Hyde FW, RC Johnson (1984) Genetic relationship of Lyme disease spirochete to *Borrelia, Treponema,* and *Leptospira* spp. J Clin Microbiol 20: 151-154
21. Johnson RC, GP Schmid, FW Hyde, AG Steigerwalt, DJ Brenner (1984) *Borrelia burgdorferi* sp. nov.: Etiologic agent of Lyme disease. Intern J Bact 34: 496-497
22. Kahle RH (1942) Pallida-Reaktionen bei peripheren Durchblutungsstörungen der Haut insbesondere bei Acrodermatitis atrophicans. Dissertation Halle
23. Lennhoff C (1948) Spirochetes in aetiologically obscure diseases. Acta Derm Venereol (Stockh) 28: 295-324
24. Lipschütz B (1913) Über eine seltene Erythemform (Erythema chronicum migrans). Arch Derm Syph (Berl) 118: 349-356

25. Mast WE, WM Burrows (1976) Erythema chronicum migrans in the United States. JAMA 236:859-860
26. Pfister HW, K Einhäupl, V Preac-Mursic, B Wilske, G Schierz (1984) The spirochetal etiology of lymphocytic meningoradiculitis of Bannwarth (Bannwarth's syndrome). J Neurol 231:141-144
27. Preac-Mursic V, G Schierz, HW Pfister, K Einhäupl, B Wilske, K Weber (1984) Isolierung einer Spirochäte aus Liquor cerebrospinalis bei Meningoradiculitis-Bannwarth. Münch Med Wochenschr 126:275-276
28. Ryberg B, B Nilsson, W Burgdorfer, AG Barbour (1983) Antibodies to Lyme-disease spirochaete in European lymphocytic meningoradiculitis (Bannwarth's syndrome). The Lancet II: 519
29. Sandbank M, EF Feuermann (1979) Ultrastructural observation of rickettsia-like bodies in erythema chronicum migrans. J Cutaneous Pathol 6:253-264
30. Schaltenbrand G (1967) Durch Arthropoden übertragene Erkrankungen der Haut und des Nervensystems. Verh Dtsch Ges Inn Med 72:975-1004
31. Schulze TL, GS Bowen, EM Bosler, MF Lakat, WE Parkin, R Altman, BG Ormiston, JF Schisler (1984) *Amblyomma americanum* A potential vector of Lyme disease in New Jersey. Science 224:601-603
32. Scrimenti RJ (1970) Erythema chronicum migrans. Arch Dermatol 102:104-105
33. Steere AC, SE Malawista, DR Syndman, RE Shope, WA Andiman, MR Ross, FM Steele (1977) Lyme arthritis: An epidemic of oligoarticular arthritis in children and adults in three Connecticut communities. Arthritis and Rheumatism 20:7-17
34. Steere AC, SE Malawista, JA Hardin, S Ruddy, PW Askenase, WA Andiman (1977) Erythema chronicum migrans and Lyme arthritis. The enlarging clinical spectrum. Ann Int Med 86:685-698
35. Steere AC, SE Malawista (1979) Cases of Lyme disease in the United States: Locations correlated with distribution of *Ixodes dammini*. Ann Int Med 91:730-733
36. Steere AC, RL Grodzicki, MS Kornblatt, JE Craft, AG Barbour, W Burgdorfer, GP Schmid, E Johnson, SE Malawista (1983) The spirochetal etiology of Lyme disease. New Engl J Med 308:733-740
37. Weber K (1974) Erythema-chronicum-migrans-Meningitis — eine bakterielle Infektionskrankheit. Münch Med Wochenschr 116:1993-1998
38. Weber K (1981) Serological study with rickettsial antigen in erythema chronicum migrans. Dermatologica 163:460-467
39. Weber K, G Schierz, B Wilske, V Preac-Mursic (1984) Zur Klinik und Ätiologie der *Acrodermatitis chronica atrophicans*. Hautarzt 35:571-577
40. Wilske B, G Schierz, V Preac-Mursic, K Weber, HW Pfister, K Einhäupl Serological diagnosis of erythema migrans disease and related disorders. (im Druck)

Dr. Willy Burgdorfer (Acting Chief)
Rocky Mountain Laboratories
Epidemiology Branch,
59840 Hamilton, Montana (USA)

Spezialvorlesung

Antiendomysium-Antikörper der IgA-Klasse als ein spezifischer Marker der glutensensitiven Enteropathie bei der Duhring'schen Krankheit und Cöliakie

T. P. CHORZELSKI und S. JABLONSKA, Warszawa (Polen)

Die Feststellung granulärer IgA-Ablagerungen in den dermalen Papillen bei Patienten mit Dermatitis herpetiformis Duhring (DH) (van der Meer 1969; Chorzelski u. Mitarb. 1971) erbrachte ein neues diagnostisches Kriterium. Gegenwärtig besteht im allgemeinen die Übereinstimmung, daß dieses Phänomen äußerst charakteristisch, wenn nicht pathognomonisch sei, was die Bezeichnung „DH-Marker" verdient.

Jedoch haben die bei einem Teil der Fälle auftretenden linearen IgA-Ablagerungen entlang der Basalmembran bedeutende Kontroversen hervorgerufen, ([1, 3, 7]).

Wichtige Unterschiede betreffen auch das HLA-B8-Antigen. Bei Kranken mit granulären Ablagerungen stellte man es bei 88% der Patienten fest, jedoch nur bei 30% der Fälle mit linearen Ablagerungen, d.h. ähnlich wie bei gesunden Menschen [11].

Interessanterweise konnten in Japan, wo HLA-B8 sehr selten ist, bei den als DH diagnostizierten Fällen lineare Ablagerungen gefunden werden [8].

Besonders interessant sind die neuesten Untersuchungen von Unsworth u. Mitarb. [15], die ergaben, daß granuläre Ablagerungen die Fähigkeit haben, die sekretorische Komponente zu fixieren. IgA ist also eine sekretorische dimere Form, die im Magen-Darm-Trakt produziert wird. Dagegen sind lineare IgA-Ablagerungen eine monomere Form, und vielleicht sollte man damit das Nichtauftreten von Darmveränderungen erklären können.

Bisher sind zwei Typen von Antikörpern bekannt, die mit Dünndarmveränderungen zusammenhängen:
— Antiretikulinantikörper, sogenannte R_1, die mittels indirektor IF-Methode an Rattenleber oder Nierensubstrat festgestellt werden können [13]. Sie sind aber nur in 18-40% der DH-Fälle und in 45% bei Coeliakie vorhanden.
— Antigliadinantikörper, die mittels unterschiedlicher Methoden untersucht werden, u.a. mittels indirekter IF-Technik beim Benützen der Fixierung von Gliadin an retikulären Fasern [14], oder an der interzellulären Substanz des Epitheliums [4, 5]. Das IF-Bild ist identisch mit dem interzellulären Muster von Pemphigus-Antikörper. Antigliadinantikörper, insbesondere der IgA-Klasse, sind fast bei allen Kindern mit Coeliakie, in der Mehrheit der Fälle von Coeliakie bei Erwachsenen und in ungefähr 46% der DH-Fälle feststellbar. Antigliadinantikörper der IgG-Klasse wurden in ungefähr 50% der Pemphigoid-Fälle festgestellt [10].

Bei unseren Untersuchungen stellten wir ein neues, bisher nicht beschriebenes immunologisches Phänomen fest

— Antikörper der IgA-Klasse, die mit dem Endomysium der glatten Muskeln des Magen-Darm-Traktes reagieren (IgA-EmA). Sie sind wahrscheinlich gegen die Retikulin-Komponente dieser Struktur gerichtet, da die Fluoreszenz in den histologisch mittels Belschowsky'-Färbung nachgewiesenen Retikulinfasern auftritt [3, 4, 5].

IgA-EmA unterscheiden sich von Antikörpern gegen glatte Muskulatur (ASMA), die bei manchen Leberkrankheiten auftreten [9]. Die ASMA-Fluoreszenz ist homogen, cytoplasmatisch; umgekehrt hingegen ist bei IgA-EmA die Reaktion an der Zellperipherie sichtbar und zeigt ein charakteristisches netzförmiges IF-Bild.

Schon anfängliche Untersuchungen haben gezeigt, daß diese Antikörper für DH charakteristisch sind, bei linearer IgA bullöser Dermatose (LABD) hingegen nicht auftreten [5].

Es stellte sich also die Frage, ob diese Antikörper mit den Hauterscheinungen oder mit der koexistierenden glutenabhängigen Enteropathie zusammenhängen. Deswegen haben wir die Gruppe der Coeliakie-Patienten untersucht und aufgezeigt, daß IgA-EmA ebenso häufig bei Coeliakie auftritt. Dies ist eine weitere Bestätigung, daß die glutenabhängige Enteropathie bei DH in Wirklichkeit

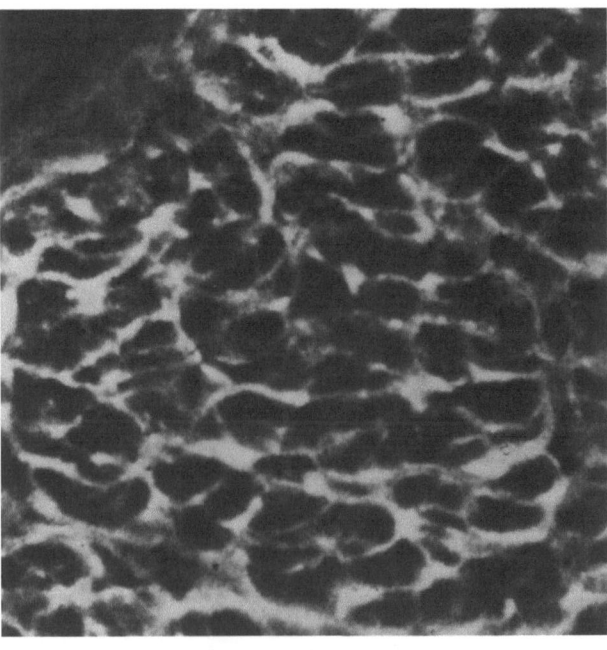

Abb. 1. Indirekte Immunfluoreszenz am Substrat des Affen-Oesophagus. Antiendomysium-Antikörper der IgA-Klasse. Ein charakteristisches netzförmiges Bild

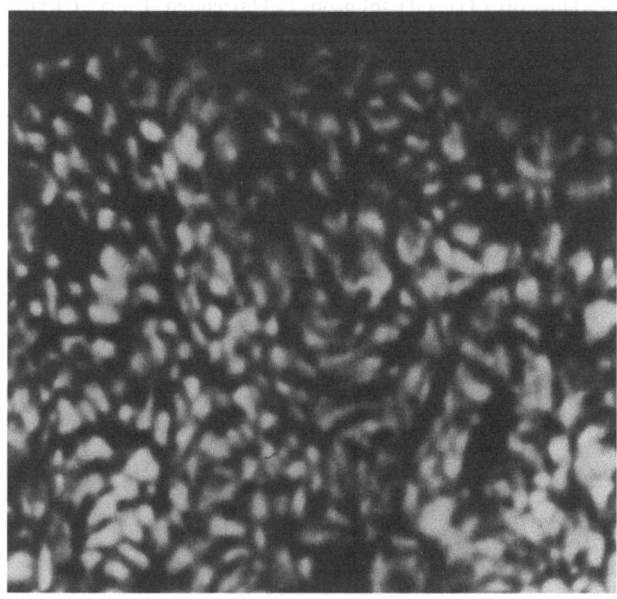

Abb. 2. Indirekte Immunfluoreszenz an demselben Substrat. Antiglattenmuskel-Antikörper der IgA-Klasse. Das Immunfluoreszenz-Muster ist homogen, zytoplasmatisch

eine Coeliakie ist [17], obgleich sie in der Mehrheit der Fälle in latenter Form vorkommt. Im Gegensatz zur DH ist LABD kein dermal-intestinales Syndrom, was von uns schon früher aufgezeigt wurde [1, 2].

Untersuchungen an großem klinischem Material haben gezeigt, daß IgA-EmA ein spezifischer Marker der glutenabhängigen Enteropathie ist, da die Resultate bei anderen Haut- und Magen-Darm-Krankheiten ausnahmslos negativ waren. IgA anti-Endomysium-Antikörper korrelieren deutlich mit der Abflachung der intestinalen Villi. Eine glutenfreie Diät verursacht ein Verschwinden, eine Gluten-Provokation aber ein erneutes Auftreten von IgA-EmA.

Bei ausgewählten Coeliakie-Fällen, bei denen zweimal IF-Untersuchungen durchgeführt wurden, stellte man fest, daß IgA-EmA verschwinden bevor sich die Darmschleimhaut unter Einwirkung einer glutenfreien Kost histologisch normalisiert, und daß sie nachweisbar sind, bevor nach Gluten-Provokation wieder eine Atrophie der Villi eintritt.

Eine ähnliche IgA-EmA-Dynamik beobachteten wir bei DH in gemeinsamen Untersuchungen mit Leonard (London), durchgeführt mittels Doppelt-Blinde-Methode. Bei keinem von 12 Kranken wurden IgA-EmA festgestellt. Besonders hervorzuheben ist, daß diese Patienten seit vielen Jahren mit glutenfreier Diät behandelt wurden und zur Zeit der Untersuchung in voller Remission waren. Ein Monat nach der Provokation traten bei 2 von 5 Patienten Anti-Endomysium-Antikörper auf, und während der Rezidive wurden bei 8 von 11 Patienten IgA-EmA festgestellt, im zwölften Fall traten keine Rezidive auf und IgA-EmA waren nicht vorhanden. Bei 6 Kranken stiegen die IgA-EmA-Titer während der Gluten-Provokation je nach Grad der Enteropathie an.

DH kann mitunter familiär auftreten und bei einigen Familienmitgliedern wird bedeutend häufiger (32%) eine symptomfreie Enteropathie festgestellt [12]. Weinstein [17] hat nachgewiesen, daß bei DH-Patienten mit einer normalen Darmschleimhaut nach Belastung mit Gluten eine Abflachung der Villi erfolgt („latent celiac sprue"). Doherty u. Mitarb. [6] haben auf dieselbe Weise Darmveränderungen vom Typ Coeliakie bei nahen Verwandten von Coeliakie-Patienten induziert. Im Zusammenhang mit diesen Beobachtungen untersuchten wir die Seren gesunder Familienmitglieder von DH-Patienten.

IgA-EmA wurden festgestellt bei einer Mutter, deren Tochter an DH leidet, bei einer Schwester, deren zwei Brüder DH aufweisen und bei einem Sohn der Mutter mit DH. Eine Darmbiopsie, die wir bei diesem 6jährigen Sohn durchführen konnten, hat gezeigt, daß die Schleimhaut abgeflacht war (von Bedeutung in diesen Familien wird ebenfalls die derzeit sich im Gang befindliche Untersuchung auf HLA sein). Das ist also ein weiterer Beweis dafür, daß, falls bei einem gesunden Menschen IgA-EmA auftreten, eine latente glutenabhängige Enteropathie vorhanden ist, bei welcher aber morphologisch Darm-Veränderungen feststellbar sind.

Wir sind deshalb der Meinung, daß die von Weinstein ausgesonderte latente Coeliakie in zwei Formen unterteilt werden soll:

1. latente Coeliakie bei DH-Patienten oder gesunden Familienmitgliedern mit einer normalen Darmschleimhaut ohne feststellbare IgA-EmA,
2. latente Coeliakie mit einer abgeflachten Schleimhaut des Dünndarms, was in der Regel mit Vorkommen von IgA-EmA zusammenhängt.

Die bisherigen Untersuchungen weisen also darauf hin, daß IgA-EmA ein spezifischer immunologischer Marker der glutenabhängigen Enteropathie darstellt. Der Immunofluoreszenztest (EmA-IFT) kann sowohl für diagnostische Zwecke als auch zur Verfolgung des Behandlungserfolges mit glutenfreier Diät verwendet werden.

Die Vermutung liegt nahe, daß durch EmA-IFT die Indikation zur Vornahme von Darmbiopsien stark eingeschränkt, vielleicht sogar ersetzt werden könnten und daß in naher Zukunft die für die Diagnose der glutenabhängigen Enteropathie notwendige Zeit von 2 Jahren damit auf einen Tag verkürzt werden könnte.

Literatur

1. Chorzelski TP, S Jablonska, EH Beutner (1979) Linear IgA bullous dermatosis. In: Immunopathology of the skin (Ed by EH Beutner, TP Chorzelsky and SF Bean), 2nd edn p 320. John Wiley and Sons, New York
2. Chorzelski TP, EH Beutner, S Jablonska, M Błaszczyk, Triftshauser C (1981) Immunofluorescence studies in the diagnosis of dermatitis herpetiformis and its differentiation from bullous pemphigoid. J Invest Dermatol, 56:373
3. Chorzelski TP, S Jablonska, EH Beutner, M Jarzabek-Chorzelska (1981) Linear IgA bullous dermatosis. In: The Epidermis in Disease (Ed by R Marks and E Christophers), p 577. MTP Press, Lancaster, England
4. Chorzelski TP (1983) IF studies of linear IgA bullous dermatosis, bullous pemphigoid and other forms of bullous diseases. In: Workshop on „Immunofluorescence and immunoelectron microscopy techniques". Proceedings of the XVIth International of Dermatology, pp 593-597. University of Tokyo Press
5. Chorzelski TP, J Sulej, H Tchórzewska, S Jablonska, EH Beutner, V Kumar (1983) IgA class endomysium antibodies (IgA-EmA) in dermatitis herpetiformis and coeliac disease. In: Defined Immunofluorescence and Related Immunocytochemical Methods (Ed by EH Beutner, RJ Nisengard and B Albini) Vol. 420, p 325, Annals of the New York Academy of Science, New York
6. Dokerty M, RE Berry (1981) Gluten-induced mucosal changes in subjects without overt small bowel disease. Lancet 1:517

7. Fry L (1979) Dermatitis herpetiformis: Basic findings. In: Immunopathology of the Skin (Ed by EH Beutner, TP Chorzelski and SF Bean), 2nd edn p 283. John Wiley and Sons, New York
8. Hashimoto K, Y Miki, Nishioka, S Nahata, M Matsuyama (1980) HLA antigens in dermatitis herpetiformis among Japanase. J Dermatol, 7:289
9. Johnson G, EJ Holbarow, LE Glynn (1965) Antibody to smooth muscle in patients with liver disease. Lancet, 2:878
10. Kieffer M, RStC Barnetson (1983) Increased gliadin antibodies in dermatitis herpetiformis and pemphigoid. Brit J of Dermatol, 108:673
11. Lawley TJ, W Strober, H Yaoita, SI Katz (1980) Small intestinal biopsies and HLA types in dermatitis herpetiformis patients with granular and linear IgA skin deposits. J of Invest Dermatol, 74:9
12. Marks J, D Birkett, S Shuster, DF Roberts (1970) Small intestinal mucosal abnormalities in relatives of patients with dermatitis herpetiformis. Gut, 11:493
13. Seah PP, L Fry, EJ Holborow, MA Rossiter, WF Doe, TF Magalhaes, AV Hoffbrand (1973) Antireticulin antibody; incidence and diagnostic significance. Gut, 14:311
14. Unsworth DJ, GD Johnson, G Haffenden, L Fry, EJ Holborow (1981a) Binding of wheat gliadin in vitro to reticulin in normal and dermatitis herpetiformis skin. J of Invest. Dermatol, 76:88
15. Unsworth DJ, J Leonard, AW Payne, L Fry, EJ Holborow (1982) IgA in dermatitis in dermatitis herpetiformis is dimeric. Lancet 1:478
16. Van der Meer JB (1969) Granular deposits of immunoglobulins in the skin of patients with dermatitis herpetiformis. Br J Dermatol, 81:493
17. Weinstein WM (1974) Latent coeliac sprue. Gastroenterology, 66:489

Prof. Dr. med. T. P. Chorzelski
Frau Prof. Dr. med. S. Jablonska
Dermatologische Klinik
Koszykowa 82a
02-008 Warszawa, Polen

Hauptthema IA: Allergische Kontaktekzeme

Versuch einer Definition des Begriffes „Ekzem"

H.-J. BANDMANN, München-Schwabing

„Eine Definition ist ein gutes und oft unerläßliches Hilfsmittel für jemanden, der eine klare Aussage machen möchte... In manchen Wissenschaften ist die Beherrschung des Definierens eine Selbstverständlichkeit; in anderen sind korrekte Definitionen selten. Das führt zum Leerlauf und Zeitverschwendung in Diskussionen" [13]. Wie jeder andere Mediziner prägt auch der Dermatologe seine Krankheitsbegriffe descriptiv oder nosologisch oder ätiologisch. Zur descriptiven Typisierung bedient er sich der Effloreszenzenlehre, der makroskopischen und mikroskopischen Anatomie, der Topographie und der Verlaufsbeschreibung.

Nosologisch werden Krankheitsgruppen mit gleichen oder ähnlichen pathogenetischen Mechanismen zusammengefaßt, wie allergische Hautkrankheiten oder Dermatosen durch Ablagerungen körpereigener Stoffwechselprodukte.

Falls Ursachen oder unbedingte Konditionalfaktoren (= Faktoren ohne die eine Krankheit nicht entstehen kann) eruierbar sind, werden Krankheiten nach solchen ätiologischen Gesichtspunkten geordnet: Erregerbedingte Krankheiten und Genodermatosen sind Beispiele hierfür.

Gelegentlich überschneiden sich diese sehr unterschiedlichen Definitionsebenen. Fortschritte der Forschung führen zu Versuchen neue Systematisierungsmuster mit alten Bildern in Deckung zu bringen oder sie zumindest mit einem neuen Raster verändert und gelegentlich verbessert wiederaufzulegen. Manche Beschreibungen passen gut zu nosologischen und ätiologischen Systemen, doch meistens weichen sie mehr oder weniger stark von einander ab. Dies erkennt man sehr schnell, wenn man die Kapitelordnung unserer Lehr- und Handbücher betrachtet.

Doch bei keinem Krankheitsbegriff ist es zu einem so augenscheinlich heillosen Durcheinander von descriptiven und nosologischen Definitionen gekommen wie bei dem für die Dermatologie so wichtigen Ekzembegriff. Dieser ist „ein klassisches Negativbeispiel für die durch qualitativ unvereinbaren Klassifikationskriterien sich ergebende Begriffsunschärfe" [14]. Und: „Der Krankheitsbegriff" Ekzem „hat, trotz der vielen Wandlungen, die er im Laufe der Zeit durchgemacht hat und trotz der mühevollen Arbeit, die mit seiner Aufstellung verknüpft war, eine einheitliche Fassung bis heute noch nicht erhalten können" [9]. Weil dem Ausdruck „Ekzem" keine spezifische Bedeutung zukäme und fast jeder Dermatologe den Begriff nach der Auffassung der einen oder anderen Schule oder gar willkürlich verwende, wollen andere [2] auf das Wort Ekzem lieber gänzlich verzichten und sie prophezeien: „Dermatology and dermatopathology will come of age when the word eczema is no longer used."

Tatsächlich gibt es eine Fülle von zwar geistreichen, aber wenig hilfreichen Definitionen und Kommentaren zum Ekzembegriff wie den oft zitierten Satz Hebra's „Ekzem ist, was wie Ekzem aussieht" oder den köstlichen Einleitungssatz zum „Eczema for me" von Calnan [7]: „Eczema is like jazz. One assumes that everyone recognises it and that makes any need to define it unnecessary." (In der zitierten Arbeit geht Calnan dann allerdings sehr gründlich auf die typologische Problematik ein.) Zur Zeit ist das Ekzem (oder ein entsprechend angewandtes Synonym) mit seinen verschiedenen Formen eine der häufigsten dermatologischen Diagnosebezeichnungen. Schon aus diesem Grund gilt nach wie vor die von J. Jadassohn 1930 (cit n 12) in Kopenhagen auf dem 8. Internationalen Dermatologenkongreß aufgestellte Forderung, daß es nirgends in der Dermatologie unvermeidlicher sei, über Definitions- und Einteilungsfragen zu sprechen als beim Ekzem.

Belastet ist ein Definitionsversuch durch terminologische Differenzen und der Zuordnung nicht zu den Ekzemen gehörender Dermatosen.

Nomenklaturen beruhen auf konventioneller Übereinkunft. Es ist gut, wenn diese sich an Hand von Definitionen entwickeln, doch man kann auch etwas ohne genaue Definition benennen. „There is almost nothing, good or bad, you cannot do with words, if only you know to use them" [6].

Die Namen Dermatitis und Ekzem werden häufig synonym verwandt. Ein solches Vorgehen ist aus Praktikabilitätsgründen nicht unberechtigt, aber es schafft sehr ungünstige Vorbedingungen für unser Anliegen, weil es Incompatibles vermischt.

Unter Dermatitis hat man eine Entzündung der Haut zu verstehen, welche nach wie vor durch die vier Zeichen Galen's Rubor (= Erythem), Tumor (= ödematose Schwellung), Calor und Dolor (einschließlich Pruritus) charakterisiert ist.

Weitere Elemente einer descriptiven Definition sind: Die Ausdehnung dieser Entzündung richtet sich nach der gereizten Fläche, sie greift nicht auf die Umgebung über, zeigt keine Streuung, neigt nicht zur Chronizität und ist nicht kontagiös. (Infektiös bedingte Dermatitiden haben ihre Eigengesetzlichkeiten und sind nicht Gegenstand dieses Referates.)

Weitere mögliche primäre Hautveränderungen sind koriale Blasen und Nekrosen. Die functio laesa (fünftes Entzündungszeichen des Celsius) äußert sich im Verlauf durch Verhornungsanomalien (Schuppung) und geringe Belastbarkeit.

Mit einer Dermatitis reagiert die Haut von jedermann, falls sie ausreichend gereizt wird. Nosologisch ist die Dermatitis zunächst die obligate und normergische Reizantwort der Haut. Sie wird durch physikalische, chemische oder kombinierte Reize ausgelöst (Tabelle 1). Die Stärke der Entzündung, d.h. zusätzlich die Ausbildung von Blasen und Nekrosen richtet sich nach Qualität und Quanti-

Tabelle 1. Obligate normergische Dermatitis (Beispiele)

Combustio (Verbrennung)
Congelatio (Erfrierung)
Cauterisatio (Verätzung) = akute toxische Kontaktdermatitis
Radiodermatitis acuta (akute Röntgendermatitis)
Dermatitis solaris (Sonnenbrand)
Dermatitis phototoxica (z. B. Wiesengräserdermatitis)

tät (Menge und Einwirkungszeit) des Reizes. Modifiziert wird die Auslösungsschwelle und Stärke der Reaktion durch individuelle z.B. topographische oder ethnische Gegebenheiten wie Hornschichtdicke, Dichte der Hautanhangsorgane oder der Pigmentierung.

Ab bestimmten Reizstärken können chemische Eigenschaften das Bild der Dermatitis stoffspezifisch modifizieren: Es zeigen sich degenerative Veränderungen der Epidermis, follikuläre Papeln oder petechiale Blutungen [5].

Diese obligate normergische Dermatitis ist streng vom Ekzem zu trennen. Sie ist weder als akutes toxisches Kontaktekzem noch als pseudoallergische Kontaktdermatitis zu bezeichnen. Falls sie durch Kontaktnoxen ausgelöst wird, sollte man sie akute toxische Kontaktdermatitis nennen.

Die von Hebra als Modell für die Ekzem-Morphogenese gebrauchte Crotonöldermatitis ist solch eine obligate normergische Kontaktdermatitis, bei der die chemischen Eigenschaften des Crotonöls die Reaktion modifizieren kann: Es kommt zur Ausbildung von primären Pusteln und wie bei Reizung der Haut durch manche Metallsalzlösungen gelegentlich zur follikulären Papelbildung [8].

Auch das Ekzem zeigt alle Zeichen der Entzündung. Es ist also auf jeden Fall eine Dermatitis.

Doch darüber hinaus ist das Ekzem durch die Ausbildung von Papeln gekennzeichnet (Tabelle 2). Alternativ, simultan und sukzessiv entwickeln sich exsudative Papeln, die sich in Vesikel umzuwandeln vermögen, lichenoide Papeln, die zu Lichenifikationen zusammensintern können und Prurigopapeln, welche fast stets sekundär exkoriiert angetroffen werden (Tabelle 3). Diese makroskopisch faßbare Mitbeteiligung der Epidermis hebt das Ekzem aus der Gruppe der Dermatitiden heraus (Tabelle 4).

Weiterhin ist es descriptiv definiert durch die unscharfe, nur bedingt noxenabhängige Ausdehnung, das Fehlen einer typischen Konstellation der Effloreszenzen (d. h. ihre Stellung zueinander), die Neigung zur Streuung und zur Chronizität.

Tabelle 3. Transformationen der Ekzem-Papeln

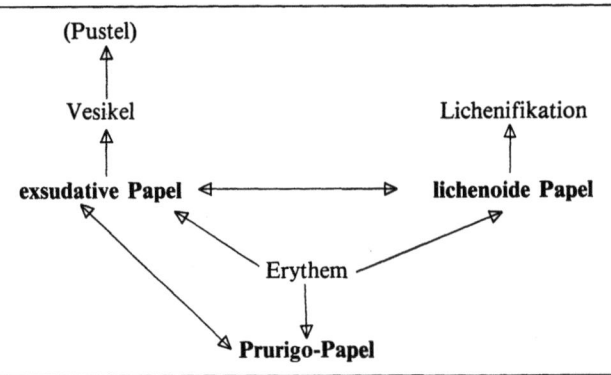

Tabelle 2. Charakteristika der Ekzempapeln

Makroskopisch	Mikroskopisch	Vorkommen	
E-Papel (< Pr-Papel)	*E-Papel*	*E-Papel*	
— gewölbt	— Spongiose	Ekzem akut	Ekzematoide Dermatosen
— sekundäre Auflagerungen	— Parakeratose	— *allergisches Kontaktekzem*	— Pityriasis rosea
— rund-ovoid-polyzyklisch	— perivaskuläre und interstitielle Infiltrate	— kum.-tox. Kontaktekzem	— Tinea (Ekzema marginatum)
— rel. scharf oder unscharf begrenzt	— Exozytose (Infiltratstraßen)	— Dermatitis atopica	
— weich		— Stauungsdermatitis	
		— numuläres Ekzem	
		— nicht klassif. Dermatitis	
L-Papel	*L-Papel*	*L-Papel*	
— flaches Dach	— Akanthose	Ekzem chronisch	Lichenoide Dermatitis
— Hyperkeratose	— Orthohyperkeratose	— allergisches Kontaktekzem	— Lichen chronicus simplex Vidal
— polyzyklisch	— Papillomatose	— kum.-tox. Kontaktekzem	— Lichenoide allergische Dermatitis (z.B. Farbfilmentwickler)
— scharf begrenzt	— mantelartige, perivaskuläre Infiltrate	— *Dermatitis atopica*	
— derb		— (Stauungsdermatitis	
		— numuläres Ekzem	
		— nicht klassif. Dermatitis	
		— Dermatitis seborrhoica)	
Pr-Papel (> E-Papel)	*Pr-Papel (Seropapel)*	*Pr-Papel*	
— gewölbt	— Akanthose	Ekzem	Pruriginöse Dermatitis
— krustig (Erosion)	— Papillomatose	— Kontaktekzem	— Strophulus (Prurigo akuta)
— rund-ovoid	— Spongiose (distal)	— Dermatitis atopica	— T-Zell-Lymphom
— relativ scharf begrenzt	— zentrale Erosion	— (nicht klassif. Dermatitis	— unspezifischer Prurigo bei Hämatodermien
— derb	— (zentrales spongiotisches Bläschen)	— Stauungsdermatitis)	— Prurigo Hebra?
	— perivaskuläre und interstitielle Infiltrate		— Prurigo simplex?

E-Papel = Exsudative Papel = Papulovesikel
L-Papel = Lichenoide Papel
Pr-Papel = Prurigopapel

Tabelle 4. Die Differenzierung des Erythems beim Ekzem und der obligaten normergischen Dermatitis

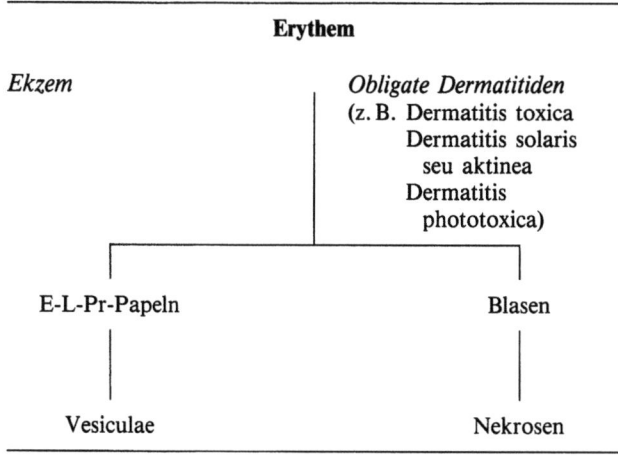

Die beiden letzten Eigenschaften lassen sich allerdings nur durch eine Verlaufsbeschreibung erfassen.

Folgt man dieser Definition, so darf man außer den obligaten nomergischen Dermatitiden zumindest zwei Dermatosen, welche häufig in den entsprechenden Lehrbuchkapiteln zusammen mit dem Ekzem abgehandelt werden, der Ekzemgruppe nicht mehr zurechnen: den Lichen simplex chronicus Vidal und das seborrhoische „Ekzem".

Der Lichen chronicus simplex weist ausschließlich lichenoide Papeln auf (mit der charakterisierenden primären, in ihrer Konstellation typischen Lichenifikation). Er verläuft immer chronisch, aber streut nicht, auch wenn mehrere Herde (disseminierte Form) eine Streuung vortäuschen können [10]. Das seborrhoische „Ekzem" weist definitionsgemäß gleichfalls keine Papeln auf. „Es handelt sich um eine eigenartige Hauterkrankung, die man bei oberflächlicher Betrachtung bald in die Gruppe des Eczema vulgare und bald in die Gruppe der Psoriasis einordnen könnte. Doch muß man dem seborrhoischen Ekzem eine Sonderstellung zugestehen, weil es einerseits kein Eczema vulgare ist, und weil es andererseits trotz vieler Ähnlichkeiten keine Psoriasis ist". (Unna zit. n. [12]).

Miescher ordnete das seborrhoische „Ekzem" nicht in die Ekzemgruppe ein: „Aus allem geht hervor, daß zwischen der Dermatitis dysseborrhoica und dem Ekzem wohl gewisse Beziehungen bestehen, die aber nicht die primären Stadien der Krankheit, sondern sekundäre Evolutionsphasen (Streuungen) und Komplikationen (Ekzematisation) betreffen" [12].

Solche Beziehungen bestehen übrigens in Form der sekundären Ekzematisation, jedoch keineswegs sehr häufig, zwischen den obligaten, nomergischen Dermatitiden und dem Ekzem. (Nicht zu verwechseln mit dem relativ häufigen allergischen Pfropfekzemen auf kumulativ-toxischen Hautschäden).

Histologische Zeichen interpretieren das makroskopische Ekzembild und sind Hilfen für die Differentialdiagnose experimentell ausgelöster früher Ekzemreaktionen. Es gibt kein verbindliches histologisches Ekzembild, sondern nur eines, welches für die jeweilige epidermale Mitbeteiligung charakteristisch ist. Solche Veränderungen äußern sich als Spongiose, Akanthose und Parakeratose. Im Korium finden sich zunächst lockere perivasculäre Infiltrate, aus welchen Zellen in die spongiotisch aufgelockerte Epidermis einwandern. Im späteren Verlauf bilden sich dichtere Infiltratzellmäntel um die Gefäße. Die Infiltratzellen lassen sich bei gewöhnlicher und histochemischer Darstellung als Lymphozyten, Monozyten und aktive Bindegewebszellen identifizieren. Leukozyten und Plasmazellen werden nur selten, Mastzellen erst später angetroffen. Erstaunlich ist die schnelle Umwandlung des Bildes der Akanthose und der umschriebenen entzündlichen Infiltrate älterer Ekzemreaktionen in das Bild einer blockartigen Spongiose mit disseminierten Zellinfiltraten bei entsprechender allergener oder unspezifischer Reizung, welche ja auch makroskopischen Äquivalenten entsprechen [3].

Man kommt in Schwierigkeiten, bei der systematischen Abgrenzung, wenn man makroskopisch die Dynamik der unterschiedlichen Papelausprägung der Definition nicht zugrunde legt. Man kommt ebenso in Schwierigkeiten wenn man den Ekzembegriff nur an ein histologisches Zeichen — die Spongiose — koppelt und ihn dann durch die Bezeichnung „spongiotic dermatitis" [1] zu ersetzen versucht. Viele Dermatosen, die mit dem Ekzem sonst nichts zu tun haben, müßten dann notwendigerweise nicht nur differentialdiagnostisch, sondern auch systematisch abgegrenzt werden (u. a. Pityriasis rosea, Parapsoriasis en plaques).

Nosologisch kann man gegenwärtig den Ekzembegriff nur sehr allgemein kommentieren, aber keineswegs genauer definieren.

Dank der Papelausprägung ist die Dermoepidermitis [12] descriptiv faßbar. Das Ekzem als „Dermatitis mit Epidermisbeteiligung" entwickelt sich auf dem Boden einer anlagebedingten oder unterschiedlich erworbenen individuellen Reagibilität: „Ekzemkrankheiten sind hyperergische Intoleranzreaktionen der dermoepidermalen Funktionseinheit der Haut..." [11]. Eine erworbene individuelle Reagibilität ist die Kontaktallergie. Das sich auf dieser entwickelnde Ekzem ist das allergische Kontaktekzem. Doch dieses ist nur ein Ekzem unter vielen anderen!

„Fast jeder (Definitions)Versuch bringt eine neue Auffassung, wo doch nur eine richtig sein kann, wenn anders Ekzem ein bestimmter Krankheitsbegriff sein soll" (Kreibich cit n [12]).

Doch dies ist kein neuer Versuch, sondern eine Interpretation und Neuordnung der Definition, welche von meinem unvergessenen Lehrer Guido Miescher [12] stammt.

Diese vorgeschlagene Definition lautet:
Das Ekzem ist eine Entzündung der Haut (Dermatitis) mit einer Beteiligung der Oberhaut (Dermoepidermitis), welche sich in der alternativen, sukzessiven oder simultanen Bildung von exsudativen, lichenoiden und Prurigopapeln äußert.

Es ist ferner charakterisiert durch die unscharfe Begrenzung seiner Krankheitsherde, das Fehlen einer typischen Konstellation der Effloreszenzen, der Neigung zur Streuung und Chronizität.

Histologischer Kommentar:
Die Papeln kommen durch Spongiose und Akanthose bei disseminierten und perivaskulären korialen Zellinfiltraten zustande. Diese setzen sich vorzüglich aus Lymphozyten, Monozyten und aktiven Bindegewebszellen (histiocytoiden Elementen) zusammen.

Nosologischer Kommentar:
Das Ekzem entwickelt sich auf dem Boden einer erworbenen oder anlagebedingten individuellen Reagibilität. Es ist durch spezifische (allergene) und unspezifische Reize auslösbar.

Literatur

1. Ackerman AB (1978) Histologic Diagnosis of inflammatory Skin Diseases. Lea & Febiger, Philadelphia
2. Ackerman AB, A Ragaz (1982) A plea to expunge the word „Eczema" from the lexicon of dermatology and dermatopathology. Arch Dermatol Res 272:407-420
3. Bandmann HJ (1960) Beitrag zur Histopathologie allergischer epicutaner Testreaktionen, Teil 4. Hautarzt 11:393-400
4. Bandmann HJ (1967) Monocyten bei experimentellem Kontaktekzem. Hautarzt 18:122-133
5. Björnberg A (1968) Skin reactions to primary irritants in patients with hand eczema. Akademisk Avhandling, Göteborg
6. Bonham Carter Lady V (1951) The power of Words. Lancet 2:997
7. Calnan CD (1968) Eczema for me. Trans St. John's Hosp Soc 54:54-64
8. Fischer T, I Rystedt (1985) False positive, follicular and irritant patch test reactions to metal salts. Contact Dermatitis 12:93-98
9. Gans O, GK Steigleder (1955) Histologie der Hautkrankheiten. 2. Aufl Bd 1. Springer, Berlin Göttingen Heidelberg
10. Gottron HA (1959) Lichen simplex chronicus Vidal. In: Gottron HA, W Schönfeld (Hrsg) Dermatologie und Venerologie Bd 3/1:594-617 Thieme, Stuttgart
11. Hornstein OP (1984) Ekzemkrankheiten. Therapiewoche 34:400-409
12. Miescher G (1962) Ekzem. Histopathologie, Morphologie, Nosologie. In: Marchionini A (Hrsg) Handbuch der Haut- und Geschlechtskrankheiten (Erg Werk) Bd 2/1:1-112. Springer, Berlin Göttingen Heidelberg
13. Savigny Ev (1973) Grundkurs im wissenschaftlichen Definieren. dtv, München
14. Wolff HH, R Scherer (1984) Haut. In: Remmele W (Hrsg) Pathologie Bd 3:814-896. Springer, Berlin Heidelberg New York Tokyo

Prof. Dr. med. H. J. Bandmann
Dermatolog. u. Allergolog. Abt.
Städt. Krhs. München-Schwabing
Akad. Lehrkrhs. Ludw. Maximilians Univ.
Kölner Platz 1
D-8000 München 40

Die immunregulatorische Kontrolle der Suppressor-T-Lymphozyten des allergischen Kontaktekzems

J. KNOP, Münster

Erfolgt eine Sensibilisierung durch ein bestimmtes Kontaktallergen, so heißt dieses im immunologischen Sinne, daß ein allergen-spezifischer T-Lymphozyt zur Proliferation und Differenzierung angeregt wird. Dieser Vorgang, der zur Aktivierung der, auch bei einem nicht-sensibilisierten Individuum vorhandenen, jedoch inaktiven, allergen-spezifischen T-Lymphozyten der Reaktion vom verzögerten Typ (T_{DH} = delayed hypersensitivity) führt, wird die Induktionsphase des allergischen Kontaktekzems genannt. Die Aktivierung des T_{DH}-Lymphozyten durch ein Allergen erfordert folgende Voraussetzungen: Das Allergen muß durch eine antigen-präsentierende Zelle, die in der Regel ein Makrophage oder eine makrophagenähnliche dendritische Zelle, z.B. die Langerhans-Zelle ist, dem T-Lymphozyten präsentiert werden. Antigen-Präsentation allein reicht jedoch für die Aktivierung des allergen-spezifischen T-Lymphozyten nicht aus: ein weiteres Signal ist erforderlich. Dieses wird durch Faktoren geliefert, die sequentiell aus Zellen, die an der Immunreaktion beteiligt sind, freigesetzt werden. Es handelt sich um die Interleukine: das Interleukin 1 wird von akzessorischen Zellen (Makrophagen oder Keratinozyten) geliefert; das Interleukin 1 wiederum induziert die Produktion von Interleukin 2 aus Lymphozyten. Interleukin 2 ist ein Wachstumsfaktor für T-Lymphozyten. Die akzessorischen Zellen produzieren jedoch nicht nur Interleukin, sondern Faktoren, wie Interferon, Prostaglandine und andere mehr, die in der Lage sind, Wachstum und Differenzierung der T-Lymphozyten zu beeinflussen.

Neben den aktivierenden Signalen unterliegt der T_{DH}-Lymphozyt supprimierenden Kontrollmechanismen. Ein wesentlicher Kontrollmechanismus ist die Unterdrückung der Aktivierung bzw. der Funktion des T_{DH}-Lymphozyten durch sogenannte T-Suppressor-Lymphozyten (T_S-Zellen). Es handelt sich hierbei um eine Subpopulation von Lymphozyten, die bei der Maus und auch beim Menschen durch besondere Zellmembran-Kennzeichen („Marker") nachgewiesen werden können und funktionell durch ihre Fähigkeit, T_{DH}-Lymphozyten zu supprimieren, gekennzeichnet sind. Es handelt sich jedoch nicht um eine einzige T-Lymphozyten-Subpopulation, sondern um mehrere Zelltypen, die sich untereinander sequentiell aktivieren. Ihre eminente Bedeutung im Kontaktallergiegeschehen ist wahrscheinlich darin zu sehen, daß sie eine Sensibilisierung gegen die zahlreichen, in der Umwelt vorhandenen, Allergene unterdrücken. Versagt dieser Suppressionsmechanismus, dann kommt es zu einer Sensibilisierung.

Unsere Arbeitsgruppe hat sich seit mehreren Jahren mit diesem T-Suppressorzell-System beschäftigt. Die uns hierbei interessierenden Fragen sind:
1. Welche Bedingungen führen zu einer Aktivierung und
2. welche Bedingungen führen zu einer Inaktivierung des T-Suppressorzell-Systems?

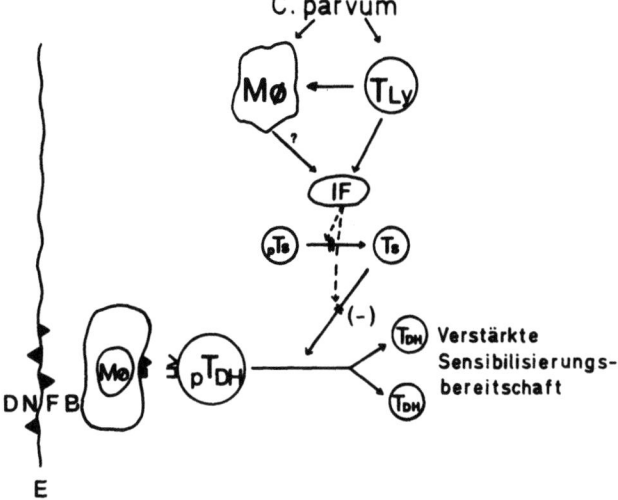

Abb. 1. Einfluß einer unspezifischen Immunstimulation durch C. parvum auf die allergen-spezifische Immunregulation des allergischen Kontaktekzems.
MØ = Makrophage; T-Ly = T-Lymphozyt; IF = Interferon; pT_s = nicht aktive Vorstufe (precursor) der T-Suppressorzelle; T_s = T-Suppressorzelle; pT_{DH} = nicht aktive Vorstufe des T-Lymphozyten der Reaktion vom verzögerten Typ (delayed hypersensitivity); DNFB = 2,3-dinitrofluorbenzol; E = Epidermis

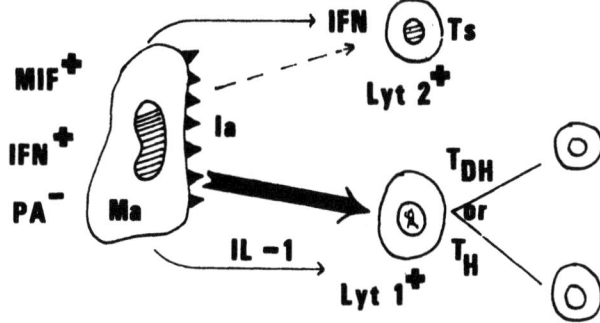

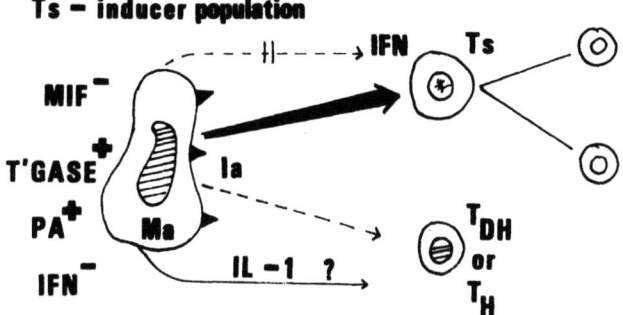

Abb. 2. Eigenschaften der bevorzugt T_{DH} oder T_s induzierenden Makrophagen (Ma).
MIF = Migrations-Inhibitionsfaktor; IFN = Interferon; PA = Plasminogen-Aktivator; Ia = Ia-Antigen; IL 1 = Interleukin 1; T'Gase = Transglutaminase; $Lyt\ 1^+$ = Kennzeichen für T_{DH}-Zellen; $Lyt\ 2^+$ = Kennzeichen für T_s-Zellen; T_H = T-Helfer Lymphozyten, möglicherweise identisch mit T_{DH} — Erläuterung siehe Text

T-Suppressorzellen lassen sich in einem nicht-sensibilisierten Tier leicht durch eine orale oder intravenöse Gabe des Kontaktallergens induzieren. Dieses gelingt auch, wenn man eine überhöhte oder eine zu niedrige Dosis des Kontaktallergens auf die Haut aufbringt. Verabreicht man nun eine solche „tolerogene" Dosis eines Kontaktallergens einem Tier, welches mit einem immunstimulierenden Agens, in diesem Falle Corynebacterium parvum (C. parvum) [1, 2, 3], vorbehandelt wurde, so lassen sich in diesem Tier allergen-spezifische T-Suppressorzellen nicht mehr induzieren (Abb. 1). Die Analyse dieses Phänomens hat ergeben, daß das durch die Immunstimulation freigesetzte Interferon (IFN) die Induktion von T-Suppressorzellen blockieren kann [4, 5]. Es ist bekannt, daß Interferon, und hierbei besonders das Interferon-γ, aber auch Interferon-α und -β, vielfältige Effekte auf das Immunsystem ausüben. Wann und wie könnte Interferon auf die Suppressor-T-Zelle einwirken? Interferon kann z.B. von Makrophagen nach Stimulation mit C. parvum freigesetzt werden [8]. Es ist also denkbar, daß — abhängig vom jeweiligen Funktionszustand der antigen-präsentierenden bzw. akzessorischen Makrophagen — unterschiedliche T-Subpopulationen (T_{DH} oder T_S) aktiviert bzw. supprimiert werden. Um diese Frage untersuchen zu können, wurde ein In-vitro-Modell entwickelt, in dem mit Hilfe von antigen-präsentierenden Makrophagen, die aus Knochenmarksstammzellen gezüchtet und mit dem Kontaktallergen 2,4-Dinitrofluorbenzol (DNFB) behandelt wurden, T_{DH}- bzw. T_S-Zellen induziert werden konnten. In diesem Modell zeigte sich, daß eine bestimmte allergen-präsentierende Makrophagenpopulation bevorzugt T_{DH}-Zellen, eine andere Population bevorzugt T_S-Zellen aktiviert [6]. Die Charakterisierung dieser verschiedenen allergen-präsentierenden Makrophagenpopulationen ergab:
1. Die T_{DH}-Zell-induzierende Makrophagenpopulation produzierte Interferon, exprimierte Ia-Antigen auf geringe Stimulation und war in der Lage, auf Migrations-Inhibitions-Faktor (MIF) zu reagieren [7].
2. Die T_S-Lymphozyten-induzierende Population produzierte wenig oder kein Interferon, die Ia-Expression war vermindert, die Reagibilität auf MIF war vermindert und anderes mehr (Abb. 2).

Alles in allem zeigte sich, daß die T_{DH}-Zell-induzierende Population der Makrophagen sekretorisch aktiver, die T_S-Zell-induzierende wesentlich weniger aktiv ist. Setzt man nun Kulturen, die T_{DH}-Zell-induzierende Makrophagen enthalten, einem Anti-Interferon-, ß-Antikörper hinzu, so werden in diesen Kulturen auch T-Suppressorzellen induziert. Das bedeutet, daß antigen-präsentierende, interferon-produzierende Makrophagen während des Vorgangs der T-Zell-Aktivierung bevorzugt T_{DH}-Zellen induzieren und — durch das freigesetzte Interferon — die T-Suppressorzell-Immunantwort blockieren. Dieses könnte nicht nur für eine Kontaktsensibilisierung, sondern auch für die Induktion einer gegen Pathogene (Bakterien, Viren) gerichteten Immunantwort von Bedeutung sein. Möglicherweise lassen sich aufgrund dieser Erkenntnisse Wege aufzeigen, wie über eine Reaktivierung der T_S-Zellen in einem sensibilisierten Kontaktallergiker eine Desensibilisierung herbeigeführt werden könnte.

Zusammenfassung

Das allergische Kontaktekzem wird im wesentlichen durch den T-Lymphozyten bestimmt. Dieser wird durch zwei Signale, dem Erkennungsvorgang und durch Interleukine, aktiviert. Das Antigen muß durch Makrophagen oder dendritische Zellen präsentiert werden, Interleukin und andere immunregulatorische Faktoren werden durch akzessorische Makrophagen freigesetzt. Der T-Effektor-Lymphozyt unterliegt einer suppressiven Kontrolle durch T-Suppressor-Lymphozyten. T-Suppressor-Lymphozyten werden durch bestimmte Makrophagen aktiviert. Interferon kann die Aktivierung der T-Suppressor-Lymphozyten unterdrücken.

Literatur

1. Knop J, R Riechmann, E Macher (1981) Modulation of suppressor mechanisms in allergic contact dermatitis. I. Effect of C. parvum on the induction phase of contact allergy. J Invest Dermatol 76:193
2. Knop J, R Riechmann, E Macher (1981) Modulation of suppressor mechanisms in allergic contact dermatitis. II. Inhibition of suppressor T lymphocytes by Corynebacterium parvum. J Invest Dermatol 76:396
3. Knop J, R Riechmann, E Macher (1981) Modulation of suppressor mechanisms in allergic contact dermatitis. IV. Selective inhibition of suppressor T-cells by serum derived from C. parvum treated mice. J Invest Dermatol 77:496
4. Knop J, R Stremmer, C Neumann, E De Maeyer, E Macher (1982) Interferon inhibits the suppressor T-cell response of delayed-type hypersensitivity. Nature 296:775
5. Knop J, R Stremmer, U Taborski, W Freitag, J De Maeyer-Guignard, E Macher (1984) Inhibition of the T-suppressor circuit of delayed-type hypersensitivity by interferon. J Immun 133:2412
6. Knop J, U Malorny, E Macher (1984) Induction of T-effector and T-suppressor lymphocytes *in vitro* by haptenized bone marrow derived macrophages. Cell Immunol 88:411
7. Sorg C, E Michels, U Malorny, J Knop (1985) Induction of phenotypic alterations in macrophages by migration inhibitory factors. Immunobiology, in press
8. Neumann C, C Sorg (1983) Regulation of plasminogen activator secretion, interferon induction and proliferation in murine macrophages. Eur J Immunol 13:143

Prof. Dr. med. Jürgen Knop
Universitäts-Hautklinik
Von-Esmarch-Str. 56
D-4400 Münster

Antigenpräsentation

K. WOLFF und G. STINGL, Wien

Die Entwicklung einer Immunantwort auf Kontaktallergene setzt die zelluläre Kollaboration lymphoider und Antigen-präsentierender Zellen (APZ; Macrophagen oder dendritische Zellen) voraus. Um eine Immunantwort auszulösen, muß das Antigen durch APZ jungfräulichen T-Lymphozyten präsentiert werden, wobei nach Erkennung, Aufnahme und Verarbeitung des nominalen Antigens (processing) dieses zusammen mit einem an der Oberfläche des APZ exprimierten Klasse II Alloantigen (Ia Antigen) dem T-Lymphozyten präsentiert wird und diesen zur Proliferation anregt [13, 22]. Nach dem derzeitigen Stand des Wissens ist bei diesem Vorgang eine zelluläre Interaktion zwischen APZ und T-Zelle notwendig; gleichzeitig setzt die APZ ein Monokin frei (Interleukin I) [10], das als zweites Signal den immunogenen Stimulus verstärkt [25].

Seit langem ist bekannt, daß die Induktion einer Immunantwort durch die Haut erfolgen kann, doch war bis in die jüngste Vergangenheit unklar, wo und durch welches zelluläre System Antigen-präsentierende Funktionen in der Haut wahrgenommen werden und wo die Interaktion zwischen APZ und T-Lymphozyten erfolgt. Daß die Kontaktallergie ein zellmediertes, systemisches Phänomen darstellt und daß die Initiierung dieses Prozesses in der Haut selbst erfolgt, wurde durch folgende grundlegende Beobachtungen untermauert:

1. die Möglichkeit eines adoptiven Transfers von Kontaktallergie durch peritoneale Exsudatzellen sensibilisierter auf jungfräuliche Tiere [7];
2. die Verhinderung der Entwicklung einer Kontaktallergie durch Unterbrechung afferenter Lymphwege [5]; und
3. die Verhinderung der Entwicklung einer Kontaktallergie und gleichzeitige Induktion von Immuntoleranz durch Excision der Hapten-Applikationsstelle innerhalb von 12 Stunden nach Applikation [9].

Wird die Applikationsstelle später als 48 Stunden nach Immunogenkontakt exzidiert, wird die Entwicklung einer Kontaktallergie nicht verhindert [9]. Diese Beobachtungen zeigten bereits, daß ein und derselbe immunogene Stimulus zu zwei verschiedenen Immunantworten, und zwar zu Sensibilisierung bzw. Immuntoleranz führen kann.

Heute ist es ziemlich gesichert, daß Antigen-präsentationen der Haut mindestens zum Teil über die epidermalen Langerhanszellen (LZ) erfolgt [27]. Diese besitzen Fc-Rezeptoren, Rezeptoren für Komplement-Komponenten, sie synthetisieren und exprimieren IA (HLA-DR und -DS Antigene), die durch die I-Region des Hauptthistokompatibilitäts-Komplexes kodiert werden [16] und weisen damit jene Eigenschaften auf, die auch andere APZ besitzen. Tatsächlich konnte in in-vitro-Experimenten nachgewiesen werden, daß Langerhanszellen sowohl syngene als auch allogene T-Zellaktivierung stimulieren [1] und eine kritische akzessorische Funktion bei der Generation zytotoxischer T-Zellen erfüllen [19]. Auch steht es heute außer Zweifel, daß Langerhanszellen zumindest in vitro Nominalantigen sensibilisierten T-Lymphozyten präsentieren und diese zur Proliferation anregen können (Signal 1) [17]. Signal 2 erfolgt durch Sekretion eines mit Interleukin I identischen epidermalen Faktors (epidermal thymocyte activating factor; ETAF) [8, 14], der sowohl von Keratinozyten als auch Langerhanszellen produziert wird. In vivo Versuche bestätigen die Relevanz dieser Antigen-präsentierenden Funktion von Langerhanszellen: die Aufbringung eines Haptens auf Langerhanszell-defiziente Haut führt nicht zur Sensibilisierung sondern zur Immuntoleranz, wobei die Dichte der epidermalen Langerhanszellpopulation dafür verantwortlich ist, ob Sensibilisierung oder Toleranz eintritt [20, 23]. In vitro schaltet UV-Bestrahlung die Antigen-präsentierende Funktion von Langerhanszellen aus, in dem sie sowohl mit der Generation des Signals 1 — Präsentation des Nominalantigens mit dem HLA-DR Antigen — als auch des Signals 2 — Generation von ETAF — interferiert [18]. Dem entspricht das in vivo Phänomen, daß UV-Bestrahlung der Haut Kontaktsensibilisierung nicht nur verhindert, sondern gleichzeitig Toleranz induziert [2]. Letztere ist mit der Generation Antigen-spezifische Suppressorzellen vergesellschaftet.

Wie eingangs angedeutet, kann ein und derselbe immunogene Stimulus sowohl zur Sensibilisierung als auch zur Immuntoleranz führen, wobei beide in einem delikaten Gleichgewicht zueinander stehen [4]. Es ergab sich nun die Frage, ob Sensibilisierung- und Toleranz-induzierende Signale über ein und dasselbe Zellsystem (z. B. Langerhanszellen) oder verschiedene APZ ablaufen; unter anderem auch die Frage, ob Keratinozyten für tolerogene Signale verantwortlich seien, wie dies z. B. durch die Beobachtung suggeriert wurde, daß Langerhanszelldepletierte, haptenisierte Epidermalzellen nach i. v.-Gabe zur Immuntoleranz führen, die Zugabe haptenisierter Langerhanszellen dieses Phänomen jedoch aufhebt [11]. Die Beobachtung, daß Keratinozyten unter bestimmten Bedingungen zur Biosynthese von HLA-DR Antigenen befähigt sind, scheint für diese Möglichkeit zu sprechen [26]. Andererseits haben neuere Ergebnisse gezeigt, daß die Epidermis eine allerdings noch nicht näher definierte, I-J$^+$ Zellpopulation enthält, die für die Aktivierung von Suppression verantwortlich und gegenüber UV resistent ist [6]. Es ist derzeit noch offen, ob diese I-J$^+$ Zellpopulation mit der kürzlich in der Epidermis entdeckten Population dendritischer Thy-1 positiver Zellen (dThy-1$^+$) [3, 24] identisch ist. Letztere sind Ia negativ, stammen ebenfalls vom Knochenmark und sind in der murinen Epidermis in annähernd gleicher Größenordnung wie Langerhanszellen vorhanden. Obwohl Phänotypisierungsstudien gezeigt haben, daß die dThy-1$^+$EC eine große Ähnlichkeit mit natural killer cells aufweisen [12, 15], haben rezente von Sullivan [21] durchgeführte Experimente wahrscheinlich gemacht, daß dThy-1$^+$ Zellen eine entscheidende Bedeutung bei der Freisetzung tolerogener Signale zuzukommen scheint: Beim Versuchstier induziert die Verabreichung angereicherter haptenisierter Langerhanszellen Sensibilisierung, während angereicherte haptenisierte dendritische Thy-1 positive Epidermalzellen Toleranz hervorrufen. Die Antigen-Präsentation durch die Epidermis kann daher sowohl als positives (Sensibilisierung) als auch negatives (Suppression) Signal erfolgen, wobei für jedes dieser Signale eine eigene Zellpopulation verantwortlich ist. Offenbar entstehen nach Antigen-Exposition beide Signale gleichzeitig, wobei jedoch das sensibilisierende über das tolerogene Signal überwiegt.

Bei Ausschaltung sensibilisierender Signale z. B. durch UV-Bestrahlung (die Antigen-präsentierende Funktion von Langerhanszellen ist UV sensibel) überwiegt das tolerogene Signal (dendritische Thy-1 positive Zellen sind relativ UV-resistent) und es kommt zur Entwicklung von Immuntoleranz.

Literatur

1. Aberer W, G Stingl, LA Stingl-Gazze, K Wolff (1982) Langerhans cells as stimulator cells in the murine primary epidermal cell-lymphocyte reaction: alteration by UV-B irradiation. J Invest Dermatol 79:129-135
2. Bergstresser PR, CA Elmets, JW Streilein (1983) Local effects of ultraviolet radiation on immune function in mice, in the effects of ultraviolet light on the immune system. JA Parrish (Hrsg), Johnson & Johnson New York, pp 73-86
3. Bergstresser PR, RE Tigelaar, JH Dres, JW Streilein (1983) Thy-1 antigen-bearing dendritic cells populate murine epidermis. J Invest Dermatol 81:286-288
4. Claman HN, SD Miller, Sy M-S, JW Moorhead (1980) Suppressive mechanisms involving sensitization and tolerance in contact allergy. Immunol Rev 50:105-132
5. Frey JR, P Wenk (1957) Experimental studies on the pathogenesis contact eczema in guinea pigs. Int Arc Allergy Appl Immunol 11:81
6. Granstein RD, A Lowy, MI Greene (1984) Epidermal antigen presenting cells in activation of suppression: identification of a new functional type of ultraviolet radiation-resistant epidermal cell. J Immunol 132:563-565
7. Landsteiner K, MW Chase (1942) Experiments on transfer of cutaneous sensitivity to simple compounds. Proc Soc Exp Biol Med 49:688
8. Luger TA, BM Stadler, SI Katz, IJ Oppenheim (1981) Epidermal cell (keratinocyte)-derived thymocyte-activating factor (ETAF): J Immunol 127:1493-1498
9. Macher E, MW Chase (1969) Studies on sensitization of animals with simple chemical compounds. XII. The influence of excision of allogenic depots on onset of delayed hypersensitivity and tolerance. J Exp Med 129:103
10. Oppenheim JJ: Role of cytokine- and endotoxin-induced monokines in lymphocyte proliferation, differentiation, and immunoglobulin production, in Macrophage Regulation of Immunity. Edited by Unanue ER, Rosenthal AS, Academic, New York/London, pp 379-398
11. Ptak W, D Rozycka, PW Askenase, RK Gershon (1980) Role of antigen-presenting cells in the development and persistance of contact hypersensitivity. J Exp Med 151:362-375
12. Romani N, E Tschachler, G Schuler, W Aberer, R Ceredig, A Elbe, K Wolff, PO Fritsch, G Stingl (1985) Morphologic and phenotypical characterization of bone marrow derived dendritic Thy-1-positive epidermal cells of the mouse. J Invest Dermatol, im Druck
13. Rosenthal AS, PE Lipsky, EM Shevach (1975) Macrophages-lymphocyte interaction and antigen recognition. Fed Proc 34:1743-1748
14. Sauder DN, CS Carter, SI Katz, JJ Oppenheim (1982) Epidermal cell production of thymocyte activating (ETAF). J Invest Dermatol 79:34-39
15. Schuler G (1984) The dendritic Thy-1-positive cell of murine epidermis: a new epidermal cell type of bone marrow origin. J Invest Dermatol 83:81-82
16. Stingl G, SI Katz, I Clement, I Green, EM Shevach (1978) Immunologic functions of Ia-bearing epidermal Langerhans cells. J Immunol 121:2005-2013
17. Stingl G, LA Gazze-Stingl, W Aberer, K Wolff (1981) Langerhans cells and its alteration by ultraviolet B light. J Immunol 127:1707-1713
18. Stingl LA, DN Sauder, M Iijiman, K Wolff, H Pehamberger, G Stingl (1983) Mechanism of UV-B-induced impairment of the antigen-presenting capacity of murine epidermal cells. J Immunol 130:1586-1591
19. Steiner G, K Wolff, H Pehamberger, G Stingl (1985): Epidermal cells as accessory cells in the generation of alloreactive and hapten-specific cytotoxic T lymphocyte (CTCL) responses. J Immunol 134:736-741
20. Streilein JW, GT Toews, JN Gilliam, PR Bergstresser (1980) Tolerance or Hypersensitivity to 2,4-dimitro-1-fluorobenzene: The role of Langerhans cell density within the epidermis. J Invest Dermatol 74:319-322
21. Sullivan S, SW Streilein, PR Bergstresser, RE Tigelaar (1984) Hapten-derivatized, purified epidermal Langerhans cells induce contact hypersensitivity without downregulation. Clin Res 32, im Druck
22. Thomas DW, L Clement, EM Shevach (1978) T lymphocyte stimulation by hapten-conjugated cell interactions. Immunol Rev 48:181-204
23. Toews GB, PB Bergstresser, JW Streilein, SC Sullivan (1980) Epidermal Langerhans cell density determines whether contact sensitivity of unresponsiveness follows skin painting with DNFB. J Immunol 124:455-453

24. Tschachler E, G Schuler, J Hutterer, H Leibl, K Wolff, G Stingl (1983) Expression of Thy-1 antigen by murine epidermal cells. J Invest Dermatol 81:282-285
25. Unuanue ER, DI Beller, CY Lu, PM Allen (1984) Antigen presentation: comments on its regulation and mechanism. J Immunol 132:1-5
26. Volc-Platzer B, O Majdic, W Knapp, K Wolff, W Hinterberger, K Lechner, G Stingl (1984) Evidence of HLA-DR antigen biosynthesis by human keratinocytes in disease. J Exp Med 159:1784-1789
27. Wolff K, G Stingl (1983) The Langerhans Cell. J Invest Dermatol 80:17s-21s

Prof. Dr. med. Klaus Wolff
Prof. Dr. med. G. Stingl
Universitäts-Hautklinik
Alserstrasse 4
A-1090 Wien

Die immunhistochemisch erfaßbaren Reaktionsmuster*

H. KRESBACH, J. SMOLLE, H. KERL, Graz

Einleitung

Vor dem Hintergrund der immunologischen Grundlagen des allergischen Kontaktekzems und der entsprechenden zytologischen und zytologisch-humoralen Interaktionen [1, 4] könnte die immunhistochemische Charakterisierung der beteiligten Entzündungszellen eventuell eine neue Dimension der pathogenetischen Ekzemdefinition eröffnen [5]. Laut einschlägiger Literatur haben sich bisherige diesbezügliche Untersuchungen ausschließlich mit Epikutantestreaktionen beschäftigt. Im Falle der Effektorphase einer kontaktallergischen Immunreaktion wurde das zytologische Repertoire einer solchen durchwegs bestätigt, d.h. auf die Dominanz der T-Lymphozyten, auf Verteilung und Funktion von Helfer- und Suppressor-Zellen sowie auf die Anwesenheit von Langerhans-Zellen und Makrophagen hingewiesen [6, 12]. Dort, wo allergische und toxische Epikutantestreaktionen miteinander verglichen wurden, findet man sehr zurückhaltende Interpretationen [7, 9, 10]. Sie gipfeln darin, daß zwischen allergischen und irritativen Kontaktreaktionen offensichtlich keine wesentlichen qualitativen Unterschiede bestehen, vorhandene quantitative Unterschiede schwierig zu deuten sind und daß man grundsätzlich vom Phänotyp einer Zelle nicht immer auf deren Funktion und von der Semiotik nicht auf Mechanismen schließen könne.

Eigene Untersuchungen

In dieser Situation erschien es angebracht, neben Läppchentestreaktionen auch „natürliche" und namentlich chronische Kontaktekzeme zu untersuchen. Die eigene Studie umfaßt 55 Fälle: Allergische Epikutantestreaktion (48- und 72-Std.-Reaktionen), 15 Fälle; chronisches Kontaktekzem mit positiver Epikutantestung (chronisches allergisches Kontaktekzem), 7 Fälle; chronisches Kontaktekzem mit negativer Epikutantestung (ausschlußdiagnostisch erfaßtes sog. chronisches toxisches Kontaktekzem), 28 Fälle; akute toxische Kontaktdermatitis (48-Std.-Reaktionen),

---

* Die Untersuchungen wurden mit freundlicher Unterstützung des Jubiläumsfonds der Österreichischen Nationalbank (Projekt-Nr. 2421) durchgeführt.

5 Fälle. Bei letzteren handelte es sich je zweimal um toxische Epikutantestreaktionen auf Hexylresorcin (0,5%) bzw. Germall (2%) sowie einmal um ein Cignolinerythem (2%). Zu Vergleichszwecken wurden normale Haut (15 Fälle), Arzneireaktionen (10 Fälle), Lichen ruber planus (6 Fälle), Lupus erythematodes (5 Fälle) und Parapsoriasis en plaques (4 Fälle) herangezogen. Die Diagnosen wurden jeweils klinisch und histologisch gestellt.

Stanzbiopsien wurden in flüssigem Stickstoff schockgefroren und bei — 20° C gelagert. Die Zelltypisierung erfolgte mit einer Dreischicht-Immunperoxidase-Methode (2) an 5 μm Gefrierschnitten. Als monoklonale Antikörper wurden OKT 6, OKT 11, OK Ia1, OKM 1 (Ortho Pharmaceutical Corporation), Leu 2a, Leu 3a, Leu 7 und Leu 12 (Becton Dickinson) verwendet.

Jeweils 5 Fälle von normaler Haut, allergischer Epikutantestreaktion, chronischem allergischem Kontaktekzem, chronischem toxischem Kontaktekzem und akuter toxischer Kontaktdermatitis wurden quantitativ mit Hilfe eines halbautomatischen interaktiven Bildanalysesystems (IBAS 1, Fa. Zeiss) ausgewertet.

Es wurde jeweils die Zahl positiver Zellen umgerechnet auf 1 mm² Schnittfläche bestimmt. Hierzu wurden in den dermalen Infiltraten mindestens 10 Gesichtsfelder (Objektiv 100-fach) oder mindestens 100 Zellen ausgezählt, in der Epidermis 5 aufeinanderfolgende Gesichtsfelder (Objektiv 250-fach).

Alle unsere Fälle zeigten im *dermalen Infiltrat* ein Überwiegen von T-Lymphozyten, wobei Helfer/Inducer-Zellen stets zahlreicher als Suppressor-/zytotoxische Zellen waren. Daneben fanden sich regelmäßig Langerhans-Zellen/indeterminierte Zellen und Makrophagen/Monozyten (Tabelle 1). Das HLA-DR-Antigen war außer auf diesen Zellen auch auf einem kleineren Teil der T-Zellen nachweisbar. B-Zellen und natürliche Killer-Zellen kamen nur ganz vereinzelt vor. Generell waren die Infiltrate bei den eindeutig allergischen Kontaktekzemen wesentlich dichter, wobei der Anteil HLA-DR-positiver Zellen bei den chronischen Formen deutlich größer war. Bei den toxischen Formen zeichnete sich das chronische Ekzem gegenüber der akuten Kontaktdermatitis durch einen größeren Anteil von Langerhans-Zellen im dermalen Infiltrat aus.

Intraepidermal waren bei allen Fällen T-Zellen häufiger als in normaler Haut. Am zahlreichsten waren sie bei den chronischen Ekzemen und am seltensten bei der akuten toxischen Kontaktdermatitis. Bei akuter allergischer und

Tabelle 1. Kontaktekzem — Immunhistochemische Reaktionsmuster

Zellen im dermalen Infiltrat (Angaben in %; Standardfehler des Mittelwertes in Klammern)

T-Lymphozyten	69 (4,2)
Suppressor-/zytotoxische Zellen	22 (1,2)
Helfer/Inducer-Zellen	46 (5,4)
Langerhans-Zellen/ indeterminierte Zellen	14 (0,9)
Monozyten/Makrophagen	17 (0,6)
HLA-DR-positive Zellen	43 (2,5)

akuter toxischer Kontaktreaktion waren die T-Lymphozyten überwiegend durch Suppressor-Zellen repräsentiert, wohingegen bei den chronischen Ekzemen auch mehr oder minder zahlreiche Helfer-Zellen vorhanden waren. Langerhans-Zellen kamen bezogen auf die Epidermislänge im Präparat in ähnlicher Dichte wie in normaler Epidermis vor, lediglich bei der akuten toxischen Kontaktdermatitis war ihre Zahl vermindert (Abb. 1).

HLA-DR-positive Keratinozyten fanden sich nur bei 5 von 35 chronischen Kontaktekzemen. 3 dieser 5 Fälle hatten eine in der Epikutantestung nachgewiesene Kontaktallergie.

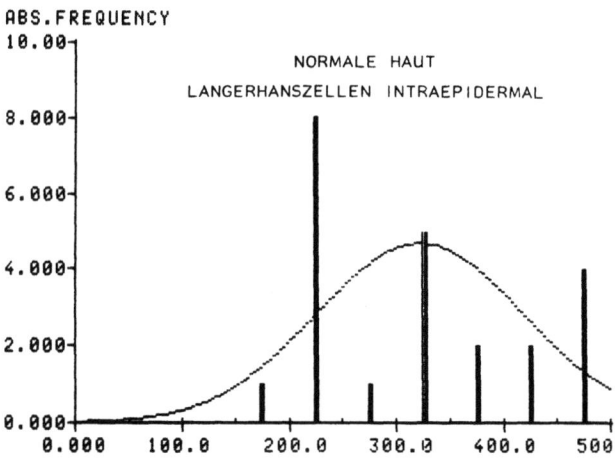

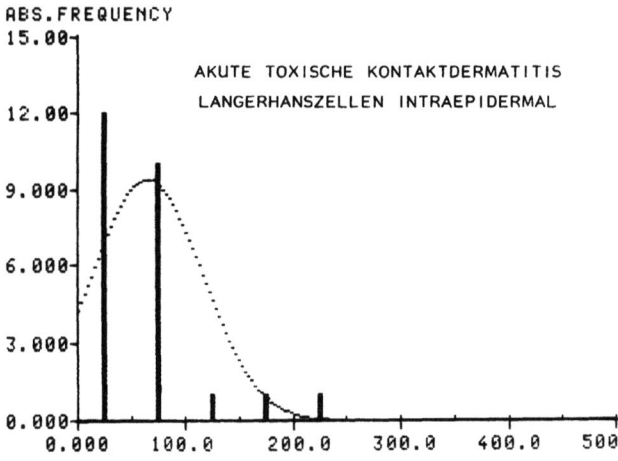

Abb. 1. Langerhanszelldichte in der Epidermis (Zellen pro mm² Schnittfläche) bei normaler Haut (oben) und akuter toxischer Kontaktdermatitis (unten)

Wir kommen zu folgenden *Schlußfolgerungen:* Allen Formen von Kontaktdermatitis liegt offensichtlich ein *gemeinsames phänotypisch-zytologisches Reaktionsmuster* zugrunde. Es scheint sich um ein allgemeingültiges pathologisches Zellmuster der dermo-epidermalen Funktionseinheit zu handeln, wie uns auch der Vergleich mit anderen entzündlichen Dermatosen gezeigt hat. In diesem Zusammenhang kann u. E. auch das Zusammentreffen von Langerhans-Zellen/indeterminierten Zellen und T-Lymphozyten namentlich in der Dermis also nicht unbedingt a priori zur Annahme einer zellvermittelten Immunreaktion berechtigen [3].

Gewisse *quantitative Unterschiede* zwischen den untersuchten Kontaktdermatitis- bzw. Ekzemformen bestehen natürlich und namentlich bezüglich des intraepidermalen Infiltrates. Hierzu einige Beispiele: Bei der akuten toxischen Kontaktdermatitis wird die direkte primäre Epidermisschädigung durch den Verlust von Langerhans-Zellen ersichtlich. Daß die durch ein besonderes Schädigungsmuster gekennzeichnete akute toxische („normergische") Kontaktdermatitis mit dem „Ekzemproblem" definitionsgemäß bekanntlich nichts zu tun hat, wird durch diesen Befund unterstrichen. Bei den chronischen Ekzemformen finden sich im Gegensatz zu den akuten Reaktionen zahlreiche Helfer/Inducer-Zellen in der Epidermis. Diese könnten für die gesteigerte Reagibilität chronisch-ekzematöser Haut auf allergene Reize verantwortlich sein. Im gleichen Sinn spricht im übrigen auch der höhere Anteil HLA-DR-positiver Zellen im dermalen Infiltrat, was auf die Anwesenheit aktivierter T-Lymphozyten (Effektorzellen?) schließen läßt [8]. *HLA-DR-positive Keratinozyten* konnten wir beim akuten allergischen Kontaktekzem ebenso wie in normaler Haut und bei der akuten toxischen Kontaktdermatitis nie und beim *chronischen Kontaktekzem* nur *selten* nachweisen. Die immunologische Relevanz dieser Zellen muß einstweilen dahingestellt bleiben. Dies umso mehr, als HLA-DR-positive Keratinozyten auch bei zahlreichen anderen, nicht immunologisch bedingten Affektionen gefunden wurden [11].

Zusammenfassend läßt sich festhalten, daß bei kritischer Betrachtung die *immunhistochemisch erfaßbaren zytologischen Reaktionsmuster* einerseits zwar mit den gültigen immunologischen Grundlagen des allergischen Kontaktekzems in Einklang stehen und diese bestätigen, andererseits aber vorläufig *keine* über morphologische Kriterien hinausgehende *Definition* des allergischen Kontaktekzems zulassen. Wohl deuten unsere Befunde darauf hin, daß beim *chronischen Kontaktekzem* — unbeschadet seiner gegenwärtigen Deklaration als allergisches oder kumulativ-toxisches Geschehen — die zellulären Voraussetzungen für eine „Selbstperpetuierung" vorhanden sind (Auftreten HLA-DR-positiver Keratinozyten, Zunahme von Helfer-Zellen und aktivierten T-Lymphozyten). Ob es sich bei diesem Vorgang immer um primär immunogene Stimuli handelt, muß vorläufig wohl offen bleiben. Künftige Untersuchungen werden sich in erster Linie mit dynamischen Variablen wie Reizstärke, Stärke der Erfolgsreaktion, Zeitfaktoren und mit der konkreten Bedeutung bestimmter Zytokine (Mediatoren) zu befassen haben.

Literatur

1. Baer RL (1982) Contact allergy: Competitive roles of effector and suppressor cells. J Am Acad Dermatol 6:921-925
2. Huber H, D Pastner, F Gabl (1983) Laboratoriumsdiagnose hämatologischer Erkrankungen 1. Hämatologie und Im-

munhämatologie. Springer Berlin Heidelberg New York Tokyo pp 464-467
3. Kanerva L, A Ranki, K Mustakallio, J Lauharanta (1983) Langerhans cell-mononuclear cell contacts are not specific for allergy in patch tests. Br J Dermatol 109/Suppl 25: 64s-67s
4. Knop J (1984) Immunologische Grundlagen des allergischen Kontaktekzems. Hautarzt 35: 617-622
5. Kresbach H (1984) Kontaktekzeme — Klinisches Bild, Ätiologie, Pathogenese. Österr Ärztezeitg 39: 1 576-1 578
6. Ralfkier E, G Lange Wantzin (1984) In situ immunological characterization of the infiltrating cells in positive patch tests. Br J Dermatol 111: 13-22
7. Ranki A, L Kanerva, L Forstrom, Y Konttinen, KK Mustakallio (1983) T- and B-lymphocytes, macrophages and Langerhans cells during the course of contact allergic and irritant skin reactions in man. Acta Derm Venereol (Stockh) 63: 376-383
8. Reinherz EL, PC Kung, JM Pesando, J Ritz, G Goldstein, SF Shlossman (1979) Ia determinants on human T cell subsets defined by monoclonal antibody. Activation stimuli required for expression. J Exp Med 150: 1 472-1 482
9. Reitamo S, E Tolvanen, YT Konttinen, L Forstrom, OP Salo (1981) Allergic and toxic contact dermatitis: Inflammatory cell subtypes and toxic contact dermatitis: Inflammatory cell subtypes in epicutaneous test reaction. Br J Dermatol 105: 521-527
10. Sheynius A, T Fischer, U Forsum, L Klareskog (1984) Phenotypic charcterization in situ of inflammatory cells in allergic and irritant contact dermatitis in man. Clin Exp Immunol 55: 81-90
11. Smolle J (1985) HLA-DR-antigen bearing keratinocytes in various dermatologic disorders. Acta Derm Venereol (Stockh) 65: 9-13
12. Volc-Platzer B, R Jarisch, K Wolff, G Stingl (1983) The effector phase of allergic contact dermatitis: phenotypic investigations of immunoactive cells using monoclonal antibodies. Arch Dermatol Res 275: 167

Prof. Dr. H. Kresbach
Dr. J. Smolle
Prof. Dr. H. Kerl
Universitätsklinik für Dermatologie und Venerologie,
Augenbruggerplatz 8
A-8036 Graz

Auslösephase und unspezifische Begleitreaktion

E. MACHER, Münster

Gegenstand dieses Referates ist die Entzündung der Haut, die sich am Orte des Antigenkontaktes einstellt, sobald — und sofern — der Organismus gegen eben dieses Antigen sensibilisiert ist. Es ist also jene biologische Reaktion, die, im Gegensatz zur Induktionsphase, vom Patienten erlebt und vom Kliniker gesehen wird. Es ist, in anderen Worten, das Ekzem schlechthin. Seine Bezeichnung als unspezifische Begleitreaktion ist zumindest eine Untertreibung. Es wird zu erörtern sein, inwieweit diese Reaktion unspezifisch ist und inwiefern sie etwas begleitet.

Das allergische Kontaktekzem ist eine Form der Spättypreaktion oder der Allergie vom verzögerten Typ, die ihren Namen von dem Umstand herleitet, daß es ca. 24 Stunden dauert, bis die Entzündung voll entwickelt ist. Jeder Dermatologe weiß das vom Ablesen des Epikutantests.

Aufmerksame Beobachter haben aber schon lange bemerkt, daß die Entzündung viel früher als nach 24 Stunden einsetzt. In Gestalt einer zarten Rötung oder gar einer leichten Schwellung ist sie bereits 2-4 Stunden nach Antigenkontakt erkennbar. Diese frühe Phase der Spättypreaktion ist histologisch gekennzeichnet durch die Einwanderung von basophilen Granulozyten. Dies ist zuerst von Dvorak und Mitarbeitern nachgewiesen worden. Sie haben darum dem früher als Jones-Mote-Reaktion bezeichneten Phänomen den Namen „Cutaneous basophil hypersensitivity" gegeben [5]. Diese läßt sich mit geeigneten Methoden regelmäßig beim Meerschweinchen und beim Menschen nachweisen. Die Basophilen liegen charakteristischerweise in Nähe von Subpapillarkörpergefäßen, die erweitert sind und geschwollene Endothelien aufweisen, ebenso in Nähe der Epidermis, in die sie aber nie einwandern.

Die Bedeutung dieses Befundes ist sicherlich lange von den meisten Ekzematologen unterschätzt worden. Die cutane Basophilen-Hypersensitivität (CBH) hat ihren Gipfel 2-4 Stunden nach Antigenkontakt. Man kann sie passiv übertragen mit Lymphozyten von sensibilisierten Spendern, nicht aber mit deren Serum [6]. Daraus wurde geschlossen, daß homozytotrope Antikörper vom Typ des IgE nicht die Mediatoren der cutanen Basophilen-Hypersensitivität sein können [4]. Dvorak und Mitarb. belegten auch als erste, daß die passive Übertragung antigenspezifisch ist, was kurze Zeit später von Askenase bestätigt wurde [1]. Überträgt man z. B. Lymphozyten von Spendern, die gegen Pikrylchlorid sensibilisiert sind, kann man die CBH bei den Empfängern nur mit Pikrylchlorid, nicht mit Oxazolon auslösen [9].

Askenase und Mitarb. konnten am Maus-Modell zeigen, daß die CBH von intakter Mastzellfunktion abhängig ist, indem sie in mastzelldefizienten Mäusen nicht auftritt [13], und durch Serotoninantagonisten blockiert wird [2]. Sie erhöht die Gefäßpermeabilität, aber nicht im Sinne eines bloßen Frühsymptoms der entzündlichen Infiltration, sondern im Sinne einer in sich abgeschlossenen Reaktion. Sie ist die unabdingbare Voraussetzung für den Eintritt der Zellinfiltration der klassischen Spättypreaktion: blockiert man diese, so bleibt jene aus [2].

Der Mechanismus dieser Vorphase der Spättypreaktion ist auf Abb. 1 schematisch dargestellt. Die Signalübertra-

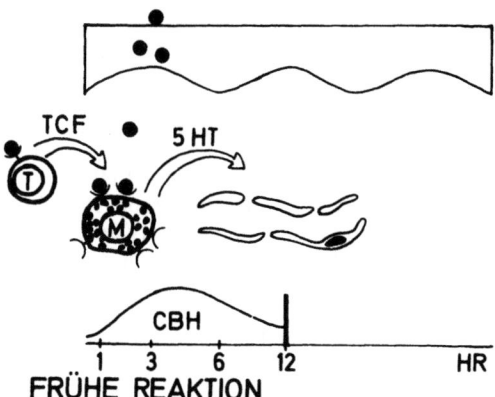

Abb. 1. Mechanismus der „Cutanen Basophilen-Hypersensitivität" (CBH). T = T-Lymphozyt, TCF = antigenspezifischer T-Zell-Faktor, M = Mastzelle, passiv von TCF sensibilisiert, 5HT = Serotonin

gung geht von der T-Zelle zur Mastzelle und von dieser zu den Gefäßen. Die signalgebenden T-Zellen sitzen nicht in der Haut, sondern in den sekundären lymphatischen Organen, Lymphknoten und Milz, wie aus Übertragungsversuchen abgeleitet wurde [9]. Sie sind spezifisch sensibilisiert und sezernieren einen Faktor in die Zirkulation. Dieser Faktor ist im Serum nachweisbar und wird offenbar in die gesamte Haut des Organismus verteilt, wo er an Mastzellen bindet. Diese sind nun sämtlich passiv sensibilisiert. Am Orte des Antigenkontaktes, d. h. nunmehr an sehr umschriebener Stelle, bindet er penetrierendes Antigen, was eine Ausschüttung von Serotonin auslöst. Dabei kommt es charakteristischerweise nicht zu vollkommener Degranulation. Das freigesetzte Serotonin bewirkt an den Gefäßen eine Kontraktion der Endothelzellen, wodurch Lücken in der Gefäßwand entstehen. Daraus folgt erhöhte Permeabilität, wohlgemerkt nur am Orte der Antigenapplikation. Der Höhepunkt dieser Reaktion, die — wie gesagt — auch passiv mit sensibilisierten T-Zellen oder mit Faktor übertragen werden kann, wird nach 2-4 Stunden beobachtet, nach 18 Stunden ist sie abgeklungen.

Der T-Zell-Faktor wird von spezifisch sensibilisierten T-Lymphozyten sezerniert, wie in vitro-Versuche zeigen [3]. Er findet sich im Überstand von gereinigten, B-Zelldepletierten Kulturen, er hat ein Molekulargewicht von 70 000 oder weniger, besitzt keine Immunglobulin-Determinanten und kann daher kein homozytotroper Antikörper sein, aber er bindet wie dieses an Mastzellen. Die T-Zellen, welche diesen Faktor produzieren, sollen eine Subpopulation von $Ly1^+$-T-Zellen sein, und ihre Aktivität ist nicht H2-restriktiv. Von ihrer weiteren Charakterisierung und dem Nachweis auch in anderen Spezies (z. B. Meerschweinchen) wird es abhängen, ob man die Folgerungen verallgemeinern darf.

Was von dieser Vorphase eingeleitet, ja vermutlich überhaupt erst ermöglicht wird, ist die klassische Spättypreaktion (Abb. 2). Die Signale hierfür werden ebenfalls von spezifisch sensibilisierten T-Zellen, aber diesmal nur am Orte der Antigenapplikation ausgesandt. Diese Signale sind chemoattraktive Zytokine, die das Infiltrat konstituieren. Der Gipfel dieser Reaktion liegt bei 48 Stunden.

Aus in vitro-Experimenten weiß man, daß das Antigen — genau wie in der Induktionsphase — durch HLA-DR positive Zellen präsentiert werden muß [12]. Dies geschieht vermutlich durch Langerhanszellen [11], ist aber noch nie im Gewebsschnitt zweifelsfrei nachgewiesen worden. Die Erkennung des so präsentierten Antigens durch spezifisch sensibilisierte T-Lymphozyten ist gut belegt. Es ist gezeigt worden, daß eine einzige antigenerkennende Zelle genügt, um die entzündliche Zellinfiltration auszulösen [7]. Die schematische Zeichnung der Abb. 2 gibt also die tatsächliche Situation einigermaßen zutreffend wieder.

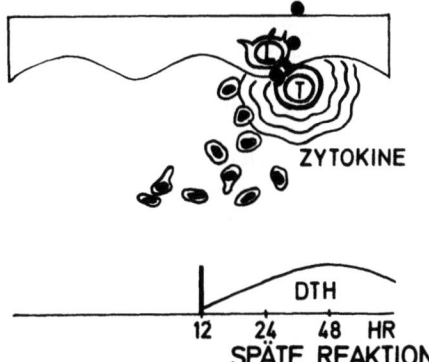

Abb. 2. Mechanismus der Spättyp-Reaktion (DTH). L = Langerhanszelle, T = T-Lymphozyt, Zytokine = attrahieren Infiltratzellen

Was durch diese Zell-zu-Zell-Interaktion an chemoattraktiven Zytokinen sezerniert wird, ist in vivo noch nicht demonstriert worden. Favoriten sind der Migrations-Inhibitions-Faktor MIF und der Makrophagen-aktivierende Faktor MAF. Weitere Kandidaten sind γ-Interferon und Interleukin 2, aber im Grunde sind dies Vermutungen, die sich aus indirekten Schlußfolgerungen ergeben. Das Ergebnis der Zytokinwirkung ist ein vorwiegend mononukleäres Zellinfiltrat, das in die haptenisierte Epidermis eindringt und einen destruktiven Charakter hat. Zerstörung ist das Ergebnis der Entzündung und Elimination des Zerstörten offenbar der biologische Sinn der Entzündungsreaktion.

Die überwiegende Mehrzahl der Infiltratzellen ist immunologisch nicht spezifisch. Die vorherrschende Zellsorte sind OKT 4-Zellen in Corium und Epidermis, aber auch OKT 8-Zellen sind überraschend zahlreich vorhanden. Sie alle besitzen keine immunologische Spezifität, d. h. sie sind nicht gegen das wohl hauptsächlich in der Epidermis fixierte Antigen gerichtet. Sie werden ungeachtet ihrer immunologischen Spezifität (bzw. Unspezifität) dorthin gezogen [8]. Die Kinetik der zellulären Reaktion, die Phänotypen der Entzündungszellen sowie ihre Verteilung im Gewebe unterscheiden sich nicht wesentlich von einer irritativen Dermatitis [10].

Dies ist, wenn man so will, die „unspezifische Begleitreaktion". Aber ist sie nicht, teleologisch ausgedrückt, das gewollte Ergebnis? Sie ist die Erfolgsreaktion, und erst mit ihr wird Antigenelimination erreicht. Die raffinierte Zündung der Inflammation erweist sich als gewaltiger Verstärker, mit dessen Hilfe Entzündung auch noch gegen Spuren von Fremdsubstanz zu mobilisieren ist. Erst dadurch kommt „Überempfindlichkeit" zustande.

Diese mag im Falle des Kontaktekzems keinen Überlebensvorteil für das Individuum bedeuten, aber die Evolution hat die immunologische Spättypreaktion nicht allein der Kontaktallergene wegen entstehen lassen. Ihre eigentliche biologische Bedeutung liegt in der Abwehr von Viren, Bakterien, Protozoen und Pilzen, sowie von fremd gewordenen Zellen, sei es durch Autoimmunprozesse oder Tumorbildung. Dem Organismus ist das Mittel der chronischen Entzündung verliehen, um sich mit deren Glut hiervon rein zu halten.

Literatur

1. Askenase PW (1973) Cutaneous basophil hypersensitivity in contact sensitized guinea pigs. I. Transfer with immune serum. J Exp Med 138:1144-1155
2. Askenase PW, H van Loveren (1983) Delayed-type hypersensitivity: activation of mast cells by antigen-specific T-cell factors initiates the cascade of cellular interactions. Immunology Today 4:259-264
3. Askenase PW, RW Rosenstein, W Ptak (1983) T cells produce an antigen-binding factor with in vivo activity analogous to IgE antibody. J Exp Med 157:862-873
4. Dvorak HF, RB Colvin, WH Churchill (1975) Specificity of basophils and lymphocytes in cutaneous basophil hypersensitivity. J Immunol 114:507-511
5. Dvorak HF, AM Dvorak, BA Simpson, HB Richerson, S Leskowitz, MJ Karnovsky (1970) Cutaneous basophil hypersensitivity. II. A light and electron microscopic description. J Exp Med 132:558-572
6. Dvorak HF, BA Simpson, RC Bast, S Leskowitz (1971) Cutaneous basophil hypersensitivity. III. Participation of the basophil in hypersensitivity to antigen-antibody complexes, delayed hypersensitivity and contact allergy. Passive transfer. J Immunol 107:138-148
7. Marchal G, M Seman, G Milon, P Truffa-Bachi, V Zilberfarb (1982) Local adoptive transfer of skin delayed-type hypersensitivity initiated by a single T lymphocyte. J Immunol 129:954-958
8. Polak L (1980) Immunological aspects of contact sensitivity. Monographs in Allergy. Vol 15. S. Karger, Basel München Paris London New York Sydney
9. Ptak W, PW Askenase, RW Rosenstein, RK Gershon (1982) Transfer of an antigen-specific immediate hypersensitivity-like reaction with an antigen-binding factor produced by T cells. Proc Natl Acad Sci USA 79:1969-1973
10. Scheynius A, T Fischer, U Forsum, L Klareskog (1984) Phenotypic charcterization in situ of inflammatory cells in allergic and irritant contact dermatitis in man. Clin exp Immunol 55:81-90
11. Stingl G, SI Katz, L Clement, I Green, EM Shevach (1977) Immunological function of Ia-bearing epidermal Langerhans cells. J Immunol 121:2005-2013
12. Unanue ER (1981) The regulatory role of macrophages in antigenic stimulation. Part two: symbiotic relationship between lymphocytes and macrophages. Adv Immunol 31:1-11
13. Van Loveren H, R Meade, PW Askenase (1983) An early component of delayed-type hypersensitivity mediated by T cells and mast cells. J Exp Med 157:1604-1617

Prof. Dr. med. E. Macher
Universitäts-Hautklinik
Von-Esmarch-Straße 56
D-4400 Münster

Permeation und Resorption von Fremdstoffen

H. SUTER, Bern

Eine zentrale Aufgabe der Haut ist der Schutz vor schädigenden Einflüssen von außen und die Wahrung innerer Gleichgewichte.

Die größte Bedeutung im Abwehrsystem der Haut kommt der Hornschicht zu. Im gut angelegten, gesunden und unverletzten Zustand ist diese dünne Grenzschicht eine erstaunlich gute Barriere, die dem Eindringen von Fremdstoffen einen großen Widerstand entgegensetzt. Anatomisch wichtig ist ein strukturell gutes Gefüge im Stratum corneum. Physiologisch wesentlich sind für die Erfüllung der Schutzfunktion vor allem Hornschichtlipide, die essentiellen Fettsäuren Linol- und Arachidonsäure, die in der unteren Hornschichtkammer angereichert sind. Die Oberflächenlipide sind dagegen weniger bedeutsam.

Unter dem Begriff Permeation versteht man das Übertreten einer Substanz von einer Schicht in eine andere, die sich strukturell und funktionell von der ersten unterscheidet.

Die Resorption ist mit der Aufnahme von eingedrungenen Substanzen in die Blut- und Lymphgefäße der Haut definiert.

Obschon der Erforschung der Hornschicht und ihrer Permeabilität seit Jahrzehnten, gerade auch von Deutschen Wissenschaftlern, ein großes Interesse zukommt, ist heute noch vieles unklar. Wir haben es eben mit einer komplexen Membran zu tun, bei der mehrere physikalisch-chemische Systeme ineinandergreifen. Für ihre funktionelle Tüchtigkeit benötigt das Stratum corneum einen Wassergehalt von 5-15%. Die Hydratation erfolgt in erster Linie durch die Perspiratio insensibilis mit einem Nachschub aus dem interstitiellen Wasserreservoir der darunterliegenden Gewebe. Es ist dies ein passiver Diffusionsvorgang in Abhängigkeit vom Dampfdruck der umgebenden Luft und von der Temperatur. Die Affinität der Hornschicht zu Wasser ist groß. Sie kann bis zum Vierfachen ihres Gewichts an Wasser stapeln, quillt dabei auf und wird um ein Mehrfaches dicker. Es wird vermutet, daß das Wasser sich an das intrazelluläre Keratin bindet. Die innerste Schicht von Wassermolekülen, die sich an das Keratinmolekül anlagert, ist relativ fest gebunden. Bei genügender Wasserzufuhr können sich peripher weitere Schichten von Wassermolekülen anfügen. Diese sind lockerer gebunden. Die Bindung von Wasser an Keratin ist umgekehrt proportional zum Quadrat des Abstandes. Dies mag eine Erklärung für die Tatsache sein, daß Fremdstoffe das aufgequollene Stratum corneum besser und rascher passieren als das normal hydratisierte. Nach Überwindung der Zellmembran muß die eingedrungene Substanz zwischen den intrazellulären Keratinmolekülen hindurchdiffundieren. Die Diffusion durch das locker an das Keratin angelagerte Wasser bei starker Hydratation benötigt dreimal weniger Energie als durch das stärker gebundene Wasser bei normaler Hydratation.

Normalerweise ist die Permeabilität der Hornschicht gering. Dies ändert sich aber schlagartig, wenn die Barriere lädiert ist, sei es durch mechanisch-chemische Insulte oder durch entzündliche Hauterkrankungen: Die Permeabilität nimmt dabei stark zu.

Als Fremdstoffe, die ins Stratum corneum eindringen und es passieren, kommen vor allem in Betracht:
1. Fremdkörper, Allergene und toxische Substanzen.
2. Medikamente und Kosmetika.

Da beim vorliegenden Hauptthema von anderen Autoren eingehend auf die Permeation von Allergenen eingetreten wird, wollen wir uns hier auf die Passage von Medi-

Roaccutan eröffnet der Behandlung schwerer, bislang therapierefraktärer Akneformen völlig neue Dimensionen

1. Zwischenbilanz: 350 dokumentierte Fälle

Das Ergebnis der multizentrischen Praxisstudie:

Sehr guter und guter Therapieerfolg	Roaccutan besser als jegliche Vortherapie	
88%	91%	Bewertung der 350 Prüfärzte
87%	89%	Bewertung der 350 Patienten

Verträglichkeit:

Die Daten der klinischen Prüfung werden in dieser Praxisstudie eindrucksvoll bestätigt.

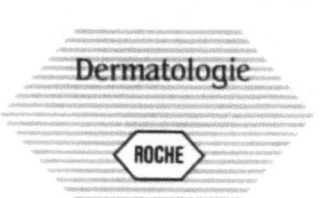

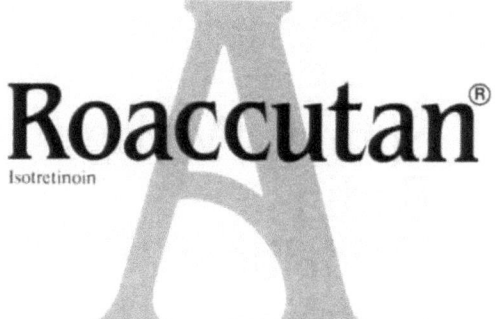

Roaccutan®
Isotretinoin

Zusammensetzung: 1 Kapsel enthält 2,5 mg bzw. 10 mg bzw. 20 mg Isotretinoin. **Anwendungsgebiete:** Schwere, therapieresistente Formen der Akne, insbesondere Acne conglobata (Acne cystica) und Acne fulminans. **Gegenanzeigen:** Isotretinoin, der Wirkstoff von Roaccutan, ist teratogen! Seine Anwendung ist deshalb bei allen gebärfähigen Frauen nicht angezeigt. Schwangerschaft, Stillzeit, Leber- und Niereninsuffizienz, gleichzeitige Einnahme von Vitamin A, gleichzeitige Therapie mit Tetrazyklinen. Überempfindlichkeit gegen das Präparat. **Nebenwirkungen:** Nebenwirkungen sind weitgehend dosisabhängig und reversibel. Häufig: Cheilitis, Dermatitis facialis, Trockenheit der Schleimhäute, Pruritus. Seltener: Reizungen der Augenbindehaut, Verdünnung der Haut mit erhöhter Verletzlichkeit, leichter Haarausfall, Myalgien und Arthralgien, Epistaxis. Eine Erhöhung der Leberfunktionswerte sowie der Blutfettwerte kann nicht ausgeschlossen werden; daher sind entsprechende Laborkontrollen bei prädisponierten Patienten regelmäßig durchzuführen. Bei pathologischen Werten ist das Präparat abzusetzen. Vereinzelt wurden Knochenveränderungen und vorzeitiger Schluß der Epiphysenfugen sowie vorübergehende Trübungen der Hornhaut beobachtet. In seltenen Fällen kann eine intrakranielle Hypertension auftreten. **Warnhinweis:** Achtung: Besondere Vorsicht bei gebärfähigen Frauen. Packungsbeilage beachten.

Hinweise: Roaccutan führt nicht zu einer Wirkungsminderung oraler Kontrazeptiva. Nach vorliegenden Untersuchungen verursacht Roaccutan in therapeutischen Dosen keine Schädigung der Spermien. Während der Behandlung sollen keine anderen spezifisch lokal oder systemisch wirksamen Aknemittel verabreicht werden. UV-Bestrahlungen und intensive Sonnenexposition sind zu vermeiden. **Packungen und Preise:** Roaccutan 2,5 50 Kapseln N2 DM 56,-; 100 Kapseln N3 DM 99,65; Roaccutan 10 50 Kapseln N2 DM 140,30; 100 Kapseln N3 DM 263,75; Roaccutan 20 50 Kapseln N2 DM 236,90; 100 Kapseln N3 DM 457,20. Außerdem Packungen für Krankenhausbedarf. Stand bei Drucklegung.

Hoffmann-La Roche AG · 7889 Grenzach-Wyhlen

Springer Dermatology
getting below the surface

Manual of Tropical Dermatology
By **J. H. S. Pettit**, Kuala Lumpur
L. C. Parish, Philadelphia
1984. 119 figures. XVI, 260 pages
Hard cover DM 136,–
ISBN 3-540-90987-7

From the foreword by F. Kerdel-Vegas:
"This book written by John H. S. Pettit and Lawrence Charles Parish is precisely the type of guidance needed by the uninitiated, presented in a logical and intelligent manner so it can be used throughout the world as a training manual, and such initiative is welcomed and needed ..."

The Cutaneous Arteries of the Human Body
By **C. Manchot**
Foreword by G. I. Taylor
Introduction by W. D. Morain
Translated from the German by J. Ristic, W. D. Morain
1983. 53 figures, 8 color plates. XIX, 149 pages
Hard cover DM 180,–
ISBN 3-540-90792-0

More clinically relevant now than ever before, Manchot's seminal work is still the only complete atlas of cutaneous circulation. As such, this book is more than just a handsome collectors' item – it is an essential addition to your working library.

"... beautifully produced and illustrated ..." *Medical History*

Arthropods and Human Skin
By **J. O'Donel Alexander**, Glasgow
Foreword by A. Rook
1984. 256 figures. 115 tables. XI, 422 pages
Hard cover DM 248,–
ISBN 3-540-13235-X

From the foreword by Arthur Rook:
" Every dermatologist of experience will admit that he sees many patients in whom he makes a diagnosis of "insect bites", if he has the confidence to do so, or of "papular urticaria" or "prurigo" when he lacks such confidence, mainly because he is at loss to know which arthropod is likely to be implicated. In his survey of the enormous literature in the entomological, public health and dermatology journals Dr. Alexander has provided an invaluable guide in which the solutions to these clinical mysteries can be sought.
This book will be indispensable for the dermatologist in practice and for those concerned with environmental health."

Dermatopathology
By **W. H. C. Burgdorf**, Oklahoma;
T. Nasemann, M. Jänner, B. Schütte, Hamburg
1984. 374 figures. X, 222 pages
Hard cover DM 98,–
ISBN 3-540-96011-2

Basic concepts in dermatology and pathology are presented in this concise text. Organized with first-year dermatology and pathology residents in mind, its introductory chapters and illustrations stress conditions most commonly encountered in early residency.

Cutaneous Lymphomas, Pseudolymphomas, and Related Disorders
By **G. Burg** and **O. Braun-Falco**, Munich
In collaboration with H. Kerl, L.-D. Leder, C. Schmoeckel, and H. H. Wolff
With the assistance of M. Leider as Editorial Consultant
1983. 82 color and 150 black-and-white plates containing 615 separate illustrations. XVII, 542 pages.
Hard cover DM 380,–
ISBN 3-540-10467-4

Based on extensive clinical and experimental studies, this atlas is addressed to all scientists and physicians interested in lymphoproliferative disorders, especially those with primary, exclusive, or predominantly cutaneous involvement. Each chapter concentrates on one disease, giving its clinical features, histology, typical cytochemical, immunological, and electron microscopic presentations and a summary of its most important peculiarities.

Klinefelter's Syndrome
Edited by **H.-J. Bandmann, R. Breit**, Munich
Co-Editor: E. Perwein
1984. 82 figures, 77 tables. XIV, 229 pages
Soft cover DM 89,–
ISBN 3-540-13267-8

The information on this not uncommon disease, which up to now has been scattered throughout a number of journals, is here for the first time updated, expanded and combined into a single source. The contributors to this work – including H. Klinefelter himself – clearly illuminate the significance of a disease that affects up to 4,5 million men worldwide. Guidelines for diagnosis and treatment give the clinician a complete picture of the syndrome.

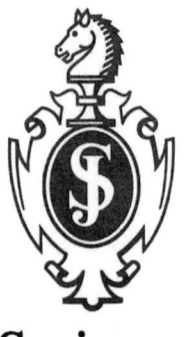

Springer-Verlag
Berlin
Heidelberg
New York
Tokyo

Tiergartenstr. 17, D-6900 Heidelberg 1
175 Fifth Ave., New York, NY 10010, USA
37-3, Hongo 3-chome, Bunkyo-ku, Tokyo 113, Japan

kamenten konzentrieren, also auf die Permeation und Resorption von topischen Medikamenten.

Welche Eintrittswege stehen nun Fremdstoffen offen? Man nimmt grundsätzlich drei Möglichkeiten an:
1. Durch die Hautanhangsgebilde: Follikel, Talg- und Schweißdrüsen.
2. Durch die Interzellulärräume der Hornschicht.
3. Durch die Hornschichtzellen selbst.

Da die Gesamtfläche der adnexalen Hautöffnungen und cornealen Interzellulärspalten weniger als 1% der gesamten Hautoberfläche beträgt, sind die zwei ersten Wege als Nebenwege anzusehen.

Die Hauptpassage scheint vielmehr transzellulär zu erfolgen.

Trotzdem kommt der transfollikulären und interzellulären Permeation eine gewisse Bedeutung zu, nämlich
1. bei stark behaarten Körperstellen und Substanzen mit sehr niedriger Permeabilität;
2. in der initialen Phase, da die Permeation durch die Nebenwege primär besser und rascher erfolgt als durch die Hornzellen.

Erst wenn sich eine konstante Permeationsrate eingestellt hat, ein „steady state", scheint der Transport durch die Hornzellen hindurch zum wichtigsten Weg zu werden.

Die Aufnahme von Substanzen durch die Haut ist wie die Perspiratio insensibilis ein passiver Diffusionsvorgang.

Für den Fluß einer molekularen Substanz, z.B. Wasser, durch eine Membran gilt das Massentransportgesetz nach Fick; d.h. die Flußmenge pro Zeiteinheit ist proportional dem Konzentrationsgefälle und der Länge des Diffusionsweges. Das Ficksche Gesetz gilt für die Hauptpermeation nur, wenn niedrige Konzentrationen vorliegen.

Bei der Permeation anderer molekularer Substanzen als Wasser müssen noch weitere Faktoren berücksichtigt werden; z.B. die Löslichkeit einer Substanz in ihrem Lösungsmittel einerseits und in der zu penetrierenden Barrierenmembran andererseits.

Bedeutsam ist der Verteilungskoeffizient: Er gibt das Verhältnis der Löslichkeit eines Stoffes in seinem Lösungsmittel und in der Membran an. Je größer die Löslichkeit einer Wirksubstanz in seinem Vehikel ist, desto kleiner ist die Tendenz der Moleküle zur Permeation. Umgekehrt darf eine gute Wirkung eines Agens erwartet werden, wenn seine Löslichkeit in der Hornschicht groß und im Vehikel klein ist, wenn sein Verteilungskoeffizient also hoch ist: Die Wirksubstanz kann besser aus der Trägergrundlage freigesetzt werden, die Permeation ist größer.

Eine niedrige Löslichkeit eines Stoffes im Vehikel und eine hohe im Stratum corneum sind also günstige Voraussetzungen für eine gute Permeation.

Die Hornschicht hat sowohl eine Affinität zu hydrophilen wie zu lipophilen Substanzen. Es wird eine Mosaikfilament-Ultrastruktur postuliert mit hydrophilen und lipophilen Hornschichtpartien. Da das Stratum corneum wegen der Barrierenfunktion vor allem auf eine gute Versorgung mit Lipiden angewiesen ist, scheint seine Affinität zu fettlöslichen Stoffen besonders groß zu sein.

Neben der Löslichkeit, dem Vehikel und dem Verteilungskoeffizienten spielen die folgenden Faktoren für die Permeation eine Rolle:
1. Die Hornschichtbeschaffenheit, ihre Qualität und, in geringerem Maße, ihre Dicke.
2. Die Körperregion. Es sind erhebliche Unterschiede zu beobachten. Besonders groß ist die Permeation in der Genitalgegend, im Gesicht und an intertriginösen Körperstellen.
3. Die Gesamtfläche, von der eine Substanz permeiert.
4. Die Wirkstoffkonzentration.
5. Die Außentemperatur und die Hauttemperatur. Bei erhöhter Temperatur ist die Permeation größer, wahrscheinlich wegen erhöhter Molekularbewegung.
6. Die Luftfeuchtigkeit und die Hydratation der Hornschicht. Bei ausgeprägter Hydratation, wie sie z.B. durch Okklusivverbände erzielt wird, diffundieren die Moleküle rasch durch die Hornzellen. Zudem konnte nachgewiesen werden, daß die Permeationsfläche wesentlich größer wird (Zunahme bis zu 37%).
7. Die elektrische Ladung der penetrierenden Moleküle und ihre Polarität. Elektrolyte und hochpolare Substanzen vermögen die intakte Hornschicht wahrscheinlich nur durch die Adnexen und die Interzellulärspalten zu passieren. Niederpolare Moleküle scheinen den Hauptweg durch die Hornzellen einschlagen zu können.

Dagegen ist offenbar die Molekulargröße bis zu einem Molekulargewicht von 500, vielleicht sogar bis 5000 Daltons, für die Permeation unwesentlich.

Wie verhält sich die Permeation in Bezug auf das Lebensalter? Kleinkinder, besonders Säuglinge, weisen eine erhöhte Permeabilität auf. Im Alter ist sie unverändert.

Toxisch-schädigende Einflüsse, wie Entfettung der Haut durch Herauslösung von Lipiden und Phospholipiden aus den Interzellulärlücken oder Denaturierung des Keratins durch Seifen, Laugen, Detergentien und gewisse organische Lösungsmittel, vermögen die Permeation heraufzusetzen. Desgleichen Propylenglykol. Es übt als potentes Lösungsmittel eine Schlepperfunktion für Wirkstoffe aus und durchdringt die Hornschicht mit dem gelösten Wirkstoff zusammen. Normalerweise begleitet das Vehikel das Agens (nach Zesch) nur bis zu 2/3 oder 3/4 der Hornschichttiefe. Vermutlich schädigt Propylenglykol die Barriere temporär in geringem Maße, was die Permeation begünstigt. Dies wird auch für die guten Lösungsmittel Dimethylsulfoxid (DMSO), Dimethylformamid und Dimethylacetamid angenommen.

Harnstoff ist eine hydrophile Substanz, die den sogenannten „Natural moisturing factor" aufweist. Er bindet Wasser an das intrazelluläre Keratin und wirkt dadurch permeationssteigernd.

Durch topische Applikation von langsam penetrierenden Salben kann zufolge der Barriere ein Depot von Wirkstoffen in der Hornschicht angelegt werden. Diese Ablagerung trifft man vor allem in der oberen Hornschichtkammer an, im lockeren Stratum corneum disjunctum. Sie ermöglicht eine längerfristige Wirkung. Schäfer verglich die Reservoirbildung mit einem Stausee hinter einem Damm. Bei einer Durchlöcherung des Staudamms, der Barriere, entleert sich der See, das Depot fließt ab.

Wenn die Hornschichtbarriere überwunden ist, wird der Fluß in der Epidermis beschleunigt. Noch schneller verläuft die Passage durch die Cutis. Dabei vermindert sich die Wirkstoffkonzentration von oben gegen unten zu.

Einmal im Stratum papillare angelangt, werden eingedrungene Fremdstoffe nahezu vollständig durch Blut- und Lymphgefäße resorbiert.

Im Vergleich zur Permeation von topischen Medikamenten kommt der Resorption in der Regel eine untergeordnete Bedeutung zu. Topische Medikamente entfalten ihre Wirksamkeit auf ihrem Weg durch Hornschicht, Epidermis und Cutis. Eine neuere Methode, ein Medikament durch die Haut einzuschleusen und eine langsame Resorption über längere Zeit zu ermöglichen, wird in der internen Medizin angewandt, z. B. zur Langzeitprophylaxe der Angina pectoris. Dabei gelangt Nitroglycerin unter einem Pflaster durch eine mikroporöse Membran gleichmäßig-kontinuierlich in der Haut zur Resorption.

Die Resorption größerer Mengen von extern applizierten Medikamenten kann dagegen bekanntlich zu systemischen Nebenwirkungen führen, vor allem wenn bei entzündeter und lädierter Haut großflächig in höheren Konzentrationen oder okklusiv über längere Zeit behandelt wird. Säuglinge, Kleinkinder und Leute mit Niereninsuffizienz sind besonders gefährdet.

Toxische Auswirkungen durch beträchtliche Resorption von Substanzen aus der Haut, wiederum bei großflächiger Applikation, sind bekannt z. B. von der Borsäure, von Resorcin, Hexachlorophen und Salcylsäure.

Schließlich sei noch auf die Möglichkeit hingewiesen, daß Kollagen ionische Substanzen, z. B. Chrom, binden kann. Diese, unter Umständen jahrelange Persistenz von Metallen in der Cutis, könnte vielleicht die Unterhaltung eines chronischen Gewebeekzems ohne weiteren exogenen Allergenkontakt wenigstens teilweise erklären.

Fassen wir zusammen:

Die Permeation und Resorption von Fremdstoffen in der Haut stellt ein sehr komplexes, aber fein abgestimmtes Ineinanderspielen verschiedener Systeme mit Wechselwirkungen und Verflechtungen dar.

Während die Permeation und Resorption bei intakter, gesunder Haut hauptsächlich wegen der guten Barrierenfunktion der Hornschicht meistens gering sind, erweisen sie sich bei der geschädigten und kranken Haut als groß: Sie können um ein Mehr- bis Vielfaches zunehmen.

Literatur

1. Baker H (1979) The Skin as a Barrier. In: Rook A, DS Wilkinson, FJG Ebling (eds.) Textbook of Dermatology. Blackwell, Oxford London Edinburgh Boston Melbourne, pp 289-298
2. Bettley FR (1961) The influence of soap on the permeability of the epidermis. Brit J Derm 75: 448-454
3. Blank IH (1952) Factors which influence the water content of the stratum corneum. J invest Derm 18: 433-440
4. Blank IH, RJ Scheuplein (1969) Transport into and within the skin. Brit J Derm 81, Suppl 4: 4-10
5. Chandrasekaran SK (1980) Drug permeation through skin: controlled delivery for topical or systemic therapy. In: Cooney DO (ed) Advances in biomedical engineering, Part I. Marcel Decker, Inc. New York Basel, p 305
6. Gloor M, H Wirth, UW Schnyder (1978) Pharmakologie der Salicylsäure bei topischer Applikation — eine Übersicht über die Literatur der leltzten 20 Jahre. Zbl Hautkr 139: 283-290
7. Gloor M (1982) Pharmakologie dermatologischer Externa. Springer, Berlin Heidelberg New York
8. Klaschka F (1979) Arbeitsphysiologie der Hornschicht in Grundzügen. In: Jadassohn J (Hrsg) Handbuch der Haut- und Geschlechtskrankheiten, Ergänzungswerk I/4A. Springer, Berlin Heidelberg New York, S 153-261
9. Kleine-Natrop HE (1976) Particle size of dexamethasone incorporated in ointment and its behavior during penetration in the stratum corneum of living skin. Dermatologica 152, Suppl 1: 101-106
10. Malkinson FD, S Rothman (1963) Percutaneous Absorption. In: Jadassohn J (Hrsg) Handbuch der Haut- und Geschlechtskrankheiten, I/3. Springer, Berlin Göttingen Heidelberg, S 90-156
11. Middleton JD (1969) Pathways of penetration of electrolytes through stratum corneum. Brit J Derm 81, Suppl 4: 56-61
12. Orfanos CE (1981) Aufbau der Hornschicht im Hinblick auf ihre Funktion. In: Berliner derm Symposium-Stratum corneum. Grosse, Berlin, S 29-47
13. Schaefer H (1981) Stratum corneum: Funktion als Grenzmembran. In: Berliner derm Symposium-Stratum corneum. Grosse, Berlin, S 56-62
14. Schaefer H, A Zesch, G Stüttgen (1981) Skin Permeability. In: Jadassohn J (Hrsg) Handbuch der Haut- und Geschlechtskrankheiten, Ergänzungswerk I/4B. Springer, Berlin Heidelberg New York, S 541-886
15. Scheuplein RJ (1965) Mechanism of percutaneous absorption. I. Routes of penetration and the influence of solubility. J invest Derm 45: 334-346
16. Scheuplein RJ (1967) Mechanism of percutaneous absorption. II. Transient diffusion and the relative importance of various routes of skin penetration. J invest Derm 48: 79-88
17. Scheuplein RJ, LJ Morgan (1967) „Bound water" in keratin membranes measured by a microbalance technique. Nature 214: 456-458
18. Scheuplein RJ, RL Bronaugh (1983) Percutaneous Absorption. In: Goldsmith LA (ed) Biochemistry and Physiology of the Skin. Oxford University Press, New York, Oxford, pp 1 255-1 295
19. Shaw J, J Urquhart (1980) Programmed, systemic drug delivery by the transdermal route. Trends in pharmacol Sci 4: 208
20. Stüttgen G (1965) Die normale und pathologische Physiologie der Haut. G. Fischer, Stuttgart
21. Stüttgen G, H Schaefer (1974) Funktionelle Dermatologie. Springer, Berlin Heidelberg New York
22. Stüttgen G (1981) Pharmakokinetik und Effektivität von Hauttherapeutica. Hautarzt 31: 199-207
23. Stüttgen G (1981) Ways and possibilities of drug absorption by healthy and damaged skin. 1. Internat APV-Symposium „Dermale an Transdermale Resorption München", 12.-14.1.1981
24. Stüttgen G (1981) Pharmakokinetik und Effektivität von Hauttherapeutica. Hautarzt 31: 199-207
25. Tregear RT (1966) Hautpermeation hochmolekularer Verbindungen. Aesthet Med 15: 395
26. Ude P (1984) Wirkstoffe, Wirkstoffträger und Hautorgan. In: Hornstein OP, Schnyder UW, Schönfeld J (Hrsg) Neue Entwicklungen in der Dermatologie. Springer, Berlin Heidelberg New York, Tokio, S 20-28
27. Wahlberg JE (1968) Transepidermal or transfollikular absorption. Acta derm vener 48: 336-344
28. Wohlrab W (1979) Der Einfluß von Harnstoff auf percutane Permeationsmechanismen. Dermatologica 159: 441-450
29. Wohlrab W (1984) Vehikelabhängigkeit der Harnstoffpenetration in die menschliche Haut. Dermatologica 169: 53-59
30. Zesch A, H Schaefer (1975) Penetration of radioactive hydrocortisone in human skin from various ointment bases. II: in vivo experiments. Arch derm Forsch 252: 245-256
31. Zesch A (1981) Reservoirfunktion der Hornschicht. Berliner derm Symposium-Stratum corneum. Grosse, Berlin, S 63-76
32. Zesch A (1981) Untersuchungsmethoden zur Ermittlung der Wirkstoffkonzentration in der menschlichen Haut. 1. Internat APV-Symposium „Dermale und Transdermale Resorption", München, 12.-14.1.1981
33. Ziegenmeyer J (1981) Einfluß der Grundlage auf die Absorption und Penetration von Wirkstoffen. 1. Internat APV-Symposium „Dermale und Transdermale Resorption", München, 12.-14.1.1984

Dr. med. Hans Suter
Externer Oberarzt an der Universitäts-Hautklinik Bern
Bälliz 35
CH-3600 Thun

Aspekte der Kreuz- bzw. Gruppenallergie

K. H. SCHULZ, Hamburg

Die Spezifität allergischer Reaktionen ist nicht immer absolut. Ein durch ein definiertes Allergen (primäres Allergen) sensibilisierter menschlicher oder tierischer Organismus kann damit gleichzeitig eine Allergie gegen chemisch ähnliche Verbindungen (sekundäres Allergen) erworben haben, mit denen vorher kein Kontakt bestand.

Das Studium dieses als Kreuz- oder Gruppenallergie bezeichneten Phänomens hat in den letzten Jahren zu zahlreichen gut fundierten Erkenntnissen, aber auch zu Fehlinterpretationen und Mißverständnissen geführt. Obwohl von R. L. Mayer und R. L. Baer vor mehr als 30 Jahren exakt definiert, wird der Begriff häufig verwässert und mißverständlich verwendet.

Von den verschiedenen allergischen Manifestationen eignet sich das Kontaktekzem besonders gut für Untersuchungen der Kreuzallergie. Ein Grund dafür liegt in der Tatsache, daß es sich bei den auslösenden Allergenen um kleinmolekulare Verbindungen handelt, die chemisch präzise definiert und damit verglichen werden können.

Die wichtigsten Kriterien der Kreuzallergie lassen sich wie folgt zusammenfassen:
1. Allergische Kreuzreaktionen werden zwar durch chemisch ähnliche Verbindungen hervorgerufen, aber nicht alle chemischen Verwandten geben untereinander Kreuzreaktionen.
2. Kreuzallergische Beziehungen können sich auch dann entwickeln, wenn durch Metabolisierung (Biotransformation) aus verschiedenen Substanzen gleiche oder ähnliche Allergene bzw. Haptene entstehen.
3. Das Spektrum der Kreuzallergie ist von Fall zu Fall verschieden. Es hängt u. a. ab vom Sensibilisierungsvermögen des primären Allergens, vom Grad der immunchemischen Verwandtschaft, von den Expositionsbedingungen sowie vom Sensibilisierungsgrad des Patienten. Darüberhinaus scheinen noch weitere, bisher noch unbekannte Faktoren eine Rolle zu spielen.

Zum *Nachweis* der Kreuzallergie beim allergischen Kontaktekzem wird im allgemeinen der Epicutantest verwendet. Dies hat seine Berechtigung, wenn die Möglichkeiten von Fehlinterpretationen beachtet und nicht zu weitreichende Schlüsse aus den Befunden gezogen werden.

Die Abgrenzung der Kreuzallergie von begleitender oder Kopplungsallergie kann Schwierigkeiten bereiten, u. U. sogar unmöglich sein, denn häufig genug können versteckte Expositionsmöglichkeiten nicht erfaßt werden. Eine Kreuzallergie sollte nur dann ins Auge gefaßt werden, wenn ein vorangegangener Kontakt mit einem Sekundärallergen ausgeschlossen werden kann, zum mindesten aber unwahrscheinlich ist. Schwierigkeiten ergeben sich weiterhin aus dem Umstand, daß oft die eigentlichen, im Organismus entstehenden Haptene nicht bekannt sind.

I.

Die chemische Ähnlichkeit von „Kreuzallergenen" kann so groß sein, daß nahezu eine *100%ige Konkordanz* hinsichtlich der Reaktionsauslösung existiert. Das ist z. B. der Fall bei der Kreuzallergie gegen
    2,4-Dinitrochlorbenzol (DNCB),
    2,4-Dinitrofluorbenzol (DNFB) und
    3-Nitro-4-fluoracetophenon (FNA).

Die enge Beziehung zwischen DNCB bzw. DNFB und FNA, das als Zwischenprodukt für bestimmte chemische Synthesen benutzt wird, wurde von uns gemeinsam mit H. Oelschläger und seiner Gruppe festgestellt. Sie erklärt sich aus der Tatsache, daß die in 4-Stellung substituierte Acetylgruppe einen ähnlichen aktivierenden Effekt auf das halogentragende C-Atom am Benzolkern ausübt wie die NO_2-Gruppe im Molekül von DNCB bzw. DNFB.

Eine fast vollständige Konkordanz besteht auch für die Urushiole, die Allergene aus dem amerikanischen Rhus-Arten (poison ivy, poison sumac) und dem japanischen Lackbaum (Rhus vernicifera). Bei den Urushiolen handelt es sich um Brenzkatechinderivate, die sich sehr ähneln und sich lediglich in der Länge der Seitenkette und der darin enthaltenen Doppelbindungen unterscheiden.

II.

In den meisten Fällen ist die Konkordanz jedoch nicht vollständig, insofern als die Sekundärallergene nur bei einem Teil der durch das Primärallergen Sensibilisierten allergische Raktionen auszulösen vermögen. Als eindrucksvolles Beispiel sei die Gruppenallergie auf therapeutisch verwendete Antibiotika der Aminoglykosidreihe genannt. In einer von Samsoen (1980) erstellten Untersuchungsreihe reagierten mehr als 90% der durch lokale Anwendung von Neomycin sensibilisierten Patienten auf Framycetin, etwa 70% auf Ribostamycin, 45% auf Gentamicin und 40% auf Tobramycin. Die aus diesen Prozentzahlen hervorgehende abnehmende Häufigkeit bestätigt frühere, von Pirilä et al. erhobene Daten, die mit den älteren Aminoglykosid-Antibiotitka gewonnen wurden.

Als weiteres Beispiel für eine *partielle Konkordanz* sei die Allergie gegen Antimykotica der Imidazolreihe genannt, die allerdings nur relativ selten zu Sensibilisierungen führen. Kreuzallergien wurden am häufigsten zwischen Mikonazol und Ekonazol sowie zwischen diesen beiden und Isokonazol nachgewiesen. Mit chemisch entfernter stehenden Imidazolderivaten wie Mebendazol, Metronidazol oder auch Thiabendazol, oder auch Histamin und Pilocarpin wurden keine Kreuzallergien gefunden (Jelen 1982, 1983).

In diesem Zusammenhang ließen sich noch weitere Beispiele anführen, wie Kreuzallergien gegen 8-Hydroxychinolinderivate, Lokalanaesthetica, bestimmte aromatische Amine u. a.

III.

Die Entstehung von Kreuzallergien über *gemeinsame Metaboliten* ist wahrscheinlich weiter verbreitet als bisher angenommen. Das hängt nicht zuletzt damit zusammen, daß der Nachweis reaktionsfähiger Zwischenprodukte der Biotransformation, die Hapteneigenschaften besitzen, bisher nur für wenige Allergene geführt werden konnte. Am bekanntesten ist die Gruppenallergie gegen bestimmte aromatische Aminoverbindungen wie o- und p-Phenylendiamin, p-Aminophenol und deren Derivate, die nach den bekannten Untersuchungen von R. L. Mayer auf intermediär entstehende reaktionsfähige Haptene von Chinonstruktur zurückgeführt wird. Es sei aber nicht vergessen, daß der endgültige Beweis für diese allgemein anerkannte Hypothese allerdings noch aussteht.

Von den halogenierten 8-Hydroxychinolinen wird angenommen, daß sie im Organismus zu Pyridincarbonsäuren oxidiert werden, die das für die Kreuzallergenität verantwortliche Hapten darstellen (Dupuis und Benezra).

Kürzlich haben Sjöborg und Mitarbeiter anhand eines in der Kunststoffherstellung beschäftigten Patienten gezeigt, daß verschiedene substituierte Styrole Kreuzreaktionen hervorrufen. Als verantwortliches Hapten wurde ein durch Oxidation der Seitenkette entstehendes Epoxid identifiziert.

IV.

Chemische Verwandtschaft bedeutet noch nicht unbedingt immunologisch-allergologische Verwandtschaft. Diese Feststellung wird dann besonders augenfällig, wenn wir einige *Stereoisomere* betrachten.

Enantiomere (Spiegelbildisomere) verhalten sich physikalisch bis auf die Drehung der Ebene des polarisierten Lichtes vollkommen gleich; auch in ihren chemischen Eigenschaften stimmen sie überein, mit Ausnahme der Reaktionsfähigkeit mit anderen optisch aktiven Stoffen, zu denen auch die Aminosäuren gehören.

Als Beispiel für die unterschiedliche Allergenität von Enantiomeren seien einige Naturstoffe genannt. Die in bestimmten Moosarten vorkommende Usninsäure liegt in der rechts- und in der linksdrehenden Form vor. Wie Mitchell, Salo u. a. gezeigt haben, besitzen beide Formen sensibilisierende Eigenschaften, Kreuzreaktionen sind aber nicht festgestellt worden.

Auch die Sensibilisierung gegen die in einigen Flechtenarten vorkommenden Sesquiterpenlaktone d- und l-Frullanolid ist offenbar streng spezifisch. In tierexperiementellen Untersuchungen wurden keine Kreuzreaktionen beobachtet (Barbier und Benezra).

Aus der Reihe der Diastereomere, die physikalisch-chemisch nicht so nahe miteinander verwandt sind wie Enantiomere (unterschiedliche Schmelz- und Siedepunkte, Löslichkeiten, Reaktionsgeschwindigkeiten), seien Chinin und Chinidin genannt. Die bekannte Erfahrung, daß Chininallergiker Chinidin im allgemeinen vertragen und umgekehrt, ist durch kürzlich von Wahlberg erhobene Befunde erneut bestätigt worden.

Die in Parthenium hysterophorus, einer in bestimmten Regionen Indiens heimisch gewordenen Compositenart, enthält mehrere Sesquiterpenlaktone, u. a. Parthenin und Hymenin. Chemisch unterscheiden sich die beiden Verbindungen nur durch die räumliche Anordnung einer OH-Gruppe. Subba Rao et al. sowie Picman et al. fanden im Epicutantest zwar starke Reaktionen auf Parthenin, aber keine positive Testreaktion auf Hymenin.

V.

Untersuchungen über die Spezifität allergischer Reaktionen können an sensibilisierten Menschen und experimentell an Meerschweinchen vorgenommen werden. Für viele Allergengruppen hat sich eine gute Übereinstimmung zwischen den *tierexperimentell* und den *klinisch-experimentell* gewonnenen Resultaten gezeigt. Aber nicht immer besteht eine Parallelität, wie folgendes Beispiel zeigt:

Primin (Kontaktallergen aus Primelarten und Seeigel),
3,4-Dimethoxydalbergion (Allergen aus dem Holz Machaerium scleroxylon, pao ferro) und
Desoxylapachol aus Teakholz (Tectona grandis)

stellen chemisch Chinone dar. Alle drei Verbindungen sind starke Sensibilisatoren. Es wurde nun angenommen, daß allergene Beziehungen zwischen diesen drei Stoffen existieren. Tatsächlich schien sich diese Annahme zu bestätigen, denn Sensibilisierungsversuche an Meerschweinchen zeigten Kreuzreaktionen. Bei Menschen ist diese Gruppenallergie bisher aber nicht festgestellt worden. Mehr als 40 durch Machaerium scleroxylon sensibilisierte Patienten des eigenen Krankengutes reagieren stark auf 3,4-Dimethoxydalbergion, aber nicht auf Primin. Umgekehrt fand sich bei 6 primelallergischen Patienten in keinem Fall eine Reaktion auf 3,4-Dimethoxydalbergion.

Mit einer vollständigen Kongruenz zwischen Tierexperiment und den an Menschen erhaltenen Resultaten kann somit nicht immer gerechnet werden.

VI.

Sympathicomimetica der Phenylethylamin- und Phenylethanolaminreihe sind selten, nach lokaler Anwendung von Phenylephrin im Augenbereich sind jedoch allergische Dermatitiden beobachtet worden. In einem von uns näher untersuchten, durch Etilefrin sensibilisierten Fall, zeigten sich lediglich auf die metaständig zur Seitenkette hydroxilierten Substanzen dieser Reihe wie Phenylephrin, Norfenefrin und Etilefrin positive Teste (Schulz). Lokal angewendete Corticosteroide führen gelegentlich zu Sensibilisierungen. In den meisten Fällen ist die Spezifität ziemlich ausgeprägt (Dooms-Gossens et al., Kuhlwein et al.). Von dieser Regel gibt es aber Ausnahmen, insofern, als sich die Allergie auf eine größere Anzahl von Lokalcorticoiden erstrecken kann.

Abschließend sei festgehalten, daß allergische Kreuzreaktionen insgesamt häufig sind. Sie zeigen individuell unterschiedliche Muster. Maßgebend für das Ausmaß der Kreuzallergie sind sowohl stoffliche als auch individuelle Faktoren. Es ist notwendig, für jeden einzelnen Patienten sein individuelles Allergenspektrum zu erfassen.

Das Studium der Kreuzallergenität kann dazu beitragen, die am Beginn der immunologischen Reaktionskette stehenden Vorgänge immunchemisch besser verstehen zu lernen. In präventiv-medizinischer Hinsicht sind solche Untersuchungen für die Charakterisierung des sensibilisierenden Profils neuer Stoffe wertvoll.

Literatur

1. Baer RL (1954) Cross-sensitization phenomena. In: Mac Kenna RMB ed: Modern trends in dermatology, 2nd series. London; Butterworths 232-258
2. Barbier P, C Benezra (1982) Stereospecificity of allergic contact dermatitis induced by two natural enantiomers, (+0)- and (−1)- frullanolides, in guinea pigs. Die Naturwissenschaften 69:296-297
3. Benezra CF, H Maibach (1984) True cross-sensitization, false cross-sensitization and otherwise. Contact Dermatitis 11:65-69
4. Dooms-Gossens, A, J Vantree, D Vanderheyden, D Gevers, L Willems, H Degreff (1983) Allergic contact dermatitis to topical corticosteroids, clobetasol propionate and clobetasone butyrate. Contact Dermatitis 9:470-478
5. Dupuis G, CF Benezra (1982) Allergic contact dermatitis to simple chemicals. Marcel Dekker, Inc New York Basel
6. Jelen G (1982) Allergie gegen imidazolhaltige Antimykotica, Kreuzallergie? Dermatosen Beruf und Umwelt 30:53-55
7. Jelen G (1983) Kontaktallergien gegenüber imidazolhaltigen Antimykotica. Hautarzt 34:423

8. Kuhlwein A, BM Hausen, E Hoting (1982) Kontaktallergie durch halogenierte Kortikosteroide. Z f Hautkrk. 58:794 (1982)
9. Mayer RL (1954) Group-sensitization to compounds of quinone structure. Progr in Allergy IV: 79-172 S Karger, Basel
10. Mitchell JC, S Shibata (1969) Immunologic activity of some substances derived from lichenoid fungi. J invest Dermat 52:517-520
11. Picman AK, J Picman, GHN Towers (1982) Cross-reactivity between sesquiterpene lactones related to parthenin in parthenin-sensitized guinea pigs. Contact Dermatitis 8:294-301
12. Salo H, M Hannuksela, BM Hausen (1981) Lichen pickers dermatitis. (Cladonia Alpestris [L] Rab) Contact Dermatitis 7:9-13
13. Samsoen M, R Metz, E Melchior u J Foussereau (1980) Cross-sensitivity between aminoside antibiotics. Contact Dermatitis 6:141
14. Schulz KH Probleme der Kreuzallergie. Allergologie, im Druck
15. Schulz KH, H Oelschläger (1964) Vortrag V. Internat. Kongress f. Allergologie, Madrid
16. Sjöborg S, S Fregert, L Trulsson (1984) Contact allergy to styrene and related chemicals. Contact Dermatitis 10:94-96
17. Subba Rao PV, A Mangala, GHN Towers, E Rodriguez (1978) Immunological activity of parthenin and its diastereomer in persons sensitized by Parthenium hysterophorus L. Contact Dermatitis 4:199-203
18. Wahlberg JE, A Boman (1981) Contact sensitivity to quinidine sulfate from occupational exposure. Contact Dermatitis 7:27-31

Prof. Dr. med. K. H. Schulz
Allergolog. Abteilung
Universitäts-Hautklinik
Martinistr. 52
D-2000 Hamburg 20

Allergische Kontaktekzeme: Systemische Auslösung

F. KLASCHKA, Berlin

Einleitung: Nomenklatur, Aetio-Pathogenese, Allergenspektrum

Die für Ekzemreaktionen „von innen her" gebräuchliche Nomenklatur verdeutlicht mit Begriffen wie
— „hämatogenes", „lymphogenes" Kontaktekzem [1, 6]
— „internal" allergic contact dermatitis
— endogenic resp. systemic contact eczema [7]
— ekzematöse Reaktionen bei innerlicher Aufnahme von Kontaktallergenen [2]
— eczematous drug eruption
— systemic eczematous contact type dermatitis medicamentosa [3]

den Mangel einer hinreichend klaren Vorstellung von deren Pathogenese, Ausprägung und Objektivierung (Abb. 1). Daß dem lange bekannten, klinisch jedoch nicht häufig vorkommenden Phänomen der Ekzemauslösung von innen her [5, 6] eine zellvermittelte (Typ IV-) Reaktion zugrunde liegt, belegen erfolgreiche Expositionstests insbesondere bei Patienten mit epicutantestpositiver Kontaktallergie gegen Dichromat [8] und Nickelsulfat [5]. Gleichartige Reaktionen, die klinisch zuweilen mit dem Aufflammen eines vorausgegangenen Ekzemherdes oder, bei zumeist symmetrischer Ausbreitung, mit Erythem-, Knötchen- und Bläschenbildung, zuweilen auch mit einem morbilli-, scarlatini-, purpuriformen Exanthembild in Erscheinung treten und mikromorphologisch dann eher cutan-vasculäre als epidermale Infiltration aufweisen, kennen wir auch gegen — therapeutisch eingesetzte — Arsen- und Quecksilberverbindungen sowie gegen Antibiotika, vornehmlich Penicilline, Streptomycin, Chloramphenicol, ferner gegen Chinin-, Sulfonamid-, Phenothiazin-, Antihistamin-Präparate und nicht zuletzt gegen das als Antabus verwendete Tetraäthylthiuramdisulfid. Für eine Reihe, der als innerliche Ekzemauslöser angesehenen Nahrungsmittel und deren Additiva wie Farbstoff-, Geschmacks-, Konservierungs- und andere Zusätze, bedarf es der weiteren kritischen Überprüfug und diagnostischen Verifizierung. Während die zuweilen angenommene Ekzem- bzw. Reaktionsauslösung bei Paraben-Kontaktallergikern durch innerliche Allergenzufuhr, bei Überprüfung im Expositionstest mit p-Hydroxybenzoesäure-Methyl- und Propyl-Ester, in hoher Dosierung (1000 mg in magen- und dünndarmlöslichen Kapseln) nicht zu bestätigen war, hatten Reaktionen gegen Benzoesäure (Nahrungsmittelkonservans) eine pseudoallergische Genese.

Da die Ekzemreaktionen bei systemischer Auslösung meist innerhalb von (4-) 6-8 (-12) Stunden, mithin früher als die über (12-) 24-48 (-96) Stunden anlaufende allergische Kontaktdermatitis eine deutliche Ausprägung erreicht, kann ihre Abgrenzung — zumal in frühen Stadien — gegenüber urticariellen oder anderen Exanthemmorphen schwierig sein. Nicht auszuschließen sind dabei begleitende Immunreaktionen vom Sofort- und/oder Spättyp an inneren Organen, deren eindeutiger Nachweis allerdings erhebliche Schwierigkeiten bereiten kann. Das

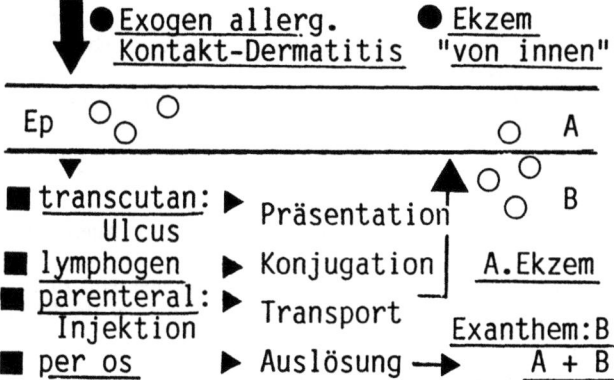

Abb. 1. Wege der Allergenzufuhr bei exogener und systemischer Ekzemauslösung (Schema) mit vorwiegend epidermotroper (Ep) oder kutan-vaskulärer Ekzem (A)- bzw. Exanthem (B)-Reaktion

gilt zwar vorwiegend für Arznei- und Nahrungsmittelallergene, grundsätzlich aber auch, wie die Erfahrung lehrt, für Metall-Kontaktallergene. Orale Expositionstests mit Nickelsulfat in Dosen von (0,6-) 5-15 (-50) mg erbrachten u. E. bislang keine ausreichende Bestätigung für die oft vermutete allergische Verursachung bzw. Auslösung rezidivierender dyshidrotischer Ekzemschübe.

Nickelallergie:
Quantitative Aspekte der Reaktionsauslösung

Einwandfrei dokumentierte Einzelbeobachtungen an Nickelkontaktallergikern zeugen für die in Alltag und Beruf durchaus mögliche innerliche Auslösung einer Nickel-Ekzemreaktion. Da Nickel wegen seiner breiten Verwendung in Metallgegenständen, die in dauerhaftem Kontakt mit der Haut stehen — dazu gehören insbesondere Schmuckstücke, Kleiderschließen, Werkzeuge — heute weltweit das am häufigsten nachzuweisende Kontaktallergen ist, andererseits aber auch — bewußt oder unbewußt — in beträchtlichen Mengen mit Nahrungsmitteln und Getränken oral aufgenommen wird, ist zu klären, inwieweit dadurch für (Ekzem-) Patienten mit Nickelkontaktallergie das Risiko einer aktuellen oder latenten Reaktionsauslösung von innen her besteht.

Im oralen Provokationstest sah Schleiff [8] bei 20 Chrom-Kontaktekzem-Patienten durchweg eine innerlich ausgelöste Hautreaktion in früheren Ekzembereichen und/oder an vorher nicht erkrankt gewesener Haut nach Gabe von 1-10 mg Kaliumdichromat in einem Glas Wasser. Eigene Testuntersuchungen an Nickel-Kontaktallergikern ergaben, daß eine innerliche Reaktionsauslösung regelhaft mit einer Nickelmenge von mehr als 5 mg möglich ist. Allerdings besitzen wir über die Struktur und den Weg des Allergens, seine Präsentation, Konjugation, Reaktionsauslösungsmechanik, noch keine — experimentell — befriedigenden Belege.

Eine rechnerische Überlegung, wonach bei oraler Zufuhr von 10 mg Nickel beim Erwachsenen mit 10000-20000 cm² Hautoberfläche zu einer Verteilung mit der Flächenkonzentration von 0,5-1 μg Nickel/cm² Haut führen könnte, ergibt — in wahrscheinlich zufälliger Übereinstimmung — den Wert, der zur Auslösung einer Nickelkontaktreaktion im Epicutantest erforderlichen Flächenkonzentration von 0,5-1 μg Nickel/cm² Haut. Im geschlossenen Läppchentest tritt eine Nickelkontaktreaktion regelhaft gegen mindestens 5-10 μg Nickel/cm² Haut auf, in seltenen Fällen, unter besonderen Test- und Reaktionsbedingungen, schon gegen 1-2 μg Nickel/cm² Haut. Unterstellt man, daß Nickel, das als Enzym- oder Salzkomponente in Nahrungsmitteln vorliegen kann, oral in entsprechender Menge, zumal nach Aufbewahrung von Speisen und Getränken in nickelfreigebenden Metallbehältern (Getränkedosen, Kochgeschirr), dem Körper zugeführt wird, so ist mit der Möglichkeit innerlicher Ekzemauslösung bei ausgeprägter Nickelkontaktallergie zu rechnen, abhängig und womöglich begünstigt von der Art, Größe, Zusammensetzung, Eßgewohnheit und -dauer wie aber auch von der Resorptions-, Stoffwechsel- und Reaktionslage des Patienten. Vom oral zugeführten Nickel gelangt ein Anteil von weniger als 5 oder 10% über den Darm in den Organismus. Die in Urin und Faeces gemessene Nickelausscheidungsmenge beträgt 200 bzw. 260 μg pro Person und Tag [4].

Mit einer durchschnittlichen Kost, bestehend aus Fleisch, Fisch, Ei, Milchprodukten, Gemüse, Wurzeln, Früchten, Mehl, Brot, Kartoffeln (trocken), Fetten, Getränken, im Gesamtgewicht von 2,1 kg, nimmt ein 20 bis 50 Jahre alter Mann mit dem Körpergewicht von 65-70 kg pro Tag etwa 150 μg Nickel auf (Tabelle 1). Diese Menge, in mehreren Portionen zugeführt, dürfte mit Blick auf die weit kleinere Resorptionsrate, weit unter der zur Ekzemauslösung von innen her erforderlichen Mindestdosis liegen. Daß eine Nickelkontaktallergie-Reaktion durch die in Nahrungsmitteln und Getränken enthaltenen Nickelspuren hervorgerufen bzw. unterhalten werden könnte, widerspricht u. W. den Erfahrungen in der allergologischen Praxis. Wenn dem Patienten vom Testarzt, nach Feststellung einer positiven Läppchentestreaktion gegen Nickelsulfat, routinemäßig eine Liste mit nickelreichen und nickelarmen bzw. mit verbotenen und erlaubten Nahrungsstoffen ausgehändigt wird, so trägt dies, wie wir feststellen konnten, weniger zur Ekzemheilung als zur Verunsicherung des Patienten bei. Daher empfehlen wir für jeden Einzelfall den kritischen Nachweis einer durch orale resp. innerliche Nickelgabe ausgelösten Ekzemreaktion, gestützt insbesondere auf die Relevanz von Anamnese, Reaktionsbild und Allergie-Testergebnissen.

Tabelle 1. Nickelzufuhr insbesondere mit Milch, Milchprodukten, Gemüse und Getränken in einer Durchschnittskost [4]

Konsum pro Person/Tag: Dänemark z. B. Nahrungsmittel	g	%	μg Ni	%
Milch-Produkte	514	24,5	12,7	8,7
Fleisch, Fisch, Ei	211	10,1	7,2	4,9
Gemüse, Wurzeln	298	14,2	43,2	29,5
Früchte	140	6,7	7,5	5,1
Brot, Mehl	188	9,0	36,1	24,6
Kartoffeln, trocken	10	0,5	6,3	4,3
Fette	92	4,4	19,7	13,4
Getränke	498	23,7	6,1	4,8
Total/die	2099*	100	146,6	100

* m 20-50 Jahre, 65-70 kg, mäßig aktiv

Literatur

1. Binder E (1954) Über das hämatogene Kontaktekzem. Arch Derm 198: 1-23
2. Cronin E (1975) Ekzematöse Reaktionen bei innerlicher Aufnahme von Kontaktallergenen. Hautarzt 26: 68-71
3. Fisher AA (1969) Internal allergic contact dermatitis. Cutis 5: 407-410
4. Flyvholm MA, GD Nielsen, A Andersen (1984) Nickel content of food and estimation of dietry intake. Z Lebensm Unters Forsch 179: 427-431
5. Klaschka F (1979) Ekzemreaktionen „von innen her". Allergologie 2: 267-274
6. Miescher G (1962) Ekzem. Histopathologie, Morphologie, Nosologie. In: Handb d Haut- u Geschl Kr, Erg-Werk, Bd II/1: 1-112 Hrsg. A Marchionini. Springer, Berlin
7. Pirilä V (1970) Endogenic contact eczema. Allergie und Asthma 16: 15-19
8. Schleiff P (1968) Provokation des Chromatekzems zu Testzwecken durch interne Chromzufuhr. Hautarzt 19: 209-210

Prof. Dr. med. Franz Klaschka
Hautklinik im Klinikum Steglitz
der Freien Universität Berlin
Hindenburgdamm 30
D-1000 Berlin 45

Toleranz und Hyposensibilisierung

L. POLAK, Basel

Als Immuntoleranz wird eine Vorbeugung oder Unterdrückung einer Immunreaktion gegenüber einem Antigen, das ohne diesen Eingriff eine Immunantwort hervorrufen würde, bezeichnet. Die Immuntoleranz ist antigenspezifisch und basiert auf immunologischen Mechanismen. Es wird angenommen, daß jedes Antigen, das auf nicht immunogene Art verabreicht wird, tolerogen wirkt. Dies bezieht sich einerseits auf Struktur, Dosis und Verabreichungsweg des Antigens wie auch auf den Immunstatus (neugeboren, immunosupprimiert) des Individuums. Toleranz kann entweder durch Eliminierung des spezifischen Clones von immunokompetenten Zellen (clonal deletion) oder durch Suppressorzellen vermittelt werden.

Als Hyposensibilisierung oder Desensibilisierung wird eine Unterdrückung einer Immunreaktion bei bereits sensibilisierten Individuen bezeichnet. Sie ist meistens vorübergehend und beim Meerschweinchenmodell durch Blockade des entsprechenden Rezeptors immunokompetenter Zellen verursacht. Nur im Falle von Überempfindlichkeit gegen Chromium beim Meerschweinchen gelingt eine permanente Desensibilisierung, die aber keine klinische Bedeutung hat.

Literatur

1. Polak L (1980) Immunological aspects of contact sensitivity. Monographs in Allergy, S Karger
2. Polak L (1983) Gegenwärtiger Wissensstand auf dem Gebiet der allergischen Hautreaktionen. Ärztliche Kosmetologie 13: 24-36

Priv.-Doz. Dr. med. L. Polak
F. Hoffman- La Roche & Co. AG
Abt. für Exp. Medizin
Grenzacher Straße 124
CH-4002 Basel

Die klinische Relevanz der vorgetragenen Konzepte zur Pathogenese des allergischen Kontaktekzems

A. KREBS, Bern

Die Epidermis verfügt u. a. über ein kompliziertes immunologisches Abwehrsystem, an welchem sich die verschiedensten Zellen und Mediatoren beteiligen. Im Zentrum der kontaktallergischen Reaktion steht heute die antigenpräsentierende Langerhanszelle.

Es ist sehr erfreulich, hier festhalten zu können, daß zur Gewinnung vieler wichtiger neuer Erkenntnisse über die Kontaktallergie Dermatologen aus dem deutschsprachigen Raum Wesentliches beigetragen haben [17, 33, 34, 40, 41].

Die klinische Relevanz dieser neuen wissenschaftlichen Erkenntnisse ist im Moment noch recht gering. Sie zeigt uns aber vielleicht doch gewisse Richtungen an, wohin in Zukunft die Therapie gehen könnte.

Sicher bleibt aber vorläufig beim Kontaktekzem das Vermeiden des auslösenden Allergens nach wie vor eine der wichtigsten Maßnahmen.

Als mögliche therapeutische Zielobjekte bieten sich die Langerhanszellen, der spezifisch sensibilisierte T-Lymphozyt und die verschiedenen Mediatoren oder Zytokine an.

Aus Tierversuchen wissen wir, daß sich Haut, die ihrer Langerhanszellen verlustig gegangen ist, experimentell mit einfachen chemischen Stoffen nicht mehr sensibilisieren läßt. Offenbar, weil ohne Langerhanszellen das Antigen der T-Effektor-Lymphozyten nicht mehr ordnungsgemäß präsentiert werden kann. Versucht man die Sensibilisierung trotzdem, so entsteht weiterhin ein Zustand von spezifischer Toleranz des ganzen Organismus gegenüber dem betreffenden Antigen. Die erzielte Toleranz beruht auf einer Zunahme von spezifischen T-Suppressor-Lymphozyten [2, 7, 8, 32, 36, 45, 46, 47].

Beim Tier und in der Zellkultur gelingt es nun, mit verschiedenen Methoden die Langerhanszellen vorübergehend funktionell auszuschalten. Dies geschieht z.B. mit spezifischen Antikörpern gegen die Ia-Antigen-Determinante der Langerhanszellen. Danach bleibt eine Stimulierung von T-Lymphozyten aus. Die kontaktallergische Immunantwort kann auch durch Antikörper gegen den spezifischen Rezeptor der T-Lymphozyten blockiert werden [17, 18, 22, 39, 41].

Eine solche Antikörper-Therapie des Kontaktekzems ist beim Menschen zur Zeit noch nicht durchführbar. Die uns heute zur Verfügung stehenden (vor allem in der Maus erzeugten) monoklonalen Antikörper würden mit Sicherheit bei wiederholter Verabreichung zu anaphylaktischen Reaktionen führen. Wir müssen deshalb auf humane monoklonale Antikörper warten. Solche Behandlungen werden möglicherweise in Zukunft Bedeutung für die Organtransplantation haben.

Ein experimentell gesichertes Verfahren, um in der Haut von Versuchstieren die Funktion der Langerhanszellen vorübergehend auszuschalten, ist die Bestrahlung der Haut mit Ultraviolett-Licht oder die PUVA-Therapie. In so bestrahlter Haut lassen sich mit den üblichen Methoden die Langerhanszellen nicht mehr nachweisen. UV-exponierte Haut kann mit Antigenen nicht mehr sensibilisiert werden und wird außerdem spezifisch antigen-tolerant. Auch beim Menschen ist sonnenexponierte Haut vermindert sensibilisierbar [1, 11, 14, 15, 16, 24, 26, 30, 38, 40].

Aufgrund dieser experimentellen Erfahrungen hat man verschiedentlich versucht, allergische Kontaktekzeme mit UV-Bestrahlungen oder mit PUVA zu behandeln. Dies jedoch mit wechselndem Erfolg. So erzielten z.B. Mork und Austad bei 7 von 10 Patienten mit chronischem Kontaktekzem der Hände, mit wiederholten Ultraviolettlicht-Bestrahlungen ein günstiges therapeutisches Resultat. Thorwaldsen und Volden berichteten über Erfolge mit PUVA beim Nickel-Kontaktekzem. Vega, Halprin und Mitarb. dagegen versuchten vergeblich, mit UV-Bestrahlungen eine Kontaktallergie gegen Stickstoff-Lost bei Patienten mit Mycosis fungoides zu verhüten [19, 21, 27, 28, 31, 44, 49].

Allgemein hat sich die UV-Behandlung der Kontaktallergie in der Klinik bisher nicht durchsetzen können. Hat doch das Ultraviolettlicht leider auch unerwünschte Wirkungen an der Haut. So hemmt es zum Beispiel beim Versuchstier die immunologische Abwehr UV-induzierter Hauttumoren. Dies, möglicherweise, infolge Ausschaltung der Tumorantigen-präsentierenden Langerhanszellen. Ferner erhöht Ultraviolettlicht nach Luger die Produktion von Interleukin I und könnte dadurch theoretisch eine kontaktallergische Reaktion verstärken [12, 25, 42, 43].

Aus diesen Erwägungen kommt der Behandlung mit UV und PUVA vorläufig beim allergischen Kontaktekzem nur Adjuvans-Charakter für Sonderfälle zu.

Im Tierversuch lassen sich ferner die für die Ausbildung einer Kontaktallergie notwendigen Langerhanszellen durch die lokale oder systemische Anwendung von Kortikosteroiden vorübergehend funktionell ausschalten, z.T. vermutlich über eine Hemmung ihrer Ia-Antigen-Expression. Infolgedessen ist eine Steroid-vorbehandelte Hautstelle mit Antigenen nicht oder nur schlecht sensibilisierbar [5, 6, 50].

Seit langem nutzen wir auf empirischer Basis den immunsuppresiven Effekt der Kortikosteroide in der Behandlung des allergischen Kontaktekzems. Kortikosteroide hemmen außerdem die Produktion von Interleukin I sowie die Freisetzung von entzündungserregenden Mediatoren (Prostaglandinen, Leukotrienen und Lymphokinen). Sie entfalten somit eine ganze Reihe von günstigen therapeutischen Effekten bei der Kontaktallergie, sowohl im afferenten als auch im efferenten Teil der Immunreaktion. Bei Kortikosteroiden ist somit die klinische Relevanz der neu erarbeiteten experimentellen Daten bereits gegeben. Dank der neuen Erkenntnisse, können wir uns heute die gute antiallergische und antientzündliche Wirkung der Steroide pathophysiologisch besser erklären.

Theoretisch könnte ein allergisches Kontaktekzem auch durch Induktion einer spezifischen Immuntoleranz gegen das Allergen oder allenfalls durch Desensibilisierung günstig beeinflußt werden. Im Tierversuch gelingt eine solche Toleranzerzeugung durch nicht-kutane Antigenverabreichung. Dabei entstehen spezifische T-Suppressor-Lymphozyten, welche die Entwicklung einer allergischen Reaktion verhindern [3, 9, 10, 20, 22, 33, 34, 47, 49].

Eine solche Stimulation von spezifischen Suppressor-Zellen ist vorläufig beim Menschen nicht empfehlenswert. Es sind jedoch vereinzelt entsprechende Versuche am Menschen durchgeführt worden. Dies z.B. bei Patienten mit Kontaktallergie auf Gifteffeu, bei Patienten mit Mycosis fungoides, die eine Kontaktallergie auf lokal appliziertes Stickstoff-Senfgas entwickelt hatten. Durch fortgesetzte i.v. Zufuhr von kleinen Mengen des Zytostatikums versuchte man bei solchen Patienten eine spezifische Immuntoleranz zu erzeugen. Viele dieser Versuche haben jedoch fehlgeschlagen [13, 23].

Immer mehr hat sich in den letzten Jahren gezeigt, daß an der kontaktallergischen Reaktion außer Dendritenzellen und T-Lymphozyten auch verschiedene von diesen Zellen produzierte Mediatoren oder Zytokine wesentlich beteiligt sind. Kann man eventuell über diese Mediatoren ein allergisches Kontaktekzem günstig beeinflussen? Hier wären z.B. spezifische Hemmer der Interleukine sehr erwünscht. Leider stehen solche aber heute noch nicht zur Verfügung.

Über die Wirkung von Prostaglandinen und Leukotrienen beim allergischen Kontaktekzem ist noch wenig bekannt. Da Prostaglandine aber nachgewiesenermaßen die immunologischen Funktionen von Lymphozyten und Makrophagen hemmen, ist von den sogenannten Prostaglandin-Synthesehemmern, wie Aspirin, Indomethazin, Ibuprofen usw. therapeutisch nicht viel zu erwarten.

Theoretisch sollten sie den Ablauf einer allergischen Reaktion infolge Ausfall der Prostaglandine eher begünstigen. Auch über die Wirkung von sogenannten Lipoxygenasehemmern, welche die Bildung von Leukotrienen unterbinden, ist beim allergischen Kontaktekzem noch so gut wie nichts bekannt [4, 29, 40, 48].

Schließlich bleibt noch der Versuch einer direkten Beeinflussung der T-Lymphozyten durch sogenannte Immunmodulatoren. Dabei steht bei der Kontaktallergie vor allem die Immunsuppression zur Diskussion. Im Cyclosporin-A verfügen wir heute über ein sehr wirksames Immunsuppressivum, welches Wachstum und Funktion der T-Lymphozyten hemmt.

Rullan, Barr und Cole haben kürzlich an der Maus gezeigt, daß subkutane Gaben von Cyclosporin-A eine experimentelle Kontaktsensibilisierung zu hemmen vermögen. Entsprechende Studien beim allergischen Kontaktekzem des Menschen liegen noch nicht vor [35]. Bei diesem hochwirksamen Medikament stellt sich jedoch die Frage, ob bei seiner Verwendung beim Kontaktekzem ein vernünftiges Verhältnis von Nutzen und Risiko vorhanden ist. Schließlich handelt es sich beim Kontaktekzem nicht um eine lebensbedrohliche Krankheit. Es wäre vorstellbar, daß potente Immunmodulatoren gelegentlich zu unerwünschten und eventuell definitiven Veränderungen im Immunsystem führen könnten. Diese Gefahr ließe sich durch eine eventuelle mögliche lokale Applikation von Immunmodulatoren, wie z.B. von Cyclosporin-A beim Kontaktekzem weitgehend vermeiden.

Die neuen Erkenntnisse über Permeation und Resorption von Fremdstoffen durch die Haut haben bereits zu einem neuen therapeutischen Verfahren geführt. Es handelt sich dabei um die sogenannten transdermalen therapeutischen Systeme. Mit ihnen gelingt es, dem menschlichen Organismus stark wirksame Medikamente mit kurzer Halbwertszeit kontinuierlich und genau dosiert über längere Zeit zuzuführen, z.B. Nitroglyzerin bei Angina pectoris oder Scopolamin bei Reisekrankheit. Diese neue Therapieform findet heute vielfach Verwendung [37]. Der Dermatologe wird dabei allerdings in der Regel erst dann involviert, wenn das transdermale System der Haut eine Unverträglichkeit hervorruft.

Zusammenfassend ist die klinische Relevanz der hier vorgetragenen neuen Daten über das experimentelle allergische Kontaktekzem im Moment noch nicht allzu groß. Es ist aber sicher nur eine Frage der Zeit, bis die Klinik aus den ständig anwachsenden neuen Erkenntnissen erheblichen Nutzen ziehen wird.

Literatur

1. Austad J, NJ Mork (1981) Effects of PUVA on delayed hypersensitivity in the guinea-pig. Brit J Dermatol 105:641-644
2. Baer RL (1982) Contact allergy: Competitive roles of effector and suppressor cells. J Amer Acad Dermatol 6:921-925
3. Baer RL, I Gigli (1982) Überempfindlichkeit und Immuntoleranz bei Kontaktallergie. Hautarzt 33:1-4
4. Baggiolini M, J Schnyder, B Dewald, U Bretz, TG Payne (1982) Phagocytosis-stimulated macrophages production of prostaglandins and SRS-A and prostaglandin effects on macrophage activation. Immunbiol 161:369-375
5. Belsito DV, RL Baer, I Gigli, GJ Thorbecke (1984) Effect of combined topical glucocorticoids and ultraviolet B irradiation on epidermal Langerhans cells. J invest Dermatol 83:347-351
6. Belsito DV, RL Baer, GJ Thorbecke, I Gigli (1984) Effect of glucocorticoids and gamma radiation on epidermal Langerhans cells. J invest Dermatol 82:136-138
7. Bjercke S, J Elgo, L Braathen, E Thorsby (1984) Enriched epidermal Langerhans cells are potent antigen-presenting cells for T-cells. J invest dermatol 83:286-289
8. Breathnach SM, SI Katz (1984) Thy-1* dendritic cells in murine epidermis are bone marrow-derived. J invest Dermatol 83:74-77
9. Chase MW (1946) Inhibition of experimental drug allergy by prior feeding of the sensitizing agent. Proc Soc exp Biol Med 61:257-259
10. Claman HN, BD Jaffee (1983) Desensitization of contact allergy to DNFB in mice. J Immunol 131:2682-2686
11. Czernielewski J, P Vaigot, D Asselineau, M Prunieras (1984) In vitro effect of UV radiation on immune function and membrane markers of human Langerhans cells. J invest Dermatol 83:62-65
12. De Fabo EC, FP Noonan (1983) Mechanism of immune suppression by ultraviolet irradiation in vivo. J exp Med 157:84-98
13. Epstein WL, VS Byers, W Frankart (1982) Induction of antigen specific hyposensitization to poison oak in sensitized adults. Arch Dermatol 118:630-633
14. Fox IJ, MS Sy, B Benacerraf, MI Greene (1981) Impairment of antigen-presenting cell function by ultraviolet radiation. Transplantation 31:262-265
15. Fox IJ, LL Perry, MS Sy, B Bencacerraf, MI Greene 1980) The influence of ultraviolet light irradiation on the immune system. Clin Immunol Immunpathol 17:141-155
16. Gurish MF, DH Lynch, R Yowell, RA Daynes (1983): Abrogation of epidermal antigen-presenting cell function by ultraviolet radiation administered in vivo. Transplantation 36:304-309
17. Haustein UF (1979) Die Langerhanszelle — ihre makrophagenanaloge Funktion bei der Auslösung des allergischen Kontaktekzems. Allergie & Immunol 25:116-131
18. Hefton JM, JB Amberson, DG Biozes, ME Weksler (1984) Loss of HLA-DR expression by human epidermal cells after growth in culture. J invest Dermatol 83:48-50
19. Jansen CT, M Viander, K Kalimo, AM Soppi, E Soppi (1981) PUVA treatment in chromium hypersensitivity: effect on skin reactivity and lymphocyte functions. Arch Dermatol Res 270:255-261
20. Kahn G, P Phanuphak, HN Claman (1974) Propyl gallate — Contact sensitization and orally-induced tolerance. Arch Dermatol 109:506-509
21. Kalimo K, L Koulu, CT Jansen (1983) Effect of a single UVB or PUVA exposure on immediate and delayed skin hypersensitivity reactions in humans. Arch Dermatol Res 275:374-378
22. Knop J (1984) Immunologische Grundlagen des allergischen Kontaktekzems. Hautarzt 35:617-622
23. Leshaw S, RS Simon, RL Baer (1977) Failure to induce tolerance to mechlorethamine hydrochloride. Arch Dermatol 113:1406-1408
24. Lynch DH, MF Gurish, RA Daynes (1981) Relationship between epidermal Langerhans cell density ATPase activity and the induction of contact hypersensitivity. J Immunol 126:1892-1897
25. Morison WL (1984) The effect of a sunscreen containing paraaminobenzoic acid on the systemic immunologic alterations induced in mice by exposure to UVB radiation. J invest Dermatol 83:405-408
26. Morison WL, C Bucana, ML Kripke (1984) Systemic suppression of contact hypersensitivity by UVB radiation is unrelated to the UVB-induced alterations in the morphology and number of Langerhans cells. Immunol 52:299-306
27. Mork NJ, J Austad (1983) Short-wave ultraviolet light (UVB) treatment of allergic contact dermatitis of the hands. Acta Dermatol Venereol 63:87-89
28. Moss C, PS Friedmann, S Shuster (1982) How does PUVA inhibit delayed cutaneous hypersensitivity. Brit J Dermatol 107:511-516
29. Ninnemann JL (1984) Prostaglandins and immunity. Immunol Today 5:170-175
30. Noonnan FP, C Bucana, DN Sauder, EC DeFabo (1984) Mechanism of systemic immune suppression by UV irradiation in vivo. J Immunol 132:2408-2416
31. O'Dell BL, RT Jessen, LE Becker, RT Jackson, EB Smith (1980) Diminished immune response in sun-damaged skin. Arch Dermatol 116:559-561
32. Oppenheim JJ (1983) A hormonelike epidermal product stimulates immune reactions. J Amer Med Assoc 250:2291
33. Polak L (1978) Recent trends in the immunology of contact sensitivity. Contact Dermat 4:249-255
34. Polak L, C Rrinck (1977) Effect of the elimination of suppressor cells on the development of DNCB contact sensitivity in guinea-pigs. Immunol 33:305-311
35. Rullan PP, RJ Barr, GM Cole (1984) Cyclosporine and murine allergic contact dermatitis. Arch Dermatol 120:1179-1183
36. Schuler G (1984) Editorial: The dendritic Thy-1-positive cell of murine epidermis: A new epidermal cell type of bone marrow origin. J invest Dermatol 83:81-82
37. Siegenthaler W (1985) Editor: Transdermale therapeutische Systeme. Sondernummer Praxis 74:1-26
38. Silberberg-Sinakin I, GJ Thorbecke (1980) Contact hypersensitivity and Langerhans cells. J invest Dermatol 75:61-67
39. Stingl G (1980) New aspects of Langerhans' cell function. Intern J Dermatol 19:189-213
40. Stingl G (1984) Ultraviolettlicht und epidermale Immunphänomene. Hautarzt 35:121-125
41. Stingl G, LA Gazze-Stingl, W Aberer, K Wolff (1981) Antigen presentation by murine epidermal Langerhans cells and its alteration by ultraviolet B light. J Immunol 127:1707-1713
42. Streilein JW, GT Toews, JN Gilliam, PR Bergstresser (1980) Tolerance or hypersensitivity to 2,4-dinitro-1-fluorobenzene: The role of Langerhans cell density with epidermis. J invest Dermatol 74:319-322
43. Thiers BH, JC Maize, SS Spicer, AB Cantor (1984) The effect of aging and chronic sun exposure on human Langerhans cell populations. J invest Dermatol 82:223-226
44. Thorvaldsen J, G Volden (1980) PUVA-induced diminution of contact allergic and irritant skin reactions. Clin exp Dermatol 5:43-46
45. Toews GB, PR Bergstresser, JW Streilein (1980) Epidermal Langerhans cell density determines wheter contact hypersensitivity or unresponsiveness follows skinpainting with DNFB. J Immunol 124:445-453
46. Toews GB, PR Bergstresser, JW Streilein (1980) Langerhans cells: Sentinels of skin associated lymphoid tissue. J invest Dermatol 75:78-82
47. Unanue ER (1984) Antigen-presenting function of the macrophages Ann Rev Immunol 2:395-428
48. Unanue ER (1982) Symbiotic relationships between macrophages and lymphocytes. Adv exp Med Biol 155:49-63

49. Vega FA, KM Halprin, JR Taylor, C Woodyard, M Comerford (1982) Failure of periodic ultraviolet radiation treatments to prevent sensitization to nitrogen mustard: a case report. Brit J Dermatol 106:361-366
50. Zheng P, RM Lavker, P Lehmann, AM Kligman (1984) Morphologic investigations on the rebound phenomenon after corticosteroid-induced atrophy in human skin. J invest Dermatol 82:345-352

Prof. Dr. med. A. Krebs, Bern
Direktor der Dermatologischen
Universitätsklinik
Inselspital
CH-3010 Bern

Hauptthema IB: Urtikaria

Die Pathophysiologie physikalischer Urtikariaformen

B. M. CZARNETZKI, Münster

Gemeinsame Aspekte der physikalischen Urtikariaformen

Die physikalischen Urtikariatypen nehmen in mehrfacher Hinsicht eine Sonderstellung innerhalb der Urtikaria ein. Allen gemeinsam ist die Provozierbarkeit der Läsionen durch physikalische Reize, die in Abb. 1 schematisch zusammengefaßt sind. Mechanische sowie elektromagnetische und aquagene Reize rufen nur an der Kontaktstelle Quaddeln hervor, während es bei der temperaturabhängigen physikalischen Urtikaria auch Reflexurtikariatypen gibt (Wärmereflex- oder cholinergische Urtikaria und Kältereflex-Urtikaria). Die Anstrengungsurtikaria scheint ebenfalls durch Reflexe ausgelöst zu sein.

Klinische Merkmale der physikalischen Urtikariaformen umfassen
1. die Entstehung der Urtikaria ohne jeglichen erkennbaren Grund, abgesehen von einigen familiären Formen, meistens im 2.-4. Lebensjahrzehnt,
2. eine Dauer von 4-7 Jahren und
3. das Abklingen ohne jeglichen Grund.

Eine Atopie liegt den physikalischen Urtikariaformen fast nie zugrunde.

Die Quaddeln der physikalischen Urtikaria entstehen typischerweise innerhalb von 2-15 Minuten und verschwinden innerhalb von 1-3 Stunden. Eine Ausnahme bildet die Druckurtikaria und einige verzögerte Subtypen der physikalischen Urtikaria, die 4-8 Stunden bis zu ihrer Entstehung brauchen und 8-24 Stunden lang bestehen bleiben. Die meisten Patienten beobachten auch eine Refraktärphase, die über mehrere Stunden hinweg bestehen bleibt und therapeutisch genutzt werden kann.

Bei der physikalischen Urtikaria treten auch Symptome an anderen Organen als der Haut auf, was auf eine massive Mediatorausschüttung zurückzuführen ist. Bei der familiären Kälteurtikaria und der Druckurtikaria beobachtet man zudem Fieber, eine erhöhte Senkung, eine Leukozytose und Gelenkschmerzen. Die Patienten leiden oftmals an mehr als einer Art der physikalischen Urtikaria, und bis zu 50% der Patienten mit cholinergischer und Druckurtikaria haben eine Aspirinintoleranz. Der dermographischen Urtikaria, der Kälteurtikaria und der Lichturtikaria können bestimmte andere Krankheiten zugrundeliegen.

In praktisch allen Formen der physikalischen Urtikaria ist Histamin in der Haut oder im Blut in erhöhten Mengen nachgewiesen worden. Dies deutet auf eine wesentliche Rolle der Mastzelle als Effektorzelle hin, was durch eine elektronenmikroskopische Darstellung der Mastzelldegranulation bestätigt worden ist. Bei der cholinergischen Urtikaria fand man zudem Serotonin, bei der dermographischen Urtikaria Kinine und bei der cholinergischen Urtikaria, der Kälteurtikaria und der Wärmeurtikaria chemotaktische Faktoren für Neutrophile und Eosinophile. Bei einigen Patienten mit Kälte- oder Wärmeurtikaria spielt die Aktivierung des Komplementsystems offenbar eine Rolle.

Immunglobuline

Die ersten Hinweise, daß ein Serumfaktor bei der physikalischen Urtikaria eine pathogenetische Rolle spielt, wurde schon 1928 von Walzer erbracht. Es gelang ihm, im sogenannten „passiven Transfer" eine dermographische Urtikaria auf die Haut eines Gesunden zu übertragen. Dieser Befund konnte in den siebziger Jahren in bis zu 70% der Patienten mit dermographischer Urtikaria bestätigt werden. Fernerhin gelang es, diesen übertragbaren Faktor als IgE zu identifizieren. Bei einigen Patienten wird außer IgE offenbar noch ein spezifisches Antigen benötigt. So war bei einem Patienten, dessen Dermographie nur unter Penizillineinnahme hervorrufbar war, auch der passive Transfertest nur unter Einnahme von Penizillin durch den Empfänger des Serums positiv.

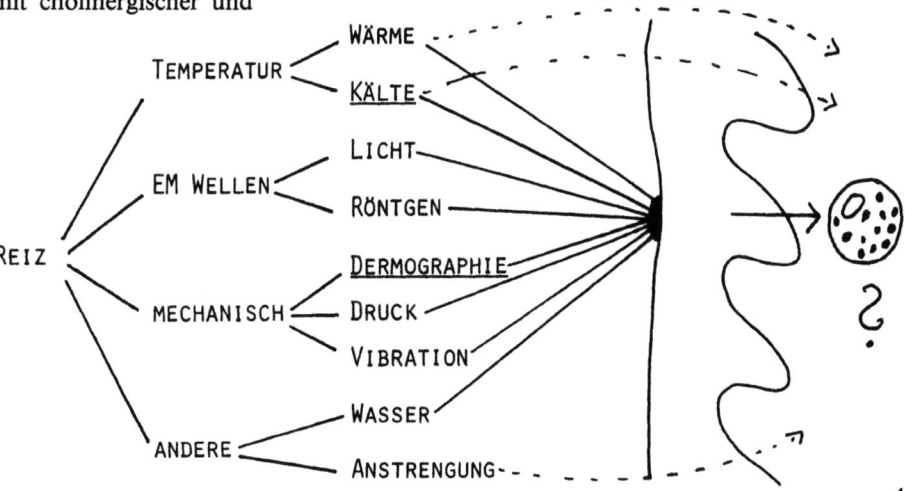

Abb. 1. Darstellung der wichtigsten physikalischen Reize, die entweder lokal an der Kontaktstelle oder durch Reflexmechanismen auch an entfernt liegenden Hautteilen eine meist durch Histaminfreisetzung aus Mastzellen ausgelöste Quaddel erzeugen.
(Chol = Cholinergische Urtikaria)

IgE konnte auch als Überträger einer physikalischen Urtikaria bei der Kältekontakturtikaria nachgewiesen werden. Bei der Lichturtikaria durch kurzwelliges (UVA) Licht und bei einigen Patienten mit Überempfindlichkeit gegen sichtbares Licht war auch der passive Transfer positiv. Bei allen anderen Formen der physikalischen Urtikaria ist der passive Transfertest bisher negativ ausgefallen.

Die Kälteurtikaria nimmt eine Sonderstellung ein, weil in bis zu 20% der Patienten Kryoglobuline, bis zu 5% Hämolysine, bis zu 3% Kryofibrinogen, und bei einigen Patienten auch IgM als Träger der Überempfindlichkeit im Blut nachgewiesen werden konnte. Bei einigen Patienten mit Lichturtikaria konnte erst nach Bestrahlung des Serums mit den auslösenden Wellenlängen ein positiver passiver Transfer erzielt werden.

Hypothetisches Modell der physikalischen Urtikariaformen.

Die Entstehung der physikalischen Urtikaria kann dadurch erklärt werden, daß man einen Faktor X postuliert, der durch den jeweiligen physikalischen Reiz in der Epidermis oder der Dermis erzeugt wird. Dieser Faktor X würde dann durch Einwirkung auf die dermalen Mastzellen eine Histaminfreisetzung bewirken (Abb. 2). Die Mastzelle könnte bei intensiverer Stimulation jedoch auch andere Mediatoren, z. B. chemotaktische Faktoren, freisetzen, was zu einer Einwanderung weiterer Entzündungszellen und zu einer Amplifikation des Entzündungsvorganges führen würde. Fernerhin könnte der Faktor X Komplement aktivieren, wobei die so erzeugten Anaphylatoxine entweder wiederum die Mastzelle stimulieren oder auch andere Entzündungszellen anlocken könnten.

Dieses Modell wird nicht allen Urtikariaformen gerecht. Bei der Druckurtikaria muß z. B. schon von vorneherein durch den Druck ein Faktor im Gewebe erzeugt werden, der das, wenige Stunden später klar erkennbare perivaskuläre Infiltrat von Lymphozyten, Monozyten und Mastzellen sowie die in 50% der Patienten nachweisbaren Eosinophilen im Bindegewebe hervorruft. Bei der cholinergischen Urtikaria ist es fernerhin unklar, welche Rolle die Nervenfasern und das Azetylcholin bei der Entstehung der Histaminquaddel spielt. Es ist jedoch zu hoffen, daß mit einem besseren Verständnis der Mastzelle und der Faktoren, die ihre Freisetzung bewirken, auch diese faszinierenden Formen der physikalischen Urtikaria in Zukunft besser erklärbar werden.

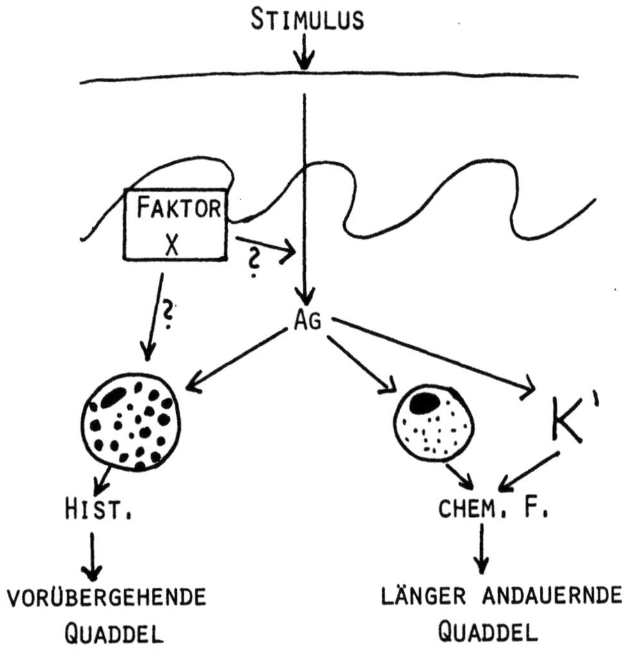

Abb. 2. Modell zur Erklärung der Pathogenese der physikalischen Urtikaria. Der Stimulus auf die Haut führt zur Erzeugung eines Faktors in Epidermis oder Dermis, der eine Histaminfreisetzung und eine flüchtige Quaddel erzeugt. Bei stärkerer Stimulierung kommt es zur Freisetzung von chemotaktischen Faktoren aus Mastzellen oder des Komplementsystems und zu einer länger andauernden Quaddel. (K = aktiviertes Komplement; Chem. F. = Chemotaktischer Faktor)

Literatur

1. Czarnetzki BM (1985) Urticaria. The physical urticarias. Springer, München
2. Illig L (1973) Physical urticaria. Diagnosis and treatment. In: Mali JWH (ed) Current problems in dermatology. Karger, Basel, S 79-116
3. Warin RP, RH Champion (1974) Urticaria. Saunders, London

Prof. Dr. med. Beate M. Czarnetzki
Universitäts-Hautklinik
Von-Esmarch-Str. 56
D-4400 Münster

Ätiologie der Lichturtikaria

G. PLEWIG, Düsseldorf

Bis heute ließ sich die Ätiologie der Lichturtikaria (Synonyme: Sonnenurtikaria, Urticaria solaris) nicht klären. Eine photosensibilisierende Substanz konnte bislang nicht identifiziert werden. Merklen soll 1904 die erste Beschreibung dieser eigenartigen urtikariellen lichtprovozierten Reaktion gegeben haben [26]. Duke [3] fügt seiner Arbeit die Abbildung eines „angioneurotischen Ödems" hinzu, das fünfeinhalb Minuten nach zweieinhalbminütiger Sonnenexposition auftrat. Auf ähnliche weitere Kasuistiken weist er hin: Ward 1905 [31] und Ochs 1910 [18]. Sowohl aus dem deutschen Schrifttum, hier besonders von Wiskemann und Wulf [32], Illig sowie Illig und Born [13], dem amerikanischen Schrifttum [4-6], als auch aus dem englischen Schrifttum [14] stammen zum Teil umfassende experimentelle Arbeiten über Klassifikation, Aktionsspektrum, Transferversuche und Therapiemaßnahmen. Die 1963 von Harber et al. [6] vorgeschlagene Klassifikation in sechs Typen, wobei der Typ VI einer Protoporphyrieerkrankung und keiner Lichturtikaria entspricht, erwies sich nicht als verwertbar. Allerdings sollte jede Lichturtikaria-diagnostik darauf abzielen, sowohl das Aktionsspektrum als auch die Schwellenwertdosis für die verschiedenen Wellenbereiche anzugeben.

Urticae bei Lichturtikaria treten in allen lichtexponierten Arealen der Haut und der Übergangsschleimhäute [13] auf und sind experimentell auch an den Schleimhäuten zu provozieren [21, 22]. Die Reaktionszeit ist kurz. Oft nur wenige Minuten nach Exposition gegenüber den inkriminierenden Wellenlänge entwickelt sich zuerst Juckreiz, dann ein Erythem und schließlich die Quaddel. Das Aktionsspektrum variiert: Viele Patienten weisen ein breites Aktionsspektrum vom UV-C-, UV-B-, UV-A- bis hin in den sichtbaren Bereich auf, andere Patienten sind nur gegenüber sichtbarem Licht empfindlich. Die minimale Quaddeldosis bei den entsprechenden Wellenlängen schwankt, ist aber oft sehr gering (Tabelle 1). Zu wenige Langzeitstudien liegen vor, um zu beurteilen, wie konstant das Aktionsspektrum über Jahre bleibt oder ob es sich eventuell verschiebt. Ebenso gibt es keine Langzeitdokumentation, wie lange und in welcher Intensität (Schwellendosis) die Lichturtikaria persistiert. Einige unserer Lichturtikariapatienten schildern auch über einen Zeitraum von mehr als zehn Jahren eine gleichbleibende Empfindlichkeit. Viele experimentelle Untersuchungen sind nicht vergleichbar, da sehr unterschiedliche Bestrahlungs- und Dosimetriegeräte eingesetzt wurden; poly- und monochromatisches Licht, Bandbreite, Filter, Art des Dosimeters und applizierte Dosen schwanken.

Tabelle 1. Aktionsspektren und Schwellenwerte bei einer 40jährigen Patientin mit Lichturtikaria. Testungen mit Gittermonochromator:
UV-A 360 ± 5 nm, UV-B 300 ± 5nm, UV-C 250 ± 5 nm.
E = minimale Erythemdosis; Q = minimale Quaddeldosis

		J/cm^2
UV-A	E	≦ 1,0
	Q	≦ 1,0
UV-B	E	≦ 0,0005
	Q	≦ 0,0015
UV-C	E	≦ 0,01
	Q	≦ 0,01
Sichtbares Licht	E	keine Reaktion 20,0
	Q	

Die Lichturtikaria bildet sich innerhalb einiger Stunden zurück. Das Phänomen der Erschöpfung (Tachyphylaxis) ist auch bei Lichturtikaria seit langem bekannt und darf nicht mit Langzeittherapieerfolgen verwechselt werden.

Früher wurden bei vielen Patienten passive Transfer- und umgekehrt passive Transfertests durchgeführt, die positiv ausfielen [6, 10, 13]. Die wichtigste Differentialdiagnose der Lichturtikaria ist nach wie vor der urtikarielle Typ der polymorphen Lichtdermatose. Häufig wird eine polymorphe Lichtdermatose als „Lichturtikaria" bezeichnet. Eine Lichturtikaria ist selten, und selbst an großen Kliniken werden pro Jahr oft nur ein bis drei Patienten mit dieser Erkrankung beobachtet. Die Zahl der Mastzellen ist bei Lichturtikaria nicht vermehrt [1], sie degranulieren bei entsprechender Lichtprovokation, bleiben aber ohne Degranulation nach wirksamer Photo- oder Photochemotherapie [15].

Diagnostik

Die Lichttestungen sollten an nicht chronisch lichtexponierter Haut (Gesäß, Unterbauch) vorgenommen werden, da Lichteinwirkung, auch durch dünne Bekleidungsstücke hindurch, die Urtikariaschwelle erhöht.

Am besten eignen sich zur Testung Monochromatoren [21-23] (Prismen- oder Gittermonochromatoren), wobei die Lichtquellen entscheidend für die Intensität sind. Xenon- oder Quecksilberlampen mit einer Leistung zwischen 200 und 5000 Watt werden am häufigsten benutzt. Die Testung sollte möglichst engbandig sein, wobei Bandbreiten von 10 nm sich als sinnvoll erwiesen haben. Zur Dosimetrie werden Thermopiles, Wattmeter und moderne Integraldiodengeräte eingesetzt. Steht nur eine polychromatische Lichtquelle zur Verfügung, müssen entsprechende Filterkombinationen zum Ausschneiden einzelner Wellenbereiche verwendet werden [13, 32]. Dieses bringt jedoch besondere Probleme im langwelligen Bereich mit sich. Für die Provokation mit sichtbarem Licht werden oft Diaprojektoren benutzt [9, 11, 13, 22]. Bei allen Filterkombinationen ist darauf zu achten, daß bei langer Bestrahlungszeit auch kleine UV-Dosen hinzukommen können, die bei Patienten mit großer Empfindlichkeit im UV-Bereich urtikarielle Reaktionen auslösen, welche dann fälschlicherweise dem längerwelligen Licht angelastet werden.

Auf ein interessantes Phänomen haben japanische Autoren hingewiesen: Die Hemmung (Inhibition) einer experimentell auslösbaren Quaddel durch zusätzliche Exposition des Testareals dem sichtbaren Licht gegenüber. Hasei und Ichihashi [7], Ichihashi et al. [12], Takahashi et al. [29], Torinuki et al. [30] und Horio et al. [11] beschreiben jeweils Patienten mit Lichturtikaria, deren Aktionsspektrum im sichtbaren Bereich liegt (beispielsweise 400-500 nm). Die zusätzliche Bestrahlung mit Licht der Wellenlänge größer als 530-550 nm führt zur Blockade der sonst sofort auftretenden urtikariellen Reaktion („Inhibitionsspektrum"). Bei umgekehrter Reihenfolge der Anwendung konnten die Urticae teilweise nicht unterdrückt werden. Ähnliche Beobachtungen wurden mit in-vitro-bestrahltem Serum gemacht. Hingegen ließen sich histamininduzierte Quaddeln und Urticae nach Injektion von Histaminliberatoren nicht durch das „Inhibitionsspektrum" beeinflussen. Wahrscheinlich wird der durch das Aktionsspektrum produzierte Photosensibilisator durch das „Inhibitionsspektrum" inaktiviert, oder die Interaktion zwischen Photosensibilisator und Antikörper wird durch die zusätzliche Bestrahlung mit dem „Inhibitionsspektrum" blockiert.

Therapie

Eine wirksame Behandlung, die zur Abheilung der Lichturtikaria führt, ist nicht bekannt.

Viele Patienten sind so hochgradig lichtempfindlich, daß sie ihren Beruf aufgeben mußten und in ihrer Freizeitgestaltung sehr eingeschränkt sind. Eine Umkehrung des Tag-Nacht-Rhythmus war von manchen Patienten als Mittel der Wahl versucht worden. Lichtschützende Kleidung hilft nur teilweise; in heißen Sommermonaten ist aber ein derartiger Schutz kaum durchführbar.

Lichtschutzmittel für den UV-B und UV-A-Bereich sind ohne Effekt und ß-Karotin sowie Chloroquin gelten als nicht wirksam [16]. Die einzige bisher erfolgreiche Maßnahme besteht in einer Phototherapie [17] oder Photochemotherapie (PUVA).

Phototherapie

Duke [3] stellte 1923, Sams et al. [28] 1969, Ramsay [24] 1977 und Bernhard [2] 1984 einzelne Lichturtikariapatienten vor, bei denen eine Phototherapie sich als erfolgreich erwies. Über ähnliche, mit monochromatischem Licht genau ausgetestete Aktionsspektren und Schwellen für minimale Quaddeldosen wurden von unserer Arbeitsgruppe berichtet [21-23]. Ausführliche experimentelle Untersuchungen zur lokalen Hyposensibilisierung wurden unter anderem von Illig und Born mitgeteilt [13].

Die ersten therapeutischen Versuche erfolgten mit Sonnenlicht. Die Patienten wurden minutenweise, mit täglicher Steigerung, der Sonne (Teil- oder Ganzkörperbestrahlung) ausgesetzt, eine Methode, die manche Lichturtikariapatienten aufgrund persönlicher Erfahrungen von sich aus praktizieren. Seit der Einführung der modernen Ganzkörperbestrahlungsanlagen werden polychromatische Wellenbereiche (UV-B + UV-A + sichtbares Licht) oder polychromatisches UV-B beziehungsweise polychromatisches UV-A-Licht benutzt. Besondere Erfahrungen haben wir mit polychromatischen UV-A-Strahlern gemacht (Waldmann PUVA 6002, F 85 100 W Fluoreszenzröhren).

Photochemotherapie

Ramsay et al. [25] berichten 1970 erstmalig über den Einsatz einer Photochemotherapie bei Lichturtikaria. Einem 32jährigen Mann mit Lichturtikaria (experimentell mit Wellenlängen zwischen 250 und 460 nm ausgelöst) wurden dreimal täglich 5 mg-Trioxsalen-Tabletten gegeben und ihm geraten, sich langsam zunehmend dem natürlichen Sonnenlicht zu exponieren (Gesicht, Hände und Arme). Nach zehn Wochen wurden ausgewählte Hautbereiche mit Spektren von 300 und 370 nm nachgetestet. Die Haut war pigmentiert, die Schwellendosis deutlich erhöht. Es bleibt jedoch offen, ob es sich wirklich um einen photochemotherapeutischen oder nur um einen phototherapeutischen Effekt handelte, da eine Psoralendosis mit jeweils 5 mg, dreimal auf den Tag verteilt, nicht zu einem ausreichend hohen Plasmaspiegel führt.

Die eigentlich erste erfolgreiche Dokumentation einer PUVA-Therapie mit 8-Methoxypsoralen und UV-A erfolgte durch Hölzle et al. [8]. Die PUVA-Therapie gilt heute als das Behandlungsmittel der Wahl bei Lichturtikaria, da damit die besten Ergebnisse und längsten Remissionsphasen zu erzielen sind. Parrish et al. [19] konnten diese Beobachtungen bestätigen. Noch wirksamer scheint die kombinierte Phototherapie und Photochemotherapie zu sein, wie sie ebenfalls von unserer Gruppe vorgestellt wurde [20]: Voraus geht eine Ganzkörper-UV-A-Bestrahlung (Phototherapie), die zu einer Erhöhung der minimalen Quaddeldosis führt. Nach wenigen Bestrahlungen wird eine PUVA-Therapie (Photochemotherapie) angeschlossen, die dann besser steuerbar ist. Im Gegensatz zur PUVA-Therapie, wie sie bei Psoriasis praktiziert wird, sind einige Besonderheiten zu beachten, wird dieses Verfahren bei der Lichturtikaria eingesetzt.

Die Psoralendosis liegt mit mindestens 0,8 mg/kg Körpergewicht etwas höher; die Bestrahlung wird zunächst nur an einzelnen Körperpartien mit sehr niedrigen Dosen (0,1-0,3 J/cm² UV-A) begonnen und erst bei guter Verträglichkeit der Teilkörperbestrahlung eine Ganzkörperbestrahlung angeschlossen.

Wir empfehlen mit der PUVA-Therapie kurz vor Beginn der sonnenreichen Jahreszeit anzufangen. Nach Erzielung der Toleranz wird eine Erhaltungstherapie mit Bestrahlungen ein- bis zweimal pro Woche durchgeführt.

Unsere bisherigen Beobachtungen zeigen, daß die Patienten in der sonnenarmen und bestrahlungsfreien Winterzeit wieder ebenso empfindlich wie vor der PUVA-Therapie werden.

Die der PUVA-Therapie vorgeschaltete UV-A-Behandlung wurde unabhängig von uns auch von Roehlandts [27] beschrieben.

Die Tabelle 2 zeigt unsere Ergebnisse von drei Patienten mit Lichturtikaria.

Literatur

1. Baart de la Faille H, PB Rottier, Baart de la Faille-Kuyper EH (1975) Solar urticaria. A case with possible increase of skin mast cells. Br J Dermatol 92: 101-107
2. Bernhard JD, K Jaenicke, K Momtaz-T, JA Parrish (1984) Ultraviolet a phototherapy in the prophylaxis of solar urticaria. J Am Acad Dermatol 10: 29-33
3. Duke WW (1923) Urticaria caused by light. JAMA 80: 235-238

Tabelle 2. Ergebnisse der Photochemotherapie (PUVA) bei drei Patienten mit Lichturtikaria

	Photochemotherapie		Schwellendosen für Quaddelbildung in J/cm²		Klinische Besserung
	Anzahl der Bestrahlungen	UV-A-Dosen in J/cm²	Vor PUVA	Nach PUVA	
		Einzeldosis / Kummulative Dosis			
♀ 41	34	0,3–2,5 / 84	UV-A 1,0 UV-B 0,0015 UV-C 0,01	10,0 MED 0,20 0,5	***
♀ 30	44	0,1–5,0 / 100	Sichtbares Licht 5,0	> 80,0	***
♂ 33	25	1,0*–6,0 / 89	UV-A 0,5 UV-B 0,010 UV-C 0,015 Sichtbares Licht 0,4	20,0 0,4 0,060 2,0	**

* „Light hardening" (UV-A/B) vor Beginn der PUVA-Therapie
** Deutliche Besserung der Lichtempfindlichkeit
*** Erscheinungsfrei, auch bei intensiver Sonnenbestrahlung für mehrere Stunden

4. Epstein JH (1977) Solar urticaria. Int J Dermatol 16: 388-390
5. Epstein JH, JJ Vandenberg, WL Wright (1963) Solar urticaria. Arch Dermatol 88: 135-141
6. Harber LC, RM Holloway, VR Wheatley, RL Baer (1963) Immunologic and biophysical studies in solar urticaria. J Invest Dermatol 41: 439-443
7. Hasei K, M Iichihashi (1982) Solar urticaria. Determinations of action and inhibition spectra. Arch Dermatol 118: 346-350
8. Hölzle E, C Hofmann, G Plewig (1980) PUVA-treatment for solar urticaria and persistent light reaction. Arch Dermatol Res 269: 87-91
9. Horio T (1978) Photoallergic urticaria induced by visible light. Additional cases and further studies. Arch Dermatol 114: 1761-1764
10. Horio T, K Minami (1977) Solar urticaria. Photoallergen in a patient's serum. Arch Dermatol 113: 157-160
11. Horio T, A Yoshioka, H Okamoto (1984) Production and inhibition of solar urticaria by visible light exposure. J Am Acad Dermatol 11: 1094-1099
12. Ichihashi M, K Hasei, K Hayashibe (1985) Solar urticaria. Further studies on the role of inhibition spectra. Arch Dermatol 121: 503-507
13. Illig L, W Born (1964) Untersuchungen zur Pathogenese der Lichturticaria. II. Mitteilung. Arch Dermatol Res 220: 19-37
14. Ive H, J Lloyd, IA Magnus (1965) Action spectra in idiopathic solar urticaria. A study of 17 cases with a monochromator. Br J Dermatol 77: 229-243
15. Keahey TM, RM Lavker, KH Kaidbey, PC Atkins, B Zweiman (1984) Studies on the mechanism of clinical tolerance in solar urticaria. Br J Dermatol 110: 327-338
16. Kobza A, CA Ramsay, IA Magnus (1973) Oral ß carotene therapy in actinic reticuloid and solar urticaria. Failure to demonstrate a photoprotective effect against long wave ultraviolet and visible radiation. Br J Dermatol 88: 157-166
17. Michell P, JLM Hawk, A Shafrir, MF Corbatt, IA Magnus (1980) Assessing the treatment of solar urticaria. The dose-response as a quantifying approach. Dermatologica 160: 198-207
18. Ochs BF (1910) Case of urticaria caused by the sun's rays. M Rec 79: 193
19. Parrish JA, KF Jaenicke, WL Morison, K Momtaz, C Shea (1982) Solar urticaria: Treatment with PUVA and mediator inhibitors. Br J Dermatl 106: 575-580
20. Plewig G, E Hölzle, P Lehmann (1985) Phototherapy for photodermatoses. In: Hönigsmann H, G Stingl (eds) Therapeutic Photomedicine. S Karger, Basel (im Druck)
21. Plewig G, E Hölzle, E Roser-Maaß, C Hofmann (1981) Photoallergy. In: Ring J, G Burg (eds) New Trends in Allergy. Springer, Berlin Heidelberg New York, pp 152-169
22. Plewig G, C Hofmann, G Wagner (1979) Solar urticaria. An investigative study. Arch Dermatol Res 264: 112
23. Plewig G, HH Wolff, E Hölzle (1980) Solar urticaria: Immunoelectron microscopic study of leukocytoclastic vasculitis. Arch Dermatol Res 267: 209
24. Ramsay CA (1977) Solar urticaria treatment by inducing tolerance to artificial radiation and natural light. Arch Dermatol 113: 1222-1225
25. Ramsay CA, RJ Scrimenti, DJ Cripps (1970) Ultraviolet and visible action spectrum in a case of solar urticaria. Arch Dermatol 101: 520-523
26. Ravits M, RB Armstrong, LC Harber (1982) Solar urticaria. Clinical features and wavelength dependence. Arch Dermatol 118: 228-231
27. Roelandts R (1985) Pre-PUVA UVA desensitization for solar urticaria. Photodermatology (im Druck)
28. Sams WM, JH Epstein, RK Winkelmann (1969) Solar urticaria. Investigation of plathogenetic mechanisms. Arch Dermatol 99: 390-397
29. Takahashi M, Y Kanno, I Matsuo (1983) A case of solar urticaria: Investigation of inhibition spectrum and induction of tolerance by repeated exposure to light. Skin Res 25: 38-45
30. Torinuki W, N Kumai, T Miura (1983) Solar urticaria inhibited by visible light. Dermatologica 166: 151-155
31. Ward SB (1905) Erythema and urticaria with condition resembling angioneurotic oedema caused only by exposure to the suns's rays. New York MJ 81: 742
32. Wiskemann A, K Wulf (1956) Zur Kenntnis der Lichturticaria mit besonderer Berücksichtigung der auslösenden Spektralbereiche. Arch klin exp Derm 203: 394

Prof. Dr. med. G. Plewig
Universitätshautklinik
Moorenstraße 5
D-4000 Düsseldorf 1

Kontakt-Urtikaria

D. KLEINHANS, Stuttgart

Zur Kontakt-Urtikaria (KU) erscheinen immer mehr Publikationen. Neben Übersichten, in erster Linie von Maibach u. Mitarb., sind es überwiegend Fallmitteilungen. Eine Bestandsaufnahme erschien daher sinnvoll. Für den Vortrag und auch für das anschließend publizierte umfangreichere Übersichtsreferat (Kleinhans 1985) wurden die in den letzten 20 Jahren erschienen Publikationen zur KU systematisch erfaßt und ausgewertet.

Die KU ist eine morphologisch definierte Erkrankung mit Quaddeln, die durch allergen wirkende oder chemisch-irritative Substanzen oder auch durch eine physikalische Einwirkung verursacht werden. Das Krankheitsbild der KU wird inzwischen oft als KU-Syndrom bezeichnet und in 4 Stadien eingeteilt:
Stadium 1: Lokalisierte Urtikaria,
Stadium 2: Generalisierte Urtikaria,
Stadium 3: Schleimhautreaktionen wie Rhino-Konjunktivitis, Bronchialasthma, orolaryngeale oder gastrointestinale Symptomatik,
Stadium 4: Anaphylaktische oder anaphylaktoide Reaktion.

Unterschieden wird nach Maibach u. Mitarb. eine nichtimmunologische KU, eine immunologische KU und eine 3. Gruppe, in der die Zuordnung unklar bleibt.

Bei der nichtimmunologischen KU löst die Noxe ab einer bestimmten Konzentration bei allen oder vielen Personen eine Reaktion aus. In einem Teil dieser Fälle ist das Histamin der wesentliche Mediator, in bestimmten Fällen sind es wohl Prostaglandine. Die bekanntesten auslösenden Substanzen sind Nikotinsäureester, Perubalsam, Zimtaldehyd, Benzoesäure.

Eine immunologische KU kann als gesichert gelten,

wenn sich die Sensibilisierung im Prausnitz-Küstner-Versuch übertragen läßt, oder wenn Antikörper (in erster Linie IgE) gegen die auslösende Substanz nachgewiesen werden.

Eine immunologische KU ist zumindest sehr wahrscheinlich, wenn es sich bei der Noxe um ein atopisches Allergen handelt. Solche Allergene sind z. B. verschiedene Nahrungsmittel, auch Tierepithelien, für die Mundschleimhaut auch Nüsse und verschiedene Obstarten. Die immunologische KU durch atopische Allergene ist wahrscheinlich die häufigste Form der KU. Eine immunologische KU wird gelegentlich auch durch Haptene verursacht. Solche chemischen Substanden sind z. B. das Diaethyltoluamid, der Wirkstoff des Repellent Autan; weiter komplexe Platinsalze, Chloramin. Haptene können u. U. bei der Bindung an Körpereiweiße diese Proteine so modifizieren, daß eine neue Antigen-Determinante entsteht. Die Sensibilisierung kann sich ausschließlich gegen diese neue Antigen-Determinante richten, sie ist dann nicht Hapten-spezifisch. Die 3. Gruppe der KU umfaßt Fälle, die sich nicht ausreichend wahrscheinlich dem nichtimmunologischen oder immunologischen Typ zuordnen lassen. Es sind das vor allem solche Substanzen, die zwar nur extrem selten eine KU verursachen, für die meist aber nur negative Vergleichstestungen an einigen Kontrollpersonen vorliegen. In diesen Fällen ist eine besondere nichtallergische Empfindlichkeit des Betroffenen natürlich nicht auszuschließen. Die Gruppe ist m. E. doch umfangreicher, als sie meist dargestellt wird.

Bei der KU kommen Spätreaktionen vor. In etwa der Hälfte der Fälle weisen KU-Patienten eine ekzematöse Dermatitis, die durch die gleiche Noxe wie die KU verursacht ist, auf. Etwa ein Drittel der KU-Patienten zeigt im Epikutantest eine Spätreaktion. Diese Fälle werden bisher so gedeutet, daß hier zusätzlich eine Sensibilisierung vom zellulären Typ, vom Typ 4, vorläge. Wahrscheinlich handelt es sich bei diesen Spätreaktionen jedoch überwiegend um eine sog. Späte Phase-Reaktion; d. h. eine zelluläre Entzündung als obligate Folge einer Sofortreaktion. Bei einer IgE-vermittelten Soforttyp-Allergie ist die Späte Phase-Reaktion im Prausnitz-Küstner-Versuch übertragbar. Sie läßt sich auch mit der Injektion eines Anti-IgE-Serums und mit Compound 4880 auslösen. Offenbar führt eine Mastzell-Degranulation über bisher nicht identifizierte Mediatoren auch zu einer zellulären Entzündung. Auch bei der KU wurde beobachtet, daß sich aus der urtikariellen Sofortreaktion heraus eine Spätreaktion entwickeln kann. In klassischer Form hat Bonnevie solche dualen Reaktionen — sofort urtikariell, spät ekzematös — schon in den 30er Jahren für das Ammoniumpersultat beschrieben.

Zu den aufgeführten Teilaspekten der KU wurden im Vortrag Diapositive gezeigt, auch einige besondere Fälle demonstriert. Neben dem hier vorgelegten kurzen Referat erscheint an anderer Stelle eine ausführlichere Publikation, mit einer tabellarischen Übersicht zu den bisher bekannt gewordenen KU-auslösenden Substanzen und dem dazu gehörenden Literaturverzeichnis (Kleinhans 1985).

Literatur

Kleinhans D (1985) Kontakt-Urtikaria. Allergologie, im Druck

Prof. Dr. med. D. Kleinhans
Abt. Allergologie
Hautklinik
Prießnitzweg 24
D-7000 Stuttgart 50

Seltene Urtikariaformen

B. PRZYBILLA, A. GALOSI, D. von der HELM, K. SCHRALLHAMMER und J. RING, München

Zur Charakterisierung von Urtikariaformen kann eine Reihe von Merkmalen herangezogen werden (Tabelle 1). Werden Einzelkriterien zur Beschreibung von Entitäten benutzt, wie dies z. B. mit den Begriffen der physikalischen Urtikaria oder der äußerlich ausgelösten Kontakt-

Tabelle 1. Merkmale zur Charakterisierung von Urtikariaformen

Vorkommen:	familiär — erworben
Verlauf:	akut — chronisch
Auftreten:	symptomatisch — idiopathisch
Ätiologie:	physikalisch — chemisch
Pathomechanismus:	allergisch — nicht-allergisch
Auslösung:	äußerlich — systemisch
Lokalisation:	örtlich — disseminiert
Latenz:	Minuten — Stunden
Persistenz:	Stunden — Tage
Reaktionsorgane:	Haut — weitere Organsysteme
Hautveränderungen:	Quaddeln — Quaddel-Aquivalente (z. B. Angioödem, Erythem)
Subjektive Beschwerden:	Pruritus — andere Symptome

urtikaria geschieht, so ist damit noch keine Aussage über die weiteren Merkmale getroffen. Eine Reihe der in Tabelle 1 angeführten Begriffe faßt darüberhinaus eine Vielzahl von Einzelmerkmalen zusammen: So können symptomatische Urtikariaformen mit verschiedenen Krankheitsbildern assoziiert auftreten, und die bisher bekannten chemischen Ursachen einer Urtikaria würden Seiten füllen. Andererseits ist unser Wissen über nicht-allergische Pathomechanismen der Urtikaria großteils noch lückenhaft, so daß eine sichere Charakterisierung hier im Einzelfall häufig noch nicht möglich ist.

Aufgrund der Vielfalt zu berücksichtigender Merkmale einer Urtikaria kann im Einzelfall niemals allen Möglichkeiten nachgegangen werden. Die tatsächliche Häufigkeit bestimmter Charakteristika ist also nicht bekannt, damit stellt sich die Frage, inwieweit der Begriff „selten" im Zusammenhang mit Urtikariaformen gebraucht werden kann. So könnte es sein, daß manche Formen, insbesondere milde Fälle physikalischer Urtikaria, wegen nur geringer Beeinträchtigung vom Patienten kaum beachtet werden. Andere Krankheitsbilder könnten verkannt werden, so ist z. B. die Verwechslung einer nach dem Duschen auftretenden aquagenen Urtikaria mit einer durch das Abfrottieren ausgelösten Urticaria factitia möglich. Nicht selten werden hochspezialisierte Untersuchungsmethoden in einigen wenigen Krankheitsfällen eingesetzt, dabei gefundene „Besonderheiten" lassen keinen Rückschluß auf ihre Häufigkeit zu. Es ist daher nicht auszuschließen, daß einige „seltene" Urtikariaformen nur selten *beschriebene* Urtikariaformen darstellen.

In Tabelle 2 finden sich einige Beispiele als selten anzusehender Charakteristika einer Urtikaria. Im folgenden werden die Krankheitsbilder der Wärme-Kontakturtikaria und der aquagenen Urtikaria anhand eigener Fallbeobachtungen näher dargestellt.

Tabelle 2. Beispiele seltener Charakteristika einer Urtikaria

Ätiologie

physikalisch: Vibration [19]
chemisch: D-Psicose [15]

Pathomechanismus

allergisch: IgM-Antikörper gegen Mastzellen? [7]
nicht-allergisch: Anaphylatoxin-Inaktivator-Mangel [13]

Auslösung

Summationsurtikaria [8, 22]

Lokalisation

Lokalisierte Kältereflexurtikaria [3]

Hautveränderungen

Grüne Urtikaria [6]
Persistierendes cholinergisches Erythem [2, 14]

Aquagene Urtikaria

Bei einer 21jährigen Patientin kam es seit einem Jahr bei großflächigem Kontakt mit warmem Wasser zum Auftreten von Quaddeln. — Bei der allgemeinen Untersuchung fanden sich mit Ausnahme einer mäßig beschleunigten BKS, eines positiven Nachweises von C-reaktivem Protein und eines möglichen Tonsillenfokus, keine Auffälligkeiten. — Im Rahmen der physikalischen Testungen traten bei körperwarmer Volldusche jeweils nach etwa 5 Minuten Quaddeln am Körperstamm auf; diese Reaktion war mehrfach reproduzierbar. Ein warmes Armbad, trockene Wärme (Rotlicht), dermographische Reizung, Kälte, Druck und körperliche Anstrengung lösten keine Reaktion aus. Kam es jedoch zu großflächigem Schwitzen, so entwickelten sich wiederum Quaddeln. Der Carbacholtest (Doryl 1:10000 i.c.) fiel fraglich positiv aus.

Eine vollständige Hemmung der durch die körperwarme Volldusche auslösbaren Quaddeleruption wurde erreicht durch Abdecken der Haut mit Vaselin, durch topische Anwendung von Atropin 0,05%, durch orale Gabe von 0,5 mg Atropin, sowie durch kombinierte Gabe eines H1- und H2-Rezeptorenblockers p.o. (Clemastin 0,5 mg + Cimetidin 200 mg). Nach Einnahme des H1-Rezeptorenblockers (Clemastin 0,5 mg) allein fiel die Reaktion abgeschwächt aus. Ohne Hemmeffekt auf die Quaddeleruption blieben die orale Gabe des H2-Rezeptorenblockers (Cimetidin) 200 mg, von Ketotifen (1 mg) und von Azetylsalizylsäure (500 mg) sowie die inhalative Applikation von Dinatriumcromoglycat (20 mg).

Die aquagene Urtikaria wird durch örtlichen Wasserkontakt ausgelöst, dabei kann die Reaktion in unterschiedlichen Testverfahren, wie auch bei der vorgestellten Patientin, variieren [9].

Der Pathomechanismus ist bisher ungeklärt, neben einer Mastzelldegranulation durch ein Talg-Wasser-Produkt und der Auslösung durch einen osmotischen Reiz wird auch ein cholinerger Mechanismus diskutiert [11, 12, 17, 10], für dessen Beteiligung an der Reaktion die erfolgreiche Inhibition der Quaddeleruption durch Atropin bei unserer Patientin spricht. Klinisch charakteristisch sind folikuläre Quaddeln, die morphologisch denjenigen der cholinergen Urtikaria entsprechen. Therapeutisch ist rasches Abtrocknen nach dem Duschen manchmal präventiv erfolgreich, auch ein Abdecken der Haut mit Öl kommt in Betracht [11]. Medikamentös ist das Krankheitsbild durch H1-Rezeptorenblocker beeinflußbar [1, 12, 20], wobei im beschriebenen Fall eine noch bessere Wirkung durch die Kombination mit einem H2-Rezeptorenblocker zu erreichen war.

Wärme-Kontakturtikaria

Bei einer 31jährigen Patientin kam es seit fünf Jahren nach Wärmeexposition zu juckenden Hautrötungen, die teilweise von Kopfschmerzen, Übelkeit und Kollapsneigung begleitet waren. — Die allgemeine Untersuchung der Patientin ergab keine pathologischen Befunde. — Bei den physikalischen Testungen führte die Anwendung eines lokalisierten Wärmereizes (45-48°C für 5 Minuten) zu einer für etwa zwei Stunden persistierenden Quaddelbildung. Die übrigen physikalischen Testungen, einschließlich körperlicher Anstrengung und Carbacholtest (Doryl 1:10000 i.c.) blieben negativ. Der Histamingehalt einer aus der urtikariellen Reaktion entnommenen Biopsie betrug 1,0 µg/g und war damit gegenüber nichtbefallener Haut (0,5 µg/g) erhöht. Nach Wärmeprovokation einer Hautreaktion am Unterarm ließ sich in der Kubitalvene ein Anstieg der Histaminkonzentration im Plasma um 3 ng/ml nachweisen. Die peripheren Leukozyten der Patientin zeigten in vitro eine gesteigerte Empfindlichkeit gegenüber Wärmeeinfluß: Bei Exposition gegenüber 43°C über 30 Minuten wurden 33% des Gesamthistamins freigesetzt; bei Kontrollpersonen betrug die Freisetzung nur 10%.

Durch orale Gabe sowohl eines H1-Rezeptorenblockers (Clemastin 2,0 mg) als auch eines H2-Rezeptorenblockers (Cimetidin 400 mg) ließ sich die Wärme-Kontakturtikaria vollständig hemmen. Ohne Effekt auf den Eintritt der Reaktion waren die orale Applikation von Azetylsalizylsäure (1,0 g), Indomethacin (100 mg) und Dinatriumcromoglycat (800 mg).

In der Weltliteratur wurden bisher etwa 20 Fälle von Wärme-Kontakturtikaria beschrieben, dabei mehrere erst in den letzten Jahren [4, 5, 10, 16, 18, 21, 23]. Zur Auslösung des Krankheitsbildes sind teilweise Temperaturen von mehr als 50°C erforderlich [11]. Der Reaktion scheint in den meisten Fällen eine direkte Histaminfreisetzung zugrunde zu liegen, wie sie auch im vorgestellten Falle in vitro nachgewiesen werden konnte [5, 18]. Daneben kann auch eine Komplementaktivierung auslösend sein [4, 10]. Das Auftreten einer konkommittierenden systemischen Symptomatik ist möglich. Die wesentliche therapeutische Maßnahme besteht im Meiden thermischer Reize. Da sich an die Reaktion eine Refraktärphase anschließen kann, ist

Dekonditionierung durch wiederholte Wärmeapplikation möglich [12, 18]. Die systemische Gabe von H1-Rezeptorenblockern ist nicht in allen Fällen erfolgreich [11], unsere Patientin sprach jedoch hierauf sowie auf H2-Rezeptorenblocker an.

Literatur

1. Brändle I, D Kleinhans (1985) Sogenanntes persistierendes cholinergisches Erythem. Zbl Haut Geschlkr 150: 635-636
2. Braun-Falco O, G Plewig, HH Wolff (1984) Dermatologie und Venerologie. Springer, Berlin Heidelberg New York Tokyo
3. Czarnetzki BM, PJ Frosch, R Sprekeler (1981) Localized cold reflex urticaria. Brit J Dermatol 104: 83-87
4. Daman L, P Lieberman, M Ganier, K Hashimoto (1978) Localized heat urticaria. J Allergy Clin Immunol 61: 273-278
5. Grant JA, SR Findlay, DO Thueson, DP Fine, GG Krueger (1981) Local heat urticaria/angioedema: Evidence for histamine release without complement activation. J Allergy Clin Immunol 67: 75-77
6. van Hecke E, P Hindryckx, G Leroux-Roels (1983) Grüne Urtikaria. Hautarzt 34: 638-639
7. Horiko T, T Aoki (1984) Dermographism (mechanical urticaria) mediated by IgM. Brit J Dermatol 111: 545-550
8. Illig L, J Kunick (1969) Klinik und Diagnostik der physikalischen Urticaria. I. Hautarzt 20: 167-178
9. Illig L, J Kunick (1969) Klinik und Diagnostik der physikalischen Urticaria. II. Hautarzt 20: 499-512
10. Johansson EA, T Reunala, S Koskimies, A Lagerstedt, K Kauppinen, K Timonen (1984) Localized heat urticaria associated with a decrease in serum complement factor B (C_3 proactivator). Brit J Dermatol 110: 227-231
11. Jorizzo JL, EB Smith (1982) The physical urticarias. An update and review. Arch Dermatol 118: 194-201
12. Kobza Black A (1982) New approaches in treatment of physical urticarias. Clin Exper Dermatol 7: 301-310
13. Matthews KP, PM Pan, NJ Gardner, TE Hugli (1980) Familial carboxypeptidase N deficiency. Ann Int Med 93: 443-445
14. Murphy GM, A Kobza Black, MW Greaves (1983) Persisting cholinergic erythema: a variant of cholinergic urticaria. Brit J Dermatol 109: 343-348
15. Nishioka K, I Katayama, S Sano, T Numata, S Yamamoto (1984) Monosaccharide in high fructose syrup as an etiological factor of urticaria. J Dermatol 11: 391-396
16. Schach A, D Kleinhans (1985) Wärme-Kontakt-Urticaria und Kälte-Kontakt-Urticaria. Klinische und immunologische Befunde bei einer 40 Jahre alten Patientin. Zbl Haut Geschlechtskr 150: 677
17. Sibbald RG, A Kobza Black, RAJ ady, M James, MW Greaves (1980) Aquagenic urticaria: evidence of a cholinergic and histaminergic basis. J Invest Dermatol 74: 447
18. Tatnall FM, PM Gaylarde, I Sarkany (1984) Localised heat urticaria and its management. Clin Exper Dermatol 9: 367-374
19. Ting S, BEF Reimann, DO Rauls, LE Mansfield (1983) Nonfamilial, vibration-induced angioedema. J Allergy Clin Immunol 71: 546-551
20. Tkach JR (1981) Aquagenic urticaria. Cutis 28: 454-463
21. Wise RD, FD Malkinson, A Luskin, AT Gewurz, HJ Zeitz (1978) Localized heat urticaria. Arch Dermatol 114: 1079-1080
22. Wozel G (1982) Physikalische Allergie — Ein Beitrag zur Summationsurtikaria. Dermatol Monatsschr 168: 410-417
23. Wüthrich B (1979) Klinische und immunologische Untersuchungen bei Wärme-Kontakt-Urtikaria. Dermatologica 159: 371-376

Dr. med. B. Przybilla
Dermatologische Klinik und Poliklinik
der Universität München
Frauenlobstr. 9-11
D-8000 München 2

Urtikariavaskulitis

R. SCHERER, Lübeck

Definition

Die Urtikariavaskulitis als eigenständiges dermatologisches Krankheitsbild ist definiert durch:
1. das *klinische* Erscheinungsbild als chronische Urtikaria
2. das *histologische* Erscheinungsbild als leukozytoklastische Vaskulitis der Venolen des oberen dermalen Gefäßplexus.

Makromorphologisch ist die Urtikariavaskulitis demnach dem Formenkreis der Urtikaria zuzuordnen, mikromorphologisch und pathogenetisch gehört die Erkrankung dem Krankheitsspektrum der Vasculitis allergica an. Wegen dieser Zwitterstellung wird das Krankheitsbild häufig kontrovers beurteilt, was vereinzelt sogar bis zur Ablehnung des Krankheitsbegriffes geht.

Klinik

Die klinischen Erscheinungsformen der Vasculitis allergica sind außerordentlich vielfältig. Leitmorphe an der Haut ist in der Regel die palpable Purpura. Bei der Urtikariavaskulitis ist hingegen die Quaddel an der Haut Leitmorphe. Nur in einem Teil der Fälle erkennt man auf Glasspateldruck diskrete Hämorrhagien. Die Urticae bestehen gewöhnlich zwischen 24 bis 72 Stunden. Es wird heftiger Juckreiz und zuweilen brennende Schmerzen angegeben. Die Hauterscheinungen hinterlassen beim Abheilen häufig bräunliche Pigmentierungen.

Häufig assoziiert mit dem Auftreten der Hauterscheinungen sind Arthralgien und abdominelle Beschwerden wie Übelkeit und Diarrhöe. Seltener sind Krankheitsmanifestationen an den Nieren, den Augen und am Zentralnervensystem.

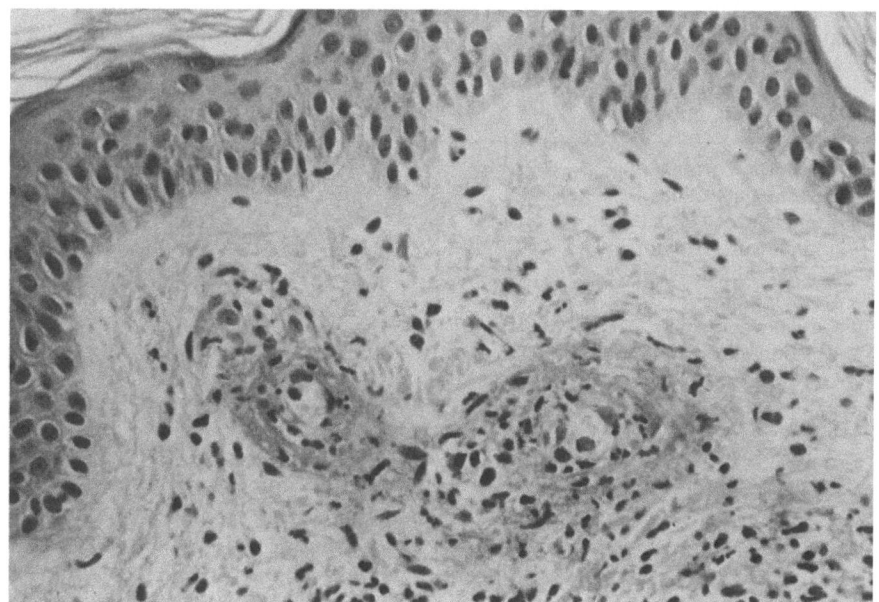

Abb. 1. Urtikariavaskulitis: Histologie einer frischen Quaddel mit Zeichen einer leukozytoklastischen Vaskulitis

Auffallend ist, daß 3/4 aller Erkrankungen das weibliche Geschlecht betreffen [3], wobei Frauen jüngeren bis mittleren Lebensalters bevorzugt erkranken. Insgesamt ist die Urtikariavaskulitis eine seltene Erkrankung. Aus der Patientengruppe mit chronischer Urtikaria weisen nur ca. 3% eine Urtikariavaskulitis auf [8]. Aus der Vaskulitisgruppe entfallen ca. 9% auf die Urtikariavaskulitis [1].

Histologie und direkte Immunfluoreszenz

Die Histologie (Abb. 1) zeigt eine intakte Epidermis, das obere Korium ist ödematös aufgelockert. Im Bereich des oberflächlichen dermalen Gefäßplexus zeigt sich eine Schwellung der Endothelzellen und eine fibrinoide Gefäßwanddegeneration. Die Gefäßwände und der perivaskuläre Raum sind durchsetzt von einem entzündlichen Infiltrat, das überwiegend aus Neutrophilen und Eosinophilen besteht. Stellenweise kommt es zur Leukozytoklasie sowie — als Ausdruck des funktionellen Gefäßschadens — zum Gefäßaustritt von Erythrozyten.

In der direkten Immunfluoreszenz (Abb. 2) lassen sich meist in den Gefäßwänden und perivaskulär Immunkomplexniederschläge nachweisen. Positive Reaktionen finden sich meist mit Antiseren gegen C3, IgG und/oder IgM. Neben diesem allgemein für Vasculitis allergica typischen Befund lassen sich bei einem Teil der Fälle linear angeordnete, feingranuläre Ablagerungen von C3 und Immunglobulinen im Bereich der dermoepidermalen Verbundzone nachweisen. Dieser meist nur sehr diskret ausgeprägte Befund ist nicht mit einem Lupusband zu verwechseln. Immunkomplexablagerungen in der Junktionszone bei Urtikariavaskulitis sollen ein erhöhtes Risiko einer Nierenbeteiligung signalisieren [6].

Labordiagnostik

Das labordiagnostische Programm bei Verdacht auf Urtikariavaskulitis ist in Tabelle 1 dargestellt. Einfachstes und zugleich aussagekräftigstes Kriterium zur Differentialdiagnose gegenüber anderen Urtikariaformen ist der Nachweis einer deutlich beschleunigten Blutkörperchensenkung [4]. Prognostisch bedeutsam ist der Nachweis ei-

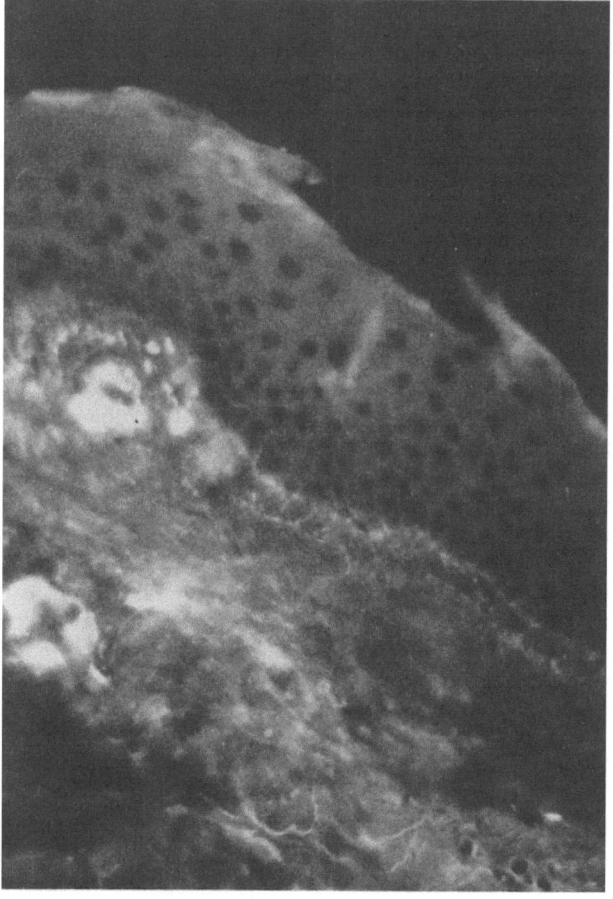

Abb. 2. Urtikariavaskulitis: Direkte Immunfluoreszenzuntersuchung einer frischen Quaddel mit C3-Ablagerungen in den Gefäßwänden und feingranulären C3-Niederschlägen in der dermoepidermalen Verbundzone

ner Hypokomplementämie. Diese wird in etwa der Hälfte der Fälle beobachtet. Extrakutane Systemmanifestationen, insbesondere eine Nierenbeteiligung, treten weitaus überwiegend bei diesen hypokomplementämischen Formen der Urtikariavaskulitis auf.

Urtikarielle Reaktionen im Frühstadium einer Virushepatitis oder bei einer Kryoglobulinämie sollten labordiag-

Tabelle 1. Labordiagnostisches Programm bei Urtikariavaskulitis

— Histologie
— direkte Immunfluoreszenz

— Blutkörperchensenkung
— Differentialblutbild
— Komplement C3 und C4
— antinukleäre Antikörper
— SGOT, SGPT, HBsAG
— Kryoglobuline
— C-reaktives Protein
— Rheumafaktor
— Urinproteine

nostisch ausgeschlossen werden. Die Untersuchung auf antinukleäre Antikörper dient als Screeningmethode zum Ausschluß eines systemischen Lupus erythematodes (SLE). Nicht selten kommt es nämlich im Verlauf eines SLE episodisch zum Auftreten einer Urtikariavaskulitis. Die urtikariellen Hauterscheinungen sind in diesen Fällen nur als Epiphänomene zu bewerten, da für die diagnostische und prognostische Beurteilung das Krankheitsbild des SLE im Vordergrund steht.

Pathogenese

Die Urtikariavaskulitis weist in sehr vielen Punkten enge Verwandtschaft mit einer experimentellen Immunkomplexerkrankung vom Typ der Serumkrankheit auf. Dies gilt für die Hauterscheinungen, das mikroskopische Bild der Gefäßentzündung, den Komplementverbrauch im Serum und die klinischen Erscheinungen wie Fieber, Arthritis und Glomerulonephritis. Die Immunfluoreszenzbefunde lassen sich in dem Sinn interpretieren, daß zirkulierende Immunkomplexe in der Gefäßwand abgelagert werden und Leukozyten durch Komplementaktivierung chemotaktisch angelockt werden [7]. Der Zerfall der Leukozyten führt zur Freisetzung lysosomaler Enzyme, die die Gefäßwandschädigung bewirken. Ungeklärt ist, welche vasoaktiven Substanzen für die urtikarielle Komponente des Krankheitsbildes verantwortlich sind. Da Histamin im Gewebe nur eine zeitlich sehr begrenzte Reaktion auslöst, müssen andere vasoaktive Mastzellaktivierungsprodukte z. B. vom Typ der Leukotriene und Prostaglandine in Erwägung gezogen werden.

Therapie

Die Urtikariavaskulitis zeigt eine bemerkenswerte Therapieresistenz. Antihistaminika (H_1- und H_2-Blocker) sind wirkungslos. Kortikosteroide in relativ hoher Dosierung (über 40 mg Prednison/die) wirken morbostatisch. Über eine erfolgreiche Therapie durch Kombination von Kortikosteroiden und Dapsone wurde berichtet [2]. In Fällen mit bedrohlicher Systembeteiligung wurden mit Erfolg Zytostatika (Azathioprin, Cyclophosphamid) eingesetzt. Neueren Erfahrungen zufolge sollte nach Möglichkeit immer ein Therapieversuch mit Indomethacin unternommen werden. In über der Hälfte der Fälle wurde ein befriedigendes therapeutisches Ansprechen beobachtet [5, 6].

Verlauf und Prognose

Die Krankheit zeigt einen chronischen oder chronisch-schubweisen Verlauf über Monate bis Jahre. Krankheitsverläufe bis zu 20 Jahren sind beschrieben. In einer Verlaufsbobachtung von 40 Fällen heilte bei 17 Patienten die Urtikariavaskulitis innerhalb eines Jahres völlig aus [6]. Mit Ausnahme der Patienten, bei denen eine Urtikariavaskulitis im Rahmen eines SLE auftritt, ist die Krankheitsprognose gut. Wegen eines erhöhten Risikos einer Nierenbeteiligung müssen Patienten mit der hypokomplementämischen Form der Urtikariavaskulitis intensiver überwacht werden.

Literatur

1. Fauci AS (1983) Vasculitis. J Allergy Clin Immunol 72:311-323
2. Highet AS (1980) Urticarial vasculitis resembling SLE: efficacy of Prednisone and Dapsone combined. Br J Dermatol 102:358-360
3. Lubach D (1983) Die sogenannte Urtikaria-Vaskulitis. Allergologie 6:300-302
4. Meurer M (1981) Urticarial vasculitis. In: Ring J, Burg G (Hrsg) New Trends in Allergy. Springer Berlin Heidelberg New York S 148-151
5. Millns JL, HW Randle, GO Jolley, CH Dicken (1980) The therapeutic response of urticarial vasculitis to indomethacin. J Am Acad Dermatol 3:349-355
6. Sanchez NP, RK Winkelmann, AL Schroeter, CH Dicken (1982) The clinical and histopathologic spectrums of urticarial vasculitis: study of forty cases. J Am Acad Dermatol 7:599-605
7. Scherer R, HH Wolff (1979) Vasculitis allergica. Allergologie 2:62-71
8. Small P, D Barrett, E Champlin (1982) Chronic urticaria and vasculitis. Ann Allergy 48:172-174

Prof. Dr. med R. Scherer
Klinik für Dermatologie und Venerologie
der Medizinischen Hochschule Lübeck
Ratzeburger Allee 160
D-2400 Lübeck

„Drei-Stufen-Programm" zum diagnostischen Vorgehen bei chronischer Urticaria

J. RING und B. PRZYBILLA, München

Unter Urticaria versteht man das Auftreten von juckenden, erythematösen, erhabenen Effloreszenzen, die unter Druck abblassen (Quaddeln). Spielt sich die Reaktion in der Subkutis ab, spricht man von angioneurotischem Ödem, Angioödem oder Quincke-Ödem. Das Krankheitsbild ist alt und unter verschiedensten Namen beschrieben [24], wobei das griechische Wort „Knidosis" ($χμιδωεις$) auf die psychosomatischen Bezüge hinweist.

Tabelle 1. Einteilung verschiedener Formen von Urtikaria nach pathophysiologischen Gesichtspunkten (aus Ring, 21)

Allergisch	Nahrungsmittel, Arzneimittel, Inhalationsallergene, Kontakt-Urtikariogene, sonstige Fremdstoffe
Toxisch	Insekten, Pflanzen
Pseudoallergisch	Acetylsalicylsäure, Analgetika, Konservierungsmittel, Farbstoffe
Herd-Reaktion	Parasiten, Mykosen, bakterielle und virale Infekte, Paraneoplasie
Physikalisch	Mechanisch (Factitia, Druck, Vibration), Thermisch (Kälte, Wärme), Cholinergisch (Anstrengung, Psyche), Wasser, Licht, Strahlen
Enzymdefekt	Angioneurotisches Ödem (C1-Inaktivatormangel), hereditär erworben (Malignome), Serum-Carboxypeptidase B-Mangel
Autoimmunkrankheiten	Urtikariavaskulitis, Systemischer Lupus erythematodes, Kryoglobulinämie
Urticaria pigmentosa (Mastozytose)	
Idiopathisch	

Nach pathophysiologischen Überlegungen lassen sich verschiedene Urticaria-Auslöser erfassen (Tabelle 1). Eine eindeutige Zuordnung ist jedoch in der Praxis nur bei einem Teil der Patienten möglich, in ca. 50% der Fälle wird entweder keine Ursache gefunden [3, 4, 5, 10, 12, 26, 35, 37], oder liegen Kombinationen verschiedener Auslöser vor.

Für die klinische Praxis hat sich deshalb eine Einteilung der Urtikaria nach dem zeitlichen Verlauf bewährt (Tabelle 2), wonach zwischen akuter Urtikaria, akut-intermittierender Urtikaria und chronischer Urtikaria unterschieden wird.

Tabelle 2. Urticaria: Gliederung nach zeitlichem Verlauf

Akute Urticaria:	< 6 Wochen
Akute intermittierende Urticaria	
Chronische Urticaria: — kontinuierlich — rezidivierend	> 6 Wochen

Während es sich bei der akuten Urtikaria häufig um ein einmaliges Geschehen handelt (manchmal im Zusammenhang mit Infekten), das keine große weitere Diagnostik erforderlich macht, stehen bei der akut intermittierenden Urtikaria Unverträglichkeits-Reaktionen auf Nahrungsmittel und Arzneimittel im Vordergrund.

Große Schwierigkeiten bereitet die Diagnostik der chronischen Urtikaria. Wie intensiv sollen sich die Untersuchungen gestalten, die ja zum Teil sehr aufwendige Schritte und Testverfahren beinhalten? Im folgenden wird ein „Drei-Stufen-Programm" zum diagnostischen Vorgehen bei chronischer Urtikaria vorgeschlagen, das sich an den Möglichkeiten der Praxis orientiert.

Alle Diagnostik-Stufen sind gegliedert nach Anamnese, Befund, Laboruntersuchungen und speziellen Testverfahren.

Urticaria-Diagnostik: Stufe 1 (Basis-Untersuchung)

Die Stufe 1 umfaßt eine Basis-Untersuchung, die bei allen Patienten mit chronischer Urtikaria durchgeführt werden soll. Dabei steht die sorgfältige Erhebung einer *Anamnese* durch den allergologisch versierten Dermatologen im Vordergrund. Hierbei ist auch an eine Kontakt-Urticaria zu denken. Die Bedeutung psycho-sozialer Faktoren muß hier unbedingt erfaßt werden. Ein hereditäres Angioödem kann durch Erfassung der Familien-Anamnese weitgehend ausgeschlossen werden.

Auch die exakte Erhebung des dermatologischen *Befundes* ist hier hilfreich. So unterscheiden sich verschiedene Urticaria-Formen durchaus an ihrem klinischen Bild [3, 9]. Besonders wichtig ist die Registrierung der Dauer der Einzeleffloreszenzen. Besteht eine einzelne Quaddel länger als 12 Stunden, ist an Urticariavaskulitis zu denken (s. Beitrag Scherer).

Die *Labor*untersuchungen der Stufe 1 sind wenig aufwendig und können in jeder Praxis durchgeführt oder in die Wege geleitet werden. Die Bestimmung des C1-Inaktivators ist nur bei entsprechendem anamnestischen Verdacht sinnvoll.

Zu den *Test*verfahren der Stufe 1 gehört ein Atopie-Screening (z.B. Pricktest mit Katzen-Epithel, D. pteronyssinus und Graspollen), eine Pricktestung mit einer Standardreihe von Nahrungsmittelallergenen sowie die wichtigsten physikalischen Testungen (Tabelle 3).

Tabelle 3. Urticaria-Diagnostik: Stufe 1 (Basis-Untersuchung)

Labor:	Blutbild + Diff. BB. BKS Stuhluntersuchung Serum-IgE (C1-INA bei entsprechendem Verdacht)
Testverfahren:	Atopie-Screen (Katze-Milbe-Gras) Nahrungsmittel-Standard (Prick) Physikalische Teste

Urticaria-Diagnostik: Stufe 2 (Intensiv-Untersuchung)

In der Stufe 2 sollte die *Anamnese*nerhebung nochmals wiederholt werden. Zusätzlich empfiehlt es sich, dem Patienten zur Führung eines Diät-Tagebuches zu raten, aus dem eine eventuelle Beziehung der Quaddel-Schübe zu Nahrungsmitteln hervorgehen kann.

Bei der *Befund*erhebung steht hier die Fokus-Suche im Vordergrund (Tabelle 4), die in Zusammenarbeit mit ver-

Tabelle 4. Urticaria-Diagnostik: Stufe 2 (Intensiv-Untersuchung)

Anamnese:	Diät-Tagebuch
Befund:	Fokus-Suche (HNO, Zähne, Gastro-Intestinal-Trakt, Rö-Thorax, Urologie, Gynäkologie, Sonstige)
Labor:	Serum-Elpho, -Enzyme, -Kreatinin etc. Urin-Status Antinukleäre Antikörper Antistreptolysintest, Rheumafaktor Sonstige (z.B. Kryoglobuline)
Teste:	Nahrungsmittel intrakutan Arzneimittel (z.B. Penicillin) Auswahl RAST evtl. offener Epikutantest

schiedensten anderen Disziplinen durchgeführt wird [2, 6, 7, 9, 13, 17, 21, 26, 29, 34, 35, 27, 39].

Die *Labor*untersuchungen der Stufe 2 sind etwas aufwendiger und umfassen ein größeres Routinelabor sowie die Bestimmung von antinukleären Antikörpern, Rheumafaktor bzw. — bei entsprechendem Verdacht — von Kryoglobulinen.

Unter den *Test*verfahren wird hier eine Standardserie von Nahrungsmittel-Allergenen intrakutan getestet. Bestimmte Arzneimittel (z. B. Penicillin) können im Hauttest sowie in vitro im Radio-Allergo-Sorbens-Test (RAST) geprüft werden. Bei Hinweisen auf Kontakturticaria empfiehlt sich ein offener Epikutantest [14, 21].

Urticaria-Diagnostik: Stufe 3 (Provokations-Verfahren)

Zur *Anamnese*erhebung der Stufe 3 gehören Versuche einer Eliminations- und Provokationsdiät, die der Patient zu Hause selbst durchführt und die mit dem Arzt gemeinsam diskutiert werden (Tabelle 5).

Tabelle 5. Urticaria-Diagnostik: Stufe 3 (Provokation)

Anamnese:	Eliminations- und Provokationsdiätversuche
Befund:	Hautbiopsie mit direkter Immunfluoreszenz
Labor:	Komplementspiegel Schilddrüsenhormone Sonstige
Teste:	Karenz-Diät Provokations-Diät OPTI

Die *Befund*erhebung wird ergänzt durch eine Hautbiopsie unter Einschluß einer direkten Immunfluoreszenz-Untersuchung (zum Ausschluß einer Urticaria-Vaskulitis) [16, 28].

Bei den *Labor*untersuchungen kommen die Messungen der Komplementspiegel im Serum hinzu. Schilddrüsenhormone können geprüft werden [11]. Weitere Untersuchungen, die sich aus dem individuellen Beschwerdebild des Patienten ergeben, sind hier ebenfalls noch anzuschließen.

Im Zentrum der Stufe 3 stehen jedoch die Provokations-*Test*verfahren, die nach einer strengen Karenz-Diät (am besten Kartoffel-Reis-Mineralwasser) eine Provokationsdiät mit verschiedenen Lebensmittelkomponenten beinhalten. An diese schließt sich die Provokation mit Lebensmittel-Additiva an [1, 6, 9, 15, 21, 26, 38].

Oraler Provokations-Test bei Idiosynkrasie (OPTI)

Diese Provokation mit Lebensmittel-Additiva wird bei uns in Anlehnung an zahlreiche Autoren [6, 8, 10, 13, 14, 18, 19, 22, 23, 25, 26, 27, 29, 30, 31, 32, 33, 36, 37, 38] durchgeführt und als *o*raler *P*rovokations*t*est bei *I*diosynkrasie (OPTI) bezeichnet. In Tabelle 6 sind die einzelnen Testsubstanzen aufgeführt, die nach Belieben ergänzt, wiederholt oder durch Placebo (z. B. Milchzucker) ersetzt werden können.

Tabelle 6. Oraler Provokationstest bei Idiosynkrasie (OPTI)

Tag 1:	Tartrazin 10-50 — PHB-Ester 500
Tag 2:	Farbenmischung I — II
Tag 3:	Na-Benzoat 50—250—500
Tag 4:	K-Metabisulfit 10—50—100
Tag 5:	Azetylsalicylsäure 50—250—500
Tag 6:	Evtl. Placebo, Wiederholung, Sonstige

Zusammenfassung

Die Durchführung des „Drei-Stufen-Programms" (Abb. 1) standardisiert die Diagnostik der chronischen Urticaria, die ja auch heute noch eine Crux von Arzt und Patient darstellt. Zwischen den einzelnen Diagnostik-Stufen empfiehlt sich neben der kausalen Therapie der aufgedeckten pathologischen Veränderungen eine symptomatische Behandlung mit Antihistaminika (eventuell eine Kombination von H_1- und H_2-Antagonisten) über drei Monate. Kommt es dann nach Absetzen der Therapie in den nächsten Wochen und Monaten erneut zu Hauterscheinungen, setzt die nächsthöhere Stufe der Urticaria-Diagnostik ein. Die Durchführung der Urtikaria-Diagnostik der Stufe drei erfolgt am besten unter stationären Bedingungen, die eine möglichst exakte Standardisierung der Umweltbedingungen sowie eine sofortige Notfalltherapie eventuell zu erwartender anaphylaktischer Reaktionen [20] erlauben.

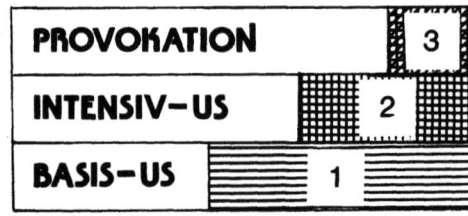

Abb. 1. Drei-Stufen-Programm zur Diagnostik der chronischen Urticaria

Literatur

1. Baer RL, M Leider (1949) The effects of feeding certified food azo-dyes in paraphenylendiamine-hypersensitive subjects. J Invest Derm 13:233
2. Braun-Falco O (1976) Neuere Entwicklungen in der Dermatologie. In: Braun-Falco O, Marghescu S (Hrsg.) Fortschritte der praktischen Dermatologie und Venerologie, Bd. 8:417-456 Springer, Berlin Heidelberg New York
3. Braun-Falco O, G Plewig, HH Wolff (Hrsg.) (1984) Dermatologie und Venerologie, 3. Aufl.: 255-276 Springer, Berlin Heidelberg New York
4. Champion RH, AS Highet (1982) Investigation and management of chronic urticaria and angio-oedema. Clin Exp Derm 7:291-300
5. Czarnetzki B (1985) Zur Pathophysiologie physikalischer Urticariaformen. Hautarzt, in press
6. Doeglas HMG (1975) Chronic Urticaria. Dissertation, Groningen.
7. Gloor M, K Heinkel, U Schulz (1972) Zur pathogenetischen Bedeutung von Magenfunktionsstörungen bei allergisch bedingter, chronischer Urtikaria. Dermatologische Monatsschrift 158:96
8. Greaves MW, A Kobza-Black, S Yamamoto (1981) Pharmacological regulation of histamine release in skin. In: Ring J, G Burg (eds.) New Trends in Allergy, p. 70-80 Springer, Berlin Heidelberg New York

9. Illig L (1977) Moderne Aspekte der Urtikariapathogenese unter besonderer Berücksichtigung des Intoleranzphänomens. Hautarzt 28:102
10. Illig L (1980) Urticaria und Intoleranzsyndrom vom Aspirintyp. Zentbl Haut- u Geschl Krankh 144:43
11. Isaacs NJ, NH Ertel (1971) Urticaria and pruritus: uncommon manifestations of hyperthyroidism. J Allergy Clin Immunol 48:73
12. Jacobson KW, LB Branch, WS Nelson (1980) Laboratory tests in chronic urticaria. J Amer Med Ass 243:1644-1648
13. Juhil L (1981) Recurrent urticaria: clinical investigation of 330 patients. Br J Dermatol 104:369
14. Kleinhans D (1980) Urtikaria: allergisch — chemisch — physikalisch. Monatskurse f ärztl Fortbldg 30:688-693
15. Lessof MH (ed.) (1983) Clinical Reactions to Food. John Wiley & sons, Chicester
16. Meurer M (1981) Urticaria vasculitis. In: Ring J, Burg G (eds.) New trends of Allergy: 148-151 Springer, Berlin Heidelberg New York
17. Meynadier J, JJ Guilhou, J Meynadier, N Lavanture (1979) L'urticaire chronique. Etude étiologique et therapeutique de 150 cas. Ann Dermatol Venereol (Paris) 106:153
18. Michaelsson G, L Juhlin (1973) Urticaria induced by preservatives and dye additives in food and drugs. Br J Dermatol 88:525
19. Paul E, L Illig (1981) Die Bedeutung der anaphylaktoiden pseudoallergischen Reaktionen in der Diagnostik der chronisch-kontinuierlichen Urticaria. RAST Berichtsband 3:30-35 Grosse Verlag Berlin
20. Ring J (1978) Anaphylaktoide Reaktionen nach Infusion natürlicher und künstlicher Kolloide. Springer, Berlin Heidelberg New York
21. Ring J (1982) Angewandte Allergologie. MMW — Medizin-Verlag München
22. Röckl H, I Pevny (1976) Allergien durch Begleit- und Zusatzstoffe in Nahrungs- und Genußmitteln. In: Braun-Falco O, S Marghescu (Hrsg.) Fortschritte der praktischen Dermatologie und Venerologie, Band 8:197 Springer, Berlin Heidelberg New York
23. Samter M, RF Beers (1967) Concerning the nature of intolerance to aspirin. J Allergy 40:281
24. Schadewaldt H (1979) Geschichte der Allergie, Band 1-4 Dustri-Verlag München-Deisenhofen
25. Schlumberger HD (1982) Pseudoallergische Reaktionen durch Arzneimittel und Chemikalien. Definition eines neuen Begriffes. Allergologie 5:221
26. Schulz KH (1970) Die chronische Urticaria in der dermatologischen Praxis. In: Braun-Falco O, S Marghescu (Hrsg.) Fortschritte der praktischen Dermatologie und Venerologie, Band 6:176-186 Springer, Berlin
27. Settipane GA, RK Pudupakkam (1975) Aspirin intolerance III. Subtypes, familial occurence, and cross-reactivity with tartrazine. J Allergy Clin Immunol 56:215
28. Soter NA (1977) Chronic urticaria as a manifestation of necrotizing venulitis. Eng J Med 296:1440
29. Stemmler M, G Lischka (1979) Urtikaria: Sinnvolle Diagnostik. Akt Dermatol 5:131-134
30. Stevenson DD, RA Simon (1981) Sensitivity to ingested metabisulfites in asthmatic subjects. J Allergy Clin Immunol 68:26
31. Szceklik R, RJ Gryglewski, G Czerniawska, A Zmuda (1976) Aspirin-induced asthma. J Allergy Clin Immunol 58:10
32. Thiel C, E Fuchs (1983) Nahrungsintoleranzen durch Fremdstoffe. Münch med Wschr 125:451—454
33. Thune P, A Granholt (1975) Provocative tests with antiphlogistica and food additives in recurrent urticaria. Dermatologica (Basel) 151:360
34. Urbach E (1937) Kritische Übersicht über 500 eigene Urticaria-Fälle (zugleich ein Beitrag zum Problem: Allergische oder pathergische Urticaria). Münch med Wschr 84:2054-2060
35. Warin RP, RH Champion (1974) Urticaria. Vol. I. In: Major Problems in Dermatology. Saunders, London
36. Warin RP, RJ Smith (1976) Challenge test battery in chronic urticaria. Brit J Dermatol 94:401
37. Wüthrich B, D Häcki-Herrmann (1980) Zur Ätiologie der Urticaria. Eine retrospektive Studie anhand von 316 konsekutiven Fällen. Zeitschr f Hautkrankh 55:102
38. Wüthrich B (1983) Allergische und pseudoallergische Reaktionen der Haut durch Arzneimittel und Lebensmitteladditiva. Schweiz Rundschau Med (PRAXIS) 72:691-699
39. Zaun H (1968) Magensekretion und Haut. III. Elektrogastrographische Untersuchungen bei Kranken mit Urticaria und Rosacea. Arch Klin Exp Dermatol 231:150

Prof. Dr. med. J. Ring
Dr. med. B. Przybilla
Dermatologische Universitätsklinik
Frauenlobstr. 11
D-8000 München 2

Hereditäres Angioödem und Androgen-Therapie

P. SPÄTH, Bern und B. WÜTHRICH, Zürich

Das hereditäre, nichtallergische Angioödem, auch als hereditäres angioneurotisches Ödem bezeichnet, ist eine autosomal dominant vererbte Krankheit. Klinisch ist das hereditäre Angioödem (HAO) durch umschriebene, rezidivierende Schwellungen des subkutanen und submukösen Gewebes gekennzeichnet. Die beiden Geschlechter werden etwa gleich häufig befallen. Etwa ein Viertel der unbehandelten Patienten starb bisher an akutem Glottisödem.

Die primäre Ursache der Ödeme wird im heterozygoten Gen des C1-Esterase-Inhibitor-Proteins (C1-INH) gesehen, einem natürlichen Hemmer der aktivierten Form der ersten Komplementkomponente, C1, der aktivierten Formen des Hagemann-Faktors (HFa und HFf) und des Faktors XI (XIa), des Kininsystems und der Plasminaktivierung.

Es sind zwei Formen des HAO bekannt [2]. Bei der verbreiteteren Form (Typ I oder der „common form"; ca. 90% der Fälle) zirkuliert ein normales Protein in deutlich verminderten Konzentrationen (mittlere Serumkonzentration etwa 17% der Norm). Bei der zweiten, sehr selten anzutreffenden Form (Typ II oder der „variant form") zirkuliert ein von Patient zu Patient verschieden mutiertes dysfunktionelles Protein in normalen oder erhöhten Konzentrationen und nur Spuren des normalen Proteins können nachgewiesen werden. Beiden Formen des HAO ist eine verminderte Funktion des C1-INH gemeinsam. Die verminderte Funktion des Hemmproteins erlaubt es der C1-Esterase (C1s) ihre natürlichen Substrate C4 und C2 durch Spaltung (Aktivierung) im Übermaß zu verbrauchen und es kommt zu einer ständigen Verminderung der Serumkonzentration von C4 und einer Verminderung von C2 im Schub.

Bei der Ödementstehung im Bereich der postkapillaren Venolen sind wahrscheinlich das „Kinin-like C2 Fragment" (Produkt der Komplementaktivierung) und das Bradykinin (Produkt der unregulierten Aktivierung des Kininsystems) mitbeteiligt [1].

Die Prophylaxe des HAO begann mit den Antifibrinolytika. Bei den Antifibrinolytika, wie die ∈-Aminocapronsäure oder die Tranexamsäure, handelt es sich um unspezifische Hemmer von Serumesterasen, was zur Folge hat, daß mit der Therapie unweigerlich mehrere Systeme der Homeostase betroffen werden. Unter der Antifibrinolytika-Therapie bleibt die mittlere C1-INH-Serumkonzentration gegenüber unbehandelten Patienten praktisch unverändert niedrig. Ein Effekt auf die C4-Konzentration ist kaum nachweisbar. Unter der Therapie mit Antifibrinolytika kann sich die Zahl der Ödemschübe verringern, allerdings sind die Erfahrungen widersprüchlich [6].

Im Jahre 1960 hat Spaulding erstmals einen positiven Effekt von Methyltestosteron beim HAO nachweisen können [5]. Mittlerweile stehen attenuierte Androgene wie das Danazol (Danatrol) oder das Stanozolol (Stromba) zur Verfügung. Diese Anabolika weisen verminderte virilisierende Eigenschaften auf. Unter einer Therapie mit attenuierten Androgenen können die Ödemschübe für Jahre ausbleiben. Die positive Wirkung der attenuierten Androgene läßt sich auch im Labor bestätigen: unter der Androgen-Therapie normalisiert sich in fast allen Fällen die C4-Serumkonzentration. Der deutliche Anstieg der C4-Konzentration hat bis anhin keine plausible Erklärung gefunden, denn die Serumkonzentration des C1-INH steigt nur minimal und verbleibt im Mittel weit unter der unteren Normgrenze [7]. Wird ein direkter Zusammenhang zwischen der C1-INH-Funktion und der C4-Serumkonzentration als plausibel angesehen, so müßte die Androgen-Therapie trotz seinem bloß mäßigen Effekt auf die C1-INH-Konzentration eine annähernd normale C1-INH-Funktion garantieren. Diese Folgerung steht aber im Widerspruch zur Literatur, die eine strikte lineare Beziehung zwischen C1-INH-Konzentration und -Funktion beschreibt. Dieser Widerspruch war der Ausgangspunkt zu einer vier Jahre dauernden Studie, in der die Wirkung der attenuierten Androgene auf die C1-INH-Konzentration und -Funktion untersucht wurde.

111 Plasmaproben von 24 Patienten mit gesichertem HAO und verschiedener Therapie wurden untersucht. Alle Patienten wiesen eine verminderte Plasmakonzentration des C1-INH auf, d.h. litten am Typ I des HAO. Die C1-INH-Funktion wurde mit einer kürzlich beschriebenen Methode bestimmt [4]. Die Konzentrationen der Komplementproteine wurden immunologisch bestimmt.

In der Gruppe von unbehandelten oder unter Tranexamsäure stehenden Patienten waren die mittleren C1-INH-Konzentrations-, -Funktions- und C4-Konzentrationswerte deutlich vermindert. Unter der minimalen Erhaltungsdosis (Danazol: bei den allermeisten unserer Patienten 200 mg/d; Stanozolol: nur in Ausnahmefällen mehr als 5 mg/d) verdoppelte sich die C1-INH-Konzentration etwa, blieb aber noch weit unter der unteren Normgrenze. Die mittlere C1-INH-Funktion und C4-Konzentration waren nahe am oder im Normbereich. Unter Danazol- und Stanozolol-Therapie wurden etwa gleiche Werte gefunden (Tabelle 1). Die beiden attenuierten Androgene waren im gleichen Maße fähig, die Angioödeme über eine lange Behandlungszeit zu verhindern. Außerordentliche Gegebenheiten, wie übermäßiges Radfahren, Insektenstiche, oder die vom Patienten für kurze Zeit abgesetzte Therapie konnten als Ursache der äußerst seltenen Angioödeme ermittelt werden.

Eine Gegenüberstellung der individuellen C1-INH-Konzentrations- und -Funktioswerte (Abb. 1A), sowie der in Klassen verdichteten Werte (Abb. 1B), offenbarte einen nichtlinearen Zusammenhang und legte die Existenz einer kritischen C1-INH-Schwellkonzentration um die 40% der Norm nahe (100% = 0.196 g/l). Die Existenz einer Schwellkonzentration wurde erhärtet durch die Beobachtung, daß bei C1-INH-Konzentrationen über diesen Wert nie Angioödem-Schübe beobachtet wurden (Abb. 1C). Weiterhin war die Beziehung zwischen C1-INH- und C4-Konzentration der Beziehung von C1-INH-Konzentration- und -Funktion sehr ähnlich (Abb. 1 D, E).

Die nichtlineare Beziehung zwischen C1-INH-Konzentration und -Funktion bedeutet, daß ein Anstieg der C1-INH-Konzentration von 10% auf 40% der Norm von einem mittleren Funktionsanstieg von 10% bis 100% der Norm begleitet wird. Diese nichtlineare Beziehung könnte auch erklären, wieso eine durch die Androgen-Therapie induzierte geringe Steigerung der C1-INH-Konzentration zur Normalisierung der C4-Konzentration führen kann. In dieser nichtlinearen Beziehung könnte auch die Begründung für das längere Ausbleiben der Schübe bei unbehandelten Patienten liegen: eine C1-INH-Konzentration von 17% bis 20% der Norm kann eine mittlere Funktion von 30% bis 50% der Norm garantieren, was zur Aufrechterhaltung der Homeostase genügen dürfte (Abb. 1). Wird die C1-INH-Konzentration durch noch so schwache pathologische Prozesse auch nur minimal vermindert, so fällt die funktionelle Aktivität des Hemmproteins vollständig aus.

Ein Beispiel soll belegen, daß tatsächlich minimale Schwankungen der C1-INH-Konzentration zu deutlichen Veränderungen der C1-INH-Funktionen und C4-Konzentrationen führen können (Abb. 2). Bei einem Patienten, der über Jahre unter Androgenprophylaxe stand ([8];

Tabelle 1. Mittelwerte von C1-INH-Konzentration und -Funktion sowie C4-Konzentration in Plasmen von Patienten mit HAO Typ I und verschiedener Prophylaxe

Parameter	ohne Therapie Tranexamsäure	Danazol	Stanozolol	Norm
C1-INH-Konzentration	0,03 ± 0,01	0,06 ± 0,018	0,07 ± 0,089	0,11 – 0,26 g/l
C1-INH-Funktion	20 ± 14	68 ± 32	75 ± 34	70 – 145 %
C4-Konzentration	0,04 ± 0,021	0,15 ± 0,046	0,20 ± 0,067	0,14 – 0,35 g/l

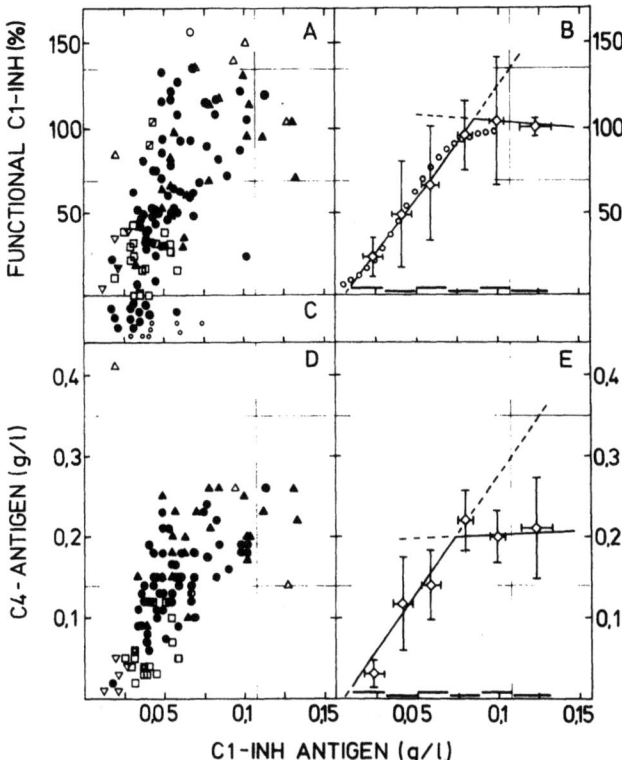

Abb. 1. Bestimmung der C1-INH- und C4-Konzentrationen sowie der C1-INH-Funktionen in 111 Plasmaproben von 24 Patienten HAO Typ I. A) Immunologisch bestimmte C1-INH-Konzentrationen und -Funktionen in den individuellen Plasmaproben. Therapie zur Zeit der Blutentnahme: ohne Therapie (□), Tranexamsäure (Anvitoff) (∇), Danazol (Danatrol) (●), Stanozolol (Stromba) (▲). ○ und △ = Plasmaproben von Patienten mit manifesten oder kürzlich durchgemachten bakteriellen oder viralen Infekten unter Danazol- bzw. Stanozololtherapie. ▱ = Plasmaproben von einer asymptomatischen Patientin. B) Beziehungen zwischen C1-INH-Konzentrationen und -Funktionen. Auf die Klassenmittelwerte (±1 SD) verdichtete C1-INH-Konzentrationen und die dazugehörenden Funktionen. Die Klassen der C1-INH-Konzentrationen sind durch Striche angegeben: 6% bis 15%, 16% bis 25%... 56% bis 67% der Norm (100% = 0,196 g/l). Die offenen Kreise geben die berechnete Beziehung zwischen den Mittelwerten der C1-INH-Konzentration und der logit transformierten und retransformierten C1-INH-Funktionswerte an. Die beiden partiell ausgezogenen Linien stellen die berechneten Regressionsgeraden zwischen den C1-INH-Konzentrationen im Bereich von 6% bis 40% und 41% bis 67% der Norm und den dazugehörigen Funktionswerten dar. C) C1-INH-Konzentrationen und Ödemschübe. Plasmakonzentration nach einem Schub (●). Mittelwerte zweier Konzentrationsbestimmungen (○); in der Zeit zwischen den beiden Bestimmungen wurde ein Schub beobachtet. D) Werte der immunologischen Konzentrationsbestimmungen von C1-INH und C4 in den individuellen Plasmaproben. Die verwendeten Symbole sind die gleichen wie bei A. E) Beziehung zwischen immunologisch gemessenen C1-INH- und C4-Konzentrationen. Bildung von Klassen der C1-INH-Konzentration und Berechnung der Beziehung wie bei B). Die vertikalen Linien in den Feldern A bis E geben die untere Normgrenze (-2 SD) der C1-INH-Konzen-

Abb. 2), erzielte nach einem Insektenstich die Danazol-Therapie nicht mehr die gewünschte Wirkung. Die Umstellung auf Stanozololtherapie bewirkte einen vorübergehenden, mäßigen Anstieg der C1-INH-Konzentration von 0.04 auf 0.07 g/l (untere Normgrenze: 0.11 g/l) und eine vorübergehende Normalisierung der C4-Konzentration. Im Laufe eines Jahres sanken die C1-INH- und C4-Konzentration allmählich wieder auf einen Wert wie vor der Umstellung der Therapie. Der Verlauf der C4-Konzentration wird plausibel, wenn man die C1-INH-Funktionswerte berücksichtigt, die mit der von uns vorgeschlagenen Bestimmungsmethode erhalten werden können [4]. Werte, welche mit einem käuflichen Kit (C1-INH Reagent Kit) zur Bestimmung der C1-INH-Funktion erhalten wurden, waren nicht in der Lage, den Verlauf der C4-Konzentration zu erklären, vielmehr widerspiegelten diese bloß die C1-INH-Konzentrationen. Mit diesem käuflichen Test wird die Inaktivierungsrate von exogenem C1s durch den C1-INH des Patienten gemessen. Als Indikator wird ein chromogenes Substrat verwendet. Uns erscheinen C1-INH-Funktionsbestimmungen auf einer solchen Basis für eine Therapie- und Verlaufskontrolle oder zur Auffindung der minimalen Tagesdosis weniger geeignet.

Die Verläufe sämtlicher in Abb. 2 aufgeführten Parameter deuten auf eine steigende Therapieresistenz des Patienten gegenüber Androgenen hin; allerdings konnte dank der Therapie-Umstellung dem Patienten ein weiteres Jahr ohne Komplikationen beschert werden. Therapieversager mit Androgenen sind aus der Literatur bekannt. Soweit wir die Literatur überblicken, ist es das erstemal, daß eine sich entwickelnde Resistenz dokumentiert werden konnte.

Abschließend möchten wir die Hypothese aufstellen, die attenuierten Androgene seien in der Lage, einen „abnormalen" heterozygoten Zustand, unabhängig ob es sich um Typ I oder II des HAO handelt, mehr oder weniger zu „normalisieren" (Tabelle 2). Wie weit die Verschiebung in Richtung „normale" Heterozygotie geht, ist abhängig vom Patienten und vor allem von der Tagesdosis des verabreichten Androgens. Weil die funktionelle Aktivität des normalen C1-INH-Proteins nicht in einem linearen Zusammenhang zu seiner Konzentration steht, genügt die Konzentrationsverschiebung in Richtung „normale" Heterozygotie bereits, um eine Funktion innerhalb des Normbereichs zu garantieren.

Danksagung: Wir möchten Frau L. Meyer-Hänni, Frl. S. Brägger und Herrn M. Grau für ihren außerordentlichen Einsatz im Labor danken.

Fortsetzung der Abbildungslegende

tration an. Die horizontalen Linien bezeichnen die oberen und unteren Normgrenzen (±2 SD) der C1-INH-Funktion bzw. C4-Konzentration (aus [4])

Tabelle 2. Effekt der attenuierten Androgene auf die C1-INH-Konzentration

HAO	ohne Therapie oder Therapie mit Antifibrinolytika		Therapie mit attenuierten Androgenen	
	C1-INH-Protein		C1-INH-Protein	
	funktionell	dysfunktionell	funktionell	dysfunktionell
Typ I	17%	—	≤50%	—
Typ II (a)	kaum nachweisbar	vorwiegend	≤50%	≥50%
	„abnormaler" heterozygoter Zustand		± „normaler" heterozygoter Zustand	

a) gemäß Literatur [3]

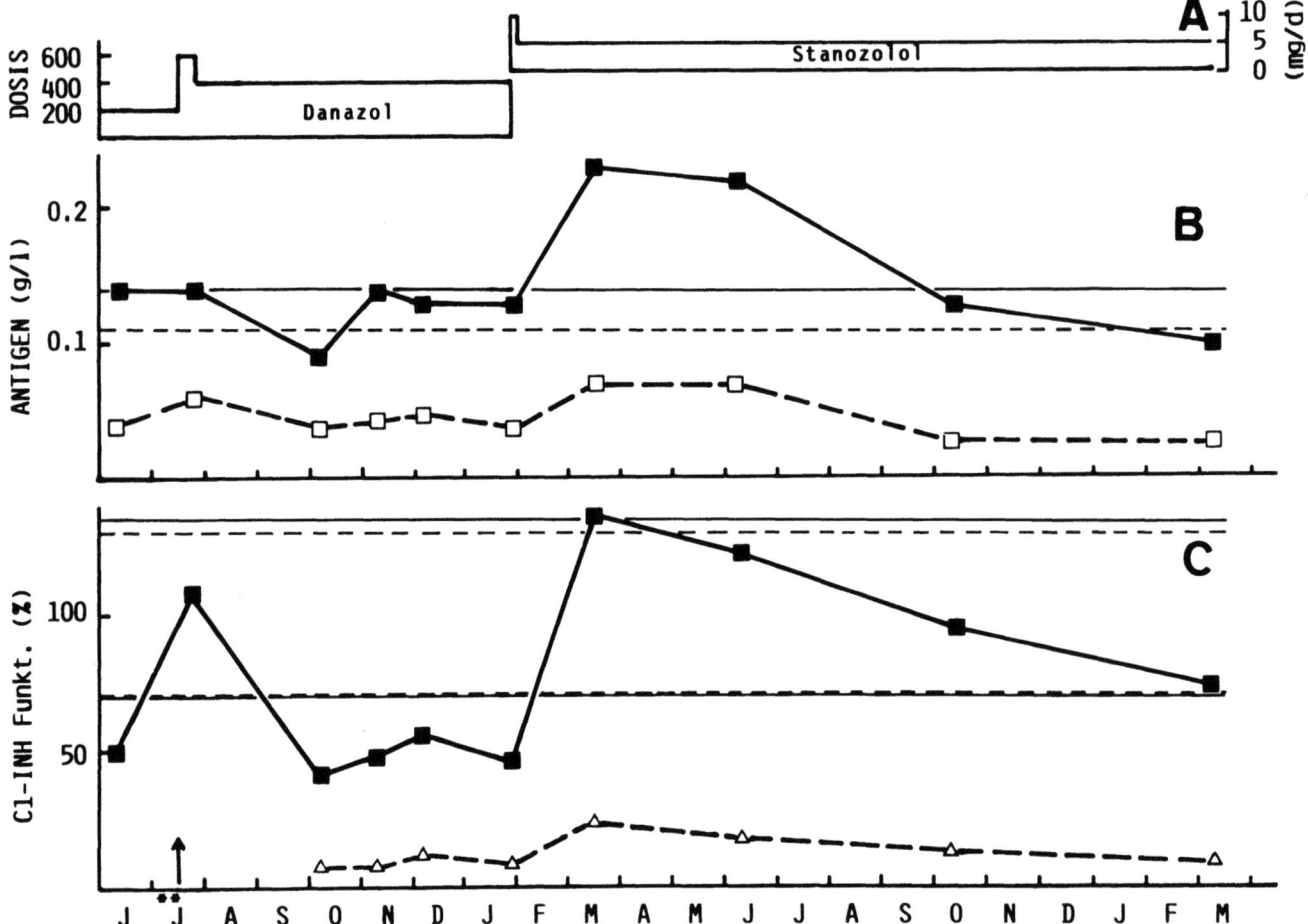

Abb. 2. Verläufe verschiedener Laborparameter bei einem Patienten unter Androgentherapie. Der Patient war seit April 1979 mit attenuierten Androgenen behandelt worden ([7], Abb. 7). Im Juni 1983 hat der Patient von sich aus an zwei nicht aufeinanderfolgenden aber nahe beieinanderliegenden Tagen (*) kein Danazol genommen und ist am auf den zweiten danazolfreien folgenden Tag von einem Insekt gestochen worden (↑). Der starken Gesichtsschwellung wurde mit ,,fresh frozen plasma" begegnet. Um die C1-INH-Synthese zu steigern, wurde für eine Woche die dreifache Tagesdosis Danazol verordnet. Die Dosis wurde dann auf 400 mg/d vermindert und vorgesehen war eine weitere Reduktion um 200 mg/d. Es mußte aber die erhöhte Tagesdosis Danazol beibehalten werden, weil keine meßbare Wirkung vom Medikament auszugehen schien. Ein halbes Jahr später zwangen die Gewichtszunahme und die psychische Verfassung des Patienten zum Abbruch der hochdosierten Danazoltherapie. Um die Androgen-Therapie, die ja über Jahre dem Patienten ein weitgehend beschwerdefreies Leben ermöglicht hat, nicht aufgeben zu müssen, wurde ein Versuch mit Stanozolol gewagt. **A)** Therapie und Tagesdosen, **B)** Immunologisch bestimmte C1-INH- (□ — — □) und C4-Konzentrationen (■ — ■), **C)** Verlauf der C1-INH-Funktion. Funktion bestimmt nach Späth et al. [4] (■ — ■) und mit einem käuflichen Kit (Δ — — Δ)

Literatur

1. Donaldson VH (1983) The challenge of hereditary angioneurotic edema. New Engl J Med 308:1094-1095
2. Rosen FS, P Charache, J Pensky, V Donaldson (1965) Hereditary angioneurotic edema: two genetic variants. Science 148:967-978
3. Rosen FS, A Beyler (1980) Hereditary angioneurotic edema and its correction with androgen therapy. Birth Defects 16:499-507
4. Späth PJ, B Wüthrich, R Bütler (1984) Quantification of C1-inhibitor functional activities by immunodiffusion assay in plasma of patients with hereditary angioedema — Evidence of a functionally critical level of C1-inhibitor concentration. Complement 1:147-159
5. Spaulding WB (1960) Methyltestosterone therapy for hereditary episodic edema (hereditary angioneurotic edema). Ann Intern Med 53:739-745
6. Wüthrich B, PJ Grob (1972) Hereditäres Angioödem: neuere Therapiemöglichkeiten. Schweiz med Wschr 102:349-353
7. Wüthrich B, PJ Grob (1980) Hereditäres Angioödem: Komplementprofil unter einer Langzeitbehandlung mit Danazol. Dermatologica 160:167-174
8. Zimmermann HP, B Wüthrich, P Späth (1983) Hereditäres Angioödem. Schweiz med Wschr 113:876-884

Dr. P. Späth
Blutspendedienst SRK
Zentrallaboratorium
CH-3000 Bern-22

Prof. Dr. med. B. Wüthrich
Allergiestation
Dermatologische Klinik
Universitätsspital
CH-8091 Zürich

Therapie der chronischen Urtikaria

L. ILLIG, Gießen

Sieht man vom hereditären Angioödem ab und klammert auch die physikalische Urtikaria — die bereits ausführlich behandelt wurde — aus, dann gibt es auf dem Gebiet der Urtikaria-Therapie in den letzten Jahren keine spektakulären Fortschritte. Wesentliche neue Erkenntnisse wurden hauptsächlich in ätiopathogenetischer Hinsicht gewonnen, und zwar — wie soeben berichtet — auf dem Gebiet der Intoleranz-Reaktionen, bei der sogenannten Urticaria-Vasculitis und beim hereditären Angioödem (bei letzterem auch in therapeutischer Hinsicht). Beschränken wir uns auf die idiopathische, nicht-physikalische Urtikaria und ihre chronischen Verlaufsformen, so wird eine rein symptomatische Langzeitbehandlung dann notwendig (und evtl. auch zum Problem), wenn mit den modernen Diagnostikmethoden keine exogenen Ursachen nachgewiesen werden können und es sich um einen nahezu pausenlosen, kontinuierlichen Verlauf handelt. Unabgeklärt bleiben heute noch etwa 30% aller Fälle, aber nur ein Teil davon braucht tatsächlich eine Dauer-Therapie [6] (Tabelle 1).

Hierfür bilden nach wie vor die Antihistaminika vom H_1-Typ die wichtigste Basis. Zwar sind auch Kortikosteroide systemisch fast immer wirksam; wegen der relativ hohen zur Urtikaria-Unterdrückung erforderlichen Tagesdosen kommen sie aber höchstens kurzfristig, sozusagen als „Zeitraffer" in Betracht, auf keinen Fall dagegen über längere Dauer.

Die klassischen Antihistaminika — wie Omeril, Tavegil, Fenistil, Atarax, usw. — haben sich auch bei langfristigem Einsatz als sehr gut verträglich und vor allem leberfreundlich erwiesen — sogar bei Kindern. Erstaunlich ist außerdem ihr geringer Wirkungsverlust bei langdauernder Anwendung. Unangenehm bleibt allerdings der sedierende Nebeneffekt, obwohl sich hiergegen in vielen Fällen rasch eine weitgehende Toleranz entwickelt [5].

In diesem Punkt ist nun tatsächlich ein kleiner, aber deutlicher Fortschritt zu verzeichnen: Die neue Generation der H_1-Antagonisten — Terfenadin und Astemizol (bzw. Teldane und Hismanal) scheinen bei mindestens gleichgutem Therapie-Effekt *nicht* zu sedieren und selbst im psychometrischen Test die Fahrfähigkeit nicht zu beeinträchtigen. Sie wirken nur peripher und dringen nicht in das Zentralnervensystem ein (!). Dies hat kürzlich auch eine randomisierte Doppelblindstudie von Herrn Paul an meiner Klinik ergeben [10].

Abfinden muß man sich allerdings nach wie vor mit der schon von den alten H_1-Blockern her bekannten Tatsache, daß die individuellen Unterschiede der Wirksamkeit beträchtlich sind [3, 5, 11] und der Effekt mehr den Juckreiz als das urtikarielle Exanthem betrifft. Das hat bekanntlich immer wieder zu der Vermutung geführt, in antihistaminiresistenten Urtikariafällen seien *andere* Mediatoren als Histamin im Spiel. Nach eigenen Erfahrungen ist allerdings eine absolute Resistenz gegen klassische Antihistaminika bei der gewöhnlichen Urtikaria sehr selten, *wenn* Unterdosierung oder mangelnde Compliance auszuschließen sind.

Der häufigste Fehler bei der Antihistamintherapie liegt darin, daß zu kleine Tagesdosen gegeben werden oder daß die Einnahme nicht kontinuierlich erfolgt. Ihre volle Wirkung entfalten die Antihistaminika aber selbst bei parenteraler Zufuhr immer erst nach einer gewissen Aufsättigung, d. h. bei längerfristigem Einsatz. Daher ist es sicher unzweckmäßig, sich wegen der sedierenden Nebenwirkung mit der Dosis langsam „einzuschleichen". In vielen Fällen entwickelt sich — wie gesagt — sehr bald eine Toleranz gegen den sedativen Nebeneffekt, und die wird bei hoher Anfangsdosis viel schneller erreicht. Gleiches gilt für das Auffinden der optimalen Erhaltungsdosis. Aus demselben Grund halte ich Kombinationspräparate mit Kortikoiden — wie z. B. Celestamine — für verfehlt. Hierdurch wird der Patient zur unnötigen Dauereinnahme kleiner Steroid-Dosen verführt und kann außerdem die tatsächliche Erhaltungsdosis der Antihistaminikakomponente nicht finden. Für die neue Generation der H_1-Antagonisten gilt diese Einschränkung natürlich in noch stärkerem Maße.

Ein schon fast übertriebenes Interesse hat in den letzten Jahren die Kombination klassischer Antihistaminika mit H_2-Antagonisten vom Typ des Cimetidin oder Ranitidin in der Urtikaria-Therapie gefunden, obwohl Vorkommen und Dichte von H_2-Rezeptoren an den Blutgefäßen der Haut noch ungenügend abgeklärt sind und langfristig auch mit schwerwiegenderen Nebenwirkungen gerechnet werden muß [2, 4, 7, 8]. Bei nüchterner Betrachtung der sehr widersprüchlichen Literaturmitteilungen muß man feststellen, daß H_2-Antagonisten *allein* die Urtikaria selten oder überhaupt nicht beeinflussen und den Juckreiz sogar verstärken können. Bei Kombination mit H_1-Antagonisten scheinen sie allenfalls deren antipruriginösen Effekt zu verstärken — aber das auch nur in bestimmten Fällen, wenn nämlich die Wirkung der klassischen Antihistaminika ungenügend ist. Zu diesem Resultat ist kürzlich an meiner Klinik auch Herr Paul in einer randomisierten Doppelblindstudie mit Terfenadin und Ranitidin gekommen [9]. Ich weiß nicht, ob *ich* einem Urtikaria-Patienten unter diesen Umständen einen H_2-Antagonisten über längere Zeit verordnen würde.

Nun gibt es neuerdings ein paar Therapieansätze grundsätzlich anderer Natur, die sich aber noch im experimentellen Stadium befinden. Sie sind zur Zeit mehr von wissenschaftlichem als von praktischem Interesse. Außerdem beziehen sie sich nur zum Teil auf die gewöhnliche Urtikaria.

Bei der Suche nach einer symptomatischen Behandlung für die komplett antihistaminresistente Druckurtikaria hat Herr Paul zufällig entdeckt, daß *Indomethacin* (Amuno) bei diesem speziellen Urtikariatyp suppressiv wirkt. Da bei der Druckurtikaria sicher andere Mediatorsubstanzen im Spiel sind als Histamin, könnte es sich um einen neuartigen Angriffspunkt handeln, von dem wir aber noch keine Vorstellung haben. Bei mehrwöchigem Einsatz in Einzelfällen ist es bisher nicht zu unerwarteten Nebenwirkungen gekommen, obwohl Indomethacin bekanntlich zu der intoleranzauslösenden Substanzgruppe gehört. Wieweit Indomethacin auch bei der seltenen antihistaminresistenten *gewöhnlichen* Urtikaria wirkt, muß noch weiter abgeklärt werden. Die von Herrn Scherer beschriebenen Erfolge bei sogenannter Urticaria-Vasculitis sprechen tatsächlich dafür.

Vor kurzem hat übrigens die alte „Umstimmungsbehandlung", wie sie nach dem 2. Weltkrieg in Form von Insulin-Schocks oder künstlichen Fieberstößen (z. B. mit Pyripher-Injektionen) üblich war, eine unerwartete Auferstehung gefeiert. Nach eigenen Beobachtungen, zusammen mit Herrn Paul, *schien* das hochgereinigte Endoto-

Tabelle 1. Die Behandlung der chronischen Urtikaria

a) *Klassische Antihistaminika* (Omeril, Fenistil, Atarax usw.)
   Vorteil: mangelnde Toxizität, geringer Wirkungsverlust bei Langzeiteinsatz
   Nachteil: sedierende Wirkung

b) *Neue Generation von H_1-Antagonisten* (Terfenadin, Hismanal)
   Vorteil: keine sedierende Nebenwirkung, keine Einschränkung der Fahrfähigkeit
   Nachteil: bisher unbekannt

c) *Kombination mit H_2-Antagonisten* (Cimetidin, Ranitidin)
   Vorteil: gering, allenfalls Verstärkung des antipruriginösen Effekts
   Nachteil: langfristig Nebenwirkung möglich

d) *Kortikosteroide systemisch*
   Vorteil: rasche und starke Wirkung
   Nachteil: wegen relativ hoher Erhaltungsdosis nur kurzfristig einsetzbar

e) *Indomethacin* (Druckurtikaria): noch im Versuch

f) *Umstimmungs-Behandlung*
   1. Fieber-Therapie (z.B. Novo-Pyrexal)
   2. Insulin-Schock-Therapie
      Vorteil: langfristige Wirkung (ca. 40% der Fälle)
      Nachteil: nur stationär durchführbar, Übung erforderlich

xin-Präparat Novo-Pyrexal zunächst bei einigen Fällen therapieresistenter chronischer Urtikaria bzw. 2 Fällen von Kälteurtikaria wirksam zu sein, obwohl die vorgeschriebene Dosierung nur sehr leichte Temperatursteigerungen verursacht. Merkwürdigerweise trat der (länger anhaltende) antiurtikarielle Effekt in unseren Fällen aber immer *nach* Abschluß der (stationär durchgeführten) Behandlung auf, so daß eine zufällige Spontanremission nicht absolut sicher auszuschließen war. Immerhin waren darunter aber auch zwei Fälle von Kälteurtikaria. Leider haben andere Kliniken weniger günstige Erfahrungen gemacht, so daß die Novo-Pyrexal-Therapie zunächst wieder gestoppt worden ist. Das sollte aber nicht von der Suche nach stärker wirkenden fieberinduzierenden Substanzen abhalten.

Ist der Aufwand auch verhältnismäßig groß, so hätte diese Therapie aber in schweren und hartnäckigen Fällen zu einer Bereicherung unseres Behandlungsspektrums werden können — vielleicht sogar bei der Druckurtikaria, die in Einzelfällen selbst die Berufsfähigkeit beeinträchtigt und manchen Patienten schließlich resignieren läßt.

So müssen wir uns einstweilen mit den kleinen Fortschritten bei der Entwicklung neuer H_1-Antagonisten begnügen und nach weiteren Behandlungsprinzipien suchen. Als Ersatz für die Fiebertherapie käme übrigens auch ein Rückgriff auf die Hypoglykämiebehandlung mit Insulin in Betracht. Nur ist diese leider aus der Mode und dadurch auch etwas aus der Übung gekommen, weil sie in der Psychiatrie inzwischen durch die Entwicklung einer differenzierten Pharmakotherapie ersetzt werden konnte.

Literatur

1. Cerio R, MH Lessof (1984) Treatment of chronic idiopathic urticaria with terfenadine. Clinical Allergy 14:139-141
2. Diller G, CE Orfanos (1982) H_2-Antagonisten und Möglichkeiten ihrer therapeutischen Anwendung in der Dermatologie. Hautarzt 33:521-528
3. Dockx P, J Vertommen, R Van Daele, J De Weert, W Amery (1981) Oxatomide Effective in Chronic Urticaria — a Double-Blind Comparison with a Placebo. Current Therapeutic Research 29:510-516
4. Harvey RP, J Wegs, AL Schocket (1981) A controlled trial of therapy in chronic urticaria. J Allergy Clin Immunol 68:262-266
5. Illig L, E Paul (1978) Die Stellung der Antihistaminica in der Urticaria-Therapie. Hautarzt 29:407-415
6. Illig L (im Druck) Urtikaria und Quincke-Ödem. In: Hornbostel/Kaufmann/Siegenthaler (Hrsg) Innere Medizin in Klinik und Praxis, 3. Auflage, Band III. Georg Thieme Verlag Stuttgart New York
7. Monroe EW (1980) Urticaria and Urticarial Vasculitis. Medical Clinics of North America 64:867-883
8. Monroe EW, SH Cohen, J Kalbfleisch, CI Schulz (1981) Combined H_1 and H_2 Antihistamine Therapy in Chronic Urticaria. Arch Dermatol 117:402-407
9. Paul E, RH Bödeker (1984) Therapie der chronischen Urticaria mit Terfenadin und Ranitidin. Eine randomisierte Doppelblind-Studie. Allergologie 7:141-162
10. Paul E (1984) Vergleich von Astemizol und Terfenadin in der Behandlung chronischer Urticaria. Vortrag Hismanal-Symposion, Neuss, 8.12.1984
11. Simons FER, KJ Simons (1983) H_1 Receptor Antagonists: Clinical Pharmacology and Use in Allergic Disease. The Pediatric Clinics of North America 30:899-914

Prof. Dr. med. L. Illig
Justus Liebig-Universität
Zentrum für Dermatologie
Ceraffkystraße 14
D-6300 Gießen

Hauptthema II: Die Entzündung und ihre Zellen

Einführung

K. WOLFF, Wien

Entzündung ist ein komplexes Geschehen, in dem zelluläre und biochemisch-pharmakologische Kaskaden nebeneinander, integriert und sich wechselweise beeinflussend unter der Steuerung positiver und negativer Signale ablaufen. Auch als fokales Geschehen ist Entzündung umfassend, da sie neben ortsständigen Zellen und Gewebsbestandteilen zirkulierende Faktoren und Zellen einschließt, letztere an den Ort des Geschehens attrahiert, hier lokalisiert und zur Entfaltung kommen läßt. Bestimmend für die Art der Entzündung und ihren Ablauf sind dabei Signale durch einfache chemische Mediatoren und hormonähnliche Zellprodukte, die über Rezeptoren an ortsständigen und eingewanderten Zellen stimulierende und supprimierende Effekte auslösen, durch Rückkoppelung Entzündung steuern und durch Amplikationsschleifen verstärken. Eine zentrale Rolle beim Entzündungsprozeß kommt dem *Gefäßsystem* zu, das nicht nur Transportfunktion für an den Entzündungsort heranzutransportierende Entzündungszellen, Protein- und Mediatorsysteme erfüllt, sondern oft auch Zielstruktur des Entzündungsprozesses darstellt. Vasodilatation, Ödembildung durch Transsudation von Plasma, und Anlagerung von Entzündungszellen an die Gefäßwand und ihr Austritt aus dem Gefäßlumen stellen die morphologisch am frühesten festzustellenden Veränderungen dar.

Das *Komplementsystem* ist eines der Mediatorsysteme, die derartige Reaktionen nicht nur auslösen, sondern auch unterhalten. Seine Aktivierung erfolgt u. a. durch Antigen-Antikörperkomplexe, Enzyme oder bestimmte chemische Strukturen.

Mastzellen gehören zu den wichtigsten zellulären Komponenten entzündlicher Reaktion, die sich in fast jedem entzündlich veränderten Gewebe finden. Sie haben IgE-Rezeptoren mit hoher Bindungsaffinität und enthalten zytoplasmatische Granula, die Histamin und andere Mediatoren gebunden halten. Bei spezifischer Stimulierung der Zellen durch diverse Reize werden diese Entzündungsmediatoren und neu in der Membran gebildete, potente Lipidmediatoren in das Gewebe ausgeschüttet.

Neutrophile Granulozyten sind bedeutsame Träger der unspezifischen Abwehr, die über ein umfangreiches Spektrum an Einzelfunktionen verfügen. Stimulatoren und Auslöser funktioneller Antworten von Leukozyten sind Chemotaxine, darunter das Komplementspaltprodukt C5a sowie das Leukotrien LTB_4. Die Reaktionen werden über spezielle Membranrezeptoren vermittelt und sind streng dosisabhängig. Die Zellen sind in der Lage, an der Gefäßmembran adhärent zu werden und in Richtung eines chemotaktischen Gradienten zu wandern.

Lymphozyten sind weitere „wandernde" Zellen, denen beim Entzündungsprozeß eine bedeutende Rolle zukommt. Sie werden nach Kontakt mit dem korrespondierenden Antigen jedoch nicht autonom zu Effektorzellen, sondern differenzieren unter dem Einfluß positiver und negativer Signale durch Regulatorzellen aus; Hormonähnliche Faktoren spielen bei dieser Zell-Zell-Interaktion eine wesentliche Rolle. Lymphozytendifferenzierung stellt eine signalgesteuerte Reaktionssequenz dar, bei der es nicht nur zur Lymphozyt-Lymphozyt-Interaktion kommt, sondern auch der Makrophag sowohl als Signalempfänger als auch Signalgeber eingeschlossen wird.

Dieser, der *monoklonale Phagozyt* ist die Abraumzelle, die Bakterien, Pilze, Fremdstoffe, aber auch körpereigene Abbauprodukte effizient phagozytieren und damit eliminieren kann. Makrophagen initiieren aber auch immunologische Reaktionen, sie sezernieren Monokine, die das Lymphozytenwachstum stimulieren bzw. regulieren, sie verstärken die entzündliche Reaktion mit Hilfe dieser Faktoren und weiterer Mediatoren und räumen schließlich zerstörte Zellen, zerstörtes Gewebe und Pathogene ab.

Schließlich ist bei einer Diskussion der Entzündung des Hautorgans auch die *Epidermis* zu erwähnen. Neuere Erkenntnisse lassen erkennen, daß dieses klassische Zielorgan der Entzündung unter bestimmten Bedingungen sogar Initiatorfunktion ausüben kann und daher in den Entzündungsprozeß aktiv eingebunden ist. Der afferente Schenkel des Kontaktekzems ist durch die Kooperation von Allergen-tragenden Langerhanszellen und T-Lymphozyten ein typisches Beispiel für die Initiation immunologisch bedingter Entzündungsreaktionen. Nicht-immunologische Entzündungsreaktionen werden vor allem durch exogene und endogene Noxen verursacht, die die Freisetzung von Entzündungsmediatoren aus Epidermalzellen wie Arachidonsäuremetaboliten und Interleukin stimulieren.

Der Entzündungsprozeß ist also ein komplexes Geschehen, bei dem die angeführten und weiteren Mechanismen sequentiell und nebeneinander, aufeinander abgestimmt ablaufen. Das folgende Programm soll durch Zerlegung dieses Geschehens in seine Einzelkomponenten und die Darstellung der grundsätzlichen Funktionsabläufe das Verständnis dessen erleichtern, was wir klinisch als *dolor*, *rubor* und *calor* sehen und diagnostizieren.

Prof. Dr. med. K. Wolff
I. Universitäts-Hautklinik
Alserstraße 4
A-1090 Wien

Komplementsystem und vaskuläre Reaktion

G. TAPPEINER, Wien

Manuskript nicht eingegangen

Mastzellen und Mastzellsignale

B. M. CZARNETZKI, Münster

Grundlegende Aspekte der Mastzelle

Die Mastzelle unterscheidet sich von anderen Zellen durch drei besondere Merkmale:
1. Einen Membranrezeptor, der eine hohe Affinität für IgE hat,
2. elektronendichte intrazytoplasmatische Granula, und
3. durch die Bindung von Histamin, Glykosaminglykanen und einer histochemisch nachweisbaren Chlorazetatesterase an diese Granula.

Die Glykosaminglykane erklären die typische, metachromatische Farbreaktion der Granula [2, 3].

Aufgrund dieser Definition gibt es drei Mastzelltypen, die Bindegewebsmastzelle, den Blutbasophilen und die Mukosamastzelle. Die wichtigsten Unterscheidungsmerkmale dieser drei Zellen sind in Tabelle 1 zusammengefaßt. Dabei ist zu bemerken, daß die Mukosamastzelle und der Blutbasophile sich praktisch nur in ihrer Kernform und ihrer Lokalisation unterscheiden. Alle drei Zelltypen entstehen im Knochenmark. Nach in vitro Befunden vollzieht sich die Entwicklung der Bindegewebsmastzelle unter dem Einfluß von Wachstumsfaktoren aus Fibroblasten und nicht aus T-Lymphozyten, während letzteres für Blutbasophile und Mukosamastzellen der Fall ist. Der Blutbasophile und die Mukosamastzelle sprechen nicht auf Substanz 48/80, Bienengiftpeptid 401 und Polymyxin an und können nicht durch Cromoglicinsäure inhibiert werden. Dies mag erklären, warum Cromoglicinsäure bei einigen allergischen Reaktionen therapeutisch nicht wirksam ist [1, 2].

Stimulation der Mastzelle

Die Mastzelle spricht auf eine Vielzahl von Signalen in ihrer Umgebung an. Am besten studiert ist dabei die Bindung von Antigen an spezifisches IgE auf der Zelloberfläche (Abb. 1). Dabei müssen immer die freien Fab-Arme von zwei nebeneinander liegenden IgE-Molekülen verbunden werden, denn erst dadurch kommt es zu stereospezifischen Veränderungen in den Rezeptorstrukturen der Membran. Dies setzt wiederum eine Kaskade von biochemischen Reaktionen in der Zellmembran und darauf im Zellinnern in Gang. Eine Stimulierung unspezifischer Art geschieht auch durch Anti-IgG und Protein A durch die Verbindung von zwei nebeneinander liegenden Fc-Armen der IgE-Moleküle. Schließlich können aggregiertes Immunglobulin, basische Polypeptide wie die Anaphylatoxine und Substanz 48/80 durch Einwirkung auf den IgE-Rezeptor eine Mastzellfreisetzung herbeiführen [2, 4].

Mastzellen tragen auch andere Rezeptoren an ihrer Oberfläche, wodurch sie auf Signale in der Umgebung ansprechen können. Dazu gehört der C3b-Rezeptor, der die Effizienz der Phagozyte von Mastzellen erhöht, ein Rezeptor, der die Stimulation durch Alloantigene erlaubt und der Morphinrezeptor, der das Ansprechen der Mastzellen auf dieses Medikament erklärt. Der genaue Mechanismus, wodurch Mastzellen auf Lymphokine, Hormone und Enzyme ansprechen, ist nicht bekannt. Die Endkomponente des Komplementsystems und Detergenzien können schließlich eine zytotoxische Lyse der Mastzellen bewirken [2].

Tabelle 1. Aufstellung der wichtigsten Unterscheidungsmerkmale von Bindegewebsmastzellen und von Blutbasophilen und Mukosamastzellen

	Bindegewebs-Mastzelle	Blutbasophiler/Mukosamastzelle
Morphologie	Groß (10-30 UM) Mononukleär	Klein (10-14 UM) Mononukleärer Basophiler, oft gelappt
	Viele Granula	Wenige Granula
Biochemie	Hochsulfatierte GAG (Heparin)	Niedrig sulfatierte GAG (Heparan, Chondroitinsulfat)
	Histamin (4-15 pg/Zelle) Formalin-Resistente Granula	Histamin (< 1pg/Zelle) Wasserlösliche Granula

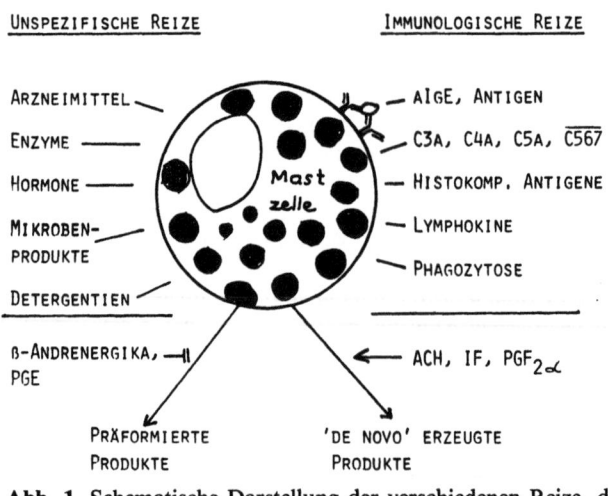

Abb. 1. Schematische Darstellung der verschiedenen Reize, die zur Ausschüttung von präformierten oder „de novo" erzeugten Produkten der Mastzelle führen. Dieser Sekretionsvorgang kann durch andere Reize inhibiert (——‖) oder auch gesteigert (←) werden. (ACH = Acetylcholin; IF = Interferon)

Mastzellen sprechen auch auf Signale in ihrer Umgebung an, welche ihre Aktivitätsbereitschaft modulieren. ß-Adrenergika und Prostaglandin E erniedrigen die Freisetzbarkeit der Mastzellen, während Acetylcholin, Interferon und Prostaglandin $F_{2\alpha}$ die gegenteilige Wirkung haben [2].

Signale der Mastzelle an ihre Umgebung

Innerhalb von Sekunden bis zu wenigen Minuten nach der Stimulation der Mastzelle kommt es zu einer Ausschüttung von Histamin in ihre Umgebung. Andere Mediatoren, die in den Mastzellgranula gespeichert werden, erscheinen erst bei stärkerer Stimulation und zu einem späteren Zeitpunkt in der Zellumgebung. Dazu gehören Glykosaminglykane wie Heparin, die zahlreichen Enzyme der Mastzelle, ein Kallikrein und ein neutrophil chemotaktischer Faktor. Fast ebenso schnell wie das Histamin sezerniert die Zelle nach ihrer Stimulierung auch Vermittlersubstanzen, welche ‚de novo' in der Membran erzeugt werden müssen. Dazu gehört der plättchenaggregierende Faktor PAF, ein Ätherphospholipid, das blutdrucksenkende und bronchospastische Wirkungen hat, und die zahlreichen Vermittlersubstanzen, die auf enzymatischem Wege aus der Arachidonsäure erzeugt werden, wie die Prostaglandine und die Leukotriene. Zu letzteren gehört das früher als ‚eosinophil-chemotaktischer Faktor' (ECF) bezeichnete LTB_4, und die früher als ‚slow reacting substance' (SRS) bekannten Leukotriene C4, D4 und E4. Die Vielfalt der Wirkungen dieser Mastzellsignale oder Mediatoren erklärt das breite Spektrum entzündlicher Wirkungen, das die Mastzelle auf das Gewebe hat [2, 3].

Literatur

1. Barrett KE, DD Metcalfe (1984) Mast cell heterogeneity: Evidence and implications. J Clin Immunol 4: 253-261
2. Czarnetzki BM (1985) Urticaria. Basic mechanisms. Springer, München
3. Metcalfe DD, MA Donlon (1981) The mast cell. CRC Crit Rev Immunol 3: 23-74
4. Stanworth DR (1980) Oligopeptide-induced release of histamine. In: Dukor P et al. (eds) PAR. Pseudo-allergic reactions. Involvement of drugs and chemicals. Karger, Basel, (Vol. 1): 56-107

Prof. Dr. med. Beate M. Czarnetzki
Universitäts-Hautklinik
Von-Esmarch-Str. 56
D-4400 Münster

Die leukozytäre Antwort

E. CHRISTOPHERS und J.-M. SCHRÖDER, Kiel

Die polymorphkernigen neutrophilen Leukozyten (PMN) stellen den Hauptteil der im peripheren Blut zirkulierenden Leukozyten. Ihre große Bedeutung in der Abwehr von Infekterregern wurde vor mehr als 100 Jahren erkannt. Es waren vor allem Eli Metchnikoff und Julius Cohnheim, die die Phänomene Migration, chemotaktische Wanderung und Phagozytose als erste exakt beschrieben. Die Erkenntnis, daß die Zellen Granula besitzen, die sie im Entzündungsgeschehen sezernieren, stammt von Paul Ehrlich. Diese grundlegenden Beobachtungen kennzeichnen den Beginn der Erforschung der vielfachen Funktionen der Zellen.

Die leukozytäre Antwort ist an der Haut von besonderer Bedeutung, da an der Grenzfläche zur Umwelt die Abwehr von mikrobiellen Eindringlingen vorrangig ist. Neben dem Stratum corneum sind es PMN, die hier die Schutzfunktion erfüllen. Wohl im Zusammenhang damit steht die Tatsache, daß an der Haut eine Gruppe von Krankheiten auftritt, die von PMN ausgelöst und unterhalten werden — in Abwesenheit bekannter Erreger. Die leukozytäre Antwort ist hier fehlgesteuert und macht deutlich, wie dicht Schutz und Schaden nebeneinanderliegen.

Die chemotaktische Antwort

Während PMN normalerweise im nichtaktivierten Zustand im peripheren Blut zirkulieren, löst der Kontakt mit einem Chemotaxin eine Kette von Reaktionen aus, die eine strenge Zeit- und Dosisabhängigkeit aufweisen.

Im typischen Entzündungsgeschehen (z.B. Infektion, Abb. 1) wird die Zelle zunächst an der Gefäßwand adhärent. Danach beginnt sie, durch das Endothel hindurchzuwandern.

Die somit eingeleitete chemotaktische Wanderung wird durch Chemotaxine ausgelöst, von denen eine Reihe gut

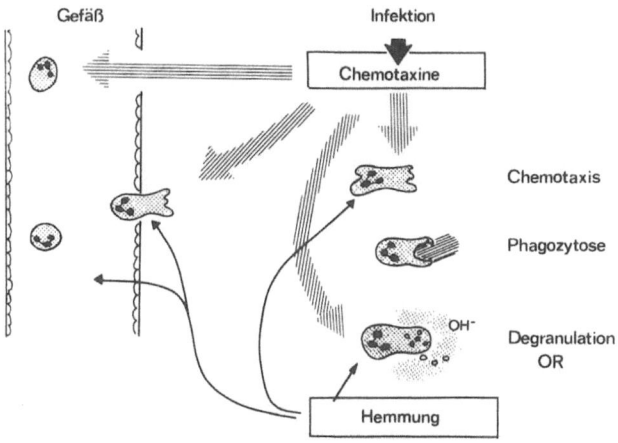

Abb. 1. Schematische Darstellung der wichtigsten Funktionen stimulierter neutrophiler Granulozyten. Die Zellen verlassen im stimulierten Zustand das Gefäßlumen und wandern ins Gewebe, um die Funktion der Sekretion und Phagozytose zu erfüllen

Tabelle 1. Die wichtigsten Chemotaxine und Chemotaxigene

endogene Chemotaxine:	Lit.
C5a	3, 7, 9, 12
Leukotrien B_4	2, 16
PAF	1, 19, 21
Interleukin 1	15, 20
Lymphokine	8
Casein	8
endogene Chemotaxigene:	
Immunkomplexe	8
Kristalle	8

bekannt sind (Tabelle 1). Die körpereigenen Chemotaxine liegen nicht a priori vor, sondern werden neu gebildet, z. T. durch enzymatische Aktivierung (C5a) oder durch zelluläre Synthese (LTB_4, Interleukin I, PAF, Lymphokine). Sie reagieren mit speziellen Rezeptoren an der Zellmembran. Die funktionelle Antwort ist dosisabhängig. So zeigen neutrophile Granulozyten gegenüber verschiedenen Konzentrationen des formylierten Tripeptids f-Met-Leu-Phe (FMLP, ein wichtiges Analogon zu bakteriellen Peptiden) eine gestufte Antwort (Abb. 2): die chemotaktische Antwort erfolgt bei niedrigster Konzentration ($< 10^{-9}$ M) und erreicht die maximale Zahl wandernder Zellen bei 5×10^{-9} M FMLP. Die Produktion des Sauerstoffradikals O_2^- und die Freisetzung von Enzymen setzen bei 10- bis 100-fach höheren Konzentrationen ein. Dieses abgestufte Verhalten der chemotaxininduzierten zellulären Antwort dürfte dem in vivo-Verhalten gleichkommen: zuerst muß die Zelle wandern und erst dann, bei höherer Konzentration des Chemotaxins, darf sie ihre zerstörerischen Produkte (Sauerstoffradikale, Enzyme) freisetzen. Bei noch höherer Konzentration wird der Leukozyt reaktionslos („deaktiviert"). Für menschliches C5a liegt der aktive Konzentrationsbereich zwischen 1×10^{-10} M und 4×10^{-8} M [9]. C5a wird in vivo durch Carboxypeptidase N rasch in $C5a_{des\ arg}$ überführt. Die Abspaltung des Arginin führt zu einer 20- bis 100-fachen Wirkeinbuße [9].

In der Frühphase auch der kutanen Entzündung wurde in jüngster Zeit besonders die Rolle von Neutrophilen herausgestellt. Experimentelle Untersuchungen an der Kaninchenhaut nach Injektion von Mikroorganismen oder von biologischen Spaltprodukten haben gezeigt, daß entzündliche Gefäßreaktionen (Dilatation der Arteriolen, Permeabilitätssteigerung an den postkapillären Venolen) ausblieben, wenn die Tiere neutropenisch waren. Wurde die Neutropenie behoben, so war die Gefäßantwort wiederhergestellt [12].

Lundberg et al. [14] zeigten zudem, daß auch bei subakuten Entzündungen Granulozyten die lokale Mikrozirkulation und transkapilläre Exsudation zu regulieren imstande sind. Von Issekutz [11] wird vermutet, daß PAF (Acetyl-Glyceryl-Äther-Phosphorylcholin), das von PMN gebildet wird [1, 19] und neben Plättchenaggregation eine Vasodilatation auslösen kann, hier eine wichtige Rolle als Mediator einnimmt.

Störungen der Chemotaxis

Die Entwicklung von Methoden der Zelltrennung und Messung von PMN-Funktionen hat dazu geführt, daß heute gut abgesicherte Kenntnisse über Störungen der Chemotaxis vorliegen (s. Tabelle 2.). Während ein vollständiges Fehlen der chemotaktischen Migration bislang nicht beobachtet wurde (und wohl letal sein dürfte), wurde besonders bei den sog. neutrophilen Dermatosen (Psoriasisgruppe, Sweet Syndrom, subkorneale Pustulose, Pyoderma gangraenosum, M. Reiter) der Versuch gemacht, Einblick in die Rolle dieser Zellen im Krankheitsgeschehen zu gewinnen [4, 18].

Tabelle 2. Syndrome mit gestörter Granulozyten-Funktion

Neugeborenen-Defekt
Septische Granulomatose
Chronisch mucocutane Candidiasis
Lipochrome Histiozytosis
Myeloperoxidase-Mangel
Glutathionreduktase-Mangel
„Lazy leukocyte syndrome"
Hyperimmunglobulin E-Syndrom
JOB-Syndrom
Hyperimmunglobulin A-Syndrom
Chediak-Higashi-Syndrom
Wiskott-Aldrich-Syndrom

Psoriasis und PMN

Bei der Psoriasiserkrankung zeigten mehrere Studien unterschiedliche chemotaktische Aktivitäten peripher zirkulierender PMN gegenüber verschiedenen Chemotaxinen [10, 13, 17, 18]. Aus unserer eigenen Arbeitsgruppe machten insbesondere die Arbeiten von Kawohl et al. [13] und Preissner et al.[17] deutlich, daß bei Patienten mit ausgedehnter Psoriasis (gleich welchen Alters) eine hyperaktive chemotaktische Antwort auf autologes Serum [13] oder auf die Chemotaxine C5a und FMLP [7] nachweisbar war (s. Abb. 2, Tabelle 3). Die untersuchten Patienten litten an ausgedehnter schwerer Psoriasis. Dagegen ließen sich bei Patienten mit fehlenden Krankheitssymptomen oftmals unauffällige Werte erheben [10]. So mag es erklärbar sein, daß einzelne Beobachter keine Veränderungen bei ihren Patienten (oft unter Verwendung verschiedener Methoden) sahen. In Übereinstimmung damit ergab die Nachuntersuchung unserer Patienten (nach Abheilung und Entlassung), wie an anderer Stelle gezeigt, ein unauf-

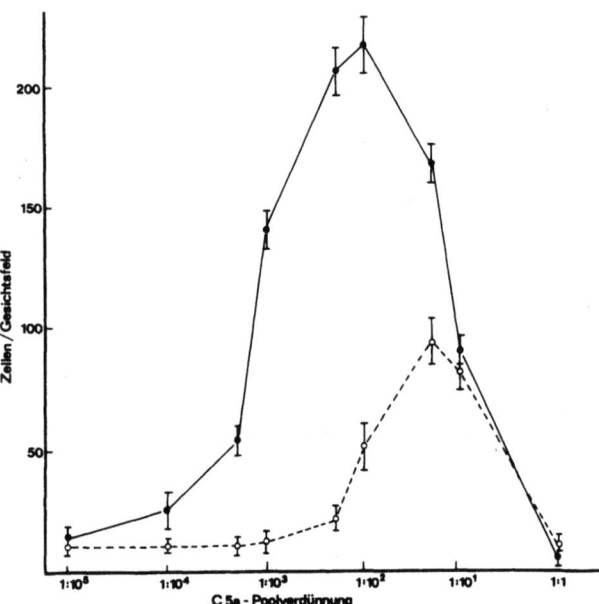

Abb. 2. Chemotaktische Antwort zirkulierender PMN von Patienten mit ausgedehnter Psoriasis (—•—) und hautgesunden Kontrollen (—○—) auf das Komplementspaltprodukt C5a (aus Preissner et al. [17], mit Genehmigung des Herausgebers)

Tabelle 3. Chemotaktische Antwort neutrophiler Granulozyten von Patienten mit ausgedehnter Psoriasis vulgaris (Boyden-Kammer, Zellen pro Gesichtsfeld)

	Psoriasis-Serum[2]	(n)	Kontrollen-Serum[2]	(n)	Casein[1]	(n)
Psoriasis	332	(43)[3]	190	(22)[3]	68	(35)
Kontrollen	147	(31)	152	(38)	71	(39)

[1] Casein (4 mg/ml)
[2] nicht inaktiviertes, frisches Serum 1:2 verdünnt mit TC 199
[3] signifikant (p < 0,01) im Vergleich zu Kontroll-PMN

Während mit dem Chemotaxin Casein (dritte Spalte) kein Unterschied zwischen Psoriasis-PMN und Kontroll-PMN bestand, zeigten Versuche mit Serum (sowohl Kontrollserum wie autologes Psoriasisserum) signifikant erhöhte Migration von Psoriasis-PMN.

fälliges Verhalten der peripheren PMN [10]. Diese Untersuchungen erlauben den Schluß, daß im peripheren Blut zirkulierende Granulozyten reaktiv in den (entzündlichen) Krankheitsprozeß miteinbezogen sind.

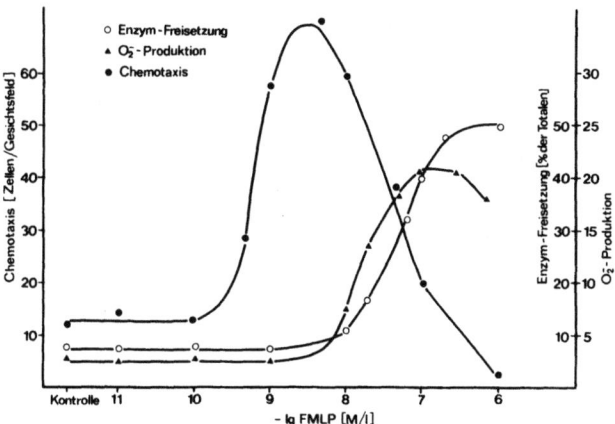

Abb. 3. Funktionelle Antwort zirkulierender PMN gegenüber verschiedenen Konzentrationen des Tripeptids f-Met-Leu-Phe: die Chemotaxis (—•—) beginnt bei niedrigsten Konzentrationen, gefolgt von der Superoxidanionenproduktion (—▲—) und der Freisetzung lysosomaler Enzyme (—○—), die bei 10- bis 100-fach höheren Konzentrationen einsetzen

Die C5a-spezifische Hemmung

Eine weitergehende und für das Verständnis neutrophiler Dermatosen wohl bedeutsame Beobachtung wurde von uns kürzlich erhoben [18]. Durch Funktionsuntersuchungen an PMN bei bakteriell bedingten (Erysipel, Furunkel) und bakteriell mitbedingten Erkrankungen (Acne conglobata), aber auch bei akuten neutrophilen Dermatosen (exanthematische Psoriasis und Psoriasis pustulosa) zeigte sich in der Phase der heftigen Entzündung ein partieller, bislang nicht beschriebener Defekt im Verhalten peripherer PMN. Während nämlich die Zellen auf die Chemotaxine FMLP, LTB$_4$, PAF eine vielfach erhöhte Antwort bereithielten, fehlte die chemotaktische Antwort auf das Komplementspaltprodukt C5a vollständig. Von 136 untersuchten Patienten blieb 25 mal die chemotaktische Antwort, die O$_2^-$-Produktion und die Degranulation azurophiler Granula auf alle C5a-Konzentrationen aus. Longitudinaluntersuchungen über mehrere Tage ergaben, daß dieser C5a-spezifische Defekt peripherer PMN bis zu 5 Tage dauern konnte und danach voll reversibel war.

Die Ursache für das abnorme Verhalten von PMN während akuter Entzündungsreaktionen ist nicht bekannt. Da der Leukozytendefekt jedoch spezifisch für C5a ist, handelt es sich möglicherweise um eine zelluläre Deaktivierung durch Komplementfragmente. Demnach würde in situ entstehendes C5a über eine C5a-Rezeptorbindung die Zelle für dieses Chemotaxin deaktivieren. Wie von Chenoweth und Hugli gezeigt, verschwinden C5a und C5a$_{des\,arg}$ innerhalb von Sekunden über die C5a-Rezeptorbindung aus der Zirkulation [3].

Nachweisversuche von C5a im Plasma von aus der Armvene entnommenem Blut bleiben somit negativ [8]. Unsere Ergebnisse lassen vermuten, daß spezielle Rezeptoren möglicherweise „wegreguliert" werden. Es dürfte anzunehmen sein, daß diese Blockierung einer speziellen Zellantwort durch C5a auch, außerhalb vom Gefäßsystem, im Gewebe stattfindet.

Desensibilisierung

Daß über den Weg der „Desensibilisierung" in der Tat die Ansammlung von PMN im Gewebe aktiv gehemmt wird, konnte in einer Serie von Experimenten am Kaninchenohr jüngst von Colditz und Movat [5, 6] unter Beweis gestellt werden. Die Autoren stellten eine starke Anreicherung von PMN im Gewebe nach intrakutaner Injektion von Chemotaxinen wie FMLP, PAF, LTB$_4$, Alpha-Casein oder dem Chemotaxigen Endotoxin fest. Wurde innerhalb von Stunden das gleiche Chemotaxin wiederholt injiziert, so erfolgte kein Leukozyteneinstrom. Wurde nach Initiierung mit einem bestimmten Chemotaxin (z. B. FMLP) ein anderes Chemotaxin (z. B. PAF) nachgespritzt, traten jedoch wieder Leukozyten in die Haut ein. Die Untersuchungen legen überzeugend dar, daß neben der zellulären Deaktivierung durch Chemotaxine [9] und einer „down regulation" rezeptorvermittelter Zellreaktionen es eine weitere, gewebseigene Form der Desensibilisierung gibt, die man der Tachyphylaxis gleichsetzen kann.

Colditz und Movat [6] vermuten, daß das Endothel der postkapillären Venolen für diese Form der Chemotaxisspezifischen Desensibilisierung bedeutsam ist. Die Infiltration eines Gewebsabschnittes mit PMN wird demnach über Endothelzellen reguliert. Durch die gewebsspezifische Aktivierung des Endothels (durch ein Chemotaxin) sollen zirkulierende PMN adhärent werden und dann, dem Chemotaxin folgend, in das Gewebe eintreten. Die angeführten Beispiele deuten auf die Komplexität des Vorganges hin, der es ermöglicht, daß zirkulierende PMN das Gefäßsystem verlassen und ins Gewebe eindringen.

Zellmigration zählt zu den grundlegenden Phänomenen der Biologie. Sie dient dem Schutz, vermag aber Schaden auszulösen. Kenntnisse über die Auslösung dieser Reaktionskette sind ebenso wichtig wie die Ansätze, die Mechanismen der Unterbrechung zu erfahren. Nur wenn wir die einzelnen Schritte der leukozytären Antwort begreifen lernen, werden wir verstehen, warum es neutrophile Dermatosen und verwandte Krankheiten gibt.

Literatur

1. Benveniste J, E Jouvin, E Pirotzky, B Arnoux, JM Mencia-Juerta, R Roubin, BB Vargaftig (1981) Platelet-activating factor (PAF-acether): molecular aspects of its release and

pharmacological actions. Int Arch Allergy Appl Immunol 66 Suppl 1:121
2. Bjork H, P Hedquist P, KE Arfors (1982) Increase in vascular permeability induced by leukotriene B₄ and the role of polymorphonuclear leukocytes. Inflammation 6:189
3. Chenoweth DE and TE Hugli (1980) Binding, internalization and degradation of human C5a by human neutrophils. Fed Proc 39:1049
4. Christophers E (1984) Das Spektrum entzündlicher Dermatosen. Allergologie 7:165-172
5. Colditz IG, HZ Movat (1984) Kinetics of neutrophil accumulation in acute inflammatory lesions induced by chemotaxins and chemotaxigens. J Immunol 133:2169-2173
6. Colditz IG and HZ Movat (1984) Desensitization of acute inflammatory lesions to chemotaxins and endotoxon. J Immunol 133:2163-2168
7. Fernandez HN, PM Henson, A Otani, and TE Hugli (1978) Chemotactic response to human C3a and C5a anaphylatoxins. J Immunol 120:109
8. Gallin JI, PG Quie (1977) Leukocyte Chemotaxis: Methods, Physiology, Clinical Implications. New York Raven Press
9. Hugli TE and EC Moygan (1984) Mechanisms of Leukocyte Regulation by Complement-derived Factors. In: Regulation of Leukocyte Function. Ed by Snyderman R, Plenum Press, New York 109-153
10. Ick D, JM Schröder, E Christophers Untersuchung von Granulozytenfunktionen bei erscheinungsfreien Psoriatikern. Vortrag auf der 34. Tagung der Deutschen Dermatologischen Gesellschaft, Zürich 20.-24.3.1985
11. Issekutz AC, M Ripley, JR Jackson (1983) Role of neutrophils in the deposition of platelets during acute inflammation. Lab Invest 49:716
12. Issekutz AC (1984) Role of polymorphonuclear leukocytes in the vascular responses in acute inflammatory. Lab Invest 30:605-607
13. Kawohl G, B Szperalski, JM Schröder, E Christophers (1980) Polymorphonuclear leukocyte chemotaxis in psoriasis: enhancement by self-activated serum. Brit J Dermatol 103:527-533
14. Lundberg C, L Lebel, C Bengt (1984) Inflammatory reaction in an experimental model of open wounds in the rat: the role of polymorphonuclear leukocytes. Lab Invest 50:726
15. Luger TA, JA Charon, M Colot, M Micksche, and JJ Oppenheim (1983) Chemotactic properties of partially purified human epidermal cell-derived thymocyte-activating factor (ETAF) for polymorphonuclear and mononuclear cells. J Immunol 131:816
16. Palmblad J, CL Malmsten, AM Uden, O Radmark, L Engstedt, B Samuelsson (1981) Leukotriene B₄ is a potent and stereospecific stimulator of neutrophil chemotaxis and adherence. Blood 58:658
17. Preissner WC, JM Schröder, E Christophers (1983) Altered polymorphonuclear leukocyte responses in psoriasis: chemotaxis and degranulation. Brit J Dermatol 109:1-8
18. Schröder JM, E Christophers (in press) Transient Absence of C5a-specific Neutrophil Function in Inflammatory Disorders of the Skin. J Invest Dermatol
19. Shaw JO, RN Pinckard, KS Ferrigni, LM McManus, DJ Hanahan (1981) Activation of human neutrophils with 1-o-hexadecyl/octadecyl-2-acetyl-sn-glyceryl-3-phosphorylcholine (platelet-activating factor). J Immunol 127:1250
20. Sauder DL, NL Mounessa, SI Katz, CA Dinarello, JI Gallin (1984) Chemotactic cytokines: the role of leukocyte pyrogen and epidermal cell derived thymocyte-activating factor in neutrophil chemotaxis. J Immunol 132:828
21. Valone FH, EJ Goetzel (1983) Specific binding by human polymorphonuclear leucocytes of the immunological mediator 1-o-hexadecyl/octadecyl-2-acetyl-sn-glycero-3-phosphorylcholine. Immunol 48:141
22. Williams TJ, MJ Peck (1977) Role of prostaglandin-mediated vasodilatation in inflammation: histamine-independent action of rabbit C5a. Nature 270:530

Prof. Dr. med. E. Christophers
Dermatologie und Venerologie
Klinikum der Universität Kiel
Schittenhelmstraße
D-2300 Kiel

T-Lymphozytenaktivierung: Eine signalgesteuerte Reaktionssequenz

H. WAGNER, Ulm

Die Struktur des Immunsystems

Das adaptive oder spezifische Immunsystem wird von Lymphozyten gebildet. Diese setzen sich aus Zellen der T-Zellreihe und Zellen der B-Zellreihe zusammen. Dieser Dichotomie des Immunsystems entspricht eine funktionelle Aufgabenverteilung: das T-Zellsytem vermittelt die zelluläre Abwehr und Regulatorfunktionen; das B-Zellsystem ist Träger der Antikörper-vermittelten humoralen Abwehr. Im Gegensatz zu den phylogenetischen älteren Abwehrsystemen (wie z.B. Phagozyten) ist das zentrale Merkmal des adaptiven Immunsystems die Diversität von Spezifitäten der Antigen-erkennenden Rezeptoren, die von Lymphozyten auf der Oberfläche der Plasmamembran exprimiert werden. B-Zellen (oder Antikörper als deren Antigen-erkennende Rezeptoren) vermögen mehr als 10^6 dreidimensionale Struktureinheiten (oder Epitope) zu unterscheiden, während T-Zellen mit mindestens 10^4 Epitopen spezifisch zu interagieren vermögen.

Die spezifische Interaktion von Antigen mit Antigen-erkennenden Rezeptoren

B-Zellen sezernieren Antikörper in das extrazellulare Medium: ein frei lösliches Antikörpermolekül kann ein frei lösliches Antigenmolekül binden. T-Zellen dagegen vermögen nur zellgebundenes Antigen zu erkennen. Warum in der Evolution diese unterschiedlichen Strategien der spezifischen Abwehr entwickelt wurden, ist unklar. Möglicherweise mußte eine zelluläre Effektorfunktion (wie z.B. Zytotoxizität) in unmittelbare Nachbarschaft zu einer Zielzelle (die z.B. von intrazellulär sich vermehrenden Mikroorganismen befallen ist) gebracht werden. Oder die niedrige Affinität des T-Zellrezeptors für Antigen hat es erforderlich gemacht, die verfügbaren Antigenmoleküle nicht im dreidimensionalen Raum gleichmäßig zu verstreuen, sondern im zweidimensionalen Raum (d.h. auf der Plasmamembran) in geordneter Weise zu konzentrieren. Unabhängig von diesen Interpretationen muß festgestellt werden, daß das Verständnis der spezifischen Stimulation einer T-Zelle durch eine Antigen-tragende Zielzelle die experimentelle Analyse der interzellulären Kommunikation über „synaptische" Distanzen mit Hilfe unterschiedlicher Signale und Rezeptoren erforderlich gemacht hat. Diese Form der Interaktion ist um ein Vielfaches komplexer als die Bindung von Antigen durch Antikörper; demzufolge ist unser Verständnis dieser Antigenvermittelten interzellulären Reaktion sehr lückenhaft.

T-Zellen erkennen Antigen, das auf der Oberfläche der Plasmamembran einer anderen Zelle gebunden ist. Aber die phänotypisch definierbare Spezifität des Antigenrezeptors der T-Zellen verrät, daß Antigen vom Rezeptor nicht isoliert, sondern nur in Assoziation mit einem autologen integralen Membranprotein gesehen werden kann. Letzteres wird von Genen des Haupthistokompatibilitätskomplexes (major histocompatibility complex, MHC) kodiert. Das Erkennen von Antigen durch T-Zellen wird deshalb als „restringiert" durch MHC Glykoproteine beschrieben. Demzufolge werden MHC Glykoproteine auch als „Restriktionselemente" bei der Interaktion zwischen Antigen-MHC und T-Zellrezeptor bezeichnet.

Warum werden MHC-kodierte Restriktionselemente im Phänotyp des Antigenrezeptors der T-Zellen apparent? Sie sind nur definierbar, weil sie polymorph sind. Beim Menschen besteht der MHC aus je zwei duplizierten Loci, und jeder dieser vier Loci kann eines von etwa vielen allelen Genprodukten kodieren. In einer natürlichen Auszuchtpopulation hat jedes Individuum eine ihm eigene „Mischung" von MHC-Allelen. Es ist bekannt, daß allele Formen sich nur in einer begrenzten Anzahl kleiner umschriebener Areale auf der Molekületoberfläche der MHC Glykoproteine unterscheiden. Der T-Zellrezeptor erkennt mithin simultan ein polymorphes Autoantigen (auf einer besonderen Klasse von Membranproteinen) und fremdes Antigen. Weitere Reaktionen des Antigenrezeptors der T-Zellen mit monomorphen Membranstrukturen mögen stattfinden: allerdings sind sie mit den herkömmlichen Methoden sehr schwierig zu definieren.

Die Rolle der MHC Moleküle in der Antigen-spezifischen T-Zellaktivierung

Über die biologische Funktion der MHC Moleküle in der interzellulären Kommunikation nicht-lymphoider Zellen wissen wir nichts. In der funktionellen Aktivierung und/oder dem Antigen-spezifischen Erkennen der T-Zellen scheinen MHC Moleküle in mindestens vier Phänomenen eine Schlüsselrolle zu spielen.
1. Polymorphe Determinanten der Klasse I und Klasse II MHC Moleküle restringieren die spezifische Interaktion von T-Zellen mit zellgebundenem Antigen, d.h. T-Zellen erkennen immer einen allel-spezifischen Marker für „Selbst" auf einem besonderen Membranprotein in Assoziation mit einer „fremden" antigenen Determinante.
2. Der funktionelle Phänotyp einer T-Zelle korreliert mit einer der beiden Klassen von MHC Molekülen, die ihre Erkennung von Antigen restringieren.
3. „Fremde" allele Formen der MHC Moleküle sind Zielantigene für alloreaktive T-Zellen, die sich als „immunodominante" Reaktionsformen in vielen *in vitro* und *in vivo* Experimentalsituationen manifestieren.
4. Die Fähigkeit, $10^4 - 10^6$ unterschiedliche antigene Strukturen spezifisch zu erkennen, setzt voraus, daß das Immunsystem „fremde" Antigene von körpereigenen Autoantigenen unterscheiden kann. Obwohl die funktionelle Organisation, deren Resultat die selektive Reaktionsfähigkeit gegen „fremdes" Antigen ist, ein zentrales Rätsel der Immunologie darstellt, scheint diese Fähigkeit von MHC Molekülen abhängig zu sein, da die Etablierung von Selbsttoleranz MHC-restringiert ist.

Mechanismen der T-Zellaktivierung

Nach der von Burnet formulierten „Klonalen Selektionstheorie" werden alle (T) Lymphozyten zu einem frühen Zeitpunkt ihrer Entwicklung irreversibel auf ihren funktionellen Phänotyp (T-Helfer, T-Killer oder T-Suppressor-Zellen), und auf die Spezifität ihrer Antigenrezeptoren vorprogrammiert. Demzufolge stellt in einem individuellen Organismus die Vielzahl unterschiedlicher Lymphozytenklone das Spektrum an Funktions- und Antigenzuständigkeiten dar. Potentiell autoreaktive (T) Lymphozyten werden durch einen „Zensurmechanismus" eliminiert.

In der Familie der „T-Lymphozyten" werden T-Effektorzellen von T-Regulatorzellen unterschieden. Innerhalb der T-Regulatorzellen sind die T-Helfer-Lymphozyten von besonderer Bedeutung für die Aktivierung von zytolytischen Effektorzellen. T-Helferzellen erkennen Fremdantigen dann, wenn es von antigenpräsentierenden Zellen (Makrophagen, Dendrvitische Zellen) im Kontext mit Klasse II MHC Glykoproteinen dargestellt wird. Eine Rezeptor-Antigeninteraktion (Signal I) führt zu Aktivierung, wenn die antigen-präsentierenden Zellen gleichzeitig Interleukin 1 (Signal II) sezernieren. Im Rahmen ihrer Aktivierung produzieren T-Helferzellen eine Vielfalt unterschiedlicher Faktoren, wie z.B. Interleukin 2, CsF, oder γ-Interferon.

Heute weiß man, daß Interleukin 2 ein für die Aktivierung von zytolytischen Effektorzellen wichtiges Lymphokin darstellt. Nach Antigenerkennung (Signal I) exprimieren diese Zellen einen Rezeptor für Interleukin 2. Die Bindung des T-Helfer-Zellproduktes Interleukin 2 wirkt quasi als Wachstumssignal und induziert eine klonale Proliferation der aktivierten Zellen. Inwieweit weitere Interleukine bei der Differenzierung in zytolytische Effektorzellen notwendig sind, ist z.Zt. noch unklar.

Literatur

1. Zinkernagel RM and PC Doherty (1979) MHC restricted cytotoxic T cells: studies on the biological role of polymorphic major transplantation antigens determining T Cell restriction specificity, function and responsivness. Advances in Immunology 27: 51-177
2. Wagner H, M Röllinghoff (1980) (ed.) Interleukin 2: International Workshop, Geisenheim. Behring Institut, Mitteilungen 67
3. Wagner H, M Krönke, W Solbach, P Scheurich, M Röllinghoff and K Pfizenmaier (1982) Murine T cell subsets and Interleukins: Relationships between cytotoxic T cells, Helper T cells and Accessory cells. Clinica in Haematology Vol 11: 607

Prof. Dr. H. Wagner
Abt. für Med. Mikrobiologie und Immunologie
der Universität Ulm
Oberer Eselsberg
D-7900 Ulm

Mononukleäre Phagozyten — Starter, Amplifikatoren, Abräumer

J. KNOP, Münster

Entdeckt von Metchnikov im Jahre 1892 als große Freßzelle (im Gegensatz zum Mikrophagen, dem phagozytierenden Granulozyten), wird man den Makrophagen in ihren vielfältigen Funktionen und als bedeutende Zellpopulation zur Aufrechterhaltung der Körperintegrität erst durch die Erkenntnisse der letzten 10-15 Jahre gerecht. Es handelt sich also nicht um eine einheitliche Zellpopulation, die lediglich in der Lage ist, pathogene Erreger zu phagozytieren und zu zerstören, sondern — wie wir inzwischen wissen — um ein System von Zellen, welche vielfältige Funktionen und Eigenschaften besitzen. So haben so verschiedenartige Zellen wie der Histiozyt im Gewebe, die Kupffersche Sternzelle in der Leber, der Osteoklast im Knochen, die Mikroglia im Nervensystem, der Alveolarmakrophage in der Lunge, der Monozyt im peripheren Blut und verschiedene bewegliche und fixierte Makrophagen in Milz, Thymus, Lymphknoten, eine gemeinsame Stammzelle (Abb. 1).

Aus dieser Stammzelle entwickelt sich innerhalb des Knochenmarks der Monoblast, der Promonozyt und der Monozyt. Der Monozyt tritt in das periphere Blut über und wandert von dort in die verschiedenen Gewebe ein. Er wird damit zum Makrophagen. In den Geweben nehmen die Makrophagen, möglicherweise unter dem Einfluß des umgebenden Gewebes, bestimmte gewebsspezifische Eigenschaften an; allerdings bleiben wesentliche makrophagen-spezifische Eigenschaften, die allen Zellen gemeinsam sind, erhalten. Dieses umfassende und — wie wir später noch sehen werden — funktionell sehr heterogene System wird unter dem Begriff monozytärphagozytäres System (MPS) zusammengefaßt [1].

Welches ist nun die Funktion dieses Systems?

Erst in den letzten 15 Jahren ist uns klar geworden, daß der Makrophage im Ablauf einer Immunantwort, z.B. gegen Bakterien, Viren, Pilze oder auch Kontaktallergene, mehrere ganz verschiedene Funktionen übernimmt. Eine Immunantwort ist, in kurzen Worten, dadurch charakterisiert, daß ein Lymphozyt, der einen spezifischen Erkennungsrezeptor auf seiner Oberfläche trägt, über diesen Rezeptor mit dem Antigen reagiert und durch dieses Signal aus dem inaktiven ruhenden Zustand heraus zur Proliferation und Differenzierung angeregt wird. Dieser Klon von aktivierten T-Effektor-Lymphozyten ist nun in der Lage, eine entsprechende Abwehrreaktion in Form einer Entzündung einzuleiten. Das Immunsystem befindet sich nun in einem für dieses spezifische Antigen sensibilisierten Zustand. Im Ablauf dieser Reaktion übernimmt der Makrophage mehrere Funktionen:

1. Er nimmt das in den Organismus eingedrungene Antigen (z.B. ein Bakterium oder ein Pilz) durch Phagozytose auf und zerlegt dieses in kleine Bruchstücke. Man nennt diesen Vorgang das „Prozessieren des Antigens" [4].

Nach dem Prozessieren wird das Antigen auf die Oberfläche der Makrophagenmembran verlagert. Hier geht es eine enge Verbindung mit bestimmten, bereits vorhandenen Glykoproteinen, den Ia-Antigenen, auf der Membranoberfläche ein. Dieser Ia-Antigenkomplex wird nun von dem antigen-rezeptor-tragenden Lymphozyten erkannt und zu einem Aktivierungssignal umgesetzt. Man nennt diesen Vorgang auch „die Antigenpräsentation" [3]. Ein zweites Signal ist jedoch erforderlich, um den Lymphozyten zur Proliferation anzuregen. Dieses zweite Signal wird von einem Wachstumsfaktor geliefert, dem Interleukin 2. Interleukin 2 wird von sogenannten T-Helfer-Lymphozyten gebildet, die ihrerseits zur Produktion dieses Faktors von einem anderen Faktor, dem Interleukin 1, angeregt werden. Interleukin 1 wiederum wird von Makrophagen gebildet. Neben Interleukin 1 produzieren Makrophagen andere Faktoren, die das Wachstum der Lymphozyten beeinflussen können. Es handelt sich hierbei u.a. um das Interferon und um die Prostaglandine. Solche Faktoren können also den Lymphozytenklon expandieren oder aber unterdrücken. Somit hat der Makrophage eine mo-

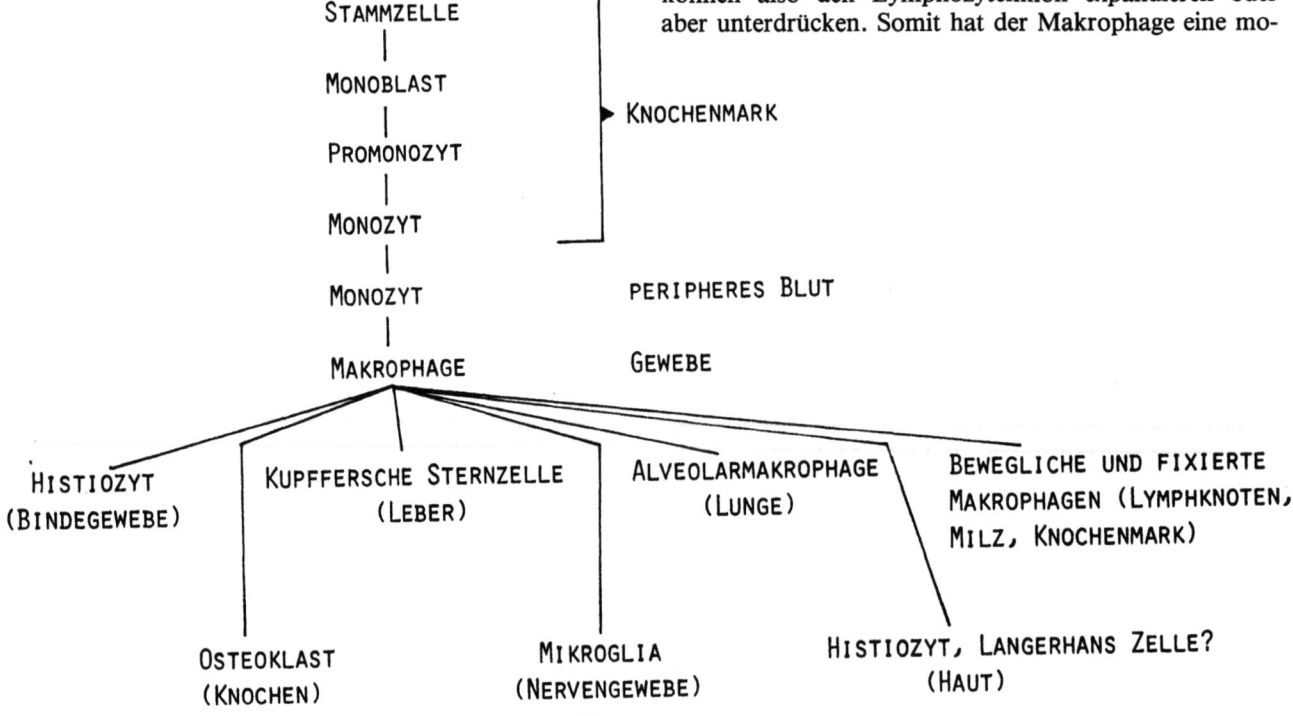

Abb. 1. Zellen des mononukleären, phagozytären Systems [1]

dulierende Funktion auf die Immunantwort. Man bezeichnet die antigen-präsentierende und immunmodulierende Funktion der Makrophagen auch als akzessorische Funktion [2]. Makrophagen können sehr unterschiedlich in ihrer Fähigkeit sein, akzessorisch tätig zu sein. Andererseits können auch andere Zellen akzessorische Funktionen übernehmen, so z. B. die Endothelzelle oder auch der B-Lymphozyt. Akzessorisch besonders aktive Zellen sind die Langerhans-Zellen in der Epidermis und dendritische Zellen.

Ziel einer Immunantwort ist es in der Regel, ein Pathogen zu eliminieren. Hierzu bedienen sich die im Ablauf der Immunreaktion proliferierten und zu Effektor-Lymphozyten differenzierten Lymphozyten wiederum des Makrophagen. Diese Effektor-Lymphozyten produzieren eine Anzahl sog. Lymphokine, d. h. Faktoren, die in der Lage sind, den Makrophagen zu einer Effektorfunktion zu aktivieren. Dieser aktivierte, entzündliche Makrophage (s. auch unten) ist nun in der Lage, verstärkt pathogene Erreger oder Tumorzellen etc. anzugreifen, zu phagozytieren und interzellulär abzutöten. Diese Effektorfunktionen sollen im folgenden noch ausführlicher dargestellt werden.

Die vornehmlichste Aufgabe des Makrophagen ist, wie oben bereits erwähnt, die Phagozytose von körperfremdem wie auch körpereigenem Material. Hierzu gehören die im Laufe einer Immunantwort anfallenden Antigen-Antikörper-Komplexe, hierzu gehören Bakterien, Pilze, die Inaktivierung von Viren, hierzu gehört aber auch die Phagozytose von Erythrozyten, d. h. der Makrophage ist für den Abbau der gealterten Erythrozyten wesentlich verantwortlich.

Eine weitere sehr wichtige Aufgabe übernimmt der Makrophage in der Abwehr neoplastischer Zellen. Makrophagen können, nach entsprechender Aktivierung, sowohl auf immunologisch spezifische wie auch auf unspezifische Weise Tumorzellen abtöten. Hierzu sind besonders Makrophagen geeignet, die durch entsprechende Stimuli (z. B. BCG oder C. parvum) aktiviert wurden (s. unten). Hierin ist auch der Grund zu suchen, warum man eine gewisse Zeit versucht hat, durch eine unspezifische Immunstimulation mit Hilfe von BCG oder C. parvum maligne Tumoren zu bekämpfen.

Der Makrophage ist eine hochaktive sekretorische Zelle. Mittels seiner sekretorischen Produkte kann er in verschiedene regulatorische Systeme des Organismus eingreifen. Einige dieser sekretorischen Produkte, die in den Ablauf einer Immunantwort eingreifen, sind bereits beschrieben. Makrophagen können zahlreiche gewebszerstörende Enzyme, wie z. B. saure Hydrolasen, neutrale Proteinasen, Kollagenasen, Hyaluronidase, Elastase etc. sezernieren. Andererseits greifen sie mit Hilfe von Plasminogenaktivator bzw. Prokoagulase in die Gerinnungsvorgänge ein. Sie können Komplementfaktoren produzieren und freisetzen. Diese Faktoren haben Bedeutung für die Phagozytose (Opsonine), für die Anlockung anderer Zellen (chemotaktische Faktoren) und für die Aktivierung anderer Zellen des Immunsystems. Makrophagen produzieren auch kolonie-stimulierende Faktoren. Es handelt sich hierbei um Faktoren, die in der Lage sind, auf die hämatopoetische Stammzelle einzuwirken und auf diesem Wege für die Rekrutierung bestimmter Zellen zu sorgen. So ist bekannt, daß Makrophagen neben ihren eigenen kolonie-stimulierenden Faktoren auch Erythropoetin produzieren können. Makrophagen sezernieren Produkte des Arachidonsäurezyklus und greifen so direkt in die entzündlichen Vorgänge ein. Weitere, weniger bekannte Produkte der Makrophagen sind angiogene Faktoren, die das Wachstum von Gefäßen anregen können. Dieses mag bei malignen Tumoren zum Nachteil für den Wirt sein, spielt jedoch eine große Rolle bei der Ausbildung neuer Gefäße, z. B. in Narben. Eine heutzutage noch relativ wenig bekannte Eigenschaft der Makrophagen ist es, in den Lipidstoffwechsel einzugreifen. Makrophagen können Apolipoproteine E bilden, sie besitzen LDL- und HDL-Rezeptoren und spielen möglicherweise eine wesentliche Rolle bei der Ausbildung atheromatöser Plaques in den Gefäßen.

Ein Teil der oben genannten Effektor-Eigenschaften der Makrophagen werden nur von Makrophagen ausgeübt, die durch entsprechende Signale aktiviert worden sind. Solche Signale können das Ergebnis einer spezifischen Immunantwort sein. Die Übermittler dieser Signale sind Zytokine wie z. B. das Interferon, der makrophagenaktivierende Faktor und der Migrations-Inhibitions-Faktor. Solche Signale können jedoch auch unspezifischer Natur sein: hierzu gehören bakterielle, parasitäre oder virale Zellwandbestandteile bzw. -produkte (z. B. Lipopolysacharid oder Muramyldipeptid); solche Signale können auch durch Komplement vermittelt werden oder durch die Phagozytose von Immunkomplexen oder anderem Material, z. B. Fremdkörpern. Diese Signale induzieren dann eine bestimmte Funktion, wie z. B. die intrazelluläre Abtötung von pathogenen Erregern, die Tumorzytotoxizität, eine Enzymsekretion, Aktivierungssignale für Lymphozyten oder aber auch suppressive Signale für die Immunantwort. Aktivierte Makrophagen finden sich natürlich besonders ausgeprägt in Granulomen. Epitheloidzellen sind, ebenso wie mehrkernige Riesenzellen (vom Langerhanstyp oder Fremdkörpertyp), die durch Fusion endozytotisch hochaktiver Makrophagen zustandekommen, Beispiele aktivierter Makrophagen.

Der Makrophage hat sich also im Laufe seiner Geschichte zu einer Zelle gemausert, die in viele funktionelle Systeme des Organismus eingreift und hier wichtige Funktionen übernimmt. Daraus ist zu folgern, daß Makrophagen auch bei vielen pathologischen Prozessen von pathogenetischer Bedeutung sind. Wir sind erst am Anfang, die pathogenetische Rolle der Makrophagen bei verschiedenen, insbesondere chronisch entzündlichen Krankheiten, wie z. B. chronischer Polyarthritis, Psoriasis, Sarkoidose, bei Autoimmunkrankheiten, bei malignen Tumoren und bei der Arteriosklerose zu definieren.

Literatur

1. van Furth R (1980) Cells of the mononuclear phagocyte system. In: Mononuclear Phagocytes, Functional Aspects, Part 1 Ed R van Furth Martinus, Nijhoff Publishers, The Hague Boston London pp 1-30
2. Gery I, RK Gershon, BH Waksman (1971) Potentiation of cultured mouse thymocyte responses by factors released by peripheral leucocytes. J Immun 107:1778
3. Rosenthal AS, EM Shevach (1973) Function of macrophages in antigen recognition by guinea pig T lymphocytes. I. Requirement for histocompatible macrophages and lymphocytes. J Exp Med 138:1194
4. Ziegler HK, ER Unanue (1981) Identification of a macrophage antigen-processing event required I-region restricted antigen presentation to T lymphocytes. J Immunol 127:1869

Prof. Dr. med. J. Knop
Universitäts-Hautklinik
Von-Esmarch-Str. 56
D-4400 Münster

Epidermis: Initiator, Zielorgan oder „Innocent Bystander"

G. STINGL, Wien

Die Einbeziehung analytischer Denk- und Untersuchungsverfahren ist dafür mitverantwortlich, daß die Dermatologie gegenwärtig in einem Wandel von der Empirie zur Naturwissenschaft begriffen ist. Diese wissenschaftliche Basis hat der Dermatologie wachsende Anerkennung zuteil werden lassen und dokumentiert sich auch in einer verstärkten Aufgliederung unseres Fachbereichs. Wir haben uns in der Zwischenzeit an Begriffe wie Dermatochirurgie, Dermatopathologie, dermatologische Photobiologie etc. gewöhnt und es nimmt daher nicht wunder, daß die rapide Entwicklung der immunologischen Forschung in den letzten zwanzig Jahren auch in der Dermatologie ihren Niederschlag gefunden und zur Schaffung des Forschungsbereiches „Immundermatologie" geführt hat.

Was versteht man unter „Immundermatologie"? Die Immundermatologie beschreibt Krankheitsbilder des Hautorgans, an deren Zustandekommen immunologische Mechanismen bzw. Pathomechanismen ursächlich beteiligt sind. Es ist heute hinlänglich bekannt, daß bestimmte blasenbildende Dermatosen (Pemphigusgruppe, Pemphigoidgruppe, Epidermolysis bullosa acquisita, Dermatitis herpetiformis), gewisse Formen der nekrotisierenden Vaskulitis, der kutane Lupus erythematosus, das allergische Kontaktekzem, die Abstoßung von Hauttransplantaten und die graft-versus-host-Erkrankung Manifestationen einer sich am Hautorgan manifestierenden immunologischen Reaktion (Spezifität-Gedächtnis-Fremderkennung) sind. In anderen Worten: Die Haut kann das präferentielle, ja sogar das einzige Zielorgan einer immunologischen Reaktion darstellen.

Was nun die Rolle des Hautorgans in der Induktion einer Immunantwort betrifft, so ist es bereits durch viele Jahrzehnte hindurch bekannt, daß die epikutane bzw. intrakutane Applikation eines Antigens zu einer besonders potenten, langwährenden Sensibilisierung des Wirtsorganismus führt. Macher u. Chase haben in einer Serie eleganter Experimente gezeigt, daß sich nach intrakutaner Antigenverabreichung tatsächlich ein Antigendepot im Hautorgan bildet, welches das Ausmaß der Sensibilisierung des Versuchstieres bestimmt. Die Suche nach dem Ort jenes kutanen Antigendepots war letztlich durch fundamentale, neue Erkenntnisse auf dem Gebiet der T-Zell-Aktivierung beeinflußt. Entgegen der ursprünglichen Annahme, daß Antigene selbst zur T-Zell-Aktivierung befähigt sind, gelang mehreren Forschern der Nachweis, daß Antigene zuerst von Makrophagen bzw. Makrophagen-ähnlichen Zellen aufgenommen bzw. „verarbeitet" werden müssen, um dann in immunologisch relevanter Form an T-Lymphozyten „präsentiert" zu werden. Darüberhinaus zeigte sich, daß diese funktionelle Interaktion zwischen Makrophagen und T-Lymphozyten einer „genetischen Restriktion" unterliegt, d.h. Antigene oder deren Bruchstücke werden von Makrophagen nicht in nativer Form, sondern in Verbindung mit bestimmten körpereigenen Proteinen präsentiert, die schließlich als Genprodukte des Haupthistokompatibilitätskomplexes (HLA-Komplexes) identifiziert wurden. Besonders bedeutsam sind dabei die sogenannten Klasse II-Alloantigene, die beim Menschen von der HLA-D-Region kodiert werden und kollektiv als Ia-Antigene (*I*mmunantwort-*a*ssoziierte Antigene) bezeichnet werden. Was nun die kutane Sensibilisierung betrifft, lag also die Vermutung nahe, daß es im Hautorgan Ia-positive, Makrophagen-ähnliche Antigenpräsentierende Zellen geben müsse, die ein in die Haut eingebrachtes Antigen an T-Zellen zu präsentieren imstande sein sollten. Durch Anwendung immunologischer Nachweismethoden war es schließlich möglich, diese Zellen zu identifizieren und zu charakterisieren: Es sind die von Paul Langerhans ursprünglich beschriebenen dendritischen Zellen der Epidermis. Langerhanszellen (LZ) stammen aus dem Knochenmark und tragen als einzige Zellen der normalen Epidermis Ia-Antigene (Abb. 1) sowie Rezeptoren für Immunglobuline und Komplementkomponenten. Funktionelle in vitro Untersuchungen haben schließlich gezeigt, daß Epidermalzellen potente Stimulatoren antigen-spezifischer T-Zell-Aktivierung darstellen und daß diese Funktionseigenschaft strikt an das Vorhandensein von LZ gebunden ist. In vivo-Experimente haben die Antigenpräsentationsfunktion von LZ eindrucksvoll bestätigt: Wird ein Kontaktallergen über ein Hautareal mit normaler LZ-Dichte eingebracht, kommt es zur massiven Kontaktsensibilisierung. Wird hingegen das betreffende Kontaktallergen auf ein Hautareal mit nur geringer LZ-Dichte (z.B. nach Bestrahlung mit UV-

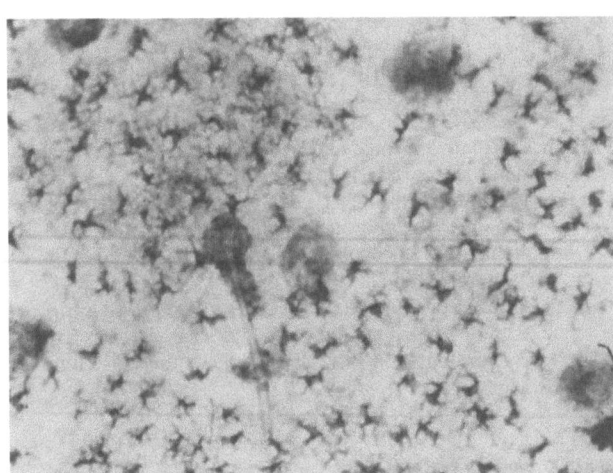 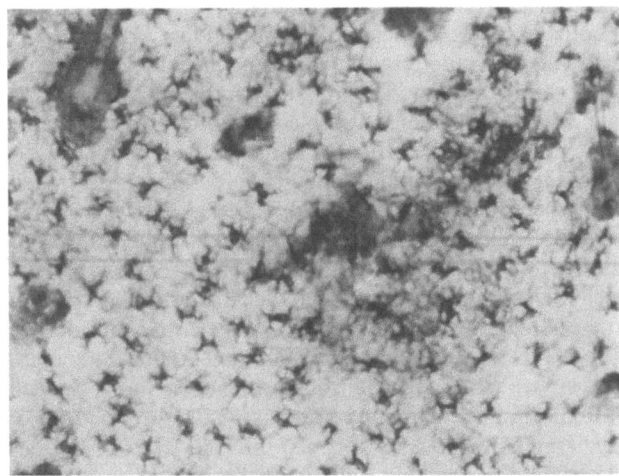

Abb. 1. Darstellung von Langerhanszellen in einem epidermalen Häutchenpräparat mittels monoklonaler anti-Ia-Antikörper unter Verwendung einer Immunperoxidase-Technik

Licht) appliziert, tritt Antigen-spezifische Immuntoleranz ein. All diese Befunde zeigen deutlich, welch überragende Bedeutung der LZ-Population bei der Induktion einer kutanen Immunantwort zukommt; die sich daraus ergebenden klinischen Implikationen sind weitreichend, als eine Modulation der immunologischen Funktion von LZ sowohl vorteilhafte (Verhinderung der Kontaktsensibilisierung, Verminderung der Immunogenität von Hauttransplantaten) als auch nachteilige Effekte (Verlust der immunologischen Überwachungsfunktion der Epidermis gegenüber infektiösen Antigenen und Neoantigenen) in sich birgt.

Aus dem bisher gesagten mag der Eindruck entstehen, daß die immunologischen Funktionsleistungen von Epidermalzellen ausschließlich in der LZ-Population beherbergt sind und daß andere Epidermalzellen vom immunologischen Gesichtspunkt aus als „innocent bystanders" angesehen werden müssen. Dieser Ansicht widersprechen erst kürzlich erhobene Befunde, daß Keratinozyten lösliche Faktoren (Zytokine) produzieren, die unter anderem auch immunmodulierende Eigenschaften besitzen. Dies gilt in besonderem Maße für den Faktor ETAF (Epidermal cell-derived Thymocyte Activating Factor), dessen biologische und biochemische Eigenschaften dem Interleukin-1 entsprechen. Dieser Faktor wirkt als endogenes Pyrogen, ist chemotaktisch für Leukozyten, aktiviert die Fibroblastenproliferation, induziert die Synthese akuter Phasenproteine, erhöht die Kollagenaseproduktion und Prostaglandin-E_2-Freisetzung aus Fibroblasten und verstärkt die T-Zell-Aktivierung (daher auch die ursprüngliche Bezeichnung LAF = Lymphozyten-aktivierender Faktor). Es ist daher gut möglich, daß die von Epidermalzellen induzierte Immunantwort auf einer funktionellen Kooperation zwischen Ia-tragenden LZ und ETAF-produzierenden Keratinozyten beruht.

Die Definition des „Immunorganes Epidermis" wird noch dadurch kompliziert, daß erst jüngst eine neue dendritische Zellpopulation in der Mausepidermis entdeckt wurde, deren hervorstechendstes phänotypisches Merkmal die Expression des Thy-1-Antigens (v. a. an Thymusabhängigen Lymphozyten und an bestimmten neuralen Strukturen nachweisbar) darstellt. Diese dendritischen Thy-1-positiven Zellen stammen aus dem Knochenmark und unterscheiden sich morphologisch und phänotypisch von allen anderen Epidermalzellen. Obwohl ihre Funktionseigenschaften noch nicht restlos aufgeklärt sind, mehren sich die Hinweise, daß sie Vorläufer von natural killer (NK) Zellen darstellen und darüberhinaus auch Antigenpräsentationsfunktionen zur Aktivierung von Suppressorzellen wahrnehmen. Dies würde bedeuten, daß der Vermittlung sensibilisierender Signale durch Antigentragende LZ eine tolerisierende Signalwirkung durch Antigen-tragende Thy-1-positive Zellen gegenübersteht.

Die Diskussion der induktiven Eigenschaften der Epidermis auf die lymphozytäre Antwort wäre jedoch unvollständig, wollte man sie lediglich als immunologische Einbahnstraße Epidermis — T-Zelle verstehen. T-Zell-Aktivierung bedeutet nicht nur die Generation von Effektormechanismen, sondern auch die Freisetzung wichtiger Regulationssignale sowohl der Immunantwort, als auch der entzündlichen Antwort. Aktivierte T-Zellen produzieren und sezernieren eine Vielzahl biologisch hochaktiver Moleküle (Lymphokine), die die Funktionsleistung anderer Zellen steuern. Interleukin-2 (T-Zell-Wachstumsfaktor) beispielsweise ist für die klonale Proliferation und funktionelle Ausreifung von T- und B-Zellen verantwortlich. Ein weiteres Lymphokin — Interferon-γ (IFN-γ) — besitzt nicht nur antivirale und antiproliferative Eigenschaften, sondern ist auch imstande, den Phänotyp und die Funktion anderer Zellen zu verändern. IFN-γ verstärkt die Expression von Ia-Antigenen und Fc-IgG-Rezeptoren und stimuliert den oxidativen Metabolismus und damit die Effektoreigenschaften von Makrophagen. IFN-γ soll jedoch nicht nur als MAF (Makrophagen-aktivierender Faktor) angesehen werden: Erst kürzlich gelang mehreren Forschern der Nachweis, daß dieses wichtige Lymphokin auch primär Ia-negative Keratinozyten zur Synthese von Klasse II-Alloantigenen befähigt. Inwieweit die IFN-γ induzierte Ia-Synthese durch Keratinozyten die immunologische Funktionsleistung dieser Zellen beeinflußt, ist derzeit Gegenstand intensiver Forschungsarbeit.

Die kutane Immunantwort ist also ein Beispiel bzw. ein Spiegelbild der äußerst komplexen, bahnenden und bremsenden Regelkreise des Immunsystems. Die mühevolle und stückweise Aufklärung dieser Regelkreise ist jedoch die Voraussetzung für das ätiopathogenetische Verständnis und für die sinnvolle — da begründbare — Therapie immunologisch-bedingter Erkrankungen des Hautorgans.

Literatur

1. Bergstresser PR, RE Tigelaar, JH Dees, JW Streilein (1983) Thy-1 antigen-bearing dendritic cells populate murine epidermis. J Invest Dermatol 81:286-288
2. Dinarello CA (1984) Interleukin-1. Rev Infect Dis 6:51-95
3. Dorf ME (Hrsg.) (1981) The role of the major histocompatibility complex in immunobiology. Garland STPM Press, New York
4. Kirchner H (1984) Interferons, a group of multiple lymphokines. Springer, Semin Immunopathol 7:347-374
5. Luger TA, BM Stadler, BM Luger, BJ Mathieson, M Mage, JA Schmidt, JJ Oppenheim (1982) Murine epidermal cell derived thymocyte activating factor resembles murine Interleukin-1. J Immunol 128:2147-2163
6. Macher E, MW Chase (1969) Studies on the sensitization of animals with simple chemical compounds. XI. The fate of labeled picryl chloride and dinitrochlorbenzene after sensitizing injections. XII. The Influence of excision of allergenic depots on onset of delayed hypersensitivity and tolerance. J Exp Med 129:81-121
7. Sauder DN, CS Carter, SI Katz, JJ Oppenheim (1982) Epidermal cell production of thymocyte activating factor (ETAF) J Invest Dermatol 79:34-39
8. Shevach EM (1984) Macrophages and other accessory cells. In: Fundamental Immunolog, Hrsg. WE Paul, pp 71-107, Raven Press, New York
9. Smith KA (1980) T cell growth factor. Immunol Rev 51:337-357
10. Stingl G, K Tamaki, SI Katz (1980) Origin and function of epidermal Langerhans cells. Immunol Rev 53:149-174
11. Toews GB, PR Bergstresser, JW Streilein (1980) Epidermal Langerhans cell density determines whether contact hypersensitivity or unresponsiveness follows skin painting with DNFB. J Immunol 124:445-453
12. Tschachler E, G Schuler, J Hutterer, H Leibl, K Wolff, G Stingl (1983) Expression of Thy-1 antigen by murine epidermals cells. J Invest Dermatol 81:282-285

Doz. Dr. med. Georg Stingl
I. Universitäts-Hautklinik
Alser Straße 4
A-1090 Wien

Hauptthema III: Pharmakologie und Pharmakotherapie der Haut

Die Entwicklung neuer Retinoide

W. BOLLAG, Basel

Retinoide sind eine chemische Stoffklasse, die von Vitamin A (Tabelle 1.1) abgeleitete natürliche oder synthetische Substanzen umfaßt. Die Retinoide nehmen heute in der Behandlung verschiedener dermatologischer Erkrankungen einen festen Platz ein. So haben sich die Vitamin A-Säure (Tabelle 1.2) in der topischen Behandlung der Akne, Etretinat (Tigason) (Tabelle 1.4) in der oralen Therapie der Psoriasis und anderer Dyskeratosen [5, 11, 12, 13, 16] und orales Isotretinoin (Roaccutan) (Tabelle 1.3) bei therapieresistenten schweren Formen der Akne, hauptsächlich der zystischen Akne bzw. Acne conglobata [5, 15, 16, 17] und auch bei der Rosacea [10] bewährt. In weniger dramatischer Art lassen sich durch diese Retinoide auch gewisse Präkanzerosen der Haut und Schleimhäute sowie wenige Tumoren günstig beeinflussen [4].

Das Retinoidprojekt

Als wir 1968 mit der Bearbeitung des Retinoidprojektes begannen, war es von Anfang an unser Bestreben, Vitamin A-Analoge zu finden, die eine möglichst hohe Dissoziation zwischen therapeutischer Wirkung und den Nebenerscheinungen der A-Hypervitaminose aufwiesen [1, 2]. Dies ist uns mit der Entwicklung von Tigason und Roaccutan teilweise gelungen. Auch diesen Retinoiden haften jedoch Mängel an. Die Aktivität ist zu gering oder zu wenig spezifisch, und die Nebenerscheinungen, die der Patient in Kauf nehmen muß, sind qualitativ und quantitativ noch zu bedeutend. Das nächste Ziel unserer Forschung war es deshalb, Substanzen mit noch größerer therapeutischer Breite zu entdecken. In den letzten 16 Jahren wurden fast 2000 Retinoide in unseren Laboratorien synthetisiert und biologisch mittels in vitro- und in vivo-Methoden geprüft. Retinoide induzieren eine Vielzahl von Nebenerscheinungen, die sich an Haut, Schleimhäuten, Muskel, Knorpel, Knochen, Nervensystem, Leber und Lipiden manifestieren. Speicherung im Organismus und besonders die Teratogenität sind weitere Nachteile der konventionellen Retinoide. Wir stellten uns die Aufgabe, eine, mehrere oder — wenn überhaupt möglich — die Gesamtheit der Nebenerscheinungen zu eliminieren. Weitere bedeutende Fortschritte wurden erwartet durch Erhöhung der Selektivität der bekannten Wirkungen auf Zellproliferation, Zelldifferenzierung, Zelltransformation, Metaplasie, Keratinisierung, Talgproduktion, Entzündung und Immunreaktionen, Tumor-Prophylaxe und -Therapie. Eine Serie von neuen Retinoiden wurden im Tierversuch entdeckt, die auf Grund ihrer geringeren Nebenerscheinungen oder ihrer ausgesprochen selektiven Wirkungsqualitäten einen klinisch-therapeutischen Erfolg versprachen. Im folgenden soll eine Reihe solcher Beispiele erörtert werden.

Neue Retinoide

Aromatisches Retinoid Ro 10-1670, Etretin
(Tabelle 1.5)

Das aromatische Retinoid Etretinat (Tigason) darf heute als wichtiges Medikament in der Therapie der Psoriasis und verschiedener Dyskeratosen bezeichnet werden. Ein großer Nachteil von Tigason, einem Aethylester, ist seine Speicherung in einem tiefen Kompartiment und seine langsame Ausscheidung, wobei die Eliminationshalbwertzeit 80 Tage beträgt. Zur Ausscheidung des Präparates aus dem Organismus wird daher 1 Jahr beansprucht. Wegen der Teratogenität von Tigason muß daher eine Schwangerschaft während mindestens eines Jahres (in Deutschland aus Sicherheitsgründen 2 Jahre) nach Absetzen des Medikamentes um jeden Preis verhindert werden. Das neue Präparat Ro 10-1670 ist ein Metabolit des Aethylesters Tigason, und zwar die entsprechende freie Säure. Dieselbe wird, im Gegensatz zum Aethylester, nicht gespeichert, und die Eliminationshalbwertzeit be-

Tabelle 1. Strukturformeln von Vitamin A und Retinoiden

1.1	Vitamin A = Retinol	
1.2	Vitamin A-Säure = all-trans-Retinsäure	
1.3	Isotretinoin = 13-cis-Retinsäure = Roaccutan	
	Aromatische Retinoide	
1.4	Etretinat = Tigason	
1.5	Etretin (Ro 10-1670)	
	Arotinoide	
1.6	Arotinoid-Aethylester (Ro 13-6298)	
1.7	Arotinoid-Carbonsäure (Ro 13-7410)	
1.8	Arotinoid-Aethylsulfon (Ro 15-1570)	

trägt nur 2 Tage [14]. In Tierversuchen führen Tigason und Ro 10-1670 bei systemischer parenteraler Anwendung zu identischen Resultaten z.B. bezüglich Regression von chemisch induzierten Papillomen und Karzinomen der Haut [3]. In präliminären klinischen Versuchen sprachen Patienten mit Psoriasis oder anderen Dyskeratosen in ganz ähnlicher Weise an, und zwar sowohl was den therapeutischen Erfolg wie auch was die Nebenerscheinungen betrifft [7]. Der Vorteil von Ro 10-1670 gegenüber Tigason liegt — bei gleicher Wirksamkeit — in der kurzen Eliminationshalbwertszeit, so daß die Patientinnen nach Absetzen der Therapie nur 4 Wochen — statt 1-2 Jahre bei Tigason — warten müssen, bis sie wieder schwanger werden dürfen.

Arotinoid-Aethylester (Ro 13-6298) (Tabelle 1.6)
und Arotinoid-Carbonsäure (Ro 13-7410) (Tabelle 1.7)

Die Arotinoide enthalten, in die Seitenkette eingebaut, 2 aromatische Ringe und repräsentieren eine neue Klasse von Retinoiden, die in unseren Laboratorien von 1977 an synthetisiert und biologisch geprüft wurden. Der Arotinoid-Aethylester Ro 13-6298 [3] führt im Tierversuch zur Regression von chemisch induzierten Papillomen und Karzinomen in äußerst kleinen Dosen, die ca. einem Tausendstel der therapeutisch aktiven Dosen von Tigason entsprechen. Die Substanz wirkt experimentell antikeratinisierend, antiseborrhoisch, antimetaplastisch und antientzündlich. Ro 13-6298 wird klinisch erfolgreich bei Psoriasis und anderen Dyskeratosen angewandt [18]. Dieses Arotinoid kann auch bei Tigason-resistenten Fällen noch Remissionen induzieren. Psoriatische Arthropathien sprechen gut auf Ro 13-6298 an [6]. Ferner werden Fälle von Mycosis fungoides günstig beeinflußt [9]. Bei der bisher behandelten limitierten Zahl von 80 Patienten stellte sich zusätzlich der Vorteil heraus, daß keine Erhöhung von Transaminasen, alkalischer Phosphatase und Triglyceriden nachzuweisen war. Da Ro 13-6298 wie Tigason ein Aethylester ist, war es naheliegend, auf die entsprechende freie Säure Arotinoids (Ro 13-7410) umzustellen. Von dieser kann erwartet werden, daß sie eine kürzere Halbwertszeit besitzt. Nachdem beim Tier — in vivo — der Aethylester und die freie Säure z.B. Papillome in gleichem Maße zur Regression brachten [3] und in verschiedenen in vitro-Versuchen Ro 13-7410 sogar aktiver als Ro 13-6298 war, scheint eine klinische Prüfung von Ro 13-7410 sinnvoll.

Arotinoid-Aethylsulfon (Ro 15-1570) (Tabelle 1.8)

Eine weitere neue Klasse von Retinoiden sind die Arotinoid-Sulfone. Sie enthalten in der polaren Endgruppe ein Schwefelatom statt eines Kohlenstoffatoms. Ein Vertreter dieser Stoffklasse, das Arotinoid-Aethylsulfon (Ro 15-1570), zeigt im Tierversuch interessante Eigenschaften [3]. Die Substanz wirkt antitumoral, antimetaplastisch, antiseborrhoisch und antikeratinisierend. Im Gegensatz zu den konventionellen Retinoiden verursacht Ro 15-1570 im Tierversuch keine Umschichtung der Knochenstruktur [8]. Das Fehlen dieses toxischen Zeichens der A-Hypervitaminose, das bisher bei den dermatologisch aktiven Retinoiden bei Maus und Ratte auftrat, könnte darauf hinweisen, daß auch beim Menschen gewisse Skelettveränderungen ausbleiben. Aus diesem Grund wird dieses chemisch neuartige Retinoid für die klinische Prüfung vorbereitet.

Schlußfolgerung

Betrachtet man die Besonderheiten der oben erwähnten neuen Retinoide (Tabelle 1.5, 1.6, 1.7, 1.8), so läßt sich sagen, daß jedes Retinoid ein eigenes Spektrum von Wirkungen und Nebenerscheinungen besitzt. Da alle diese Retinoide im Tierversuch gewisse Vorteile gegenüber den bisher angewandten Retinoiden Tigason und Roaccutan aufweisen, wurden sie für eine klinische Prüfung ausgewählt. Es ist zu hoffen, daß weitere Retinoide gefunden werden, die noch bessere therapeutische Eigenschaften besitzen, noch weniger Nebenerscheinungen aufweisen und daher eine größere therapeutische Breite erreichen. Die Behandlung mit Retinoiden steckt wahrscheinlich erst in den Kinderschuhen. Dank der verschiedenen Wirkungen auf Zellproliferation, Zelldifferenzierung, Zelltransformation, Metaplasien, Keratinisierung, Talgproduktion, Entzündung und Immunreaktionen sollten Retinoide in den Disziplinen Onkologie, Dermatologie, Rheumatologie u.a. zu weiteren neuen Erkenntnissen und hoffentlich auch zu klinisch-therapeutischen Fortschritten führen.

Literatur

1. Bollag W (1983) The development of retinoids in experimental and clinical oncology and dermatology. J Amer Acad Dermatol 9: 797-805
2. Bollag W (1983) Vitamin A and retinoids: From nutrition to pharmacotherapy in dermatology and oncology. Lancet 1: 860-863
3. Bollag W (1985) New retinoids with potential use in humans. In: Saurat JH (ed) (1985) Retinoids: New trends in research and therapy. Karger Basel: 274-288
4. Bollag W, HR Hartmann (1983) Prevention and therapy of cancer with retinoids in animals and man. Cancer Surv 2: 293-314
5. Cunliffe WJ, AJ Miller (eds) (1984) Retinoid therapy. MTP Press Ltd Lancaster: 1-369
6. Fritsch P, W Rauschmeier, J Neuhofer (1984) Response of psoriatic arthropathy to arotinoid (Ro 13-6298) In: Cunliffe WJ, AJ Miller (eds.) Retinoid therapy, MTP Press Ltd Lancaster: 329-333
7. Geiger JM, F Ott, W Bollag (1984) Clinical evaluation of an aromatic retinoid Ro 10-1670 in severe psoriasis. Curr Ther Res 35: 735-740
8. Kistler A, K Sterz, K Teelmann (1984) Ro 15-1570, a new sulfurcontaining retinoid devoid of bone toxicity in rats. Arch Toxicol 56: 117-122
9. Mahrle G, B Thiele, H Ippen (1983) Chemotherapie kutaner T-Zell-Lymphome mit Arotinoid. Dtsch Med Wschr 108: 1753-1757
10. Nikolowski J, G Plewig (1981) Orale Behandlung der Rosazea mit 13-cis-Retinsäure. Hautarzt 32: 575-584
11. Orfanos CE, O Braun-Falco, EM Farber, Ch Grupper, MK Polano, R Schuppli (eds.) (1981) Retinoids, advances in basic research and therapy. Springer Verlag, Berlin Heidelberg New York: 5-527
12. Orfanos CE, G Goertz (1978) Orale Psoriasis-Therapie mit einem neuen aromatischen Retinoid. Dtsch Med Wschr 103: 195-199
13. Ott F, W Bollag (1975) Therapie der Psoriasis mit einem oral wirksamen neuen Vitamin A-Säure-Derivat. Schweiz Med Wschr 105: 439-441
14. Paravicini U, M Camenzind, M Gower, JM Geiger, JH Saurat (1985) Multiple dose pharmacokinetics of Ro 10-1670, the main metabolite of etretinate (Tigason). In: Saurat JH (ed) (1985) Retinoids: New trends in research and therapy, Karger Basel: 289-292

15. Plewig G, A Wagner, O Braun-Falco (1980) Orale Behandlung schwersterAkneformen mit 13-cis-Retinsäure. Klinische Ergebnisse. Münch Med Wschr 38: 1287-1293
16. Saurat JH (ed.) (1985) Retinoids: New trends in research and therapy. Karger Basel: 1-500
17. Strauss JS, DB Windhorst, GD Weinstein (eds.) (1982) Oral retinoids, a workshop. J Amer Acad Dermatol 6 (Suppl): 573-832
18. Tsambaos D, CE Orfanos (1983) Antipsoriatic activity of a new synthetic retinoid, the arotinoid Ro 13-6298. Arch Dermatol 119: 746-751

Dr. W. Bollag
Pharma-Forschung
F. Hoffmann — La Roche & Co. AG
CH-4002 Basel

Wie wirken Antipsoriatika?

W. STERRY, Kiel

Einleitung

An der Entstehung psoriatischer Hautveränderungen sind drei wesentliche Pathomechanismen beteiligt: Hyperproliferation, Differenzierungsstörung der Keratinozyten und entzündliches Infiltrat. Wir sind aber heute noch weit davon entfernt, eine genaue Vorstellung von den Ursachen und dem Ineinandergreifen dieser Pathomechanismen zu haben. So kann eine Einteilung und Besprechung der Antipsoriatika derzeit nicht nach deren Wirkungsmechanismus erfogen; wir teilen deshab die Antipsoriatika nach klinischen Gesichtspunkten ein in

1. *Basis-Antipsoriatika*
   Therapeutika, die bei mehr als zwei Drittel der Patienten mit Psoriasis vulgaris zu einer kompletten Remission führen. Hierzu gehören Cignolin, UV-Phototherapie, PUVA und Methotrexat.
2. *Adjuvante Antipsoriatika:*
   Substanzen, die entweder einen kurzzeitigen Therapieerfolg bewirken oder mit denen nur bei einem geringeren Prozentsatz von Psoriasispatienten eine Abheilung erreicht werden kann. Glukokortikoide, Teer und Retinoide sind die wichtigsten Vertreter dieser Gruppe.
3. *Additive Antipsoriatika*
   Wirkprinzipien, die selbst nicht antipsoriatisch sind, jedoch in Kombination mit Basis-Antipsoriatika deren Effektivität verbessern. Am gebräuchlichsten sind Salicylsäure und Bäder.

Basis-Antipsoriatika

Cignolin (Dithranol, Anthralin) ist seit seiner Einführung 1916 durch Unna und Galewski das Basis-Antipsoriatikum schlechthin. Unna hat in seiner auch heute noch äußerst lesenswerten Arbeit Struktur-Wirkungsbeziehungen am Cignolin-Molekül untersucht und als essentielle Voraussetzung für die antipsoriatische Wirksamkeit das Vorhandensein der Ketogruppe am zentralen Ring und mindestens einer Hydroxylgruppe an einem benachbarten Ring erkannt. Auf der Haut wird Cignolin oxidiert und erhält entweder eine zweite Ketogruppe (Danthron) oder polimerisiert (Cignolin-Braun). Beide Reaktionen sind jedoch für die antipsoriatische Wirksamkeit ohne Belang.

Zusätzlich entstehen in der Epidermis kurzlebige Oxidationsprodukte, die wohl über Freisetzung von Sauerstoffradikalen die meisten der biologischen Cignolineffekte bewirken; so läßt sich durch Substanzen, die Sauerstoffradikale abfangen können, das Cignolin-Erythem vollständig unterdrücken. Cignolin hemmt die Thymidinaufnahme von Zellen in vitro und unterdrückt die Proliferation. Diese Wirkung ist durch zahlreiche Studien belegt. Möglicherweise kommt die Proliferationshemmung indirekt über eine Störung der Zellatmung zustande, die sich in vitro schon bei sehr geringen Cignolin-Konzentrationen nachweisen läßt. Auch intrazelluläre Enzyme, wie die Glucose-6-Phosphat-Dehydrogenase, werden gehemmt, und kürzlich wurde auch eine Inhibition der Neutrophilenmigration und -chemotaxis nachgewiesen.

UV (UV-B) -Phototherapie ist als Behandlung von Hautkrankheiten durch nicht-ionisierende elektromagnetische Strahlung aus dem Ultraviolett-Bereich definiert. Sie wird seit altersher durch Ausnutzung der natürlichen Sonnenstrahlung, auch im Rahmen der Klimatherapie, durchgeführt und hat durch Entwicklung moderner Bestrahlungsgeräte eine wesentliche Erweiterung erfahren.

Die antipsoriatische Wirksamkeit der UV-Strahlung ist abhängig von der Wellenlänge. (UV-C (200-290 nm) und UV-A (320-400 nm) in suberythematogenen Dosen sind in der Behandlung der Psoriasis ineffektiv. Innerhalb des UV-B (290-320 nm) führen Wellenlängen zwischen 300 und 310 nm zu den besten therapeutischen Ergebnissen, sowohl bei erythematogenen als auch bei suberythematogenen Dosierungen.

Die Bildung von Pyrimidin-Dimeren in der DNA und eine dadurch hervorgerufene Proliferationshemmung wurde längere Zeit als wesentliches Wirkprinzip der UV-B-Bestrahlung angesehen. Die dafür erforderlichen Dosen werden allerdings bei einer normalen UV-B-Therapie nicht erreicht. Auch die gesteigerte Aktivität der Ornithindecarboxylase nach UV-B macht es eher unwahrscheinlich, daß UV-B direkt antiproliferativ wirkt. Möglicherweise sind Veränderungen der Membranen, besonders der Lysosomen-Membran, oder eine Beeinflussung des entzündlichen Infiltrates für den Therapieeffekt wichtiger.

PUVA (8-Methoxy-Psoralen plus UV-A) wurde 1974 als wirksame Therapie der Psoriasis eingeführt und hat rasch einen festen Platz unter den Behandlungsmaßnahmen eingenommen. 8-Methoxy-Psoralen (8-MOP) lagert sich an die DNA-Doppelhelix an und verbindet sich mit ihr in Gegenwart von UV-A-Strahlung zu mono- und bifunktionellen (cross-linking) 8-MOP-DNA Photoaddukten. Die Hemmung der DNA-Synthese in Keratinozyten durch PUVA wurde in vivo und in vitro nachgewiesen. Die an-

Für eine risikoarme
Ekzemtherapie

Hydrodexan®

hohe Effizienz
durch Kombination von
ursprünglichem
Hydrocortison + Harnstoff

Zusammensetzung: 1 g Hydrodexan enthält: 10 mg Hydrocortison, 100 mg Harnstoff. **Anwendungsgebiete:** Alle Hauterkrankungen, die auf eine äußerliche Corticosteroidbehandlung ansprechen, wie akute und chronische Ekzeme, Neurodermitis, Intervall- bzw. Nachbehandlung nach Intensivtherapie der Psoriasis. Wegen der nahezu fehlenden lokalen und systemischen Nebenwirkungen vorzugsweise zur langdauernden Behandlung chronischer Hauterkrankungen (bis zu 3 Monaten), sowie für die Behandlung bei Kindern. **Gegenanzeigen:** Spezifische Hautprozesse (Lues, Tuberculose), Varizellen, Vakzinationsreaktionen, Anwendung am Auge, bakteriell oder mykotisch infizierte Hautkrankheiten. **Nebenwirkungen:** Während der Schwangerschaft (besonders während der ersten 3 Monate) sowie bei Säuglingen und Kleinkindern sollte eine großflächige, länger dauernde Behandlung (über 4 Wochen) vermieden werden, da durch Resorption von Hydrocortison systemische Wirkungen nicht ganz auszuschließen sind. **Wechselwirkungen:** Während der Behandlung mit Hydrodexan sollen auf die gleichen Hautbezirke keine anderen äußerlich anzuwendenden Arzneimittel oder Kosmetika aufgetragen werden (Gefahr der erhöhten Resorption von anderen Wirkstoffen). **Dosierung:** Hydrodexan 2 × täglich auf die erkrankten Hautstellen auftragen und gleichmäßig verreiben. Eine großflächige Langzeitbehandlung soll höchstens 20% der Körperoberfläche betreffen und nicht länger als 3 Monate durchgeführt werden. **Handelsformen und Preise:*** Tube mit 30 g DM 20,85, Tube mit 100 g DM 54,70, Klinikpackung.
*Stand bei Drucklegung

Röhm Pharma
GMBH   WEITERSTADT

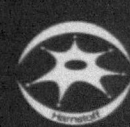

Tigason®
Etretinat

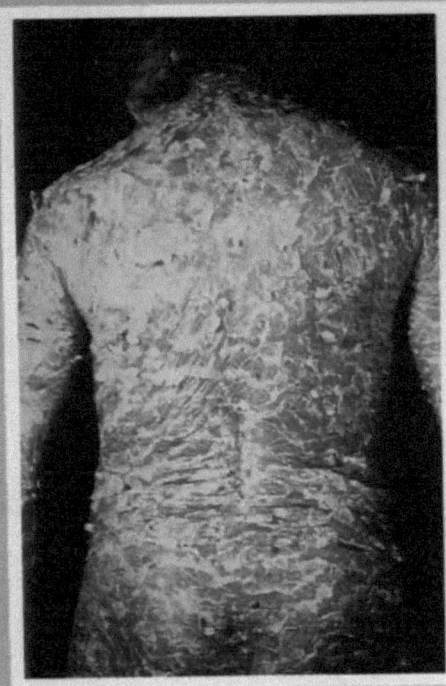
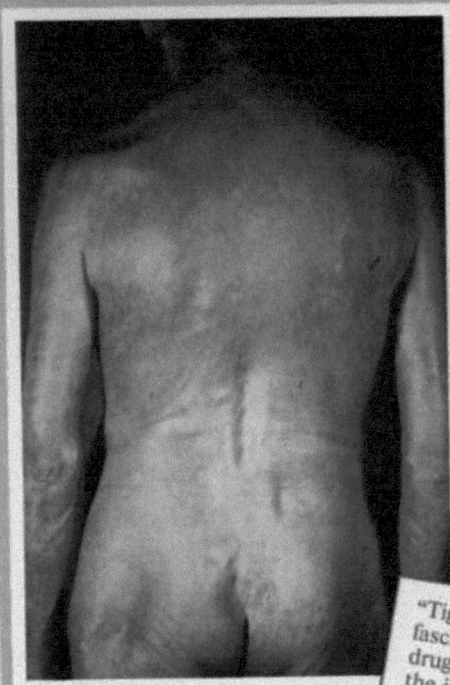

> "Tigason is one of the most fascinating and powerful drugs in dermatology since the introduction of the corticosteroids."
>
> Fritsch, P., "Oral Retinoids in Dermatology", Int. J. Derm. 20, 314 (1981)

Orale Therapie schwerster Psoriasisformen

Zusammensetzung: 1 Kapsel enthält 10 mg bzw. 25 mg Etretinat. **Anwendungsgebiete:** Symptomatische Behandlung schwerster, therapieresistenter Psoriasis vulgaris, insbesondere erythrodermatischer und pustulöser Formen. Hyperkeratosis palmoplantaris. Ichthyosis. Morbus Darier. Pityriasis rubra pilaris. Therapieresistenter Lichen ruber planus. Behandlungsversuch bei Psoriasis-Arthritis. **Gegenanzeigen:** Schwangerschaft, Leber- und Niereninsuffizienz, gleichzeitige Gabe von Vitamin A in größeren Mengen, Überempfindlichkeit gegen das Präparat. Bei vorbestehenden Fettstoffwechselstörungen sollte eine Therapie nur dann erfolgen, wenn bei der Kontrolle der Blutfettwerte keine Verschlechterung erkennbar ist. Tigason wirkt teratogen! Seine Anwendung ist deshalb bei allen gebärfähigen Frauen nicht angezeigt. Beim Vorliegen einer sehr schweren oder behindernden Krankheit oder beim Fehlen therapeutischer Alternativen kann die Anwendung bei gebärfähigen Frauen unter Abwägung von Nutzen und Risiko erwogen werden. Eine wirksame Empfängnisverhütung muß während der Behandlung sowie bis 2 Jahre nach Absetzen von Tigason gewährleistet sein. **Nebenwirkungen:** Nebenwirkungen sind weitgehend dosisabhängig und reversibel. Häufig: Trockenheit der Lippen, Mund- und Nasenschleimhaut, Cheilitis, Abschälung der Haut an Handflächen und Fußsohlen. Seltener: Rötung, Schuppung und Verdünnung der gesunden Haut, Haarverlust, Juckreiz, Entzündungen von Nagelwall bzw. Bindehaut des Auges. Durst, Frieren, Pigmentverschiebungen der Haut und Haare. Eine Erhöhung der Leberfunktionswerte sowie der Blutfettwerte wurde beobachtet; daher sind entsprechende Laborkontrollen bei prädisponierten Patienten regelmäßig durchzuführen. Bei pathologischen Werten ist das Präparat abzusetzen. In seltenen Fällen kann eine intrakranielle Hypertension auftreten, die sich nach Absetzen des Präparates zurückbildet. **Warnhinweise:** Besondere Vorsicht bei gebärfähigen Frauen. Packungsbeilage beachten.

Hinweise: Tigason kann in Kombination mit anderen Psoriasis-Therapien (z. B. topische Steroide, Dithranol, SUP, PUVA) verwendet werden. **Packungen und Preise:** Tigason 10: 50 Kapseln N 2 DM 112,48; 100 Kapseln N 3 DM 213,37; Tigason 25: 50 Kapseln N 2 DM 241,67; 100 Kapseln N 3 DM 470,73. Außerdem Packungen für Krankenhausbedarf. Stand bei Drucklegung.

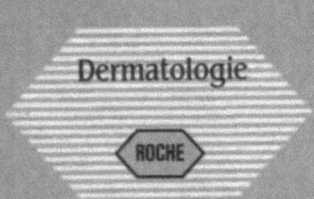

Hoffmann-La Roche AG · 7889 Grenzach-Wyhlen

tipsoriatische Wirkung könnte auf dieser Eigenschaft beruhen. Die Veränderungen der DNA sind gleichzeitig für die nachgewiesene mutagene Wirkung von PUVA verantwortlich.

PUVA beeinflußt noch weitere Zellsysteme, die bei der Psoriasis pathogenetisch beteiligt sind. So wurde unter anderem eine Hemmung der Monozytenchemotaxis und der Lymphozytenproliferation beobachtet; die Funktion der Granulozyten wird nur bei untherapeutisch hohen PUVA-Dosierungen beeinträchtigt. Die Verteilung der Langerhanszellen in der Epidermis bleibt offenbar ohne Beziehung zur Abheilung der Psoriasis.

Methotrexat ist, ebenso wie die PUVA-Therapie, schweren und ausgedehnten Psoriasisfällen vorbehalten. Insbesondere bei der erythrodermatischen Psoriasis ist Methotrexat den möglichen alternativen systemischen Behandlungsformen PUVA und Retinoide überlegen.

Methotrexat ist ein kompetetiver Hemmer der Folsäure-Reduktase. Dieses Enzym reduziert im Rahmen der DNA-Synthese Folsäure zu Tetrahydrofolsäure; somit wird die DNA-Synthese und damit die Zellproliferation gehemmt. Bei dreimaliger Gabe von 5 mg im 12-Stunden-Abstand läßt sich eine Reduktion der epidermalen mitotischen Aktivität für 8-10 Tage nachweisen. Auch die Granulozytenchemotaxis wird für 6-8 Tage gehemmt.

Adjuvante Antipsoriatika

Retinoide (synthetische Abkömmlinge der Vitamin A-Säure) sind sicherlich die interessanteste Neuentwicklung in der Dermatopharmakologie, möglicherweise auch in der gesamten Pharmakologie in den letzten Jahren. Gegenwärtig verfügen wir bereits über eine Vielzahl synthetischer Retinoide, die in ihren biologischen Effekten voneinander abweichen. Retinoide modifizieren offenbar die Genexpression innerhalb ihrer Zielzellen. Ähnlich wie Glukokortikoide werden sie intrazellulär an ein Transportprotein gebunden und zusammen mit diesem in den Kern an die DNA geschleust. Wahrscheinlich hängt die biologische Wirkungsvielfalt von den unterschiedlichen Genen ab, deren Expression durch Retinoide beeinflußt werden. Die Spekulation, daß Retinoide bei der Psoriasis die Expression von Genen unterdrücken, die für Wachstumsfaktoren der Epidermis kodieren, ist faszinierend, aber noch nicht bewiesen. Möglicherweise sind auch noch andere Effekte an der therapeutischen Wirksamkeit der Retinoide bei der Psoriasis beteiligt.

Lokale Glukokortikoide sind besonders bei Einzelherden oder bei der Psoriasis capitis inziziert. Die Wirksamkeit der Glukokortikoide beruht zum einen auf ihrem antiinflammatorischen Effekt, der durch Hemmung der Phospholipase A2 zustande kommt. Die Arachidonsäure-Freisetzung und damit die Entstehung der Metabolite der Zyklooxygenase und der Lipoxygenase wird verhindert. Bei stärker wirksamen Glukokortikoiden ist der antiproliferative Effekt ebenfalls gut dokumentiert. Nebenwirkungen und Indikationsstellungen sind Gegenstand zahlreicher Publikationen gewesen, so daß an dieser Stelle nicht gesondert darauf eingegangen werden muß.

Teer wird bei der trockenen Destillation aus Kohle oder Holz gewonnen. Chemisch stellt Teer ein Gemisch aus zahllosen organischen Einzelsubstanzen dar, das in Abhängigkeit von der Ausgangssubstanz sowie durch Variationen in der Weiterverarbeitung zusätzliche Heterogenität erhält. Teer weist zwei in der Dermatologie genutzte pharmakologische Effekte auf, nämlich die Juckreizstillung sowie die Proliferationshemmung. Letztere ist sowohl tierexperimentell als auch an menschlicher Haut nachgewiesen. Welche der zahlreichen Einzelsubstanzen für diese Effekte verantwortlich sind, und wie der genaue Wirkmechanismus im Detail aussieht, ist wegen der chemischen Heterogenität unbekannt.

Additive Antipsoriatika

Salizylsäure hat bei der Therapie der Psoriasis eine doppelte Funktion. Die keratolytische Wirkung der Salizylsäure kommt durch eine Herabsetzung des Zusammenhalts der Korneozyten zustande. Zusätzlich ist Salizylsäure als Zusatz bei Cignolin-haltigen Externa zur Stabilisation des Cignolins (Schaffung eines sauren pH) unerläßlich. Die Proliferation der Keratinozyten menschlicher Epidermis wird durch Salizylsäure nicht beeinflußt.

Die Anwendung von Bädern im Rahmen der antipsoriatischen Therapie hat sich in zahlreichen kontrollierten Studien insbesondere bei der UV-Phototherapie als nützlich erwiesen.

Substanzen aus unterschiedlichen chemischen und pharmakologischen Kategorien und physikalische Maßnahmen sind in der Lage, Psoriasisherde zur Abheilung zu bringen. Vor einem endgültigen Verständnis der Wirkungszusammenhänge in der Therapie ist eine Aufklärung des oder der ätiologischen und pathogenetischen Prinzipien der Psoriasis erforderlich.

Priv.-Doz. Dr. med. W. Sterry
Abteilung Dermatologie und Venerologie
Universitäts-Hautklinik
Schittenhelmstraße 7
D-2300 Kiel

Antipsoriatische Kombinationstherapie

P. FRITSCH, Innsbruck

Manuskript nicht eingegangen

Entzündungshemmung

E. SCHÖPF, Freiburg i. Br.

Manuskript nicht eingegangen

Immunsuppressive Therapie

J. KNOP, Münster

Die Entdeckung des immunsuppressiven Wirkstoffs 6-Mercaptopurin, einem Antagonisten der Purinbiosynthese, fand vor jetzt mehr als 25 Jahren statt [3]. Andere Substanzen mit ähnlichen immunsuppressiven Eigenschaften sind hinzugekommen und bilden neben dem Kortison ein wichtiges Standbein der Therapie von Autoimmunkrankheiten.

Wie wirken die Immunsuppressiva?

Das Verständnis der Wirkungsweise dieser Substanzen ist eng verknüpft mit unserem Wissen über die Ätiopathogenese der Autoimmunkrankheiten. Der Pemphigus vulgaris, als ein Beispiel einer organspezifischen Autoimmunkrankheit, läßt sich durch eine kombinierte Kortison- und Methotrexat-Behandlung unterdrücken und, in vielen Fällen, sogar heilen. Verfolgt man die Autoantikörpertiter im Serum und die Immunglobulin G-Konzentration im Serum im Verlauf der Behandlung, so findet man parallel mit der Abnahme der Krankheitsaktivität eine Reduktion und ein schließliches Verschwinden der Autoantikörper. Die Immunglobulin G-Antikörper fallen ebenfalls deutlich während der Phase der stärksten immunsuppressiven Behandlung ab, um im weiteren Verlauf wieder Normalwerte zu erreichen. Nach Absetzen der immunsuppressiven Behandlung ist die Immunsuppression reversibel; Autoantikörper und Krankheitssymptome bleiben jedoch unterdrückt, d.h. die Krankheit ist geheilt. Offensichtlich hat sich im Verlauf der immunsuppressiven Behandlung neben einer allgemeinen Immunsuppression, die vielfach in der Literatur belegt ist, ein Defekt, der schließlich zu dem Krankheitsbild Pemphigus vulgaris geführt hat, wieder normalisiert. Diese kurative Wirkung der immunsuppressiven Therapie ist jedoch leider bei den meisten Autoimmunkrankheiten nicht zu erwarten.

Wie erklären wir uns heute das Entstehen von Autoimmunkrankheiten? Wir wissen, daß in vielen Fällen eine genetische Prädisposition vorliegen muß. Viele Erkrankungen, insbesondere des rheumatischen Formenkreises, sind mit einem bestimmten HLA-Haplotyp assoziiert. Die genetische Prädisposition und auslösende externe Faktoren, z.B. Infekte, können zu einer immunregulatorischen Störung führen. Dieses ist an einer abnormen T-Lymphozyten-Differenzierung, einem abnormen T-Helfer- und T-Suppressor-Lymphozyten-Verhältnis, an einem Defekt in der sog. feed-back-Kontrolle der Immunantwort und schließlich an einer Imbalance der Zytokinproduktion zu erkennen.

Wie greifen die klassischen Immunsuppressiva in dieses Geschehen ein? Sie wirken zum einen unspezifisch proliferationshemmend und zytotoxisch auf alle sich teilenden Zellen, und somit natürlich auf die Proliferation aller sich aus den hämatopoetischen Stammzellen des Knochenmarks entwickelnden Zellen. Sie wirken somit auf die Entwicklung von Lymphozyten aus den Stammzellen (antigenunabhängige Proliferation der Lymphozyten) wie auch auf die Proliferation von Lymphozyten, die durch Antigene induziert wurde (antigen-induzierte Proliferation). Darüber hinaus haben sie — möglicherweise über eine differenzierte Wirkung auf verschiedene T-Lymphozyten-Subpopulationen — eine immunregulierende oder -modulierende Wirkung. Sie werden daher häufig auch unter dem Oberbegriff der immunregulierenden Substanzen aufgeführt [5]. Die heute im wesentlichen gebräuchlichen, unspezifischen Immunsuppressiva sind das Cyclosphosphamid und Chlorambucil (alkylierende Substanzen), das 6-Mercaptopurin und das Azathioprin (Purinanaloga), das Methotrexat (Folsäureantagonist), das Colchicin (Alkaloide) und — auch hierzu zu rechnen — die Hochdosis-Kortisontherapie. Bei folgenden dermatologischen Krankheiten mit nachgewiesener bzw. angenommener Autoimmunpathogenese werden Immunsuppressiva eingesetzt:
1. beim Pemphigus vulgaris, bullösen Pemphigoid und vernarbenden Schleimhautpemphigoid,
2. beim systemischen Lupus erythematodes,
3. bei der Dermatomyositis,
4. bei der progressiven Sklerodermie im akuten Stadium,
5. beim Behçet-Syndrom,
6. bei systemischen nekrotisierenden Vaskulitiden.

In der Regel ist aber zur Behandlung dieser Erkrankungen eine anfängliche oder zusätzliche Kortisontherapie erforderlich.

Wie ist die klinische Wirksamkeit der unspezifischen Immunsuppressiva einzuschätzen?

Nur bei wenigen Krankheitsbildern ist eine eigenständige Wirksamkeit nachgewiesen, so z.B. bei der Dermatomyositis oder der Wegner'schen Granulomatose. Bei einigen anderen Krankheiten ist eine Wirksamkeit nicht eindeutig erwiesen, so z.B. bei der progressiven Sklerodermie, beim Behçet-Syndrom, beim vernarbenden Schleimhautpemphigoid, wie auch bei der leukozytoklastischen Vaskulitis. Wie schon erwähnt, ist in der Regel zur Behandlung dieser Erkrankungen eine gleichzeitige oder initiale Kortisongabe erforderlich; daher ist eine Aussage über eine klinische Wirksamkeit dieser Substanzen in vielen Fällen nicht klar zu treffen. Als ein wesentliches Argument für ihre Anwendung wird der Kortisoneinspareffekt angegeben; dieser soll es gestatten, die Höhe und die Dauer der Kortisonbehandlung wesentlich einzuschränken. Festzuhalten gilt jedoch, daß wegen oder trotz der unspezifischen Immunsuppressiva die Prognose vieler Autoimmunkrankheiten in den letzten 10-15 Jahren wesentlich besser geworden ist [2, 4]. Folgende wesentliche Nebenwirkungen sollten bei ihrem Einsatz bedacht werden:
a) sie sind generell myelotoxisch,
b) sie sind kanzerogen, einmal durch ihre mutagenen Eigenschaften (hier besonders die alkylierenden Substanzen) und durch die von ihnen hervorgerufene Immunsuppression, die zu einer vermehrten Bildung von Leukämien und Lymphomen führt,
c) die erhöhte Infektanfälligkeit, die ja auch dadurch auftritt, daß die Bildung von Granulozyten und Monozyten ebenfalls unterdrückt wird,
d) die leber- oder nierentoxische Wirkung. Diese schwerwiegenden Nebenwirkungen der Immunsuppressiva — erhöhte Infektanfälligkeit, Myelotoxizität und Kanzerogenität — entstehen durch ihren Eingriff in den genetischen Apparat aller sich teilender Zellen; eine selektiv und weniger zentral eingreifende Immunsuppression würde einen echten Fortschritt in der Behandlung der Autoimmunkrankheiten bedeuten.

Ein Schritt in diese Richtung ist mit einer neuen Substanz, dem Cyclosporin A, getan worden

Cyclosporin A ist ein zyklisches Polypeptid, welches durch Extraktion aus dem Myzel des Pilzes Tolypocladium inflatum gewonnen und inzwischen, nach Aufklärung der chemischen Struktur, auch synthetisiert werden kann. Es wirkt im wesentlichen auf T-Lymphozyten und damit auf T-Zell-abhängige Immunantworten, wie die Antikörperbildung, die Bildung zytotoxischer Lymphozyten und auf die Reaktion vom verzögerten Typ. Es verhindert die Produktion von Interleukin 1 und 2 und die Expression von Interleukin 2-Rezeptoren. Nach neuesten Untersuchungen hemmt es auch die Freisetzung anderer Zytokine [1]. Es hat sich als sehr wirksam für die Verhinderung einer graft-versus-host-Reaktion nach Übertragung von allogenem Knochenmark und in der Verlängerung von Transplantatüberlebenszeiten nach der Transplantation diverser Organe in verschiedenen Spezies, einschließlich dem Menschen, erwiesen.

Damit erweist sich das Cyclosporin als eine selektiv auf das Immunsystem wirkende, immunsuppressive Substanz mit — verglichen mit den klassischen Immunsuppressiva — relativ peripherem Angriffsort. Dementsprechend hat es sich in Tierversuchen und auch beim Menschen als nicht-teratogen, nicht-mutagen und nicht-myelotoxisch erwiesen.

Dennoch besitzt es Nebenwirkungen, die eine Anwendung nur unter sehr strengen Kriterien gestatten. Das Medikament ist außerordentlich nephrotoxisch. Die Nierenschäden sollen jedoch im wesentlichen nur bei zu hoher Dosierung, d.h. zu hohen Blutspiegeln, deren Kontrolle wegen der sehr unzuverlässigen Dosierbarkeit erforderlich ist, auftreten und nach Reduktion der Dosis oder Absetzen des Medikamentes reversibel sein. Weiterhin wird über eine Lymphombildung nach Immunsuppression mit Cyclosporin, in der Regel zusammen mit Kortison, berichtet, allerdings im wesentlichen nur bei seiner Anwendung zur Verhinderung einer Transplantatabstoßung. Diese Lymphombildung soll nicht häufiger sein als bei der üblichen Immunsuppression und teilweise nach Absetzen der Medikation reversibel sein. Andere Nebenwirkungen wie die Hepatotoxizität, Tremor, Hypertrichose, Gingivahyperplasie, Hypästhesien, Übelkeit und Hypertonie treten demgegenüber in den Hintergrund und sind kontrollierbar. Natürlich war es naheliegend, diese Substanz auch bei verschiedenen Autoimmunkrankheiten einzusetzen und so ist über seine Anwendung bei dem systemischen Lupus erythematodes, bei der chronischen Polyarthritis, beim Typ-I-Diabetes usw., ebenso aber auch bei der Psoriasisarthritis, der Dermatomyositis, dem Morbus Behçet, der Sarkoidose, der progressiven Sklerodermie und bei bullösen Dermatosen berichtet worden. Bei manchen dieser Erkrankungen scheint das Medikament gut anzusprechen, so z.B. beim Typ-I-Diabetes, beim Morbus Behçet und möglicherweise bei den bullösen Dermatosen. Informationen über die tatsächliche Wirksamkeit des Cyclosporin A bei verschiedenen Autoimmunkrankheiten sind jedoch noch unvollständig, so daß über die Stellung dieses Medikaments in der Therapie verschiedener Autoimmunkrankheiten noch keine endgültige Aussage gemacht werden kann.

Andere immunsuppressive bzw. immunmodulierende Therapeutika und Verfahren sollen kurz erwähnt werden. Diese haben in einzelnen Fällen bei bestimmten Indikationen durchaus ihre Berechtigung und ihre Erfolge gezeigt. Hierzu gehört die Plasmapharese, die Leukapharese, das Anti-Lymphozyten-Globulin, Danazol, Retinoide und hohe Dosen Gammaglobulin intravenös. Immunsuppressive Verfahren bzw. Substanzen, die sich in der experimentellen Phase befinden, sind Weiterentwicklungen des Cyclosporin A, monoklonale Antikörper, die gegen bestimmte Lymphozytensubpopulationen gerichtet sind, Anti-Idiotyp-Antikörper, die zur Restitution der feedback-Kontrollen und zur Aktivierung von T-Suppressor-Zellen dienen sollen, und eine Reihe von Zytokinen, unter ihnen Interleukine, Interferon und Suppressorfaktoren, die den immunregulatorischen Defekt, der für die Ätiopathogenese der Autoimmunkrankheiten von Bedeutung ist, ausgleichen sollen.

Zusammenfassend kann gesagt werden, daß auf eine unspezifische medikamentöse Immunsuppression beim derzeitigen Stand der Dinge nicht verzichtet werden kann, die ernsten Nebenwirkungen jedoch zu einer sorgfältigen Abwägung ihres Einsatzes und zu engmaschigen Kontrollen unter der Therapie zwingen und ihre immunsuppressive Wirksamkeit durch eine Änderung der Therapieschemata, z.B. Kombinations- bzw. Intervallbehandlung, möglicherweise verbessert werden kann. Es besteht durchaus berechtigte Hoffnung, daß in Zukunft eine risikoärmere, zumindest wirkungsgleiche, spezifische Immunsuppression zur Verfügung stehen wird.

Literatur

1. Borel JF, KJ Lafferty (1983) Cyclosporin A speculation about its mechanism of action. Transplant Proceed XV: 1881
2. Miescher PA, PH Beris (1984) Immunosuppressive therapy in the treatment of autoimmun diseases. Springer Semin Immunopathol 7:69
3. Schwartz RS, J Stack, W Dameshek (1958) The effect of 6-mercaptopurine on antibody production. Proc Soc Exp Biol Med 99:164
4. Schwartz RS (1984) Twenty-five years of immunosuppression. Springer Semin Immunopathol 7:3
5. Steinberg AD (1981) Immunoregulatory agents. In: Textbook of Rheumatology, Eds WN Kelly, ED Harris, S Ruddy, CB Sledge. WB Saunders Company, Philadelphia, London, Toronto p 841

Prof. Dr. med. J. Knop
Universitäts-Hautklinik
Von-Esmarch-Str. 56
D-4400 Münster

Therapeutische Immunreaktionen

R. HAPPLE, Münster

Das Thema „Therapeutische Immunreaktionen" umfaßt verschiedene Methoden. Der folgende Beitrag befaßt sich speziell mit der topischen Anwendung obligater Kontaktallergene. Im vergangenen Jahrzehnt sind obligate Kontaktallergene versuchsweise eingesetzt worden beim *malignen Melanom*, bei hartnäckigen *vulgären oder plantaren Warzen* und bei der *Alopecia areata*. Daß es sich bei der therapeutischen Anwendung von Kontaktallergenen keineswegs um eine Außenseitermethode handelt, geht hervor aus einer Umfrage, welche die American Academy of Dermatology im Jahre 1982 unter ihren Mitgliedern veranstaltet hat und die zeigt, daß jeder dritte niedergelassene Dermatologe, der an der Umfrage teilgenommen hat, in seiner Praxis regelmäßig DNCB verwendete [15].

Wir selbst haben DNCB seit 1979 nicht mehr verwendet, da sich die Substanz im Ames-Test als mutagen erwiesen hat [3, 5]. Wir haben deshalb zunächst das nicht mutagene Kontaktallergen Quadratsäure-dibutylester [8] und in jüngerer Zeit Diphencyprone [7] angewandt (Abb. 1). Ich möchte im Folgenden eine Übersicht über den Stand der klinisch-therapeutischen Forschung bei den genannten drei Indikationen geben.

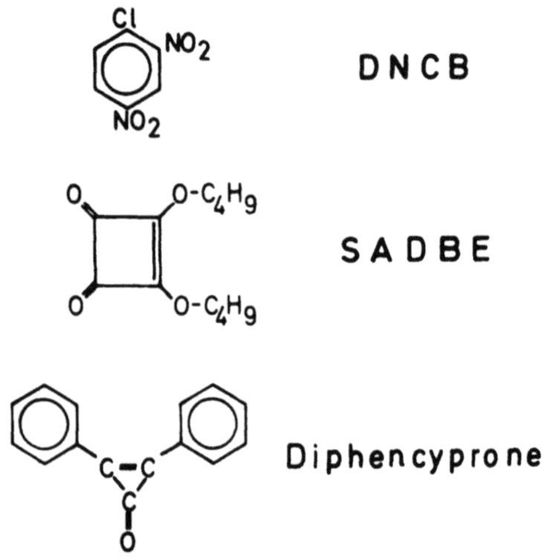

Abb. 1. Obligate Kontaktallergene

Epifokale Immuntherapie des malignen Melanoms

Diese Indikation ist von Malek-Mansour beschrieben worden [13, 14]. Später haben insbesondere Illig und Mitarb. diese Behandlungsmethode systematisch angewandt [9]. Die Gießener Arbeitsgruppe hat vorzugsweise primäre maligne Melanome mit DNCB behandelt, denn sie hält diese Methode nicht für ausreichend wirksam bei kutanen Melanommetastasen [10]. Im Gegensatz zu Illig sind wir der Ansicht, daß die epifokale Immuntherapie bei Primärtumoren nicht indiziert ist, weil man in diesem Falle das maligne Melanom histologisch weder nachweisen noch klassifizieren kann. Wir sehen in der Behandlung kutaner Metastasen die einzige praktische sinnvolle Indikation.

Die von uns durchgeführte topische Immuntherapie mit Diphencyprone hat bei zwei Patientinnen mit multipel disseminierten Metastasen am Bein zu einem sehr guten Ergebnis geführt. Bei beiden Patientinnen war zuvor eine Extremitätenperfusion und eine Ausräumung der regionären Lymphknoten erfolgt. In der Folgezeit entwickelte sich am selben Bein eine multiple Aussaat kutaner Melanommetastasen. Die Sensibilisierung wurde am behaarten Kopf durchgeführt (und nicht etwa an dem betreffenden Bein, denn dort wäre eine Sensibilisierung nicht möglich gewesen, da die regionären Lymphknoten fehlten). Zwei Monate nach Beginn der Therapie waren bei beiden Patientinnen alle Metastasen vollkommen verschwunden. Diesen Behandlungseffekt haben wir durch Biopsien verifiziert.

Es sei betont, daß wir die epifokale Immuntherapie kutaner Melanommetastasen nur als eine Palliativmaßnahme ansehen. Wir haben keinen Grund zu der Annahme, daß sich viszerale Metastasen im Sinne einer immunologischen Fernwirkung beeinflussen lassen. Die Methode ist auch dann nicht ausreichend wirksam, wenn es sich um sehr große oder etwas tiefer gelegene Hautmetastasen handelt. Auf der anderen Seite sehen wir bei diffuser kutaner Aussaat kleinerer Metastasen in der epifokalen Immuntherapie eine gute therapeutische Alternative, zumal man dem Patienten erklären kann, daß hier seine eigenen Abwehrzellen zu den Metastasen hingelockt werden und diese vernichten. Wenn man dies dem Patienten darstellt, wird er auch eine positive Einstellung gewinnen gegenüber dem Juckreiz, der bei dieser Therapie unvermeidlich ist.

Epifokale Immuntherapie der vulgären und plantaren Warzen

Die epifokale Immuntherapie hartnäckiger Verrucae vulgares ist erstmals im Jahre 1973 beschrieben worden [2, 12]. In neueren Arbeiten ist die Wirksamkeit dieser Behandlungsmethode bestätigt worden [1, 11]. Als Kontaktallergen ist bisher DNCB verwendet worden. Wir selbst haben für diese Indikation niemals DNCB angewandt. Wir verfügen indessen über Erfahrungen mit der Anwendung der nicht mutagenen Substanz Diphencyprone [16].

Die Frage, wie man die Wirksamkeit mit Sicherheit nachweisen kann, können wir klar beantworten. Normalerweise versucht man das Problem durch einen Doppelblindversuch zu lösen; bei der Anwendung von Kontaktallergenen gibt es begreiflicherweise Schwierigkeiten, und deshalb haben wir eine Halbseitenbehandlung durchgeführt bei Patienten mit Problemwarzen, bei denen die sonst üblichen Therapiemaßnahmen versagt hatten.

Bei mehreren Patienten mit plantaren oder paraungualen Warzen in bilateraler symmetrischer Verteilung haben wir die Warzen nur auf einer Körperseite behandelt. Die Warzen der anderen Seite dienten als Kontrolle. Mehrfach konnten wir beobachten, daß sich die Warzen auf der behandelten Seite zurückbildeten und die Kontrollwarzen unverändert weiter bestanden. Aus solchen halbseitig kontrollierten Behandlungsversuchen ziehen wir den Schluß, daß man die reproduzierbare Wirksamkeit dieser Behandlungsmethode nicht mehr bezweifeln kann. In Übereinstimmung mit anderen Autoren haben wir allerdings den Eindruck, daß es bei einer solchen Halbseitenbehandlung auch zu einem systemischen therapeutischen Effekt auf der unbehandelten Kontrollseite kommen kann.

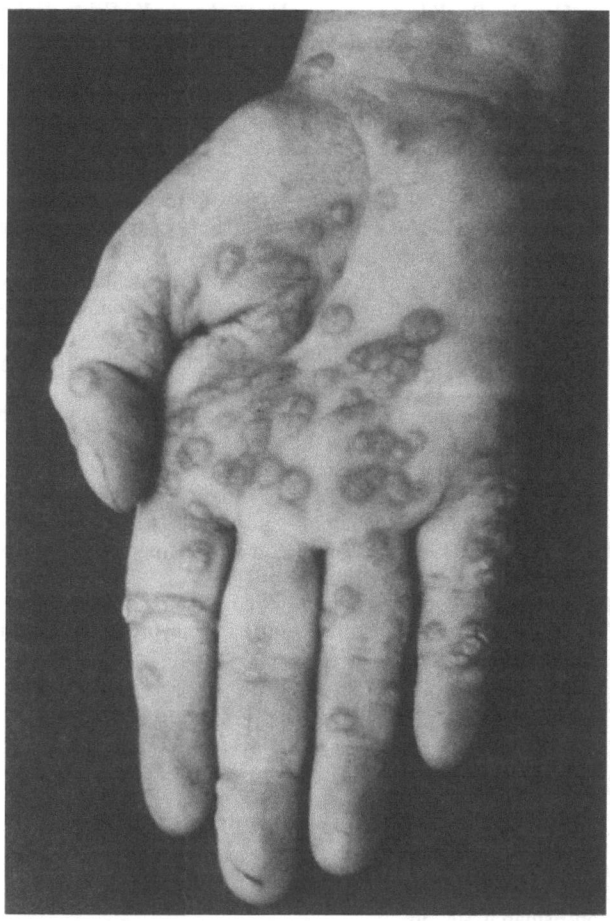 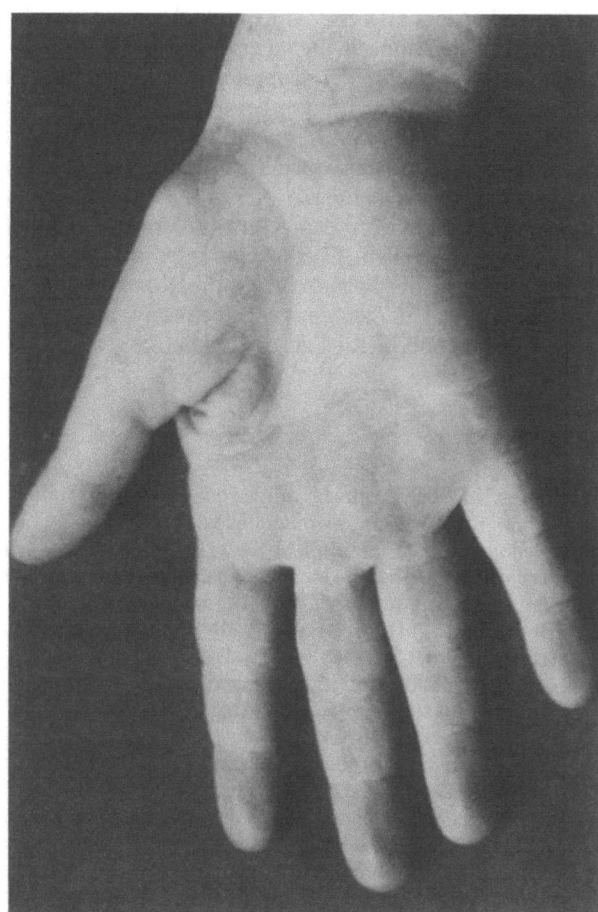

Abb. 2. Epifokale Immuntherapie multipler Verrucae vulgares mit Diphencyprone. a) Ausgangsbefund, b) Zustand drei Monate nach Beginn der Therapie

Selbstverständlich soll hier nicht der Anwendung von Kontaktallergenen bei Viruswarzen als Routinetherapie das Wort geredet werden, aber bei Problemfällen, wie in Abb. 2 gezeigt, halten wir es für sehr hilfreich, daß uns diese Behandlungsmethode zur Verfügung steht.

Topische Immuntherapie der Alopecia areata

Bei ausgedehnter oder totaler Alopecia areata läßt sich durch Auftragen des Kontaktallergens Diphencyprone mit großer Regelmäßigkeit Haarwachstum induzieren [7]. Uns beschäftigt die immer noch nicht klar beantwortbare Frage, wie sich dieser therapeutische Effekt erklären läßt. Zum Zeitpunkt des Zutagetretens der therapeutischen Wirkung haben wir Kopfbiopsien entnommen. Die immunhistochemischen Resultate haben wir verglichen mit den Ergebnissen bei unbehandelter Alopecia areata. Wir konnten zeigen, daß sich das peribulbäre entzündliche Infiltrat, das man charakteristischerweise bei Alopecia areata findet und das überwiegend aus T-Lymphozyten besteht, unter der Therapie mit Diphencyprone in seiner Qualität verändert. Es kommt zu einer deutlichen Vermehrung der T8-positiven Lymphozytenpopulation [6].

Zwei Möglichkeiten gibt es, den therapeutischen Effekt zu erklären. Erstens könnte der beschriebene immunhistochemische Befund Ausdruck einer lokalen Immunmodulation sein, wobei durch diese Immunmodulation die T-zellvermittelte Autoimmunreaktion gegenüber den Haarwurzeln unterdrückt und dadurch das Wiederwachsen der Haare induziert wird. Als zweite Möglichkeit könnte man sich vorstellen, daß in den Infiltraten des allergischen Kontaktekzems Wachstumsfaktoren gebildet werden, die das Neuwachsen der Haare stimulieren. Gegen diese zweite Hypothese könnte man einwenden, daß solche Wachstumsfaktoren, wenn sie überhaupt existieren, doch auch in einer irritativen Dermatitis vorhanden sein müßten, und wir wissen, daß sich mit nichtantigenen irritativen Substanzen das Haarwachstum bei Alopecia areata im Halbseitenversuch nicht induzieren läßt [7]. Nun könnte aber die Unwirksamkeit einer irritativen Dermatitis einfach darauf zurückzuführen sein, daß die dabei vorhandenen entzündlichen Infiltrate in der Dermis nicht tief genug hinabreichen, nämlich bis auf jene Ebene, wo die hypothetischen Wachstumsfaktoren bei der Alopecia areata gebraucht würden. Deshalb läßt sich die Hypothese der Wachstumsfaktoren zur Zeit nicht vollkommen ausschließen, wenn wir auch meinen, daß unsere immunhistochemischen Befunde eher vereinbar sind mit dem Konzept der topischen Immunmodulation [4].

Schlußfolgerung

Wenn wir zusammenfassend die drei Indikationen malignes Melanom, Viruswarzen und Alopecia areata betrachten, dann ergibt sich die Schlußfolgerung, daß man keineswegs für alle drei Indikationen einen gemeinsamen therapeutischen Mechanismus postulieren kann. Für die Behandlung der Melanommetastasen und der Viruswarzen ist ein heftiges allergisches Kontaktekzem notwendig, während für die Alopecia areata eine sehr milde Reaktion vollkommen ausreicht. Etwas vereinfacht könnte man sagen: Bei der epifokalen Immuntherapie des malignen Melanoms und der Viruswarzen nutzen wir das Anschwellen der Immunreaktion aus, vermittelt durch Helferzellen. Dagegen nutzen wir bei der Alopecia areata wahrscheinlich die Bremsreaktion der Kontaktallergie, vermittelt durch Suppressorzellen. Es erscheint jedenfalls aussichtsreich, diese drei therapeutischen Indikationen weiter zu erforschen mit dem Ziel, eine allgemein anwendbare Behandlungsmethode hieraus zu entwickeln.

Literatur

1. Eriksen K (1980) Treatment of the common wart by induced allergic inflammation. Dermatologica 161:161-166
2. Greenberg JH, TL Smith, RM Katz (1973) Verrucae vulgares rejection. A preliminary study on contact dermatitis and cellular immune response. Arch Dermatol 107:580-582
3. Happle R (1979) Hinweise zur DNCB-Therapie bei Alopecia areata. Hautarzt 30:556
4. Happle R (1980) Antigenic competition as a therapeutic concept for alopecia areata. Arch Dermatol Res 267:109-114
5. Happle R (1985) The potential hazards of dinitrochlorobenzene. Arch Dermatol 121:330-332
6. Happle R (1985) Topical immunotherapy changes the composition of the peribulbar infiltrate in alopecia areata. Arch Dermatol Res 277 (eingereicht)
7. Happle R, BM Hausen, L Wiesner-Menzel (1983) Diphencyprone in the treatment of alopecia areata. Acta Dermatovenereol 63:49-52
8. Happle R, KJ Kalveram, U Büchner, K Echternacht-Happle, W Göggelmann, KH Summer (1980) Contact allergy as a therapeutic tool for alopecia areata: application of squaric acid dibutylester. Dermatologica 161:289-297
9. Illig L, E Paul (1976) Unspezifische epifokale Immuntherapie des malignen Melanoms der Haut mit DNCB nach Malek-Mansour. Hautarzt 27:579-587
10. Illig L, E Paul, RH Bödeker (1984) Epifocal dinitrochlorobenzene therapy in malignant melanoma (experience during the last eight years). Anticancer Res 4:293-298
11. Johansson E, L Förström (1984) Dinitrochlorobenzene (DNCB) treatment for viral warts. A 5-year follow-up study. Acta Dermatovenereol 64:529-533
12. Lewis HM (1973) Topical immunotherapy of refractory warts. Cutis 12:863-865
13. Malek-Mansour S (1973) Remission of melanoma with DNCB treatment. Lancet I:503-504
14. Malek-Mansour S, S Castermans-Elias, ChM Lapière (1973) Régression de métastases de mélanome après thérapeutique immunologique. Dermatologica 146:156-162
15. Millikan L (1982) Task force on DNCB reports survey results. J Am Acad Dermatol 7:91A-93A
16. Wiesner-Menzel L, R Happle (1984) Rückbildung von Plantarwarzen nach Behandlung mit Diphencyprone. Z Hautkr 59:1080-1083

Prof. Dr. med. R. Happle
Universitäts-Hautklinik
Von-Esmarch-Str. 56
D-4400 Münster

Die Pharmakotherapie der Mykosen

W. MEINHOF, Aachen

Auf dem Gebiet der Antimykotika sind in den letzten Jahren zahlreiche neue Entwicklungen zu verzeichnen. Bisher ist es jedoch nicht gelungen, ein universell wirksames Antimykotikum zu finden, das allgemein als Mittel der Wahl bezeichnet werden könnte. Vielmehr zeigen die neueren Präparate jeweils einzelne Eigenschaften, mit denen sie sich vor anderen Antimykotika auszeichnen, und auch die schon länger bekannten spezifischen Antimykotika, wie die Polyenantibiotika und das Griseofulvin, besitzen Qualitäten, die sie immer noch für entsprechende Indikationen als besonders geeignet erscheinen lassen.

Der größte Teil der Neuentwicklungen fand auf dem Gebiet der Imidazol-Derivate statt (Tabelle 1). Zu den bewährten Breitbandantimykotika dieser Gruppe traten Präparate, die sich vor allem in zwei Eigenschaften hervortaten: bessere systemische Wirkung oder längere Verweildauer in der Epidermis nach örtlicher Anwendung.

Die orale Behandlung von Hautmykosen mit Ketoconazol ist kürzlich Gegenstand eines eigenen Symposiums in Frankfurt gewesen, dessen Vorträge in Form einer Monographie erscheinen werden [7]. Hier sollen daher nur besonders wichtige Aspekte hervorgehoben werden.

Eindeutig bessere Behandlungsmöglichkeiten als bisher brachte das Ketoconazol bei der chronischen mucocutanen Candidamykose, bei der chronischen Candida-Paronychie und bei Therapie-resistenten bzw. chronisch-rezidivierenden Candida-Kolpitiden.

Weiterhin ist Ketoconazol bei Dermatophytosen die einzige Alternative, falls eine an sich notwendige Griseo-

Tabelle 1. Azol-Antimykotika

Imidazol-	*Clotrimazol*	Canesten, Mono-Baycuten
Derivate	*Miconazol*	Daktar, Epi-Monistat
	Econazol	Epi-Pevaryl
	Isoconazol	Travogen
	Sulconazol	Sulcosyn
Neuere	*Bifonazol*	Mycospor
Imidazol-	*Ketoconazol*	Nizoral
Derivate	*Oxiconazol*	Myfungar, Oceral
	Tioconazol	Trosyd
Triazol-	*Terconazol*	
Derivate	*Itraconazol*	

fulvintherapie wegen Unverträglichkeit oder Resistenz der Erreger nicht durchführbar ist. Es gibt Hinweise dafür, daß eine kurzfristige, z. B. 1wöchige oder 10tägige Ketoconazoltherapie ausreicht, eine Pityriasis versicolor zur Abheilung zu bringen, wobei der Abheilungsprozeß auch nach Absetzen der Therapie weiter fortschreitet.

Unter den Nebenwirkungen des Ketoconazol spielt die hepatische Reaktion zwar nicht nach der Häufigkeit aber wegen der möglichen Entwicklung zur schweren toxischen Hepatitis die gewichtigste Rolle. Da die Reaktion sich am frühesten durch eine GPT-Erhöhung ankündigt, ist eine Kontrolle dieses Enzyms in 2-3wöchigen Abständen erforderlich [5]. Nicht jeder geringe Anstieg zwingt zum Absetzen, er sollte jedoch in kürzeren Abständen kontrolliert werden. Falls die steigende Tendenz fortbesteht, sollte Ketoconazol spätestens abgesetzt werden, wenn das 2fache des oberen Normwertes überschritten wird. Für die Imidazolderivate Bifonazol und Oxiconazol konnte gezeigt werden, daß sie länger als beispielsweise Clotrimazol in der Epidermis verfügbar bleiben, so daß hier die sonst übliche Empfehlung, das Antimykotikum zweimal täglich anzuwenden, auf eine Behandlung pro Tag reduziert werden konnte [9, 10].

Ein ähnlicher Effekt war im Tierversuch auch für Tolciclat und das Morpholinderivat Ro 14-4767-002 festzustellen. Ein weiteres neueres Azolderivat ist das Tioconazol [8].

Ein wichtiges Problem in der typischen Behandlung der Dermatomykosen ist die relative Therapieresistenz der Mykosen an Handtellern und Fußsohlen sowie der Nägel.

Für das Antimykoticum Ciclopiroxolamin konnte Dittmar in vitro eine besonders gute Durchdringung dickerer Hornschichten demonstrieren [3]. Allerdings bleibt die rein örtliche Behandlung der Onychomykosen auch mit diesem Präparat eine mühselige Angelegenheit. Die topische Anwendung antimyzetischer Substanzen muß unterstützt werden durch mechanische Abtragung der Nagelsubstanz (z. B. durch Feilen, Fräsen oder Schmirgeln), sie kann auch ergänzt werden durch onycholytische Externa z. B. 20%ige Urea-Salbe unter Occlusivverbänden. Eine Methode eigener Art wurde von Brem 1981 publiziert, der die Nagelplatte etwa 2 mm distal der Cuticula mehrfach anbohrte und so den verwendeten Antimykotika Zugang zu den tieferen Nagelschichten verschaffte [2].

Mit Ciclopiroxolamin wurde bereits ein neueres Antimykotikum genannt, das nicht zur Gruppe der Azol-Derivate gehört (Tabelle 2). Eine weitere antimyzetische

Tabelle 2. Neuere Antimykotika (Nicht-Azole)

Ciclopiroxolamin	Batrafen
Naftifin	Exoderil
Tolciclat	Fungifos

Verbindung aus einer ganz neuen Substanzklasse ist das Naftifin. Dieses Medikament soll am 1. April 1985 in der BRD unter der Bezeichnung Exoderil als Creme, Gel und Lösung eingeführt werden. Bei der Prüfung des Präparates fiel im Vergleich zu verschiedenen Azol-Antimykotika auf, daß die entzündlichen Erscheinungen besonders rasch auf die Therapie ansprachen. Aus diesem Grunde wird eine eigenständige antiphlogistische Wirkung des Naftifin diskutiert [11]. Bei der Lokalbehandlung von Onychomykosen mit Naftifin-Gel waren eindeutige Behandlungserfolge zu beobachten [6].

Unter den älteren Antimykotika haben das Griseofulvin und die Polyene auch heute noch ihren festen Platz in der Therapie der Mykosen. Nach mehr als 25jähriger Erfahrung mit der Griseofulvinbehandlung kann man sagen, daß diese Therapie doch ein höheres Maß an Sicherheit vor Nebenwirkungen aufweist als gemeinhin angenommen wird. Eine absolute Kontraindikation stellen die akute intermittierende Porphyrie und die Porphyria variegata dar. Im Gegensatz zu der Erfahrung früherer Jahre scheinen in letzter Zeit gelegentlich Trichophyton rubrum-Stämme isoliert zu werden, deren Empfindlichkeit gegen Griseofulvin soweit abgeschwächt ist, daß daraus eine Therapieresistenz resultiert [1]. In diesen Fällen ist die Ketoconazoltherapie unter entsprechenden Sicherheitsvorkehrungen vorzuziehen.

Die Polyenantibiotika (Nystatin, Amphotericin B, Natamycin) sind immer noch wertvolle Medikamente bei der Behandlung von Hefemykosen. Ganz besonders ist ihre gute Verträglichkeit aufgrund fehlender Resorption im Magen-Darm-Trakt hervorzuheben. Allerdings ist das Problem der Bekämpfung von Pilzen im Verdauungstrakt immer noch nicht befriedigend gelöst. Der Nachweis von Hefen, insbesondere Candida albicans, im Stuhl ist nicht in jedem Fall mit der Diagnose einer Mykose gleichzusetzen. Dennoch kann es aus verschiedenen Gründen medizinisch indiziert sein, die Hefen möglichst weitgehend aus Verdauungswegen und dem Magen-Darm-Trakt zu verbannen. Mit keinem der zur Verfügung stehenden Antimykotika ist dieses Ziel rasch und sicher zu erreichen. Polyene reduzieren die Hefen im Darm, ohne systemische Wirkung auszuüben; daher sind sie auch für eine länger anhaltende oder für intermittierende Behandlungen geeignet. Wahrscheinlich wird die Behandlung der therapierefraktären intestinalen Candida-Besiedlung erst dann optimiert werden können, wenn geklärt ist, woher die immer wieder nachzuweisenden Hefen stammen: aus Reservoiren in der Mundhöhle (Tonsillen, cariöse Zähne, Interdentalräume), aus Reservoiren im Darm-epithel mit seinen Krypten oder aus der Faecesmasse selbst, die von den Antimykotika ungenügend durchdrungen wird. Selbstverständlich ist die Reinfektion von außen hierbei auch zu berücksichtigen, wobei kontaminierte Gegenstände wie Zahnbürsten, Zahnprothesen etc. eine oft übersehene Rolle spielen.

Insgesamt zeigt sich auf dem Gebiet der Antimykotika eine Reihe interessanter Neuentwicklungen, die erwarten lassen, daß auch in Zukunft weitere Fortschritte in der Therapie der Mykosen gemacht werden. Die systemisch wirkenden Antimykotika werden dabei mit besonderem Interesse erwartet, weil es immer noch zahlreich systemische Mykosen gibt, die mit den bisherigen Mitteln nur unzureichend therapiert werden können. Es ist zu erwarten, daß mykotische Infektionen bei Patienten mit geschwächter Infektabwehr immer häufiger ein Problem darstellen, und zwar als Organmykose wie auch als Mykosen von Haut und Schleimhäuten. Insofern muß auch dem Dermatologen an einer Weiterentwicklung der systemischen Antimykotika gelegen sein.

Literatur

1. Artis WM, BM Odle, HE Jones (1981) Griseofulvin resistant dermatophytosis correlates with in vitro resistance. Arch Dermatol 117:16-19
2. Brem J (1981) Effective topical method of therapy for onychomycosis. Cutis 27:69-76

3. Dittmar W (1981) Zur Penetration und antimyzetischen Wirksamkeit von Ciclopiroxolamin in verhorntem Körpergewebe. Arzneimittelforschung/Drug Research 31 II: 1353-1359
4. Eliot BW (Ed) (1984) Oral therapy in vaginal candidosis. The Medicine Publishing Foundation, Oxford Toronto Sydney Johannesburg
5. Hauck H, HPR, Seeliger, W Adam (Hrsg) (1984) Orale Mykosen-Therapie. Urban & Schwarzenberg, München Wien Baltimore
6. Klaschka F (1985) Therapie der Onychomykosen mit Naftifin-Gel III. Internationales Nürnberger Expertengespräch 1.-2.3.1985
7. Meinhof W (ED) (1985) Oral therapy in dermatomycoses The Medicine Publishing Foundation, Oxford Toronto Sydney Johannesburg (in print)
8. O'Neill East M (1983) Tioconazole, a review of clinical studies in dermatology. Dermatologica 166: Suppl 1
9. Polak A (1984) Antifungal activity of four antifungal drugs in the cutaneous retention time test. Sabouraudia: Journal of Medical and Veterinary Mycology 22: 501-503
10. Rieht H (Ed) (1984) International symposium on bifonazole. Dermatologica 169: Suppl 1
11. Tronnier H, P Haas, HC Friederich (1985) Entzündliche Dermatomykosen. Klinische und experimentelle Untersuchungen. III. Internationales Nürnberger Expertengespräch 1.-2.3.1985

Prof. Dr. med. W. Meinhof
Abteilung Dermatologie
Klinikum
Pauwelsstraße
D-5100 Aachen

Hauptthema IV: Malignes Melanom

Epidemiologie des malignen Melanoms der Haut im internationalen Vergleich

C. E. ORFANOS, C. GARBE, J. BERTZ, Berlin

Das maligne Melanom (MM) und seine Behandlung nehmen in der dermatologischen Onkologie zweifellos die erste Prioritätsstellung ein. Dies um so mehr, als doch in den letzten Jahrzehnten neuere Entwicklungen sich abzeichnen, die die außerordentliche Bedeutung dieses Tumors in der klinischen Medizin unterstreichen. Wesentliche Gründe für die eminente Bedeutung des malignen Melanoms sind einerseits die ungewöhnliche Zunahme der MM-Inzidenz an der Haut, die weltweit in den letzten 3 Jahrzehnten zu beobachten ist, und andererseits das Fehlen therapeutischer Möglichkeiten, den Tumor in seiner Ausbreitung und Wachstumstendenz einzuschränken. Es gibt kaum ein anderes Gebiet der Dermatologie, wo wir in therapeutischer Hinsicht auch nur annähernd vor ähnlichen Problemen stehen wie beim malignen Melanom.

Geographische Variationsbreite der MM-Inzidenz

Um sich ein Bild von der heutigen epidemiologischen Situation beim MM zu machen, muß man davon ausgehen, daß die genannte Zunahme sich weltweit in den letzten Jahren immer deutlicher abzeichnet und vor allem die weißen Bevölkerungen in hochentwickelten Ländern trifft [4, 8, 9]. Beispielsweise wurde in den USA für das Jahr 1985 eine Gesamtzahl an Melanomkranken in Höhe von 17700 vorausgesagt; demgegenüber zeigt sich schon jetzt durch die ersten statistischen Hochrechnungen und Prognosen während der ersten Monate des Jahres 1985, daß in diesem Jahr in den USA über 22000 Melanompatienten erwartet werden können. Die zu erwartende Zunahme in 1-2 Jahren beträgt ca. 25%. Dies entspricht einer durchschnittlichen MM-Inzidenz in den USA von ca. 9,3/100000 Einwohnern/Jahr. Damit nehmen die USA in der offiziellen internationalen Inzidenzskala zwar eine der ersten Stellen ein, doch die Zahlen können je nach geographischer Lage innerhalb der einzelnen Staaten erheblich variieren. Eine Analyse der US-Inzidenz zeigt eindeutig, daß in den sonnenreichen Gegenden der Südstaaten die MM-Inzidenz bis zu 30 pro 100000 Einwohner und mehr beträgt (z.B. Tucson, Arizona) während sie in den industrialisierten Gebieten des Nordens erheblich niedriger ist, während andere Tumoren dort bei weitem häufiger als im Süden auftreten. Diese ungewöhnliche Süd über Nord-Verteilung ist in den USA für das MM charakteristisch, im Gegensatz zu vielen anderen Krebsarten. Bemerkenswerterweise bleibt in den USA, trotz der 20-25%igen Zunahme der MM-Inzidenz, die MM-Mortalitätsrate offenbar konstant; für das Jahr 1985 werden weiterhin 5500 Todesfälle an MM erwartet. Die stagnierende Mortalitätsziffer muß sicherlich als Folge einer Früherfassung und einer ausreichenden Behandlung der MM-Patienten in frühen Stadien gewertet werden. Neuere australische Studien belegen, daß vor allem die intensive Sonnenexposition während der Jugend mit einer höheren Zahl von Pigmentnaevi korreliert und mit einem erhöhten Risiko für den Patienten einhergeht, später ein MM zu entwickeln [6].

In der Inzidenzskala für MM im Cancer Incidence in Five Continents [16] stellen wir fest, daß die Häufigkeit des malignen Melanoms von Land zu Land außerordentlich stark variiert. Insgesamt ist sie bei weißen Populationen bei weitem höher als bei anderen Rassen (Tabelle 1).

Tabelle 1. Inzidenz maligner Melanome pro 100000 Einwohner pro Jahr bei nicht-weißen Populationen (Berechnungen nach Crombie, 1979)

Registrierte Population	Zahl der Register	durchschnittlich standardisierte Inzidenz	
		Männer	Frauen
Inder	2	0,18	0,18
Chinesen	3	0,59	0,26
Japaner	4	0,33	0,16
ges. asiatische Population incl. Singapur	10	0,31	0,18
Afrikaner in Afrika	2	0,96	2,29
Afrikaner in USA	3	0,68	0,61
ges. afrikanische Population incl. Jamaika	6	0,95	1,06
Ges. weiße Population	48	2,63	3,16

Aus den Abb. 1 a, b ist jedoch zu entnehmen, daß die MM-Inzidenz nicht immer nur in den Ländern hoch angesiedelt ist, die über ein sonnenreiches Klima verfügen [10, 14]. Die jährlichen Inzidenzraten verschiedener Populationen im Zeitraum 1960-1975 zeigen eine Variationsbreite von etwa zwei Zehnerpotenzen und reichen von Werten $<0,2/100000$ in Indien bis zu Werten $>20/100000$ in Australien. Beispielsweise Israel und auch Norwegen zeigen Inzidenzzahlen zwischen 8 bis 12/100000 Einwohnern.

Offenbar sind aus der Inzidenzskala neben den geographisch-klimatischen auch genetisch-rassische Differenzen zu entnehmen. [2, 3, 15]. Beispielsweise ist die Zahl der Kranken unter den weißen Kaukasiern, die in Israel leben und in Israel oder in Europa geboren sind, signifikant höher als die Zahl der malignen Melanome bei Nicht-Kaukasiern bzw. bei Israelbewohnern, die in Afrika bzw. Asien geboren sind. Ebenso finden sich hochsignifikante statistische Differenzen zwischen Kaukasiern (Männern), die in Hawaii leben, mit einer Inzidenz von

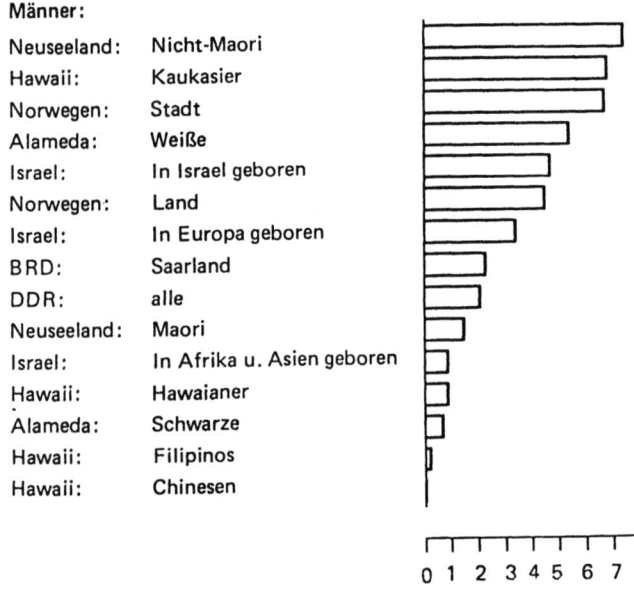

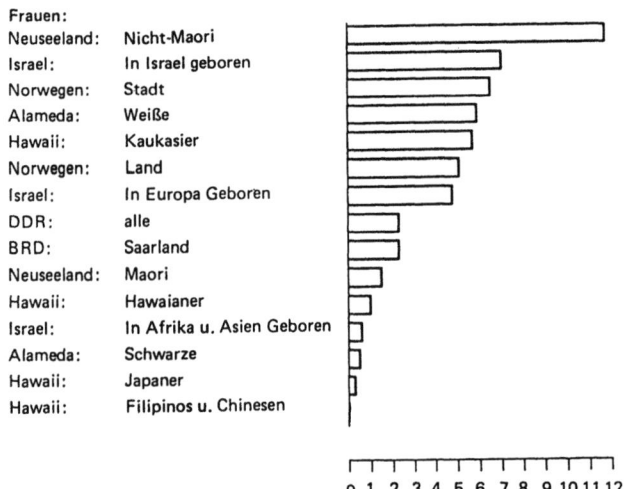

Abb. 1a, b. Inzidenz des Malignen Melanoms in ausgewählten Regionen und Bevölkerungsgruppen (Cancer Incidence in Five Continents, Vol III, 1977)

ca. 7/100000, den Hawaiianern selber, mit einer Inzidenz von knapp über 1/100000, und schließlich den Philippinos und Chinesen, die ebenso seit über 20 Jahren in Hawaii leben, mit einer MM-Inzidenz von praktisch Null. Auch MM-Mortalitätsrate und UV-Exposition zeigen gewisse Beziehungen [1].

Diese Unterschiede weisen darauf hin, daß im internationalen Vergleich die Inzidenz des malignen Melanoms
a) außerordentlich stark variiert,
b) von geographischen bzw. klimatischen Faktoren abhängig ist und
c) auch rassische Differenzen, möglicherweise ausgedrückt im Pigmentgehalt der Haut, müssen eine entscheidende Rolle für das gehäufte oder seltene Auftreten des Tumors spielen.

Dies ist gerade in Vielvölkerstaaten, z.B. Hawaii, besonders deutlich [5]. In einer früheren statistischen Erfassung aus den gesamten USA wurde die MM-Inzidenz bei Weißen mit 6,3/100000 und bei schwarzen Amerikanern mit 0,3/100000 angegeben.

Epidemiologische Situation in der Bundesrepublik Deutschland

Für die MM-Inzidenz in der Bundesrepublik Deutschland liegen keine genauen Daten vor, da eine überregionale flächendeckende Registrierung des malignen Melanoms bedauerlicherweise fehlt. Nach Schätzungen anhand der Daten regionaler Register (z.B. Saarland) werden Inzidenzraten aus den 70er Jahren etwa um 3-4/100000 angegeben (Saarland Krebsdokumentation 1967-1971, 1972-74). Etwa in ähnlicher Höhe bewegen sich die Angaben für die DDR. Demgegenüber sind die Daten aus dem Hamburger Regionalregister im Hinblick auf die Inzidenz weniger brauchbar. Insgesamt dürften jedoch diese Zahlen für das Bundesgebiet heute weitgehend als überholt angesehen werden.

Aus der Todesursachen-Statistik des Statistischen Bundesamtes in Wiesbaden ist zu entnehmen, daß die absoluten Sterbeziffern an MM für Männer von 516 im Jahre 1968 auf 686 im Jahre 1982 zunahmen. Noch deutlicher war der Anstieg für Frauen: 510 Todesfälle an MM im Jahre 1968, verglichen mit 719 im Jahre 1982 (Tabelle 2).

Tabelle 2. Sterbeziffern für das Maligne Melanom in der Bundesrepublik Deutschland, 1968—1982

Jahr	Männer	Frauen
1968	516	510
1969	472	474
1970	439	479
1971	524	524
1972	493	521
1973	471	510
1974	450	503
1975	513	530
1976	558	572
1977	563	573
1978	582	607
1979	592	623
1980	655	666
1981	680	718
1982	686	719

Gesamt:	1968: 1068	Zunahme: 36,9%	
	1982: 1405		
	1968—72:	489	502
	1978—82:	639	667

Durchschnittliche Zunahme an MM-Todesfällen in 10 Jahren:		
	30,7%	32,9%

Vergleicht man die Jahrgänge 1968-72 und 1978-82, so zeigt die Sterbestatistik eine durchschnittliche Zunahme von 30,7% für Männer und 32,9% für Frauen.

Neben den absoluten Todesziffern ist aus der Sterbestatistik zu entnehmen, daß höhere Sterberaten an MM in der Bundesrepublik Deutschland vor allem in höheren Altersgruppen auftreten. Das MM wurde in der Sterbestatistik erst seit 1968 gesondert ausgewiesen. Im Zeitraum 1968-1982 zeigt sich erst in den letzten 5 Jahren ein deutlicher Anstieg der MM-Mortalitätsrate, während die Sterberaten für andere Hautkrebse konstant bleiben bzw. leicht abnehmen (Tabelle 3). Da heute die Mortalität an Hautkrebs ganz überwiegend durch das MM bedingt ist, könnte man annehmen, daß die registrierte Zunahme an

Tabelle 3. Sterberaten für das Maligne Melanom in der Bundesrepublik Deutschland nach Altersgruppen, 1968-1982

	Alter (Jahre)						
	50—54	55—59	60—64	65—69	70—74	75—79	Alle Altersgruppen*
Männer							
1968—72	3,0	4,3	3,7	4,6	5,4	6,2	1,9
1973—77	2,9	4,2	4,5	4,9	5,8	6,8	1,9
1978—82	3,7	4,4	5,5	6,9	7,1	8,6	2,3
Frauen							
1968—72	2,5	2,3	2,7	3,0	4,0	5,4	1,4
1973—77	2,2	2,8	3,1	3,4	4,3	5,1	1,4
178—82	2,5	3,1	3,4	4,7	5,3	6,3	1,7

* Raten je 100000 Einwohner/Jahr, bezogen auf die europäische Standardbevölkerung

Todesfällen durch Hautkrebse in den 50er und 60er Jahren durch eine zunehmende Häufigkeit des malignen Melanoms bedingt war (Abb. 2). Die altersstandartisierte Mortalitätsrate 30-69jähriger bezogen auf die europäische Standard-Bevölkerung, zeigt für Hautkrebse insgesamt eine Zunahme von 1,3/100000 (1953-57) auf 2,3/100000 (1978-82) bei Frauen und von 1,7/100000 (1953-57) auf 3,6/100000 (1978-82) bei Männern.

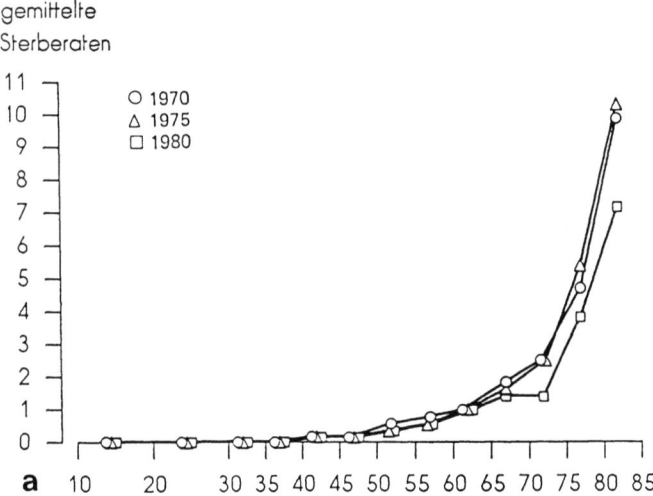

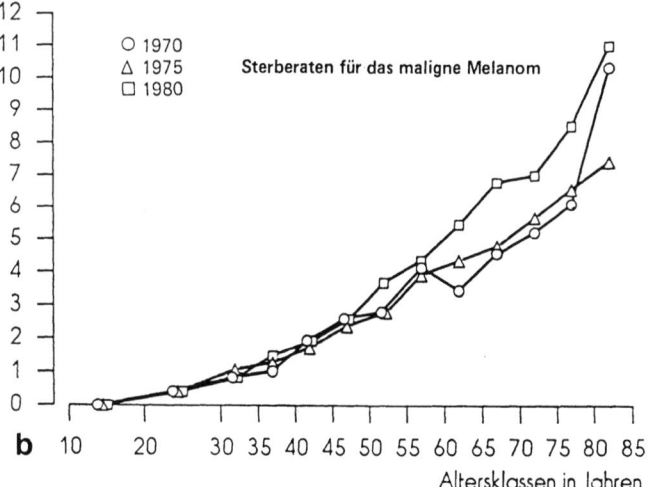

Abb. 2. Sterberaten für Hautkrebs außer malignes Melanom bei Männern 1970—1980 in der Bundesrepublik Deutschland

Die Zunahme der alterskorrigierten Sterberaten für MM war in den letzten 15 Jahren aber etwas weniger deutlich: 1,4/100000 (1968-72) auf 1,7/100000 (1978-82) für Frauen und 1,9/100000 (1968-72) auf 2,3/100000 (1978-82) für Männer. Mit anderen Worten, eine steigende MM-Inzidenz wäre bereits vor ca. 30 Jahren zu vermerken. Im Durchschnitt dürfte heute die MM-Mortalität in der Bundesrepublik bei insgesamt ca. 2,0/100000 Einwohnern eingeschätzt werden. Legen wir nun ein Verhältnis Inzidenz/Mortalität ca. 4:1 bei Frauen und ca. 2:1 bei Männern zugrunde, wie aus eigenem Material und anderen Studien ersichtlich, so dürfte die MM-Inzidenz in der Bundesrepublik bei etwa 6-8/100000 Einwohnern liegen. Auf die gleiche Inzidenzhöhe weist ein Vergleich der jährlichen MM-Todesfälle in der Bundesrepublik mit den amerikanischen Statistiken hin.

Da zuverlässige Daten aus früheren Jahrzehnten fehlen, ist die relative Zunahme der MM-Inzidenz nicht genau errechenbar, doch man kann davon ausgehen, daß sich die Häufigkeit dieses Tumors in der Bundesrepublik Deutschland innerhalb der letzten 20 Jahre mindestens verdoppelt hat. Während in den USA möglicherweise durch die Früherfassung eines MM, durch die Erstoperation ein kuratives Ergebnis zu erwarten ist und die Mortalität gleichbleibt, so nimmt in der Bundesrepublik auch die Mortalitätsrate zu. Ein MM der Haut ist heute bei älteren Patienten häufiger die Todesursache.

Schlußfolgerungen

Wenn man diese Zahlen überblickt, so ist es nicht verwunderlich, daß in den größeren Hautkliniken der Bundesrepublik eine auffällige, ja in den letzten Jahren geradezu dramatische zahlenmäßige Zunahme an Kranken mit MM der Haut zu beobachten ist. Dabei hat es den Anschein, daß sowohl Männer als auch Frauen heute gehäuft an MM erkranken. In unserem klinischen Krankengut zeigt sich besonders in den mittleren Jahrgängen neuerdings eine erhebliche Zunahme, so daß praktisch darin alle Altersgruppen zwischen 40—80 Jahren etwa gleichmäßig vertreten sind. Regionale Schwankungen des MM-Vorkommens lassen sich leider aufgrund des Fehlens geeigneter Studien nicht erfassen. Genauere Daten sind dringend erforderlich, um der steigenden Tumorinzidenz des malignen Melanoms und ihren möglichen Gründen epidemiologisch nachzugehen.

Die Forderung nach einer überregionalen Registrierung des malignen Melanoms liegt in Anbetracht dieser Daten auf der Hand. Nur dadurch wird es möglich sein, den Ursachen für seine erschreckende Zunahme gezielt nachzugehen und seine *Früherfassung* mittels ausreichender Information der Bevölkerung durchzusetzen. Denn in Anbetracht des Fehlens therapeutischer Maßnahmen erscheint zur Zeit die Früherfassung als der sinnvollste Weg, um die Zahl der jährlich an MM der Haut sterbenden Bundesbürger auf ein Minimum zu reduzieren.

Eine *therapeutische Strategie* kann allenfalls darin bestehen, die wenigen Mittel, die uns heute zur Verfügung stehen, einschließlich der Chemotherapie, gezielt und frühzeitig dort einzusetzen, wo noch Aussicht auf Erfolg besteht.

Literatur

1. Baker-Blocker A (1980) Ultraviolet-radiation and melanoma mortality in the United States. Environmental Research 23:2429
2. Crombie IK (1979a) Racial differences in melanoma incidence. Br J Cancer 40:185-193
3. Crombie IK (1979b) Variation of melanoma incidence with latitude in North America and Europe. Br J Cancer 40:774-781
4. Devesa SS, DT Silberman (1978) Cancer incidence and mortality trends in the United States 1935-1974. J Natl Cancer Inst 60 545-571
5. Hinds MW, LN Kolonel (1980) Malignant melanoma of the skin in Hawaii, 1960-1977. Cancer 45:811-817
5. Holman CDJ, BK Armstrong (1984) Cutaneous malignant melanoma and indicators of total accumulated exposure to the sun: An analysis separating histogenetic types. J Natl Cancer Inst 73:75-82
7. Krebsregister Baden-Württemberg 1977, Stuttgart 1977. Hrsgb.. vom Landesverband BW zur Erfassung und Bekämpfung des Krebses.
8. Lee JAH (1976) The current rapid increase in incidence and mortality from malignant melanoma in developed societies In: Riley V, Pigment Cell, Vol. 2, Karger, Basel, pp 414-420
9. Magnus K (1977) Incidence of malignant melanoma of the skin in the five nordic countries: significance of solar radiation. Int J Cancer 20:477-485
10. McCarthy WH, AL Black, GW Milton (1980) Melanoma in New South Wales. An epidemiologic survey 1970-76
11. Saarländische Krebsdokumentation 1967-1971 und 1972-1974, Einzelschriften zur Statistik des Saarlandes Nr. 38 und Nr. 51. Hrsg. Statistisches Amt des Saarlandes, Saarbrücken 1973/1976
12. Statistisches Bundesamt Wiesbaden: Fachserie 12, Gesundheitswesen Reihe 4, Todesursachen 1975-1979, Kohlhammer, Stuttgart und Mainz 1977-1981 und ff.
13. Statistisches Landesamt in Verbindung mit der Gesundheitsbehörde der Freien Hansestadt Hamburg: Hamburger Krebsdokumentation 1956-1971, Heft 105, (Hamburg 1973); 1972-1974, Heft 116 (Hamburg 1976) und 1975-1977, Heft 126 (Hamburg 1979)
14. Swerdlow AJ (1979) Incidence of malignant melanoma of skin in England and Wales and its relationsship to sunshine. Br Med J 2: 1324-1927
15. Wallace DC, LA Exton, GR McLoed (1971) Genetic factors in malignant melanoma. Cancer 27:1261-1266
16. Waterhouse J, C Muir, P Correa, J Powell, W Dawis (1976) Cancer incidence in five continents. Vol. III IARC Scientific Publ 15, Lyon

Prof. Dr. med C. E. Orfanos
Dr. med C. Garbe
Universitäts-Hautklinik und Poliklinik
Klinikum Steglitz der
Freien Universität Berlin
Hindenburgdamm 30
D-1000 Berlin 45

J. Bertz
Institut für Sozialmedizin und Epidemiologie des
Bundesgesundheitsamtes
General von Papestr. 62—65
D-1000 Berlin 42

Risikofaktoren der Entstehung maligner Melanome

E. G. JUNG, Mannheim

Man unterscheidet zu Recht exogene und endogene Risikofaktoren, die bei der Entstehung maligner Melanome eine Rolle spielen oder spielen könnten. Als *exogene Faktoren* kommen Alter, Geschlecht und hormonelle Kontrazeption in Frage, aber auch die exogene Belastung durch UV-Bestrahlung und diejenige durch Umwelt-Karzinogene [8, 10]. Das Pigmentkleid (homogen oder inhomogen) und die Pigmentierungsmöglichkeiten spielen wichtige Rollen zum adaptiven Schutz vor Exzessen der exogenen UV-Belastung der Haut. Der exogenen Belastbarkeit und der Anfälligkeit der menschlichen Haut zur Entstehung maligner Melanome liegen zudem *endogene Faktoren* zugrunde, deren Erfassung, Messung und Beeinflussung wesentliche Voraussetzungen zur Prävention maligner Melanome darstellen.

Ein zirkumskriptes, auf die naevoiden Formationen begrenztes endogenes Melanom-Risiko kann in den congenitalen naevomelanozytären Naevi (CNN; großflächige und multiple kleinfleckige Formen) sowie in sog. „dysplastischen Naevi" histologisch und zellbiologisch erfaßt werden. Man spricht von Vorstufen der Melanomentstehung (precursors) und ist bemüht, den feingeweblichen Kriterien klinische Merkmale zuzuordnen [1, 3]. Demgegenüber steht die Möglichkeit, ein diffuses, in allen Zellen eines Individuums lokalisiertes und demnach auch meßbares Risiko zu erfassen. Dazu stehen aus Gründen der Praktikabilität Untersuchungen und Erkenntnisse an Fibroblasten und an lymphoplastoiden Blutzellen bei genetisch determinierten Modell-Krankheiten (Tabelle 1) im Vordergrund. Diese Modelle sind in der Tabelle 2 zusammengestellt.

Mit Unterstützung der DFG (SFB 136, A1)

Tabelle 1. Melanom-Risiko

Exogen:	UV-Bestrahlung
	Carcinogene
Endogen:	
Zirkumskript: die Zellen der Naevi bei:	
Neurocutane Melanose (CNN)	
Dysplastisches Naevus-Syndrom (DNS)	
Diffus: alle Zellen (Fibroblasten, Lymphozyten) bei:	
Xeroderma pigmentosum (XP)	
Dysplastisches Naevus Syndrom (DNS)	
Lentigo maligna Melanom (LMM)?	

Tabelle 2. Melanom-Risiko

Xeroderma pigmentosum (XP-Gruppe)	50%	XP—C	25%
		XP—D	100%
		XP—E	0%
		XP—V	50%
Neurocutane Melanose (CNN)	13%		
Dysplastisches Naevus-Syndrom (DNS)	10-100%		

Modell 1: Xeroderma pigmentosum (XP)

Das Xeroderma pigmentosum (XP) stellt eine heterogene Gruppe seltener Krankheiten mit Lichtempfindlichkeit, früh und multipel auftretenden Hauttumoren und Defekten der zellulären Erholung dar.

Der Erbgang ist autosomal-rezessiv. Man unterscheidet mittlerweile 10 Komplementations-Gruppen mit unterschiedlicher Restaktivität der zellulären Erholung (UDS) und in einer gewissen Korrelation dazu eine unterschiedliche Schwere des klinischen Bildes (Tabelle 3). Überblickt man alle XP-Gruppen, so kommen Lentigo maligna Melanome (LMM) in 50% aller Patienten vor. Wird diese Beobachtung aber differenziert, so fällt auf, daß alle Patienten der Gruppe XP-D neben anderen Tumoren früh und multipel LMM entwickeln, während andere, vor allem die klinisch schwächer ausgeprägten Gruppen XP-E und die Varianten (XP-V), vorwiegend Basaliome bekommen und weniger häufig LMM [2, 7]. Man darf und muß also annehmen, daß die XP-D-Gruppe sich von den anderen XP-Gruppen durch eine Besonderheit unterscheidet,

Tabelle 3. Heterogenie des Xeroderma pigmentosum

Komple- men- tations- gruppe	Fälle	UDS %	Haut- sym- ptome	Vor- herrschen- der Haut- tumor	Neurolo- gische Sym- ptome
A	76	< 5	schwer, früh	SCC	++ (DC-Sy.)
B	1	10	mittel		+
C	42	10—47	mittel-schwer	SCC+BCC	—
D	29	25—60	mittel	LMM	—
E	5	40—60	mild, spät	BCC	—
F	4	< 10	mittel		—
G	2	< 2	mittel		+
H	1	30	(+ Cockayne-Syndr.)		—
I	2	< 15	schwer		—
Varianten	62	100	mild, spät	BCC	—

die mit den bisher untersuchten biologischen Parametern nur global miterfaßt, aber nicht direkt gemessen werden kann.

Modell 2: Das Dysplastische Naevus-Syndrom (DNS)

Das dysplastische Naevussyndrom (DNS) ist gekennzeichnet durch familiär gehäufte, teils multipel auftretende Melanome, denen multiple sog. „dysplastische Naevi" vergesellschaftet sind oder vorausgehen. Der Erbgang erscheint autosomal dominant mit deutlichen Zeichen einer Polygenie [4, 5, 12]. Die Realisierung der Melanome, in der Regel aus dysplastischen Naevi, ist zeitabhängig und wird für Patienten über 70 Jahre mit 100% hochgerechnet [9]. Biologisch sind beim DNS im Gegensatz zum XP die Erholungsmechanismen nicht beeinträchtigt. Demnach wird eine UV-Empfindlichkeit anhand der reduzierten Koloniebildung nach UV-Bestrahlung (colony forming ability, CFA) gefunden [6, 9, 12, 13]. Zudem wird eine erhöhte Mutationsrate auf karzinogene und mutagene Chemikalien gefunden [6, 14], wie dies auch beim Xeroderma pigmentosum der Fall ist [11].

Beim DNS liegt also eine UV-Empfindlichkeit vor, die mit globalen Methoden erfaßt werden kann, die aber im Unterschied zum XP nicht als Defekt oder Einschränkung der Exzisions-Reparatur (UDS) oder der Postreplikations-Reparatur charakterisiert werden kann (Tabelle 4). DNS und XP unterscheiden sich mit den bisher angewandten Methoden nur in der Reparatur-Aktivität. Dieser Unterschied ist für das Melanom-Risiko nicht entscheidend. Möglicherweise ist dem DNS und der XP-D-Gruppe ein Defekt gemeinsam, der das Melanom-Risiko entscheidend ausmacht und den es gezielt zu erfassen gilt.

Tabelle 4. Messungen der zellulären Regulation

	XP	DNS
UV-Empfindlichkeit		
Koloniebildung (CFA)	reduziert	reduziert
UV-Repair (UDS)	reduziert	normal
γ-Repair	normal	normal
Chemische Carzinogenese (4-NO)	gesteigert	gesteigert
UV-Hypermutabilität		
6—TG	gesteigert	gesteigert
SCE	gesteigert	gesteigert

Ausblick

Vergleicht man die Exzisions-Reparatur (UDS) bei Melanom-Patienten, bei welchen weder ein XP noch ein DNS vorliegt, so erscheint diese uneingeschränkt. Werden die Fälle aber nach dem vorliegenden Melanom-Typ gegliedert, so fällt auf, daß die LMM als einzige Gruppe eine geringe aber signifikante Reduzierung der UDS aufweisen, welche aber bei weitem nicht mit derjenigen der XP-D-Gruppe vergleichbar ist (Tabelle 5). Gezielte Me-

Tabelle 5. Repair-Kapazität (UDS) in Fibroblasten von Melanom-Patienten

	n	UDS	SA	
Kontrollen		100%	± 15,5	
XP—D	12	27,8%	± 13,3	(= 0,01)
NM	9	98%	± 11,8	
SSM	10	94%	± 9,9	
LMM	5	82%	± 6,1	(= 0,5)

thoden, wie sie zur Charakterisierung der Modelle XP-D und des DNS gesucht werden, könnten auch hier den Schlüssel zur exakten Erfassung des Melanom-Risikos darstellen.

Literatur

1. Bernstein MJ (1984) Precursors to malignant melanoma. J Am Med Ass 251:1864-1866
2. Fischer E, HW Thielmann, B Neundörfer, FJ Rentsch, L Edler, EG Jung (1982) Xeroderma pigmentosum patients from Germany: clinical symptoms and DNA repair characteristics. Arch Dermatol Res 274:229-247
3. Gartmann H (1984) Was sind dysplastische Nävi? Hautarzt 35:3-6
4. Greene MH (1983) Familial cutaneous malignant melanoma: autosomal dominant trait possibly linked to the Rh-locus. Proc Natl Acad Sci USA 80:6071-6075
5. Happle R (1982) Arguments in favor of a polygenic inheritance of precursor nevi. J Am Acad Dermatol 6:540-543
6. Howell JN, MH Greene, RC Corner, VM Maher, JJ McCormick (1984) Fibroblasts from patients with hereditary cutaneous malignant melanoma are abnormally sensitive to the mutagenic effect of simulated sunlight and 4-nitroquinoline 1-oxide. Proc Natl Acad Sci USA 81:1179-1183
7. Jung EG, E Bohnert, E Fischer (in press) Heterogeneity of xeroderma pigmentosum (XP); variability and stability within and between the complementation groups C, D, E, I and variants. Photodermatology
8. Kopf AW, MK Kripke, RS Stern (1984) Sun and malignant melanoma. J Am Acad Dermatol 11:674-684
9. Kraemer KH (1983) Dysplastic nevi and cutaneous melanoma risk. Lancet 2:1076-1077
10. MacKie RM (ed) (1983) Malignant Melanoma. Karger, Basel
11. Patton JD, LA Rowan, AL Mendrala, JN Howell, VM Maher, JJ McCormick (1984) Xeroderma pigmentosum fibroblasts including cells from XP variants are abnormally sensitive to the mutagenic and cytotoxic action of broad spectrum simulated sunlight. Photochemistry and Photobiology 39:37-42
12. Ramsay RG, P Chen, FP Imray, C Kidson, MF Lavin, A Hockey (1982) Familial melanoma associated with dominant ultraviolet radiation sensitivity. Cancer Res 42:2909-2912
13. Smith PJ, MH Creene, DA Devlin, EA McKeen, MC Paterson (1982) Abnormal sensitivity to UV-radiation in cultured skin fibroblasts from patients with hereditary cutaneous malignant melanoma and dysplastic nevus syndrome. Int J Cancer 30:39-45
14. Smith PJ, MH Greene, D Adams, MC Paterson (1983) Abnormal responses to the carcinogen 4-nitroquinoline 1-oxide of cultured fibroblasts from patients with dysplastic nevus syndrome and hereditary cutaneous malignant melanoma. Carcinogenesis 4:911-916

Prof. Dr. med. G. Jung
Hautklinik der Fakultät für klinische Medizin
der Universität Heidelberg
Postfach 23
D-6800 Mannheim

Dysplastische Naevus-Syndrome und Frühmelanome

H. KERL u. J. SMOLLE, Graz

Die bedeutendste Tatsache im Zusammenhang mit der Melanomforschung der letzten Jahre ist, daß das maligne Melanom der Haut in den frühen Phasen seiner Entwicklung diagnostiziert werden kann und daß diese Frühläsionen durch die chirurgische Excision heilbar sind [7]. Das Interesse konzentriert sich daher auf die Frühformen und Vorläufer des Melanoms [1, 2, 3, 4, 6].

Unter den *Frühformen* unterscheiden wir das „melanoma in situ" und das früh-(mikro-) invasive Melanom. Ein diesbezügliches Konzept der Evolutionsstadien und der Schritte der Tumorprogression wurde von uns in früheren Arbeiten vorgelegt [6].

Weil maligne Melanome bekanntlich entweder de novo auf klinisch normaler Haut oder im Bereich eines präexistenten Naevuszellneavus entstehen können, sind neben den erwähnten frühen etablierten Melanomen sog. Melanomvorläufer aus dem Spektrum der congenitalen und erworbenen Naevuszellnaevi von besonderer Bedeutung. Auf die Beziehungen zwischen congenitalen Naevuszellnaevi und Melanomen sei hier nicht eingegangen.

Ein wichtiger Beitrag zum Problem der *Melanomvorläufer* stammt von der Clark'schen Gruppe mit dem Konzept der dysplastischen Naevi [1, 3, 4]. Es handelt sich dabei um erworbene Pigmentläsionen, die sowohl histogenetische Präkursoren des Melanoms (Melanomvorläufer) und Melanom-Marker bei melanomgefährdeten Familien darstellen. Man unterscheidet heute 4 Gruppen, nämlich die Typen A, B, C und D (D_1 und D_2). Typ A zeigt das niedrigste, Typ D_2 (= „BK-Mole Syndrome") das höchste Melanomrisiko [8].

Versucht man die Hypothese Clarks [1] über die melanocytäre Dysplasie zu interpretieren, so handelt es sich um eine Differenzierungsstörung in einem „normalen" erworbenen Naevuszellnaevus, charakterisiert durch eine persistierende lentiginöse melanocytäre Hyperplasie in Kombination mit melanocytärer Atypie (= melanocytäre Dysplasie).

Klinisch findet man einzelne oder über hundert Läsionen. Die dysplastischen Naevi sind meist größer (Durchmesser ungefähr 6-15 mm) als gewöhnliche erworbene Naevuszellnaevi und entwickeln sich besonders in der Pubertät, nicht selten aber auch später. Bevorzugte Lokalisationen betreffen die obere Rückenregion, Arme, Gesäß, Brust und Kopfhaut. Man sieht eine unregelmäßig konfigurierte, unscharf begrenzte, maculöse Komponente, die

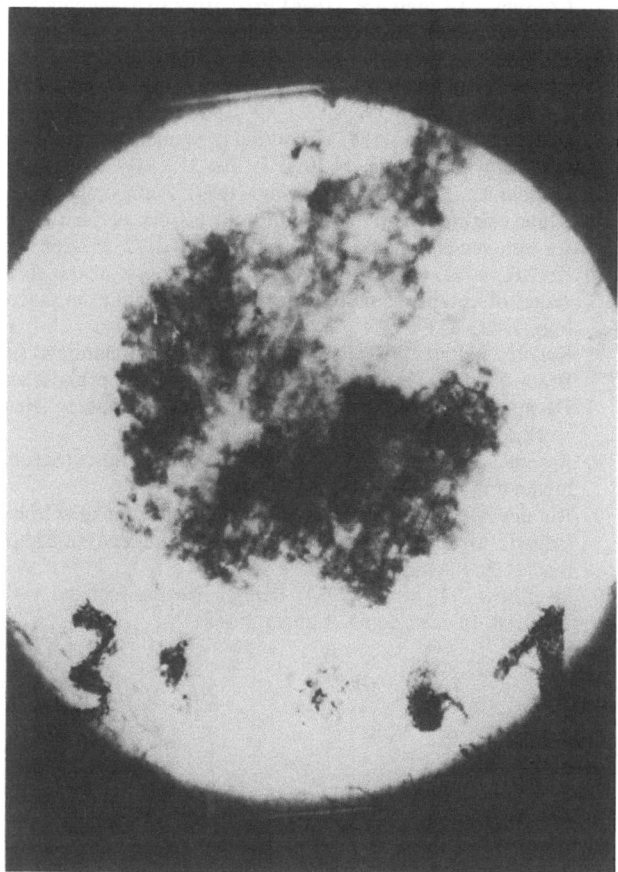

Abb. 1. „Melanoma in situ". Darstellung makroskopischer Details mit dem Auflichtmikroskop

nicht selten eine Papel aufweist. Die Farbe variiert und zeigt rosa, hellbraune oder dunkelbraune bis zu schwarze Schattierungen. Das klinische Bild entspricht den makroskopischen Veränderungen des „melanoma in situ" und eine Unterscheidung ist nur histologisch möglich. Durch Auflichtmikroskopie (Wild M650-Stereomikroskop) gelingt es, differentialdiagnostische Kriterien aufzuzeigen (Abb. 1).

Das histologische Bild (1) des dysplastischen Naevus zeigt einen Junktions- oder häufiger einen Compound-Naevus, dessen „Schulterzone" durch folgende Kriterien charakterisiert ist (Abb. 2):
1. lentiginöse melanocytäre Hyperplasie,
2. atypische melanocytäre Hyperlasie,
3. lamelläre Fibroplasie,
4. konzentrische eosinophile Fibroplasie,
5. fleckförmige lymphoidzellige Stromareaktion.

Die Bezeichnung „dysplastischer Naevus" hat viel zur Verwirrung auf dem Gebiet der Melanom-Frühläsionen beigetragen. Zunächst gibt es gegen den Terminus natürlich erhebliche etymologische Bedenken, weil damit klassisch-medizinisch anlagebedingte Entwicklungsstörungen und Fehlbildungen gemeint sind. Ursprünglich wurde der Begriff dysplastischer Naevus für Pigmenttumoren verwendet, die typisch für das dysplastische Naevus-Syndrom sind. Zunehmend wird er jedoch leider von vielen Pathologen synonym mit Atypie bzw. atypischer Melanozytenhyperplasie verwendet. Es sollte unbedingt vermieden werden, daß der Begriff dysplastischer Naevus „verwässert" und als Schlagwort für alle „atypischen Naevi" gebraucht wird.

Das Häufigkeitsvorkommen dysplastischer Naevi in der Bevölkerung wird mit 2-5% angegeben und das Lebenszeitrisiko zur Melanomentwicklung für Patienten mit dysplastischen Naevi mit 10% geschätzt. Dieses Risiko kann bis zu 100% für Patienten mit dysplastischen Naevi betragen, wenn mehr als 2 Verwandte ersten Grades in der Familie ein Melanom aufweisen [2]. Für die Annahme, daß dysplastische Naevi ein erhöhtes Risiko für die Entstehung von Melanomen darstellen, können noch folgende Aspekte angeführt werden: Der Übergang eines dysplastischen Naevus in ein Melanom wurde durch sequenzielle Photographien dokumentiert. Dysplastische Naevi findet man bei 1/3 aller Melanompatienten und bei über 90% der Melanompatienten mit dysplastischem Naevus-Syndrom. Die Assoziation Melanom/dysplastischer Naevus wurde außerdem histologisch durch den Nachweis dysplastischer Naevi in den Randzonen von Melanomen dokumentiert. Bei fast 70% hereditärer Melanome fand sich ein dysplastischer Naevus am Tumorrand und bei 20-35% bei nicht selektierten Melanomen [9]. Ackerman (pers. Mitteilung) stellt dieses Konzept in Frage und vertritt die Meinung, daß der Großteil der Melanome nicht im Bereich dysplastischer Naevi entstehe und daß die beobachteten Veränderungen in den Randzonen eher als „melanoma in situ" zu interpretieren seien.

Tabelle 1 orientiert über das Vorgehen beim Vorliegen dysplastischer Naevi [7].

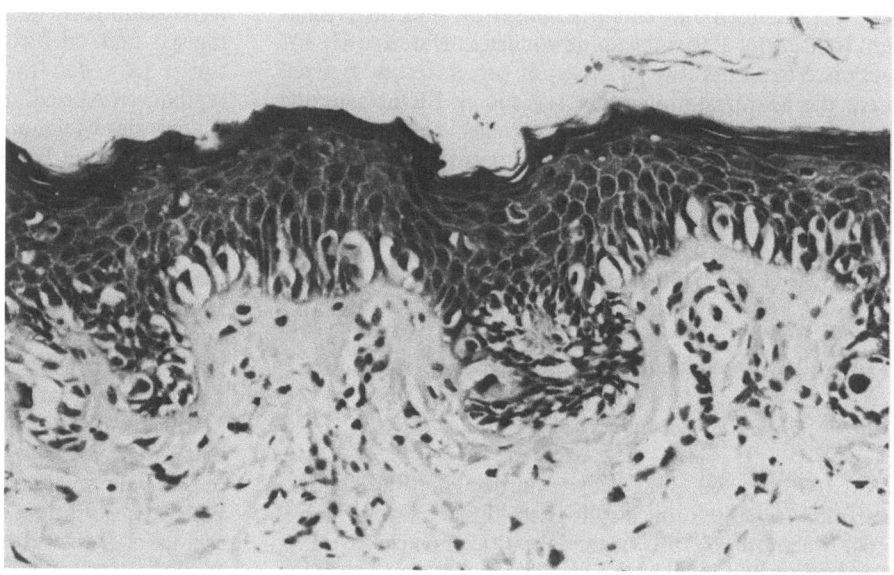

Abb. 2. Dysplastischer Naevus. Histologisches Bild

Tabelle 1. Notwendige Maßnahmen beim vorliegen dysplastischer Naevi

1. Photographische Dokumentation
2. Excision
3. Kontrolluntersuchungen
4. Sonnenschutz
5. Untersuchung von Familienmitgliedern und genetische Beratung

Anhang — Definitionen

Melanom-Vorläufer (-Präkursoren):
Bestimmte Naevuszellnaevi, aus denen sich mit statistischer Häufigkeitssignifikanz ein Melanom entwickelt.

Melanom-Frühformen:
Pigmentläsionen, die bereits ein „melanoma in situ" oder frühinvasives Melanom repräsentieren (z. B. Lentigo maligna).

Melanom-Marker:
Personen mit sog. Melanom-Markern zeigen ein erhöhtes Risiko zur Melanomentwicklung. Nach neueren Untersuchungen sind wahrscheinlich „normale" erworbene Naevuszellnaevi Melanom-Marker, wobei insbesondere die Zahl der Größe der Naevuszellnaevi einen Indikator für ein erhöhtes Melanomrisiko darstellen (5, 10).

Literatur

1. Clark WH, et al. (1984) A study of tumor progression: The precursor lesions of superficial spreading and nodular melanoma. Human Pathol 15:1147-1165
2. Consensus Conference. (1984) Precursors to Malignant Melanoma. (1984) Jama 251:1864-1866
3. Elder DE, et al. (1980) Dysplastic nevus syndrome: A phenotypic association of sporadic cutaneous melanoma. Cancer 46:1787-1794
4. Greene MH, et al. (1985) Acquired precursors of cutaneous malignant melanoma. N Engl J Med 312:91-97
5. Holmann CDJ, BK Armstrong (1984) Pigmentary traits, ethnic origin, benign nevi, and family history as risk factors for cutaneous malignant melanoma, JNCI 72:257-266
6. Kerl H, et al. (1982) Diagnosis and prognosis of the early stages of cutaneous malignant melanoma. Clinics in Oncology 1:433-453
7. Kerl H, S Hödl (1983) Frühformen maligner Melanome. In: Braun-Falco O, Burg G (Hrsg) Fortschritte der praktischen Dermatologie, Bd. 10. Springer, Berlin Heidelberg New York, S 257-263
8. Kraemer KH, et al. (1983) Dysplastic naevi and cutaneous melanoma risk. Lancet 2:1076-1077
9. Rhodes AR, et al. (1983) Dysplastic melanocytic nevi in histologic association with 234 primary cutaneous melanomas. J Am Acad Dermatol 9:563-574
10. Swerdlow AJ, et al. (1984) Benign naevi associated with high risk of melanoma. Lancet 2:168

Prof. Dr. med. H. Kerl
Dr. med. J. Smolle
Universitäts-Klinik für Dermatologie
Augenbruggerplatz 8
A-8036 Graz

Früh- und Spätmetastasierung der malignen Melanome

F. WEIDNER, R. BECK, Stuttgart

Die vor wenigen Jahren am Erlanger [9] und neuerdings am Stuttgarter Patientengut gewonnenen Daten sowie Ergebnisse der Literatur [6] lassen es gerechtfertigt erscheinen, die Manifestationen der regionären Metastasierung innerhalb eines Lymphabflußgebietes (Lokalrezidive, Intransit- und regionäre LK-Metastasen) unter dem Begriff der „Früh-Metastasierung" maligner Melanome zu subsummieren und alle „Fern-Metastasen" (ferne Haut- und LK-Metastasen sowie innere Organ- und Knochenmetastasen) als „Spät-Metastasen" i.w.S. zu definieren.

Frühe (regionäre) Metastasierung maligner Melanome

Eigene Untersuchungen

Von 1976 bis incl. 1982 wurden in der Hautklinik Stuttgart 588 Patienten mit histologisch klassifiziertem malignem Melanom operativ behandelt, u. z. ohne elektive LK-Dissektion. Bei 69 (44 Männer, 25 Frauen) wurden, nach durchschnittlich 36 Monaten Beobachtungsdauer, histologisch und/oder röntgenologisch (CT) Melanom-Metastasen jedweden Typs festgestellt. 56 Patienten litten an regionären Absiedlungen, die sich vorzugsweise bei Lokalisation des Melanoms im Brust-Bauch-Bereich (n = 26), an den unteren Extremitäten (n = 16) und an Händen/Füßen (n = 15) fanden.

Die mediane postoperative Zeitspanne bis zur Manifestation regionärer Metastasen betrug für *Männer* 14 Monate, für *Frauen* 11 und insgesamt 12,5 Monate. Bei den Männern verteilen sich die Extreme der Einzelereignisse vom 1. bis zum 80. und bei den Frauen vom 2. bis zum 50. postoperativen Monat.

Der postoperative erscheinungsfreie Zeitmedian (PEZ) betrug für die 13 Fälle mit *Lokalrezidiven* 6 Monate, für die 9 Fälle mit *Intransit-Metastasen* 13 Monate und für die 41 Fälle mit *regionären LK-Metastasen* 16,5 Monate. Bei 5 der 9 Patienten mit Intransit-Metastasen war eine regionäre LK-Metastasierung um durchschnittlich 2,6 Monate vorausgegangen (Abb. 1).

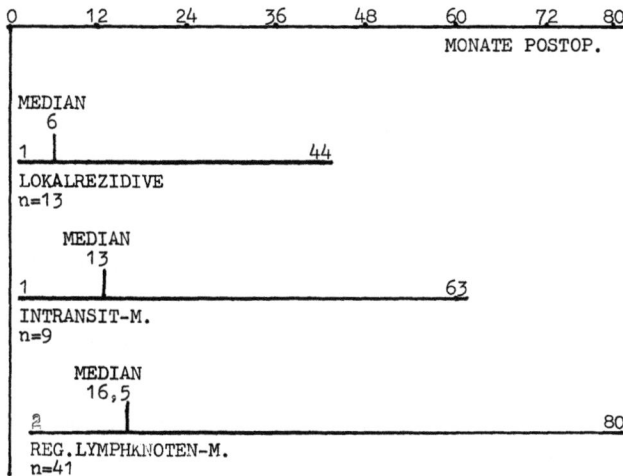

Abb. 1. Zeitliche Manifestation von Frühmetastasen maligner Hautmelanome (Stuttgart, 1976–1982)

Hinsichtlich der *histologischen Invasionstiefe* des primären Melanoms ergab sich bei unseren 42 Patienten mit regionären LK-Metastasen eine zunehmende Verkürzung des PEZ mit zunehmendem Level nach Clark, u.z. von 40 Mon. (Level II) über 20 Mon. (Level III) und 13,5 Mon. (Level IV) bis auf 6 Mon. (Level V).

Ergebnisse der Literatur

Eine vor kurzem von Balch et al. [2] publizierte semiprospektive Gemeinschaftsstudie der Universität Alabama/Birmingham und der Sydney Melanoma Unit weist 551 von 4000 Melanom-Patienten der Jahre 1960—1980 aus, bei denen histologisch regionäre LK-Metastasen nachgewiesen wurden. 69% waren Männer. In bezug zur anatomischen Lokalisation des Melanoms fand sich regionäre LK-Metastasierung am häufigsten bei Tumorsitz am Stamm, gefolgt von unterer Extremität und Kopf bzw. Hals. Übereinstimmend mit anderen Autoren [7] waren LK-Metastasen bei Tumorlokalisation an der oberen Extremität relativ selten. Unabhängig vom Einfluß der histologischen Invasionstiefe des Primärtumors auf die LK-Metastasierung [1, 5, 7, 8] wird die prognostisch entscheidende Anzahl nachweislich befallener Lymphknoten in engem Zusammenhang mit einer Ulzeration des Hautmelanoms gesehen.

Späte (ferne) Metastasierung maligner Melanome

Eigene Untersuchungen

43 der Stuttgarter Patienten entwickelten Spätmetastasen, d.h. ferne Haut-, LK- und/oder innere Organmetastasen. 30 befanden sich früher im Stadium II. 14 litten im Laufe der Nachbeobachtung an mehreren Arten von Spätmetastasen.

Für sie alle betrug der PEZ bezüglich der über-regionären Remanifestationen 34,5 Monate und war bei *Männern* wie *Frauen* annähernd gleich. Die Extremwerte der Zeitspannen bis zur Manifestation von Spätmetastasen reichten vom 2. bis zum 94. Monat.

Für die 12 Fälle mit *fernen Hautmetastasen* ergab sich mit 21,5 Monaten ein deutlich kürzerer PEZ als für die 12 Patienten mit *kontralateralen/fernen LK-Metastasen* (36 Mon.) und für die 33 Patienten mit *inneren Organ-Metastasen* (35 Mon.).

Wie unsere Erfahrung lehrt, muß beim Aufschießen zahlreicher ferner Hautmetastasen in erhöhtem Maß mit viszeralen, insbesondere Lungen- bzw. Leber-Metastasen gerechnet werden (Abb. 2).

Hinsichtlich der *histologischen Invasionstiefe* des Primärtumors war an unserem Material auch für die Spätmetastasen eine zunehmende Verkürzung der PEZ von 43 über 34,5 bis zu 10 Monaten mit zunehmendem Mikrostadium nach Clark feststellbar.

Ergebnisse der Literatur

Die Gemeinschaftsstudie von Balch et al. (2) beinhaltet 200 Melanom-Patienten mit verschiedenen Arten von Fernmetastasen, die zu 61% Männer betreffen und ein gutes Viertel aller Metastasenträger ausmachen. Dieses Patientengut rekrutiert sich aus einer überwiegenden Zahl von 123 Fällen des ursprünglichen Stadium I und lediglich 61 Fällen des Stadium II, während 16 Patienten mit okkultem primärem Melanom erst im Stadium III zur Beobachtung kamen. Alle Patienten starben durchschnittlich 6 Monate nach Feststellung der Fernmetastasierung, also unabhängig von der Dauer der zuvor bestehenden Remissionsfreiheit. Die Überlebenschance für den einzelnen Melanom-Patienten im Stadium III richtete sich ganz danach, ob solitäre oder multiple und ob viszerale oder nichtviszerale Fernmetastasen vorlagen. Prognostisch relevante Faktoren von Seiten des primären Melanoms scheinen nach den Erhebungen von Balch et al. auf die Inzidenz von Fernmetastasen keine erkennbaren Auswirkungen zu haben.

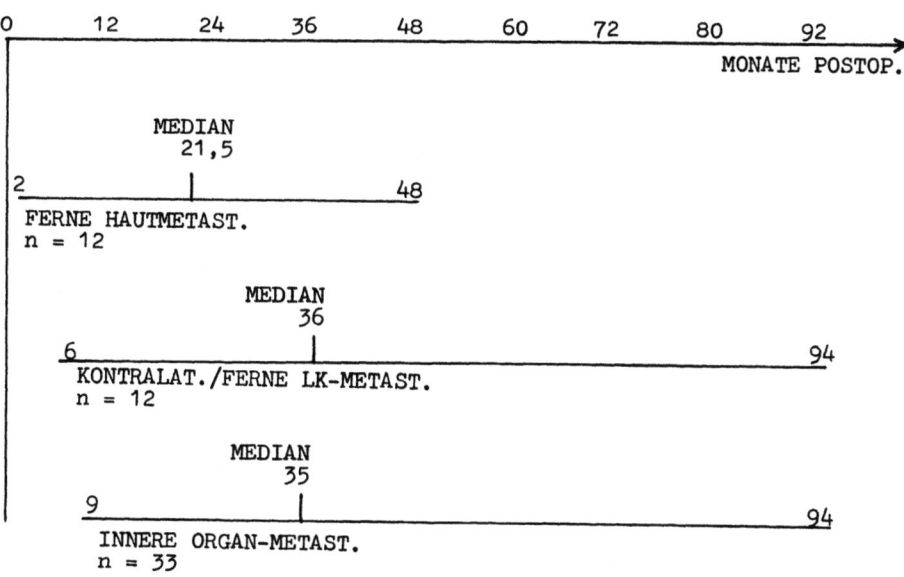

Abb. 2. Zeitliche Manifestation von Spätmetastasen maligner Hautmelanome (Stuttgart, 1976–1982)

Besondere Fälle von „Spätmetastasierung"

Im allgemeinen ereignen sich viszerale Melanom-Metastasen erst nach früher durchgemachter regionärer LK-Metastasierung, doch gibt es auch Ausnahmen. Bei 2 Eigenbeobachtungen eines verwilderten subungualen Melanoms der Großzehe und eines fortgeschrittenen akrolentiginösen Melanoms der Ferse trat eine Lebermetastasierung auf, bevor noch die regionären Lymphknoten einen verdächtigen Palpationsbefund boten.

Schließlich gibt es Einzelfälle mit exzessiver „Spätmetastasierung" von Hautmelanomen, die länger als 10 Jahre nach operativer Therapie des Primärtumors lokale oder regionäre Rezidive entwickelten.

Koh et al. [4] haben 2 und Briele et al. [3] 7 solcher Fälle beobachtet, deren primäre Melanome histologisch eher einer mittleren Risikogruppe angehörten.

Uns ist eine 58jährige Patientin bekannt, die noch 18 Jahre nach operativer Behandlung eines Melanoms der Wade und Tiefenbestrahlung der Leisten-LK in mehrjährigen Abständen Lokalrezidive entwickelte. Eine andere unserer Patientinnen lebte 31 Jahre nach Entfernung eines malignen Melanoms des Unterschenkels völlig erscheinungsfrei, bis histologisch bestätigte Metastasen in den Leisten-LK auftraten. Rätselhaft sind uns auch heute noch jene Einflüsse, welche eine „tumor domancy" über so lange Zeit aufrechtzuerhalten vermögen.

Literatur

1. Altmeyer P, F Nödl, H Merkel (1980) Lymphogenic metastasizing of malignant melanoma. Dtsch Med Wschr 105: 1769-1772
2. Balch ChM, S-J Soong, HM Shaw, GW Milton (1985) An analysis of prognostic factors in 4000 patients with cutaneous melanoma. In: Cutaneous Melanoma. Clinical Management and Treatment Results Worldwide (ChM Balch, GW Milton edit). J B Lippincott Comp Philadelphia, pp 321-352
3. Briele HA, CW Beattie, SG Ronan, PK Chaudhuri, K DasGupta (1983) Late recurrence of cutaneous melanoma. Arch Surg 118: 800-803
4. Koh HK, AJ Sober, ThB Fitzpatrick (1984) Late recurrence (beyond ten years) of cutaneous malignant melanoma. J Amer Med Ass 251: 1859-1862
5. Lee YT (1980) Diagnosis, treatment and prognosis of early melanoma. The importance of depth of microinvasion. Ann Surg 191: 87-97
6. Lukacs S, O Braun-Falco, KR Trott, O Hug (1977) Rezidivmuster bei chirurgisch behandelten primären malignen Melanomen der Haut. Münch Med Wschr 119: 279-282
7. Roses DF, MN Harris, D Hidalgo, QJ Valensi, N Dubin (1982) Primary melanoma thickness correlated with regional lymph node metastases. Arch Surg 117: 921-923
8. Weidner F, OP Hornstein, P Hermanek, G Wutz (1976) Early metastases in regional lymph nodes and prognosis of malignant melanoma. Arch Derm Res 256: 167-177
9. Weidner F, A Altendorf, G Neumüller (1981) Metastasierungsmuster In: Das maligne Melanom der Haut (Hrsg. F Weidner u. J Tonak) peri med, Erlangen S 75-86

Prof. Dr. med. F. O. Weidner
Dr. med. R. Beck
Hautklinik
Priessnitzweg 24
D-7000 Stuttgart 50

Infrarotthermographie beim malignen Melanom

U. MICHEL, O. P. HORNSTEIN, A. SCHÖNBERGER, Erlangen

Methodik und Patientengut

264 Patienten, bei denen klinisch der Verdacht auf ein malignes Melanom (mM) der Haut bestand, wurden von August 1980 bis Dezember 1983 untersucht (Philips digitales Thermographie-Meßsystem, Typen Nr. 14-110500).

Zur Auswertung kamen 204 Fälle. 60 Personen wurden aus der Studie herausgenommen (Voroperation zu kurz zurückliegend, peritumorale Lymphoszintigraphie, Pflasterreizung, oder die Exzision verweigert).

Die Beurteilung der Thermogramme erfolgte, nach der von Spitalier und Amalric empfohlenen, später von Gautherie et al. [8] präzisierten Klassifikation (peritumorale Hyperthermie je nach Intensität und Ausdehnung mit Q_0-Q_4 angegeben). Entsprechend werden die Befunde in Projektion auf das Lymphabflußgebiet als q_0-q_3 bezeichnet. Zusätzlich beurteilten wir auch vereinzelte Vorkommen peritumoraler Hypothermiezonen (H).

Ergebnisse

Bei 143/183 Patienten ergab die IR-Thermographie der melanomverdächtigen Tumoren einen auffälligen Befund des Tumors und/oder der peritumoralen Region (Tabelle 1). Bei den histologisch gesicherten mM fand sich in 84% ein positives Thermogramm. Die sonstigen, klinisch zunächst als mM eingestuften pigmentierten Hauttumoren ergaben, unter Einschluß der Fälle mit minimalen Temperaturunterschieden (H, Q_1) in 89% unauffällige Befunde (Tabelle 1). Noduläre Melanome waren stets hypertherm. Das SSM erwies sich als vergleichsweise weniger warmer Tumor.

Wir untersuchten Zusammenhänge zwischen der Intensität der Infrarotabstrahlung und der Oberflächenbeschaffenheit, den histologischen Tumorparametern (pT, Clark's Level), dem Melanomtyp und dem klinischen Tumorvolumen. Über mM mit Hyperkeratose und Atrophie der Epidermis fand sich geringere, über ulzerierten und

Tabelle 1. Gegenüberstellung histologiche Diagnose/Thermografische Klassifikation (n = 204)

Histologische Diagnose	Thermographische Klassifikation Q (n=204)							
	☐	Q_0	H	Q_1	Q_2	Q_3	Q_4	Summe
ALM	1	1	1	6		2	1	12
LMM		2		2	5	1		10
SSM	10	21	7	33	25	16	4	116
NMM	8			5	6	5	3	27
MM-Metastasen	2				2			4
Melanoma in situ		4	1	2				7
Angiome		1	1	3				5
sonstige benigne Tumoren		11	6	3	2		1	23
Summe	21	40	16	54	40	24	9	204

▨ = thermographisch auffällige maligne Melanome
☐ = nicht durchgeführt

Von 176 Patienten mit mM wurden Thermogramme der regionalen Lymphabflußgebiete ausgewertet. Bei 92 lymphdissezierten Patienten mit high-risk Melanomen konnten die histologischen und klinischen Lymphknotenbefunde mit den präoperativen Thermogrammen verglichen werden (Tabelle 2 und 3).

Tabelle 2. Gegenüberstellung histologischer Lymphknotenbefunde/Thermographie Lymphknotenregion (n = 92)

Histologie		Thermographie			
		q_0	q_1	q_2	q_3
☐	84	53	9	17	5
pathologisch	19	1	7	9	2
unauffällig	73	47	12	9	5
Summe	176	101	28	35	12

knotigen mM stärkere Wärmeabstrahlung. Ein Vergleich von Q mit histologischen Tumorparametern erbrachte die beste Korrelation bei pT/Q (Abb. 1). Noduläre mM und akrolentiginöse mM zeigten die höchste IR-Abstrahlung (Abb. 2). Die Tumorvolumina korrelierten nur annähernd mit dem Grad der Hyperthermie.

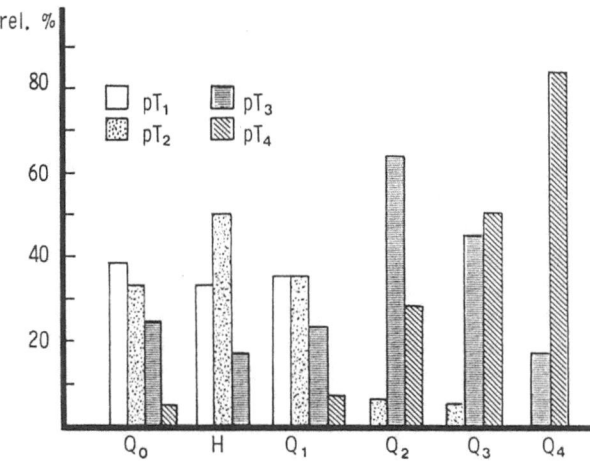

Abb. 1. Gegenüberstellung thermographischer Gradient/histologische pT-Klassifikation (n = 133)

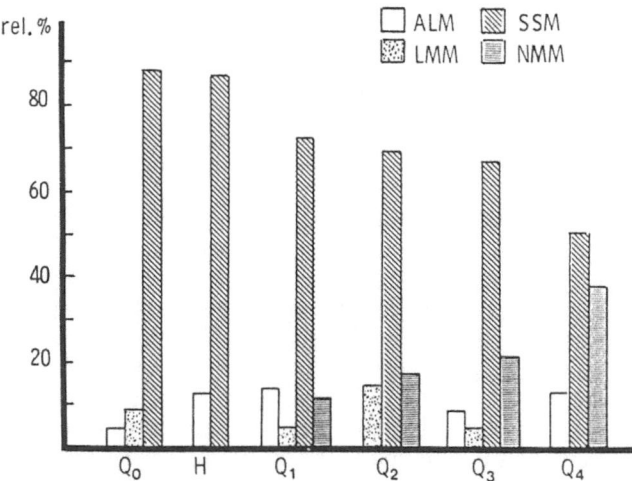

Abb. 2. Gegenüberstellung thermographischer Gradient Q/Melanomtypen (n = 146)

In 18/19 Fällen mit histologisch gesicherten regionären Lymphknotenmetastasen fand sich präoperativ eine Hyperthermie in Projektion auf das entsprechende Lymphabflußgebiet. Klinisch verdächtige Befunde lagen nur 13 mal vor (Tabelle 3). Klinisches bzw. thermographisches Überdiagnostizieren (d.h. auffälliger Lymphknotenbefund ohne histologische Bestätigung) fand sich mit 25%/28% etwa gleich häufig. Erwähnenswert ist eine positive Korrelation des thermographischen Gradienten q mit der Zahl der nachgewiesenen Lymphknotenmetastasen bzw. dem Überwiegen von Makro- über Mikrometastasen.

Tabelle 3. Gegenüberstellung Klinik/Thermographie bei Patienten mit histologisch nachgewiesenen Lymphknotenmetastasen (n = 19)

	Klinik	Thermographie
richtig positiv	13 (68%)	18 (95%)
falsch negativ	6 (32%)	1 (5%)

▨ Übereinstimmung Histologie/Klinik bzw. Thermographie

Schlußfolgerung

Die Ergebnisse zeigen, daß die präoperative IR-Thermographie melanomverdächtiger Hauttumoren die Treffsicherheit der klinischen Tumordiagnostik erhöht. Sie führt insbesondere zu einer Verbesserung der regionalen Lymphknotenbeurteilung und liefert Anhaltspunkte für eine präoperative Prognosebeurteilung. Wichtig ist, daß es sich bei der IR-Thermographie um eine nicht-invasive diagnostische Methode ohne subjektive und objektive Patientenbelastung handelt.

Literatur

1. Amalric R, E Calas, PY Castelain, C Altschuler, JM Spitalier (1975) La téléthermographie dynamique en dermatologie. Ann Dermatol Syphiligr 102:157-164
2. Bourjat P, M Gautherie, E Grosshans (1975) Diagnosis, follow-up and prognosis of malignant melanomas by thermography. Thermography (Proc 1st Eur Congr, Amsterdam 1974). Bibl Radiol 6:115-127

3. Brachtel R, P Schramm (1978) Die Telethermographie in der Diagnostik maligner Hauttumoren. Klinikarzt 7: 282-289
4. Clark WH, L From, EA Bernardino, MC Mihm (1969) The histogenesis and biologic behaviour of primary human malignant melanomas of the skin. Cancer Res 29: 705-727
5. Cristofolini M, C Valdagni, D Cattoni, B Perani (1975) La teletermografia nei tumori cutanei: Possibilità e limiti. G Ital Dermatol Min Dermatol 110: 523-534
6. Engel JM (1979) Thermographie-Technik und klinische Auswertung. Dtsch Ärztebl 44: 2877-2886
7. Engel JM, EFJ Ring (1984) Angewandte Thermologie. Edition Medizin, Weinheim Deerfield Beach Forida Basel
8. Gautherie M, E Grosshans, J Juillard (1978) The value of infrared thermography for diagnosis, prognosis and surveillance of malignant melanomas. Philips Med Publ 8 525-21-1 238-11
9. Lintermans J, GF Maillard (1971) Essai d'explication thermochimique de l'hyperthermie des mélanomes malins. Arch Dermatol Forsch 240: 249-275
10. McGovern VJ (1970) The classification of melanoma and its relationship with prognosis. Pathology 2: 85-90
11. Spitalier JM, R Amalric (1970) Les mélanomes malins cutanés. Maupetit, Marseille
12. Weidner F, OP Hornstein, HM Bischoff (1983) Zur Treffsicherheit der klinischen Diagnose bei malignen Hautmelanomen. Dermatol Monatsschr 169: 706-710
13. Weidner F, J Tonak (1981) Das maligne Melanom der Haut. Perimed, Erlangen

Dr. med. U. Michel
Prof. Dr. med. O. Hornstein
Dr. med. A. Schönberger
Dermatologische Universitätsklinik
D-8520 Erlangen

Die präoperative Lympho-Szintigraphie bei malignen Melanomen

P. ALTMEYER, G. SCHÄFER, D. MUNZ, Frankfurt

Lympho-Szintigraphie

Die kurative Behandlung maligner Melanome der Haut ist nach wie vor rein operativ. Hier gilt die weite Excision des Primärtumors als allgemein anerkannte Therapie der Wahl. Grundlage aller Melanomtypischen Operationen ist die Tatsache, daß Melanome der Haut lange vorzugsweise regional lymphogen metastasieren. Es ist unbestreitbar, daß einzelne Melanomzellverbände über viele Jahre in Lymphbahnen oder Lymphknoten okkult verbleiben können, bevor sie ohne erkennbaren Grund wachsen und als Metastase klinisch evident werden [2]. Wir wissen aus eigenen Untersuchungen [1], daß bei 25-40% der Patienten im klinischen Stadium I, d.h. Primärtumor ohne klinischen Hinweis auf Metastasen, okkulte Absiedelungen, teils als Mikrometastasen in den Lymphknoten nachweisbar sind. Diese Mikrometastasen können allerdings nur dann entdeckt werden, wenn die Lymphknoten aus dem operativen Block einzeln herauspräpariert und in großen Schnittserien aufgearbeitet werden. Dieser zeitaufwendigen Präparation bedienen sich nur wenige Kliniken, so daß die meisten Metastasen-Statistiken infolge einer ganz unterschiedlichen Technik nicht vergleichbar sind. Der hohen Rate okkulter Lymphknoten-Metastasen gilt es Rechnung zu tragen. Hier wird man der regionären Lymphadenektomie einen entscheidenden Wert beimessen. Dazu ist eine möglichst genaue Kenntnis der jeweiligen Lymphabflußwege zwingend notwendig. Hierzu eröffnet die Lymphoszintigraphie in der von uns bereits früher mehrfach dargestellten Weise [4, 5] eine vortreffliche Chance.

Patientengut und Methode

Von 1980-1985 wurden weit über 300 Patienten mit malignen Melanomen, die klinisch als „high risk" eingestuft wurden, szintigraphisch untersucht. Wir führten Untersuchungen sowohl bei Extremitäten- wie auch bei Stamm- und Kopfmelanomen durch. Allerdings konnten wir nach Standardisierung der Technik feststellen, daß die Extremitätenmelanome durch voraussagbare Lymphknotenstationen drainiert werden. Es sind dies die axillären und inguinalen Lymphknoten. Eine Ausnahme bereiten die Melanome, die an den proximalen Vierteln einer Extremität lokalisiert sind. Bei diesen sind variable Lymphdrainageverhältnisse möglich. Insofern reduzierten wir dieses diagnostische Verfahren auf Melanome, die an Stamm, den proximalen Extremitäten sowie an Kopf und Hals lokalisiert waren [3]. Schließlich konnten wir in Kontrollszintigraphien nachweisen, daß die Lymphdrainage nach großen operativen Eingriffen entscheidend verändert wird. Entweder werden zuvor angezeigte Lymphabflußgebiete nicht mehr dargestellt oder es stellen sich, bedingt durch den Operationsartefakt, neue präoperativ nicht nachgewiesene Lymphwege dar. Weiterhin mußten wir mehrfach feststellen, daß der Radiotracer im Narbengebiet durch die dort verlangsamte Lymphzirkulation innerhalb des Untersuchungszeitraumes nicht abtransportiert wurde. Dies waren die Gründe für uns, diese Methode nur noch präoperativ einzusetzen.

Methode

Mit Hilfe einer Tuberkulinspritze mit dünner Kanüle (< 26 Gauge) wurden pro Patient insgesamt 1,5-2,0 mCi Tc^{99m}-markiertes Antimontrisulfid-Kolloid im Abstand von 0,3-0,5 cm um den Hauttumor herum ohne Druck intradermal, ein kleinerer Teil auch subkutan, injiziert. Dabei wurden zunächst die subkutanen, dann unter Zurückziehung der Kanüle die intrakutanen Aktivitätsdepots gesetzt. Die hierbei applizierten Volumina sind pro Depot kleiner als 0,1 ml und liegen nach Möglichkeit um 50 μl. Durch mehrfache Aspiration wird die interstitielle Lage der Kanüle kontrolliert. Der Abstand der Einstichstellen voneinander beträgt höchstens 0,5 cm. Die Anzahl der Injektionen richtet sich nach dem Umfang des Primärtumors [6].

Um den lymphogenen Abtransport des Radiokolloids an den Injektionsdepots zu steigern, werden die Patienten gebeten, sich zwischen Injektion und Szintigraphie zu bewegen. Bei Tumorsitz im Gesichts- und Schädel-Bereich erfolgt dies durch Betätigung der mimischen Muskulatur bzw. der Kaumuskulatur. Es sollte ausdrücklich betont werden, daß den Radiokolloid-Präparationen weder ein Anästhetikum noch der „spreadingfactor" Hyaluronidase zugesetzt wurde. 3-6 Stunden nach Injektion wurde mit Hilfe einer Großfeld-Gammakamera die Aktivitätsverteilung durch Anfertigen von überlappenden Einzelaufnahmen registriert.

Ergebnisse

In unsere Statistik gingen 300 Patienten ein. Hiervon waren 168 Männer, im Alter zwischen 22 und 83 Jahren sowie 132 Frauen im Alter zwischen 17 und 79 Jahren. Die Hauttumoren waren 198 mal am Rumpf, 59 mal an den Extremitäten und 43 mal an Kopf und Hals lokalisiert.

Hinsichtlich der Lymphdrainage maligner Melanome am Rumpf ist zu beachten, ob die Tumoren innerhalb oder außerhalb der lymphatischen Wasserscheiden lokalisiert sind. Als lymphatische Wasserscheide werden 5 cm breite Zonen um die vordere und hintere Mittellinie sowie um die Sappey'sche Linie bezeichnet. Dies ist eine horizontal verlaufende Linie, die durch die Umbilicalregion und den Dornfortsatz des 1. bzw. 2. Lendenwirbels führt. Von diesen Wasserscheiden aus wurde bisher ein bidirektionaler Lymphabfluß angenommen.

Bei den 198 Melanomen am Rumpf konnten die folgenden regionären Lymphknotengruppen lymphoszintigraphisch identifiziert werden:
axilläre
inguinale
parasternale
supraklavikuläre
nuchale.

Bei 21% der Tumoren stellten sich „in transit" Lymphknoten dar, die im afferenten Lymphdrainagegebiet eingeschaltet waren. Es gibt zahlreiche Beispiele für die Nichtvorhersagbarkeit der regionären Lymphknotenstationen bei Melanomen, die am Rumpf lokalisiert sind. Ebenso gibt es Beispiele dafür, daß die sog. lymphatischen Wasserscheiden nur eine grobe Orientierungshilfe sein können. Bemerkenswert ist, daß bei 52% der Rumpfhaut-Melanomen der Lymphabfluß in eine einzige regionäre Lymphknotengruppe erfolgt. Hierbei befand sich der Primärtumor zu einem Drittel dieser Fälle innerhalb der lymphatischen Wasserscheiden, d.h. der Lymphabfluß hatte möglicherweise einen bidirektionalen Weg nehmen können. Hier wird dem Patienten also ein zusätzlicher operativer Eingriff erspart. Besonders eindrucksvoll, damit aber effektiven chirurgischen Maßnahmen zumeist nicht mehr zugänglich, sind bi-, tri- oder polyvalente Drainagemuster.

Trotz der großen interindividuellen Variabilität ist die Richtung des Lymphabflusses bei Tumoren der Rumpfhaut nicht zufällig. Bei 186, d.h. bei 94% der untersuchten Melanomen waren die axillären Lymphknoten an der Lymphdrainage beteiligt, und zwar allein oder beidseitig. Dies legt den Schluß nahe, daß die axillären Lymphknoten die zentrale Position der Lymphdrainage der Rumpfhaut einnehmen. Eine ausschließlich von den inguinalen Lymphknotenstationen ausgeübte regionale Lymphdrainage fand sich bei 13 Rumpfhaut-Tumoren (9 mal eine, 4 mal beide inguinale Gruppen).

Auch die Voraussage der Lymphdrainage maligner Melanome an Kopf und Hals erwies sich als sehr schwierig bzw. nahezu unmöglich. Allerdings ließ sich bei sämtlichen derart lokalisierten Melanomen die Frage des ein- oder beidseitigen Lymphabflusses aufgrund der konventionellen anatomischen Richtlinie beantworten. Doppelseitige Abflüsse ließen sich nur bei den in der Nähe der medianen Linie gelegenen Hauttumoren entdecken. Eine gekreuzte Drainage (kontralateraler Lymphabfluß) war nicht zu beobachten. Die Gruppe der NLL jugulares interni waren insgesamt 40 mal, die der NLL supraclaviculares 17 mal und die NLL submanibulares 14 mal an der Lymphdrainage der Melanome an Kopf und Hals beteiligt und erwiesen sich damit als die Hauptdrainagefilter. Hinsichtlich der Frage falsch negativer Ergebnisse (d.h. szintigraphische Identifizierung einer Lymphknotenregion und nachgewiesene Metastasierung in eine andere Lymphknotengruppe), konnte ein Kollektiv von 48 lymphadenektomierten Patienten 1-4 Jahre lang kontrolliert werden. Bei diesen 48 lymphadenektomierten Patienten war in diesem Zeitraum 20 mal eine Metastasierung nachweisbar. Diese 20 Patienten metastasierten 19 mal in die Regionen, die durch die Lymphoszintigraphie angezeigt waren. Einen sicher falsch negativen Befund konnten wir bei einem 53jährigen Patienten mit einem 6 mm dicken Tumor der ventralen Halsseite nachweisen. Im Lymphoszintigramm stellten sich lediglich die Lymphknoten der linken Axillae dar, die bei der Lymphadenektomie histologisch frei von Metastasen waren. Zwei Monate später entwickelten sich klinisch nachweisbare Metastasen im Bereich der supraclaviculären Lymphknoten. Die Ursache dieses falsch negativen Befundes war die Überstrahlung dieser Region durch das gesetzte Aktivitätsdepot um den Primärtumor. Von den zuvor erwähnten 20 Patienten entwickelten 5 bei negativem histologischem Lymphknotenbefund in der szintigraphisch identifizierten Region „in transit"-Metastasen. Die von uns kontrollierten Szintigramme zeigten in diesem Bereich keine Aktivitätszonen auf.

Zusammenfassend kann gesagt werden, daß es sich bei der Lymphoszintigraphie um eine sehr geeignete reproduzierbare, bisher konkurrenzlose Methode zur nicht invasiven Identifizierung regionärer Lymphknoten beim malignen Melanom handelt. Die Lymphoszintigraphie ist einfach und rasch durchführbar, belastet den Patienten kaum und zeichnet sich durch hohe Reproduzierbarkeit aus. Die Szintigramme können ohne Informationsverlust ab der dritten Stunde p.i. angefertigt werden. Die höchste Anreicherung der Tc^{99m}-markierten Kolloide in den drainierenden Lymphknoten wird innerhalb der ersten 5 Stunden p.i. erreicht. 24 Stunden nach Injektion stellen sich zwar dieselben Lymphknoten noch dar, ihr Aktivitätsgrad ist aber deutlich abgefallen, weshalb sich die Abbildungsqualität erheblich verschlechtert. Kleinere Herde, z.B. „in-transit" Lymphknoten, kommen erst durch Bleiabschirmung oder Herausfahren der Injektionsstelle aus dem Gesichtsfeld der Gammakamera (sog. Übersteuern) zur Abbildung.

Es sollte besonders erwähnt werden, daß die Methode nicht geeignet ist, Metastasen des malignen Melanoms in den identifizierten regionären Lymphknotengruppen unmittelbar nachzuweisen. Hier bietet die sog. Doppelnuklid-Lymphoszintigraphie mit Technetium und Gallium eine wesentliche Chance. Es bedarf jedoch noch weiterer Untersuchungen, um diese Methode zu standardisieren.

Literatur

1. Altmeyer P, F Nödl (1978) Erfahrungen mit der Immuno-BCG-Behandlung des malignen Melanoms. Dtsch Med Wschr 103:1214
2. Altmeyer P, F Nödl, K Merkel (1980) Lymphogene Metastasierungsbereitschaft des malignen Melanoms: Eine retrospektive Analyse von 202 lymphadenektomierten Patienten. Dtsch Med Wschr 105:1769-1772
3. Altmeyer P, DL Munz (1981) Szintigraphische Identifizierung der Lymphdrainage maligner Rumpfmelanome. Akt Derm 7:127-130
4. Munz DL, P Altmeyer, H Holzmann, A Encke, G Hör (1982) Der Stellenwert der Lymphoszintigraphie in der Behandlung maligner Melanome der Haut. Dtsch Med Wschr 107:86-91
5. Munz DL, P Altmeyer, MJ Sessler, G Hör (1982) Axillary lymph node groups — the center in lymphatic drainage from the truncal skin in man: Clinical significance for management of malignant melanoma. Lymphology 15:143-147
6. Munz DL, P Altmeyer (1985) Erfahrungen mit der präoperativen peritumoral-interstitiellen Lymphoszintigraphie (PIL) beim malignen Melanom an 300 Patienten. In: Holzmann H, P Altmeyer, G Hör (Hrsg) Dermatologie und Nuklearmedizin 148-160, Springer, Berlin Heidelberg New York

Dr. med. P. Altmeyer
Universitäts-Hautklinik Bochum Ruhr-Universität
Gudrunstraße 56
D-4630 Bochum 1

Dr. med. Gisela Schäfer
Klinikum der Johann Wolfgang Goethe-Universität
Zentrum für Dermatologie und Venerologie

Dr. med. Munz
Klinikum der Johann Wolfgang Goethe-Universität
Zentrum der Radiologie
Abteilung allgemeine Nuklearmedizin
D-6000 Frankfurt

Operative Therapie maligner Melanome

B. KONZ, München

Manuskript nicht eingegangen

Strahlen- und Chemotherapie bei der Behandlung des malignen Melanoms

E. M. KOKOSCHKA und D. BENESCH, Wien

Strahlentherapie

Seit den Gründerjahren der Radiotherapie wird das maligne Melanom mit schwungvoller Begeisterung mit jeweils den modernsten Methoden dieser Technik behandelt. Im letzten Jahrzehnt sind jedoch zunehmend kritische Stimmen laut geworden, die auf stark divergierende Behandlungsergebnisse hinwiesen und gleichzeitig insgesamt die Wertigkeit dieser Behandlungsform für das maligne Melanom bezweifelten. Von einzelnen Autoren wurde der Tumor sogar als strahlenresistent bezeichnet.

Zweifellos war die früher geübte Tiefentherapie mit Radiumkontaktbestrahlung relativ unwirksam. Sie wurde von Nahbestrahlungsmethoden nach Chaoul und später durch Weichstrahlentherapie mit Beryllium-gefensterten Röhren und adäquater Raumdosis bei weitem verbessert. Die Einführung der Megavolttherapie führte schließlich zu einem regelrechten Bestrahlungsboom beim malignen Melanom bzw. zu einer echten Kompetition mit chirurgischen Möglichkeiten.

Eine kritische Durchsicht der Literatur der letzten 20 Jahre zeigte jedoch, daß durch die verschiedenen bisher durchgeführten Strahlentherapieschemata keine eindeutig positive Beeinflussung der Melanomerkrankung erzielt werden konnte. Einerseits glaubten Lissner und Lieven [3] in Form einer Zusammenstellung der Arbeiten von 22 Autoren, bezogen auf die 5 Jahre-Überlebensquote von 1750 Melanompatienten im Stadium I, zeigen zu können, daß jede Form der Strahlentherapie einer rein chirurgischen Intervention überlegen ist.

Analysiert man jedoch dieses Patientengut genauer, zeigt sich, daß die einzelnen Behandlungsgruppen überaus inhomogen sind. In fast allen Publikationen fehlen Angaben über Lokalisation des Primärtumors, Tumortyp, histologische Prognoseparameter, Geschlecht und Bestrahlungsmodalitäten.

Andererseits konnte Storck [7] aus Melanompatientengut der Züricher Klinik keine Besserung der Prognose von Stadien I-Erkrankungen verifizieren, gleichgültig welcher Bestrahlungsmodus gewählt wurde. Dies entspricht auch den eigenen Erfahrungen bei 160 Melanompatienten, die 10 Jahre nachkontrolliert worden waren [2].

Die Schwierigkeit in der Beurteilung der Strahlenempfindlichkeit des Melanoms aufgrund empirischer Behandlungsergebnisse besteht einerseits in dem inhomogenen Krankengut, andererseits auch darin, daß Einzeldosen und fraktionierte Bestrahlungsdosen bezüglich ihrer biologischen Wirksamkeit nur bedingt vergleichbar sind. Von Orton und Ellis [5] wurde daher der sogenannte Zeit-Dosis-Fraktionierungs-Faktor eingeführt, der es ermöglicht, verschiedene Bestrahlungsarten zu vergleichen.

Hornsey [1] konnte dann mittels Dosiseffektkurve bei

einem histologisch genau definierten Melanomkrankengut zeigen, daß nicht so sehr die Gesamtdosis, sondern Höhe und Zeit der Einzelfraktion wichtig ist. Bei konventioneller Bestrahlung des malignen Melanoms sollte die NDS (Nomenal Standard Dosis) über 2000 rad liegen und die lokale Bestrahlungszeit kürzer als 30 Tage sein.

Um die Strahlenempfindlichkeit des malignen Melanoms eingehender und quantitativ beurteilen zu können, wurden ausgedehnte Studien an Tumor-Modellen (Harding-Passey-Mäuse Melanom, Cloudman-S 91 Mäusemelanom, Fortner-Hamstermelanom) sowie in vitro, im Kulturverfahren, durchgeführt. Alle Untersuchungsergebnisse weisen daraufhin, daß das maligne Melanom keineswegs strahlenresistent ist. Tumorspezifisch hingegen ist, daß Melanomzellen in der Überlebenskurve anfänglich eine weite Schulterbildung zeigen, welche durch eine hohe Extrapolarisationszahl charakterisiert wird. Außerdem scheinen hohe hypoxische Tumorzellfraktionen für Therapiemißerfolge verantwortlich zu sein.

Wie ist die Strahlentherapie als Behandlungsform bei malignen Melanomen der Haut einzustufen? Die exklusive Strahlentherapie ist auch heute noch als Alternativbehandlung anzusehen. Indikationen dafür sind in Tabelle 1 aufgezeigt. In Zukunft scheint es aber wesentlich, die Erkenntnisse aus experimentellen Untersuchungen, bezüglich der Fraktionsdosis in der zeitlichen Abfolge der Bestrahlung, einheitlich zu berücksichtigen und der modernen *Hoch-Let-Therapie* den Vorzug zu geben.

Tabelle 1. Indikationen zur Strahlentherapie des malignen Melanoms

- Oberflächliche lentigo maligna- oder akral-lentiginöse Melanome bei alten oder nicht operationsfähigen Patienten (Alternative: Lokale Immunotherapie, Azelainsäure, lokale Chemotherapie)
- Inoperable, multiple Organmetastasen in Form einer Palliativ-Bestrahlung
- Hirnmetastasen

Es zeichnen sich jedoch auch ganz neue Konzepte für die Strahlentherapie am Forschungshimmel ab, z. B. Laserstrahltherapie für selektiv markierte Tumorzellen, die vielleicht in Zukunft eine therapeutische Lösung des Problems „malignes Melanom" erbringen werden.

Chemotherapie

Der Stellenwert der Chemotherapie in der Skala der Mehrschritt-Behandlungsmöglichkeiten beim malignen Melanom ist ebenfalls nach wie vor nicht eindeutig fixiert. Einerseits haben sich nur sehr wenige antimitotisch wirkende Substanzen alleine und in Kombination bei dieser Erkrankung als wirklich effektiv erwiesen; andererseits bestehen nach wie vor noch wesentliche Wissenslücken bezüglich der speziellen Pathophysiologie dieser Tumorerkrankung. Die rationale Basis zur adjuvanten Chemotherapie waren die Ergebnisse aus Tierexperimenten, die zeigten, daß eine adjuvante Chemotherapie nach der operativen Melanomentfernung das rezidivfreie Intervall sowie die Überlebenszeit deutlich anzuheben vermögen. Für gute Behandlungsergebnisse war aber notwendig, daß sofort nach dem chirurgischen Eingriff das Medikament in einer maximalen Dosierung verabreicht werden mußte.

Trotz vielfältiger klinischer Therapieansätze bei einem weltweit gesammelten Melanom-Patientengut im operierten Stadium I und II, sind derzeit einheitlich konklusive Richtlinien für die prophylaktische Chemotherapie nach Operationen nicht möglich. Für das Minimal-Residual-Melanoma-Disease ist weltweit auch eine Trendtendenz zur Behandlung mit Biological-Immune-Modifiern zu bemerken, um so mehr, als auf diesem Sektor in den letzten Jahren mittels bio-engineering revolutionierende Neuerkenntnisse gemacht wurden.

Bei der progressiv metastasierenden Melanomerkrankung kann das Ziel, nämlich die Vernichtung von großen Tumorzellmassen mit den zur Verfügung stehenden konventionellen zytotoxischen Präparaten, nur im beschränkten Ausmaß erreicht werden.

Die Ursache für sogenannte Mißerfolge der Chemotherapie ist einerseits in der limitierten Wirkungsskala von einzelnen Präparaten zu suchen, andererseits im Fehlen von tumorspezifischen Markern, die die Effizienz der Therapie graduell anzuzeigen vermögen, schließlich auch im Nachlassen der zytostatischen Wirkung auf die Tumorzellen bei langdauernder Therapie, z. B. wurde die Melphalanresistenz in vitro an Hand von Melanomzellkulturen schon genau definiert.

Der Overall-Response einzelner Chemotherapeutika variiert sehr stark, maximale Erfolgsquoten liegen bei knapp 20 %. Die teilweise hohen Toxizitätsraten bei maximaler Medikamentdosierung, sowie das Wissen um die therapeutische Möglichkeit, durch Kombination die Effizienz der Einzelsubstanz zu steigern, haben zur Entwicklung der Polychemotherapie-Schemata beim Melanom geführt.

Ein Übersichtsartikel über alle bisher geübten Kombinations-Chemotherapien für das maligne Melanom würde eine übergroße Fülle von „Melanom-Schemata" bringen, die sich untereinander aber nur unwesentlich unterscheiden. Die dabei am häufigsten eingesetzten Einzelpräparate sind DTIC, BiCNU, MeCCNU, Cis-Platinum-Abkömmlinge, Vindesin, Melphalan, Bleomycin.

Berücksichtigt man nun den durchschnittlichen Effekt der unterschiedlichen Polychemotherapie, so zeigt sich, daß die Ansprechrate auf metastasierende Melanome durch bisher geübte Kombinationsschemata nicht deutlich gegenüber Monochemotherapie angehoben werden konnte. Die Effektivität liegt bei durchschnittlich 25 % Tumorrückbildungen.

Somit scheint klar zu sein, daß bei einer Gesamtbeurteilung die „Schallmauer" dieser Therapieform erreicht ist. Neue Modelle für eine zytotoxische Therapie beim Melanom müssen erbracht werden.

So erscheint es z. B. sinnvoll, spezifische Charakteristika der Melanomzelle, nämlich den Melaninsyntheseapparat, für eine tumorselektive Chemotherapie auszunützen (Tabelle 2).

Tabelle 2. Melanomzellcharakteristika als Voraussetzung für eine tumor-selektive Chemotherapie

- Melanozyten sind im Organismus nicht essentiell notwendig
- Melanozyten repräsentieren einen charakteristischen Phänotyp in Form der Melaninsynthese (Tyrosinase) Melanomzellen sind daher biochemisch als definierte Target-Zellen anzusehen
- Melanomzellen werden durch ein spezifisches Polypeptid des MSH gesteuert
  Zellwachstumsregulativ → gesteigerte Pigmentierung reduziert das Zellwachstum

Gezielte Eingriffe in der sehr komplexen Kaskade der Melaninpigmentierung können somit als experimentelle Ansätze für eine melanomselektive zytotoxische Therapie herangezogen werden.

Verschiedene in vitro-Studien haben gezeigt, daß mono- und dihydroxylierte Benzolderivate auf die Pigmentzelle zytotoxisch wirken, andererseits, daß die melaninproduzierende Zelle selbst Metaboliten produziert und beinhaltet, die autotoxisch wirken. Es scheint daher die Überlegung nahezuliegen, Derivate von Thyrosin, Levo-Dopa und 5,6-Dihydroxyinidol zu finden, die durch die zellcharakteristische Aktion von Tyrosin in der Melanomzelle zu zellzytotoxischen Derivaten konvertiert werden können und so vollkommen tumorspezifisch wirken (Tabelle 3).

Eine Reihe von in-vitro- und tierexperimentellen Studien sowie erste klinische Erfahrungsberichte beim metastasierenden Melanom liegen bereits vor. So konnte Wick [6] die klinische Relevanz von Dopamin und Dopamin-Analoga aufzeigen. In jüngster Zeit haben Neifeld und Mitarb. [4] ebenfalls gute klinische Erfolge bei Melanompatienten mit dem Dopamin-Antagonisten Pimozide demonstrieren können.

Zytostatische Substanzen sind in der Behandlung des malignen Melanoms speziell im metastasierenden Stadium derzeit eine conditio sine qua non. Mit den zur Verfügung stehenden sogenannten konventionellen Präparaten sind die Erfolgsquoten jedoch limitiert. In Zukunft müssen sowohl neue Therapiemodalitäten und Indikationen, als auch Substanzen mit tumorselektiver Wirksamkeit in Anwendung gebracht werden.

Tabelle 3. Experimentelle Ansätze für eine melanom-selektive zytotoxische Therapie

α-MSH und Theophyllin
  → Tyrosinase-Aktivierung über intrazelluläres zyklisches AMP und Phosphodiesterase-Inhibitoren.

Einsatz von Phenolderivaten
  L-Glutaminsäure (α-4-Hydroxyanilid) natürlich vorkommender Wachstumsfaktor im Agaricus Bisporus
  → Tyrosinase konvertiert das Phenol zu zytotoxischem Quinon.

Levodopa und Dopamin Analoga +
Levodopa-Carboxylase-Inhibitoren
  → Inhibitorische Wirkung auf den Thymidin-Einbau (DNA Polymerase) sowie Block in der G_1S Interphase z.B. 3,4 Dihydroxybenzylamin + Carbidopa

5—6 Dihydroxyinidol
  Inhibition der DNA Polymeraseaktivität durch Superoxydradikale.

Dopaminantagonisten (z.B. Pimozid)
  Blockade des Dopaminrezeptors in dopamin-sensitivem Gewebe.

Literatur

1. Hornsey S (1978) The relationship between total dose, number of fractions and fraction size in the response in malignant melanoma in patients. Br J Radiol 51:905-909
2. Kokoschka EM, K Kärcher (1985) Zur Wertigkeit der Strahlentherapie bei malignem Melanom. In press
3. Lissner J, H Lieven (1984) Ion Strahlentherapie des malignen Melanoms. Chirurg. 45:362-365
4. Neifeld JP, DC Tormey, MA Baker, FL Meyskens, RN Taub (1983) Phase II Trial of the DOPA minergic inhibitor Pinozide in previously treated melanoma patients. Cancer Treat Rep 67:155-157
5. Orton CY, F Ellis (1973) A simplification in the use of the NDS concept in practical radiotherapy. Br J Radiol 45:529-537
6. Wick MM (1982) Therapeutic effect of Dopamin infusion on human malignant melanoma. Cancer Treat Rep 66:1657-1659
7. Storck H (1982) Ist das maligne Melanom wirklich strahlenresistent? Hautarzt 33:5-11

Doz. Dr. med. Eva-Maria Kokoschka
II. Universitäts-Hautklinik
Alserstraße 4
A-1090 Wien

Immuntherapie des malignen Melanoms — aktueller Stand

B. M. CZARNETZKI, Münster

Allgemeine Aspekte der Immuntherapie beim malignen Melanom

Aufgrund zahlreicher klinischer Beobachtungen bestehen auch heute wenig Zweifel, daß das spezifische Immunabwehrsystem wie auch unspezifische Entzündungsmechanismen bei der Auseinandersetzung des Körpers mit malignen Melanomzellen eine wichtige Rolle spielen. Allerdings sind die Mechanismen dieser Abwehr nur schlecht definiert, und eine Therapie, welche diese Vorgänge moduliert, muß dementsprechend unspezifisch sein. Dies erklärt auch die zum großen Teil enttäuschenden Ergebnisse der vergangenen Jahre.

Studien zur Wirkung der verschiedenen Immuntherapeutika beim malignen Melanom kann man in zwei Gruppen aufteilen: Im Stadium I und II werden Immuntherapeutika als Adjuvans eingesetzt, um nach operativer Entfernung von Primärtumoren oder Metastasen die eventuelle Eliminierung von Mikrometastasen zu begünstigen. Im Stadium III hat man Immunstimulantien alleine oder in Kombination mit anderen therapeutischen Modalitäten zur Entfernung von chirurgisch nicht mehr angehbaren Makrometastasen eingesetzt.

Die in den letzten Jahren angewandten Immunstimulantien lassen sich aufgrund ihrer Herkunft in vier Gruppen aufteilen (Tabelle 1). Auf die mit diesen Substanzen durchgeführten klinischen Studien soll im folgenden kurz eingegangen werden. Über das Mistelextrakt liegen keine kontrollierten Studien vor. Aufgrund klinischer Beobachtungen bei Patienten, welche diese Therapie wünschten, haben wir jedoch keine nachteiligen Wirkungen dieser Substanz beobachtet.

Tabelle 1. Art und Herkunft der bekanntesten Immunstimulantien, die für die Therapie des malignen Melanoms verwendet werden

Bakterien	— *BCG*
	— C. Parvum
	— Picibanil
	— Neuraminidase
Pflanzen	— Mistelextrakt
Arzneimittel, Chemikalien	— Levamisol
	— Cimetidine
	— DNCB
Körpereigene Substanzen	— Thymostimulin
	— Transfer-Faktor
	— *Interferon*

Immunstimulantien aus Bakterien

Bacillus Calmette-Guérin (BCG) ist das am längsten bekannte und am häufigsten untersuchte Immunstimulans dieser Gruppe. Es erhöht die Aktivität der natürlichen Suppressorzellen, die Antikörper-abhängige Zytotoxizität und die natürliche Killerzellaktivität. In zwei prospektiven, randomisierten Studien bei Melanompatienten im Stadium I stehen sich die behandelten Patienten zwar etwas besser als die Kontrollen, statistisch sind die Unterschiede jedoch nicht signifikant [1, 2]. In zwei Studien mit historischen Kontrollen aus Deutschland erscheint dagegen die Wirkung des BCG und DNCB im Stadium I viel eindrucksvoller [3, 4]. Einen ähnlichen Trend haben wir auch in Münster beobachten können (Abb. 1). Zur Zeit läuft außerdem eine prospektive, randomisierte Studie der EORTC (European Organization for Research and Treatment of Cancer), in der Patienten drei Jahre lang entweder mit BCG Pasteur oder BCG RIV geimpft, oder nur nachbeobachtet werden. Mehr als 250 Patienten sind inzwischen in diese Studie randomisiert worden, ohne daß sich bisher ein statistisch signifikanter Unterschied zwischen den drei Gruppen gezeigt hat.

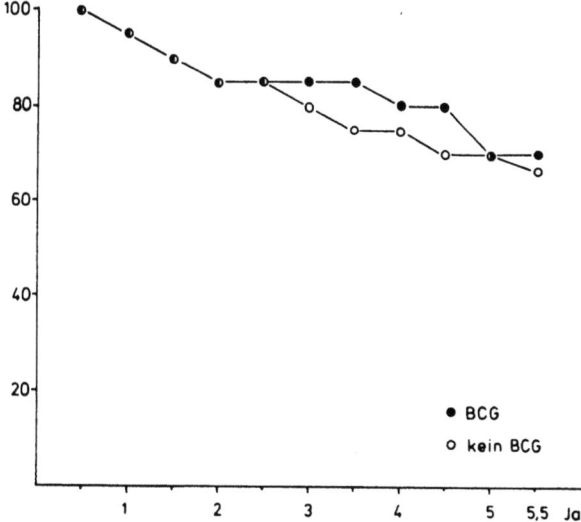

Abb. 1. Überleben der Patienten im Stadium I (Tumordicke ≧ 1,5 mm), nach chirurgischer Entfernung des primären Melanoms. 37 Patienten wurden mit BCG-Pasteur behandelt, und 36 Patienten erhielten keine adjuvante Chemotherapie (Patienten der Universitäts-Hautklinik Münster)

Die Kombination einer BCG-Impfung mit einer Polychemotherapie hat bisher keine Vorteile beim malignen Melanom in Stadium I oder II gezeigt [5], während die Kombination der BCG-Impfung mit einer niedrig dosierten Strahlenbehandlung bei multiplen kleinen oder auch einzelnen größeren Hautmetastasen in fast jedem Fall eine vollständige Remission erbrachte [6]. Die Kombinationsimpfung mit BCG und autologen, bestrahlten Tumorzellen führte dagegen zu einer erschreckend schnellen Tumorprogression und zu einem frühen Tod, verglichen mit den Kontrollpatienten, so daß diese Studie nach einem Jahr abgebrochen wurde [7].

Corynebacterium (C.) parvum, das in vitro ähnlich wie BCG wirkt, führte bei einer kleinen Patientengruppe zu einer signifikanten Verlängerung des rezidivfreien Intervalls, jedoch nicht zu einer besseren Überlebensrate [8]. In einer großangelegten prospektiven Studie der Southeastern Cancer Study Group erwies sich ebenfalls, daß C. parvum das rezidivfreie Intervall verlängert, allerdings nur bei Patienten mit einem Primärmelanom von mehr als 3 mm Dicke [9].

Impfungen mit Picibanil, einem Streptokokkenextrakt, oder mit autologen Tumorzellen, die mit *Neuraminidase* vorbehandelt waren, haben wir an unserer Klinik bei Patienten im Stadium III durchgeführt und keinerlei positive oder negative Wirkungen auf das Überleben der Patienten beobachtet.

Arzneimittel und Chemikalien

Mit der Erkenntnis, daß das Entwurmungsmittel *Levamisol* immunmodulierende Wirkungen hat, wurde auch diese Substanz in einer prospektiven Studie des EORTC im Stadium I geprüft. Bei mehr als 300 Patienten, die seit 1976 in die Studie eingegeben worden sind, hat sich bisher keine signifikante Verbesserung der Prognose im Vergleich zu Kontrollen ergeben.

Cimetidin, das durch eine Blockade des H_2-Rezeptors an Lymphozyten ebenfalls immunmodulierend wirkt, hat alleine keine ausgeprägten Effekte auf Melanommetastasen. In Kombination mit α-Interferon hat es jedoch bei 6 von 20 Patienten im Stadium III eine Tumorregression induziert, wobei fünf Vollremissionen bei Patienten mit kutanen und subkutanen Metastasen erreicht wurden [10].

Eine Vollremissionsrate von 23% (39 Patienten mit Haut-, Lymphknoten- und kleinen Lungenmetastasen) mit einer Dauer bis zu 8 Jahren ist bei der Therapie mit einem Kontaktallergen und Chemotherapie beobachtet worden [11]. Die Hautmetastasen wurden zunächst lokal mit Dinitrochlorbenzol (DNCB) behandelt, und nach vier Wochen wurde in 3-4 wöchigen Abständen zusätzlich DTIC gegeben. Das rezidivfreie Überleben von Patienten mit Lungenmetastasen nach mehr als 5 Jahren ist sicherlich mehr als zufällig.

Körpereigene Substanzen

Ein Thymusextrakt *(Thymostimulin)*, der die Aktivität von T-Zellen erhöhen soll, ist adjuvant bei Patienten im Stadium I untersucht worden. Sechs von acht behandelten Patienten waren nach 34 Monaten rezidivfrei, während in den Vergleichsgruppen 7 von 8 der adjuvant mit DTIC behandelten Patienten und 13 von 16 der ausschließlich chirurgisch behandelten Patienten im selben Zeitraum Metastasen entwickelten [12] (vgl. Abb. 1). Man muß allerdings einräumen, daß die Metastasierungsrate in den

Vergleichsgruppen der Autoren erstaunlich hoch ist. Die Wirkung des Thymostimulins wird erst nach Untersuchungen an größeren Patientenkollektiven richtig einzuschätzen sein.

In einer nicht randomisierten Studie an 100 Patienten mit Risikomelanomen im Stadium I (Clark level $\geq$ III, Dicke $\geq$ 1 mm) wurde eine Überlebensrate von 99%, fünf Jahre nach der Operation des Primärtumors und adjuvanter Behandlung mit *Transferfaktor* beobachtet [13]. Obgleich eine Kontrollgruppe fehlt, ist dies aufgrund aller bisher bekannten Daten über die Prognose bei solchen Patienten ein außerordentlich gutes Ergebnis.

α_2-*Interferon* ist seit kurzem kommerziell erhältlich und ist unter anderem auch bei Patienten im Stadium III untersucht worden. Die kürzlich von mehreren Gruppen bei einem EORTC-Workshop vorgetragenen Ergebnisse sind nicht sehr ermutigend. Auch hier sprechen jedoch kleine Haut- und Lungenmetastasen am besten an; die Voll- oder Teilremissionsrate beträgt jedoch nicht mehr als 30%. Theoretisch wäre es denkbar, daß Interferon das Tumorwachstum auch fördern könnte, und aus diesem Grunde sollten weitere Ergebnisse im Stadium III abgewartet werden, bevor diese Substanz im Stadium I adjuvant eingesetzt wird.

Zukunft der Immuntherapie

Aus dieser verwirrenden Vielfalt von Daten läßt sich folgende Bilanz ziehen:
1. Es müssen bessere Substanzen für die Immuntherapie gewonnen werden. Die Resultate mit Transferfaktor weisen in diese Richtung.
2. Randomisierte, prospektive Studien müssen abgewartet werden, bevor endgültige Schlüsse über die Wirkung dieser Substanzen als Adjuvantien im Stadium I gezogen werden.
3. Mangels eines besseren Verständnisses der Immunmechanismen bei der Tumorabwehr bleibt nichts anderes übrig, als über die Wirkung der zur Verfügung stehenden Immunstimulantien bei Melanompatienten durch „Versuch und Irrtum" Klarheit zu gewinnen.
4. Bei der Behandlung von Patienten im Stadium II und III scheinen Kombinationen von Immunstimulantien mit Chemotherapie oder Röntgentherapie vielversprechend. Dies gilt insbesondere für Metastasen der Haut und der Lunge.

Literatur

1. Veronesi I, J Adamis, C Aubert et al (1982) A randomized trial of adjuvant chemotherapy and immunotherapy in cutaneous melanoma. New Engl J Med 307:913-915
2. Paterson AHG, DJ Willans, LM Jerry, J Hanson, TA McPherson (1984) Adjuvant BCG immunotherapy for malignant melanoma. Can Med Ass J 131:744-748
3. Wätzig V, B Knopf (1981) Results of adjuvant BCG immunotherapy in malignant melanoma. Arch Geschwulstforsch 51:493-496
4. Dietzel U, A Huber, M Fartasch, O Hornstein (1984) Adjuvante Behandlung mit Dinitrochlorbenzol bei high risk-Melanomen des Stammes. Statistische Ergebnisse einer prognostischen Studie. Akt Dermatol 10:242-245
5. Costanzi JJ, M Al-Sarraf, C Groppe, R Bottomley, C Fabian, J Neidhart, D Dixon (1982) Combination chemotherapy plus BCG in the treatment of disseminated malignant melanoma: A Southwest oncology group study. Med Pediatr Oncology 10:251-258
6. Plesnicar S, Z Rudolf (1982) Combined BCG and irradiation treatment of skin metastases originating from malignant melanoma. Cancer 50:1100-1106
7. McIllmurray MB, MJ Embleton, WG Reeves, MJS Langman, M Deane (1977) Controlled trial of active immunotherapy in management of stage IIB malignant melanoma. BR Med J 1:540-542
8. Hilal EY, CM Pinsky, Y Hirshaut, H Wanebo, JA Hansen, DA Braun, J Fortner, HF Oettgen (1981) Surgical adjuvant therapy of malignant melanoma with Corynebacterium parvum. Cancer 48:245-251
9. Balch CM, RV Smalley, AA Bartolucci, D Burns, CA Presant, JR Durant, Southeastern Cancer Study Group (1982) A randomized prospective clinical trial of adjuvant C. parvum immunotherapy in 260 patients with clinically localized melanoma (stage I): Prognostic factors analysis and preliminary results of immunotherapy. Cancer 49:1079-1084
10. Flodgren P, S Borgström, PE Jönsson, C Lindström, HO Sjögren (1983) Metastatic malignant melanoma: Regression induced by combined treatment with interferon (HuIFN-α-(Le)) and cimetidine. Int J Cancer 32:657-665
11. Rümke PH, SP Israelis (1985) Continuous complete remission of long duration after topical DNCB and subsequent DTIC treatment in patients with skin ± other metastases. First Int Conf on Skin Melanoma, Venedig, Mai 1985 (Abstrakt)
12. Bernengo MG, P Fra, F Lisa, M Meregalli, G Zina (1983) Thymostimulin therapy in melanoma patients: Correlation of immunologic effects with clinical course. Clin Immunol Immunopathol 28:311-324
13. Blume MR, EH Rosenbaum, RJ Cohen, J Gershow, AB Glassberg, E Shepley (1981) Adjuvant immunotherapy of high risk stage I melanoma with transfer factor. Cancer 47:882-888

Prof. Dr. med. Beate M. Czarnetzki
Universitäts-Hautklinik
Von-Esmarch-Str. 56
D-4400 Münster

Die hypertherme Extremitätenperfusion beim malignen Melanom

J. TONAK, J. GÖHL, W. HOHENBERGER, Erlangen

Ein besonderes Problem in der Behandlung maligner Melanome ist die Therapie von occulten Lymphknoten- und Intransitmetastasen. Die Inzidenz dieser Metastasen ist direkt korreliert mit der Tumordicke des primären Melanoms (Tabelle 1). Bei fortgeschrittenen Melanomen der Extremitäten haben wir nicht nur mit dem Vorhandensein von Lymphknoten-, sondern auch von klinisch occulten Intransitmetastasen in ca. 20-30% der Fälle zu rechnen [5]. Bei Melanomen der Extremitäten ist häufig aufgrund des großen Abstandes von der ersten Lymphknotenstation und dem variablen anatomischen Verlauf der Lymphbahnen eine klassische en bloc-Resektion, d. h. die Entfernung des Primärtumors einschließlich seines Lymphabflußgebietes nicht möglich.

Tabelle 1. Häufigkeit occulter Lymphknotenmetastasen (NO, pN 1) bei Patienten mit prophylaktischer Dissektion; nur klinisches Stadium I. Erlangen 1967-1983, n = 365

Tumordicke (Breslow)	n	%
≤ 0,75 mm	—	—
0,76 — 1,5 mm	3 von 79	4
1,51 — 3,0 mm	14 von 154	9
> 3,0 mm	29 von 132	22

Die hypertherme Extremitätenperfusion bietet die Möglichkeit, auch diese klinisch occulten Intransitmetastasen therapeutisch anzugehen. Bei der hyperthermen Extremitätenperfusion werden Hyperthermie und hochdosierte regionale Chemotherapie als Behandlungsprinzipien vereinigt, in der Absicht, hierbei eine besonders nachhaltige Schädigung von Tumorzellen zu erreichen.

Das operationstechnische Verfahren der hyperthermen Perfusion ist heute weitgehend standardisiert. Wir führen diese Operation nach den Empfehlungen von Creech [1] und Schraffordt-Koops [4] durch.

Die vom Gesamtkörperkreislauf isolierte Extremität wird unter Zuhilfenahme einer Herz-Lungen-Maschine auf etwa 41,5 Grad Celsius erwärmt und gleichzeitig mit einem hochdosierten Zytostaticum — wir verwenden Melphalan in einer Dosierung von 10 mg/l Extremitätenvolumen — durchspült. Die Perfusionsdauer beträgt nach Erreichen einer Gewebetemperatur von 37 Grad Celsius eine Stunde. Der gesamte Eingriff einschließlich der Lymphknotendissektion und gegebenenfalls chirurgischen Entfernung des Primärtumors nimmt durchschnittlich vier Stunden Zeit in Anspruch.

Patientengut

Zwischen 1.12.75 und 31.12.83 haben wir bei 267 Patienten mit potentiell kurablen malignen Melanomen der Extremitäten eine adjuvante hypertherme Perfusion vorgenommen.

Die chirurgische Behandlung bestand in einer weiten lokalen Excision des Primärtumors und in einer elektiven Lymphknotendissektion. In enger Zusammenarbeit mit der Dermatologischen Univ.-Klinik wurden unsere Patienten regelmäßig nachuntersucht und sind bis zum 31.12.84 mindestens 1 Jahr nachbeobachtet. Der Median der Nachbeobachtungszeit beträgt 56 Monate. Zwei Patienten wurden aus dem Nachbeobachtungszeitraum verloren. Die Überlebensraten wurden nach der actuarial method berechnet und als alterskorrigierte kumulative Überlebensraten mit 95% Vertrauensgrenzen angegeben.

Einen Überblick über die Verteilung der Patienten entsprechend der Eindringtiefe des Primärtumors und der UICC Klassifikation zeigt Tabelle 2.

Tabelle 2. UICC — Klassifikation bei 267 perfundierten Patienten mit Melanomen der Extremitäten. Erlangen 1975-1983

UICC	n	%
I a	34	13
I b	140	52
II	93	35

2/3 der Patienten befanden sich im UICC-Stadium I, 1/3 im UICC-Stadium II mit regionalen Metastasen. Der relativ hohe Anteil von 34 Patienten, entsprechend 13%, mit Tumoren vom Stadium I a und einem Tumordurchmesser von unter 1,5 mm erklärt sich aus der Tatsache, daß wir bis 1980 auch bei Patienten eine adjuvante Perfusion vorgenommen haben, bei denen Melanome vom Mikrostadium III oder einem Tumordurchmesser von mehr als 0,75 mm vorlagen.

Bei 198 Patienten wurde eine untere, bei 69 Patienten eine obere Extremität perfundiert. 189 dieser Patienten waren Frauen und 98 Männer (Tabelle 3).

Tabelle 3. Klinische Daten bei 267 adjuvant perfundierten Patienten mit Melanomen der Extremitäten. Erlangen 1975-1983

Lokalisation	♀		♂	
	n	%	n	%
Obere Gliedmaßen	45	17	24	9
Untere Gliedmaßen	144	54	54	20
Insgesamt	189	71	78	29

Unterteilt nach Melanomtypen lagen bei 26% unserer Patienten ein noduläres, bei 38 ein superficial spreading und bei 13% ein acral-lentiginöses Melanom vor (Tabelle 4). Bei 44 Patienten vom UICC-Stadium II erfolgte die Diagnosestellung histologisch nur anhand von bereits bestehenden regionalen Metastasen.

Tabelle 4. Melanomtypen bei 267 perfundierten Patienten. Erlangen 1975-1983/31.12.1984

	n	%
Superficial spreading Melanome	102	38
Noduläre Melanome	70	26
Acral-lentiginöse Melanome	35	13
Lentigo-maligna-Melanome	13	6
Seltene Typen	3	1
Unklassifizierte Melanome (Diagnose nur an Metastasen gesichert)	44	17

Ergebnisse

Die Fünf-Jahres-Überlebensraten unserer 174 Patienten im klinischen und pathologischen Stadium I betragen 86 ± 7%.

Im historischen Vergleich zu einer früheren Patientengruppe, die in gleicher chirurgischer Weise, aber ohne Perfusion behandelt worden war, können wir damit eine statistisch signifikante Verbesserung um mehr als 25% unserer Heilergebnisse feststellen (Abb. 1).

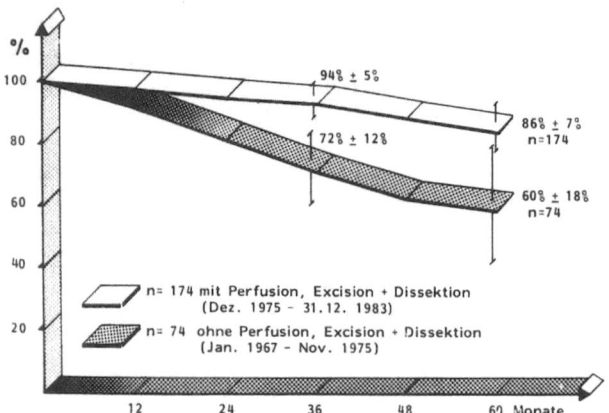

Abb. 1. Heilergebnisse (alterskorrigiert) bei 174 Patienten mit Melanomen der Extremitäten (Tumordurchmesser > 0,75 mm). Klinisches und Pathologisches Stadium I. Erlangen 1.1.1967-31.12.1983/31.12.1984

Betrachtet man die Heilergebnisse bei 140 Patienten des gleichen UICC-Stadiums I mit den prognostisch besonders ungünstigen Tumoren von einem Tumordurchmesser von mehr als 1,5 mm, entsprechend pT 3- und pT 4-Tumoren allein, so konnten wir bei diesen eine Fünf-Jahres-Überlebensrate von 85 ± 9% erreichen (Abb. 2).

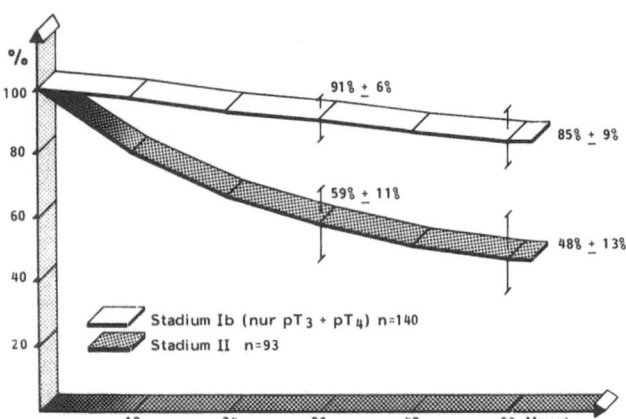

Abb. 2. Heilergebnisse (alterskorrigiert) bei 140 Patienten mit Melanomen (Tu ∅ > 1,5 mm) und 93 Patienten mit regionalen Metastasen (Stadium II). Erlangen, Dez 1975-31.12.1983/31.12.1984

Die Heilergebnisse bei 93 Patienten mit pathologischem Stadium II, d.h. mit regionalen Metastasen, betrugen mit adjuvanter Perfusion 48 ± 13%.

19% unserer 174 Patienten vom klinischen und pathologischen Stadium I bekamen im Nachbeobachtungszeitraum Metastasen (Tabelle 5).

Tabelle 5. Beobachtete Häufigkeit der Erstmetastasierung bei 174 Patienten im klinischen und pathologischen Stadium I nach adjuvanter Perfusion. Erlangen 1.12.1975–31.12.1983/31.12.84

	n	%
Lokalrezidive	2	1
Lymphknoten- u. Satellitenmetastasen	16	9
Fernmetastasen	13	7
regionale u. Fernmetastasen	2	1
Rezidiverkrankungen insgesamt	33	19

Median der Nachbeobachtungszeit 56 Monate

Die hypertherme Perfusion ist mit einer Reihe charakteristischer Nebenwirkungen belastet, deren Schwere von der Dauer der Perfusion, der erreichten Gewebetemperatur, der Menge des verabreichten Zytostaticums und indivduellen Gegebenheiten abhängen. Mit wachsender Erfahrung konnten wir diese Komplikationen wesentlich vermindern und haben in den letzten 4 1/2 Jahren keine dauernden Gesundheitsstörungen nach Perfusion mehr gesehen (Tabelle 6).

Tabelle 6. Komplikationen durch hypertherme Perfusion bei 267 Patienten mit Melanomen der Extremitäten. Erlangen 1975-1983/31.12.84

— Nachblutung mit Nachoperation	0,3%	(n = 1)
— arterielle Thrombose	1%	(n = 3)
— Lymphoedem (1 Jahr)	7%	(n = 19)
— neurologische Störung (dauernde Lähmung N. peroneus oder Femoralis)	2%	(n = 5)
— ausgedehnte Gewebsnekrosen (Amputation)	0,3%	(n = 1)
— Todesfälle	1%	(n = 3)
— 1 Nachblutung 14 Tage nach Operation		
— 1 Lungenembolie 10 Tage nach Operation		
— 1 Lungenembolie 14 Tage nach Operation		

Diskussion

Die hypertherme Extremitätenperfusion ist eine apparativ und personell aufwendige Methode, deren Einsatz nur gerechtfertigt erscheint, wenn einerseits damit eine meßbare Verbesserung der Überlebenschancen der Patienten erreicht wird, und andererseits die Nebenwirkungen und Komplikationen dieses Eingriffes sich auf wenige Prozent beschränken. Als wir 1975 als erste in Deutschland diese Behandlungsmethode routinemäßig beim malignen Melanom einführten, sahen wir uns vor allem in den ersten Jahren mit einigen schwerwiegenden Komplikationen konfrontiert. Aufgrund zunehmender Erfahrung, unterstützt durch experimentelle und klinische Untersuchungen, konnten wir diese unerwünschten Nebenwirkungen auf ein Mindestmaß reduzieren und haben in den letzten fünf Jahren keine schwerwiegenden Komplikationen mehr gesehen. Die Letalität des Eingriffes wurde im wesentlichen durch zwei tödlich verlaufende Lungenembolien verursacht.

Die Wirksamkeit der hyperthermen Perfusion, therapeutisch gegen primäre maligne Melanome oder deren Metastasen eingesetzt, ist klinisch und histologisch gesichert [2, 3, 6]. Wenn diese makroskopisch sichtbaren großen Tumoren durch Perfusion zerstört werden, so kann kein Zweifel darüber bestehen, daß auch klinisch occult vorhandene Metastasen durch die hypertherme Perfusion in einem hohen Prozentsatz geschädigt werden. Obwohl ein direkter Vergleich mit den Ergebnissen anderer Untersucher, die keine adjuvante Perfusion durchführen, nur sehr bedingt möglich ist, so ist doch auffallend, daß mit herkömmlicher chirurgischer Therapie im Durchschnitt schlechtere Heilergebnisse erreicht werden [7]. Zum endgültigen Beweis der adjuvanten Perfusion ist eine prospektiv randomisierte Studie erforderlich. Von der EORTC in Brüssel und der WHO in Mailand wurde ein gemeinsames Protokoll für eine derartige Untersuchung entworfen und wir beteiligen uns an dieser Untersuchung.

Bei Patienten mit regional metastasierenden malignen Melanomen und insbesondere mit Satellitosis stellt die hypertherme Extremitätenperfusion heute die Behandlungsmethode der Wahl dar und sie hat hier ihren gesicherten therapeutischen Wert.

Literatur

1. Creech OJ jr., ET Krementz, RF Ryan, JN Winblad (1958) Chemotherapy of cancer: Regional perfusion utilizing an extracorporal circuit. Ann Surg 148:616
2. Krementz ET, RF Ryan, RD Carter, CM Sutherland, RJ Reed (1985) Hyperthermic regional perfusion for melanoma of the limbs. In: Balch CM, GW Milton (eds) Cutaneous melanoma. Clinical management and treatment. Results worldwide. JB Lippincott Comp Philadelphia, 10:171
3. Lejeune FJ, M Mathieu, Y Kenis (1977) Hyperthermic isolation-perfusion with melphalan. A preliminary appraisal of local and general effects in malignant melanoma. Tumori 63:289
4. Schraffordt-Koops H, J Oldhoff (1981) Überleben und Lokalrezidiv nach regionaler hyperthermer Perfusion. In: Das maligne Melanom der Haut. Hrsg. Weidner F, J Tonak, Perimed Erlangen S. 145
5. Sugarbaker EV, CM McBride (1976) Survival and regional disease control after isolation — perfusion for invasive stage I melanoma of the extremities. Cancer 37:188
6. Tonak J, P Hermanek, F Weidner, I Guggenmoos-Holzmann, A Altendorf (1985) Melanoma in Germany: Experience at the University of Erlangen-Nürnberg. In: Balch CM, GW Milton (eds) Cutaneous melanoma. Clinical management and treatment Results worldwide JB Lippincott Comp Philadelphia 33:483
7. Tonak J, W Hohenberger, J Göhl (1984) Die isolierte hypertherme Extremitätenperfusion bei malignen Melanomen und Weichgewebssarkomen. Chirurg, 55:499

Prof. Dr. Dr. med. J. Tonak
Chirurgische Univ.-Klinik
Maximiliansplatz
D-8520 Erlangen

Grundsätze der Melanom-Nachsorge

L. ILLIG, Gießen

Trotz seiner alarmierenden Zunahme wird das maligne Melanom bis heute bei uns und in vielen anderen Ländern leider noch weitgehend aus dem öffentlichen Bewußtsein und der Krebsvorsorge ausgeklammert. Die meisten Patienten kommen daher aufgrund eigener Unkenntnis oder infolge des Unvermögens ihrer zuerst konsultierten Ärzte viel zu spät zur Behandlung und müssen mit einem hohen Rezidiv-Risiko leben. Dieses kann nur durch eine gut organisierte *Nachsorge* abgedeckt werden, die leider allzuoft zu einer *Nachbehandlung* wird. Bei vielen High-risk-Melanomen gehen Nach*sorge* und Nach*behandlung* sogar fließend ineinander über — spätestens dann, wenn der Tumor die Grenzen der operativen Sanierbarkeit überschritten hat oder wenn Fernmetastasen aufgetreten sind.

Daher umfaßt die Melanom-Nachsorge zwei grundverschiedene bzw. gegensätzliche Aufgaben

a) *Solange noch die geringste Aussicht* auf eine definitive Heilung besteht, mit Stahl, Strahl und Chemotherapie „Gewehr bei Fuß" zu stehen, um Lokalrezidive oder regionale Metastasen nicht nur so früh wie möglich, sondern auch so radikal wie möglich zu behandeln.

b) *Wenn eine Heilung* quo ad vitam *nicht* mehr möglich scheint — vor allem nach Auftreten von Fernmetastasen —, den Patienten so zu führen und nur zurückhaltend palliativ zu behandeln, daß seine Kondition so lange wie möglich erhalten bleibt und sein restliches Leben so lebenswert wie möglich. Das gilt besonders für die oft überraschend lange „klinisch stumme" Phase des Stadiums IV.

Beide Aufgaben erscheinen mir gleich wichtig. Ein guter Onkologe kann nicht die eine wahrnehmen, ohne sich auch der anderen zu stellen. Wichtige Voraussetzung für den Erfolg, deren Bedeutung zur Zeit noch erheblich unterschätzt wird: die Aufklärung des Patienten *und* seines Ehepartners oder der engsten Angehörigen über die Risiken seiner Krankheit und über Notwendigkeit und Sinn der verschiedenen Nachsorgemaßnahmen, und zwar in *seiner* Sprache — soweit als onkologisch nötig und soweit als psychologisch möglich (vgl. hierzu 1, 3, 7). Es gibt eine „abgestufte Form der Wahrheit" [3] und eine Fülle von Verbalisierungsmöglichkeiten, wenn man einen gefährdeten Patienten über seine Lage informieren will, ohne ihn schonungslos mit der Wirklichkeit zu vernichten oder aber einfach zu belügen. Das schließt *nicht* aus, ihm gleichzeitig immer wieder *Hoffnung* zu machen und Zuversicht zu geben.

ad a)

70% aller Rezidive treten innerhalb der ersten 18 Monate auf, fast 90% innerhalb der ersten 4 Jahre. Dabei handelt

Tabelle 1. Grundsätze der Melanom-Nachsorge

a) **im Anderson-Stadium I bis III B**
(Primärtumor, Rezidiv in loco, lymphogene Metastasen)

Aufklärung von Patient und Partner

Anleitung zur *Selbst-Untersuchung*

Inspektion und Palpation aller OP-Narben, Lymphabflüsse und Lymphknoten

Radikales, vorzugsweise operatives Vorgehen bei regional begrenzten Rezidiven (wie bei Primärtumor high risk)

b) **im Anderson-Stadium IV**
(Fernmetastasen)

Verschleierung der „Wahrheit" (schrittweise angepaßt)

Zurückhaltende Führung „an der langen Leine" (cave Berufsaufgabe!)

Roborierende Maßnahmen, Pharmako-/Phytotherapie (falls gewünscht oder notwendig)

Kryochirurgie epidermotroper Hautmetastasen

Verkleinerung von Tumormassen, operativ oder radiologisch (nur wenn sinnvoll bzw. zwingend)

Kortikosteroide systemisch (25 – 50 mg Prednison-Äquivalent) bei tumorbedingter Polysymptomatik mit Leidensdruck

Polychemotherapie? (strengste Indikation!)

---

es sich, wenn der Primärtumor nicht zu dick war, in erster Linie um Rezidive in loco oder um regionale Absiedelungen *lymphogenen* Ursprungs, die rechtzeitig erkennbar und oft auch noch sanierbar sind (vgl. hierzu 6). Nur bei sehr dicken Exophyten können gleich Fernmetastasen auftreten.

Aus diesem Grund fällt den ersten 5 Nachsorge-Jahren die größte Bedeutung zu. Hier kommt es nun in erster Linie auf die sorgfältige Inspektion und Palpation der Operationsnarben und Lymphabflußwege an, und die Termine sollten nicht zu weitmaschig sein (2-6 Monate). Bildgebende Diagnostik und vor allem laborchemische Untersuchungen sind demgegenüber von untergeordneter Bedeutung. Da auch lymphogene Absiedelungen plötzlich ihre Wachstumsgeschwindigkeit steigern können, hat es sich bei uns außerordentlich bewährt, sowohl dem Patienten als auch seinem Ehepartner die Palpation der Haut und der regionalen Lymphknoten zu zeigen (vgl. hierzu 5). Bei guter Kooperation können dann die Vorstellungsintervalle sogar vergrößert werden. *Nicht zu unterschätzender Nebeneffekt dieses Vorgehens:* Der Patient wird ganz zwanglos mit Notwendigkeit und Sinn der Nachsorge vertraut, seine „Compliance" bleibt auch über größere Zeiträume optimal.

Bildgebende Untersuchungen sollte man sparsam und möglichst gezielt einsetzen, sich vorher immer fragen, ob ein abnormer Befund tatsächlich Konsequenzen haben würde — auch um den Patienten nicht unnötig zu beunruhigen. Wir richten in Gießen das Hauptaugenmerk bei Bein-Melanomen auf Retroperitoneum und Leber, bei Stamm-Melanomen auf Pleura und Lunge, bei Kopf/Hals-Tumoren auf das Gehirn, warten aber mit einem Hirn-*Tomogramm* immer bis zum Auftreten klinischneurologischer Symptome.

Bei einem regional begrenzten Rezidiv sollte die Behandlung vorzugsweise operativ und so aggressiv wie möglich sein, solange nur die geringste Heilungschance besteht. Anschließend beginnt das Vorsorgeschema von vorn. Die *Dauer* der Nachsorge stufen wir — wie die meisten Melanom-Zentren — nach dem tatsächlichen Prognose-Risiko ab, und zwar in 0, 5 und 10 Jahre. Nach 10 Jahren erklären wir unsere Melanom-Patienten für „geheilt" — trotz der möglichen, aber sehr seltenen Spätmetastasierungen.

Adjuvante Präventivmaßnahmen immunologischer oder chemotherapeutischer Natur — insbesondere die Kombination von BCG-Vakzinierungen und DTIC-Infusionen — haben bisher enttäuscht und die Feuerprobe internationaler multizentrischer Studien nicht bestanden [8]. Sie sind von vielen Zentren, so auch in Hornheide und Gießen, wieder verlassen worden — trotz vereinzelter positiver Eindrücke. Ein brauchbarer schulmedizinischer Ersatz ist nicht in Sicht.

ad b)

Der Umgang mit nicht mehr heilbaren Melanom-Patienten im klinischen Stadium IV verlangt eine grundsätzlich andere Strategie. Oft wird im Arzt jetzt weniger der gewiegte Onkologe als der „ganze Mensch" gefordert. Sind einmal Fernmetastasen nachgewiesen, kann es überflüssig oder sogar schädlich sein, den Patienten oder seine Angehörigen über alle Fakten zu informieren. Jetzt kommt es meist nicht darauf an, so früh wie möglich, sondern so spät wie möglich zu handeln; besonders dann, wenn der Patient subjektiv beschwerdefrei ist und es um Operationen oder Bestrahlungen geht, die nur noch eine Verkleinerung der Tumormassen bewirken können. *Solange der Patient sich wohl fühlt, sollte man ihn nicht ohne Not aus dem gewohnten Alltag bzw. Beruf reißen, der ihn von dem über ihm hängenden Damokles-Schwert am besten ablenkt.* Dabei kann es nützlich sein, sich mit dem Ehepartner zu „verbünden" und dafür zu sorgen, daß z.B. Ehemänner weder „in Watte gepackt" noch „überfüttert" werden und daß sie ihre sportlichen Aktivitäten nicht einstellen.

Oft kann man solche Patienten „an der langen Leine" führen — z.B. durch regelmäßigen Telefonkontakt —, ihnen aber dennoch die Rückkehr in die Klinik ständig offenhalten. Sie kommen dann von selbst im rechten Augenblick, wenn sie Hilfe brauchen. Kutane Metastasen kann man oft ambulant entfernen, wobei die kryo-chirurgische Zerstörung sogar mit einer Immunstimulation einhergehen kann.

Selbst bei diffuser Metastasierung bekommen Melanom-Patienten selten oder erst sehr spät eine Tumorkachexie. Sie können bis wenige Wochen vor ihrem Tod blühend aussehen und voll leistungsfähig sein. Dann hüte man sich, sie ohne zwingenden Grund zu hospitalisieren. Das schließt nicht aus, einem Berufstätigen oder einer Hausfrau mit Kindern dennoch alle sozialen Hilfen an die Hand zu geben, die vom Gesetzgeber vorgesehen sind.

Ist es auf diese Weise gelungen — evtl. unter Einsatz roborierender Maßnahmen oder einer symptomatischen Pharmako- bzw. Phytotherapie —, Lebensmut und Lebenskraft bis zum tatsächlichen Zusammenbruch wichtiger Organe oder Körperfunktionen zu erhalten, dann kommt der Tod selbst für den betreuenden Arzt oft „auf leisen Sohlen", und das finale Siechtum bleibt meist kurz. Die moderne Schmerztherapie — evtl. mit Zentralvenen-

Katheter oder Epidural-Katheter — und vor allem die im Endstadium oft geradezu wunderbar wirkenden Kortikoidsteroide, erlauben fast immer, dem Patienten *und* seinen Angehörigen Bewußtsein und Schrecken des nahenden Todes zu nehmen. *Die Polychemotherapie bedeutet demgegenüber oft ein „Ende mit Schrecken", und die Zahl lohnenswerter klinischer Remissionen ist nach eigenen Erfahrungen sehr gering* [2, 4].

Ob der Patient die letzten Tage seines Lebens zu Haus im Kreis seiner Familie oder aber in der Klinik verbringt, hängt in erster Linie von den äußeren Umständen und den Krankheitssymptomen ab. Jede der beiden Lösungen kann im Einzelfall die bessere sein. Auch der Tod in der Klinik muß nicht unmenschlich oder einsam sein, wenn man den Angehörigen nur Zutritt und Aufenthalt rund um die Uhr ermöglicht. Bei etwas Phantasie und Mut zur Improvisation können gerade in der Nachsorge hochgefährdeter oder nicht mehr heilbarer Melanom-Patienten onkologisches Wissen, Apparatemedizin, Naturheilkunde und ärztlich-menschliche Zuwendung eine ideale Partnerschaft eingehen.

Literatur

1. Drings P, A Sellschopp (1984) Die psychische Betreuung des Tumorpatienten. Dt Ärzteblatt 81:1708-1712
2. Graubner M, G Staebe, L Illig et al (1984) Cis-Platin (C) — Vindesin (V) — Dacarbazine (D) in Advanced Malignant Melanoma. Response Related to Site of Metastases. 17. Dt Krebskongreß, Dt Krebsgesellschaft, München
3. Gross R (1984) Der Arzt zwischen Technologie und Ethik. Dt Ärzteblatt 81:3660-3666
4. Illig L (1985) Moderne Mehrstufen-Therapie des malignen Melanoms der Haut in Abhängigkeit vom Prognose-Risiko. Med Welt (im Druck)
5. Knutson CO, JM Hori, JS Jr Spratt (1971) Melanoma. Surgery Dec 1-55
6. Schult F (1982) Metastasierungstendenz beim malignen Melanom des Stadiums I als Grundlage für eine gezielte Nachsorge. Diss Münster
7. Sheldon M (1982) Die Wahrheit in der Medizin. JAMA 1:535-538
8. Veronesi U, J Adamus, C Aubert et al (1982) A Randomized Trial of Adjuvant Chemotherapy and Immunotherapy in Cutaneous Melanoma. N Engl J Med 307:913-916

Prof. Dr. med. L. Illig
Universitäts-Hautklinik
Gaffkystraße 14
D-6300 Gießen

Trends/News: Neuere Therapieverfahren

Therapeutische Anwendung von Orgotein

M. LANDTHALER, F. STARK, O. BRAUN-FALCO, München

Das Enzym Superoxiddismutase hat unter dem internationalen Freinamen Orgotein in den letzten Jahren in verschiedenen Bereichen der klinischen Medizin Aufmerksamkeit gefunden. Dieses aus Rinderleber gewonnene Protein enthält in seiner Struktur Kupfer- und Zinkmoleküle und scheint dazu in der Lage zu sein, im Interzellulärraum freie Sauerstoffradikale abzufangen, die als Teilkomponente entzündlicher Erkrankungen auftreten [1, 2].

Schwerpunktindikationen bestehen dabei in entzündlichen Gelenkerkrankungen, wie etwa der Periarthritis humero-scapularis [3] oder der chronischen Polyarthritis [4]. Im Rahmen der weiteren klinischen Prüfung von Orgotein hat sich dann als erste und dermatologisch relevante Indikation die Induratio penis plastica hinzugesellt [5, 6]. Nachdem sich diese auch im eigenen Krankengut, sowohl was die Schmerzen, als auch was die Induration und damit auch die Deviation angeht, deutlich bessern ließ, wurde an unserer Klinik vermutet, daß auch hypertrophe Narben und Keloide einer Behandlung mit Orgotein zugänglich sein könnten [7]. Im folgenden soll nunmehr über die zwischenzeitlich gewonnenen Erfahrungen berichtet werden.

In die offene klinische Prüfung von Orgotein bei hypertrophen Narben bzw. Keloiden wurden bislang 25 auswertbare Patienten einbezogen, wobei die Narbenbildungen in 22 Fällen postoperativ und in 3 Fällen nach Verbrennungen aufgetreten sind. Die hypertrophen Narben selbst waren im Durchschnitt etwa 1,8 Jahre alt (Tabelle 1). Nicht einbezogen in diese Patientengruppe wurden Patienten mit Aknekeloiden, da es sich aus früheren Erfahrungen gezeigt hat, daß diese durch Orgotein allein praktisch nicht beeinflußbar waren.

Tabelle 1. Patientenkollektiv (n = 25)

Durchschnittsalter der hypertr. Narbe	♂	♀	Postoperativ	Verbrennung
1,8 ± 3,5 Jahre	18	7	22	3

Um die angesichts der Verwendung des Rinderproteins für möglich erachtete Gefahr einer anaphylaktischen Reaktion weitgehend einzugrenzen, wurde vor jeder therapeutischen Applikation von Orgotein eine intrakutane Vortestung durchgeführt, wobei den Patienten 0,3 ml Lösung in üblicher Stärke appliziert wurde und die Hautreaktionen nach 20 Minuten abgewartet wurden.

Die Behandlung selbst bestand in der intraläsionalen Applikation von jeweils 4 bis 16 mg Orgotein in 2 bis 8 ml Lösungsmittel. Die Einzeldosis richtete sich dabei jeweils nach der Ausdehnung der Hautveränderungen. Im Regelfall wurden die Injektionen bis zur Besserung der Symptomatik in 1 bis 2 wöchentlichen Abständen wiederholt. Pro Patient wurden maximal zehn intraläsionale Injektionen vorgenommen. Prinzipiell muß bei der Behandlung das Depot soweit wie möglich innerhalb der Narbe gesetzt werden, es ist darauf zu achten, daß möglichst keine Wirksubstanz im subkutanen Bereich abgelagert wird, wo sie keinen therapeutischen Gewinn erzielen kann. In manchen Fällen ist die Infiltration so schmerzhaft, daß zuvor eine örtliche Lokalanästhesie durchgeführt werden muß.

Das Behandlungsergebnis wurde aufgrund klinischer Kriterien beurteilt:

sehr gut:
Besserung der subjektiven Beschwerden; Rückgang der Entzündung, Abflachung der Narben.

gut:
Besserung der subjektiven Beschwerden; nur teilweise Rückgang der Entzündung oder teilweise Narbenabflachung.

mäßig
Rückgang der subjektiven Beschwerden; jedoch keine Beeinflussung der Entzündung oder der Narbe.

Bei 21 von 25 Patienten konnte ein gutes bis sehr gutes Resultat erzielt werden (Tabelle 2). Das Ansprechen auf die Behandlung erwies sich jedoch als durchaus unterschiedlich. Bei älteren Narben ließ sich nur im Einzelfall noch eine gewisse Besserung erreichen. Zum Teil deutliche Besserungen ergaben sich bei den Patienten mit hypertrophen Narben bzw. Keloiden von unter einem Jahr Bestandsdauer.

Tabelle 2. Behandlungsergebnis (n = 25)

	♂	♀
Sehr gut	12	4
Gut	3	2
Mäßig	1	1
Ohne Änderung	2	0

Da jedoch mit Zwischenfällen während der Behandlung gerechnet werden muß, sollte Orgotein nur unter Beachtung der Kontraindikationen und unter entsprechenden Vorsichtsmaßnahmen angewandt werden. Bei drei unserer Patienten traten Unverträglichkeitsreaktionen auf (1 Patient mit Schocksymptomatik, 2 Patienten mit Flush-Symptomatik). Auch von anderer Seite wurden bereits allergische Sofortreaktionen auf Orgotein beschrieben [8].

Zusammenfassend ist nach unseren Erfahrungen die Behandlung hypertropher Narben bzw. Keloide erfolgversprechend, wenn die Narben nicht älter als 1 Jahr sind. Wenig Aussicht auf Erfolg bieten Narben, die älter als 3 Jahre sind. Praktisch unbeeinflußbar sind Aknekeloide.

Literatur

1. Flotte L, G Loschen (1981) Der therapeutische Wirkungsmechanismus von exogen zugeführter Superoxiddismutase: Befunde und Ausblicke. Eur J Rheumatol Inflamm 4: 183-200
2. Huber W (1981) Orgotein- (Barine Cu-Zn Superoxyde Dismutase) anti-inflammatory protein drug: discovery, toxicology and pharmacology. Eur Rheumatol Inflamm 4: 173-182
3. Zykle N, V Zykle (1982) Orgotein (Peroxinom) bei der Periarthritis humero scapularis. Rheuma-Medizin 4 (4): 175-185
4. Goebel KM, U Storck, F Neureuth (1981) Intrasynovial Orgotein Therapy in Rheumatoid Arthritis. Lancet 5: 1015-1027
5. Schilling A, CU Chaussy, G Stähler, H Brandl (1983) Preliminary evaluation of superoxide dismutase (SOD) in treatment of plastic induration of the penis. In: Kelami A, JP Pryor (eds.) Peyroni's disease-operative andrology, vol 1. Karger Basel. pp 54-56
6. Landthaler M (1984) Behandlung der Induratio penis plastica. Hautarzt 35: 327-328
7. Grösser A, F Stark, M Landthaler (1984) Behandlung von hypertrophen Narben und Keloiden mit Orgotein. Hautarzt 35: 377-378
8. Kleinhans D, FO Weidner (1984) Allergische Sofortreaktionen auf Orgotein (Perxinom). 2 Fallbeobachtungen. Dtsch Derm 32: 1107-3508

Dr. med. M. Landthaler
Dr. med. F. Stark
Prof. Dr. med. Dr. h.c.O. Braun-Falco
Dermatologische Klinik und Poliklinik
der Ludwig-Maximillians Universität
Frauenlobstr. 9-11
D-8000 München 2

Wege zur therapeutischen Immunstimulation

E. BLITSTEIN-WILLINGER, Berlin

"Wege zur therapeutischen Immunstimulation" ist ein Thema, das die Phantasie und das Interesse vieler Wissenschaftler und Therapeuten schon seit langer Zeit angeregt hat. Je mehr wir über das Immunsystem wissen, desto klarer wird es, wie schwer sich das komplexe und regulatorisch gesicherte Immunsystem selektiv — nach den Wünschen der Therapeuten — modulieren läßt. Es stellen sich folgende Fragen:
1. Welche sind die Voraussetzungen für die Expansion der funktionstüchtigen (B-, T-, MΦ-) Zellen in vivo?
2. Wie kann man in vivo die Produktion der verschiedenen Zellklassen beeinflussen?

Abb. 1 ist ein vereinfachtes Schema und zeigt die Interaktionen zwischen Makrophagen und T-Zellen sowie zwischen den verschiedenen T-Zellen. Diese Interaktionen sind die Voraussetzung für eine vollständige Aktivierung und somit die Expansion der immunkompetenten Zellen. Die Aktivierung der Helfer-T-Zellen sowie T-Zellen, die bei der verzögerten Reaktion eine Rolle spielen, erfolgt durch zwei unterschiedliche Signale. Beide Signale werden von den Makrophagen (MΦ) ausgelöst [15, 18]. Das erste Signal ist die Antigenpräsentation; danach erkennen die T-Zellen das Antigen. Das zweite Signal ist die Bindung des vorher synthetisierten löslichen Faktors Interleukin 1 (IL-1). T-Helfer-Zellen „sehen" das Antigen (Ag) an den Oberflächen von Makrophagen nur im Zusammenhang mit einer „Ia"-Determinante. „Ia" bedeutet Immunantwort assoziierte Determinante des HLA-Komplexes. Eine bestimmte Qualität sowie Densität der „Ia"-Determinanten ist zur Antigen-Präsentation notwendig, wie Zinkernagel, Zürich, 1979 [22] beschrieben hat. Die T-Zellen bilden Interferon, dieses bewirkt die Freisetzung mehrerer löslicher Faktoren, u.a. Interleukin 1. Das zweite Signal ist die Bindung von IL-1 an die T-Zellen. IL-1 (früher als „Lymphocyte Activating Factor" bekannt) ist ein Lymphokin, das hauptsächlich von Makrophagen produziert und sezerniert wird.

Es hat ein MG von 15 000 und stimuliert das Wachstum von T-Zellen und Thymozyten. Somit ist Interleukin 1 die Voraussetzung für das Ablaufen zweier weiterer Schritte: Die Interleukin-2(IL-2)-Synthese der OKT_4+-Zellen und die Entwicklung von IL-2-Rezeptoren (Tac) an den OKT_8+-Zellen. Interleukin 2 hat ein MG von 13 500 und ist früher „T Cell Growth Factor" genannt worden. Es ist für die klonale Expansion der T-Effektor-Zellen notwendig [9, 19]. Zusammenfassend: Für die klonale Expansion der Effektor-Zellen sind Interleukin 1 und Interleukin 2 unerläßlich.

In der zweiten Abbildung sind — ausgehend vom Antigen — zwei Wege der Antikörperproduktion dargestellt: Erstens der T-Zell-unabhängige Weg, der zur B-Zell-Aktivierung führt, und zweitens der T-Zell-abhängige Weg. B-Zellen können das Antigen/das erste Erkennungssignal für ihre Aktivierung selbst binden. Makrophagen sind für die Aktivierung von B-Zellen da notwendig, wo sie für die T-Helfer-Aktivierung gebraucht werden. Auch die OKT_8+-Suppressor/zytotoxischen Zellen können direkt Antigen binden und dadurch im Sinne der Hemmung der Antikörperproduktion an drei verschiedenen Angriffspunkten aktiv werden. Das ist eine wichtige Voraussetzung für die Toleranzentwicklung im allgemeinen [12, 17]. Die Regulation ist bei der Antikörperpro-

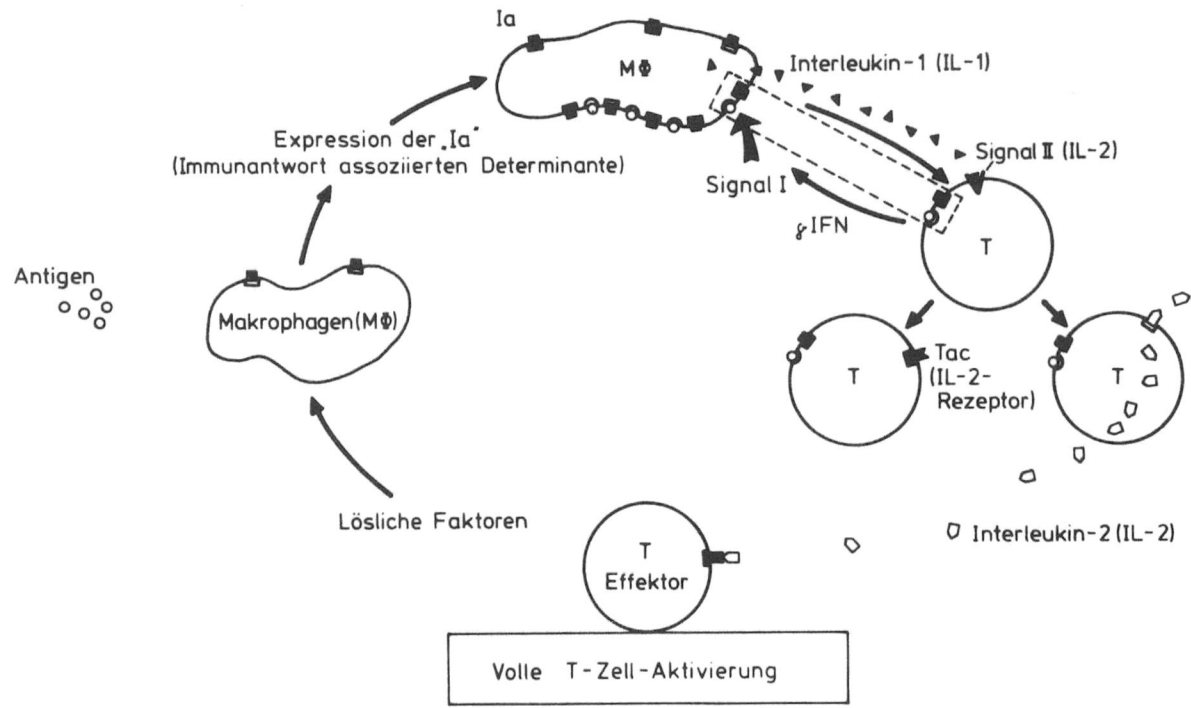

Abb. 1. IL-1 und IL-2 sind für die klonale Expansion der Effektor-T-Zellen notwendig.

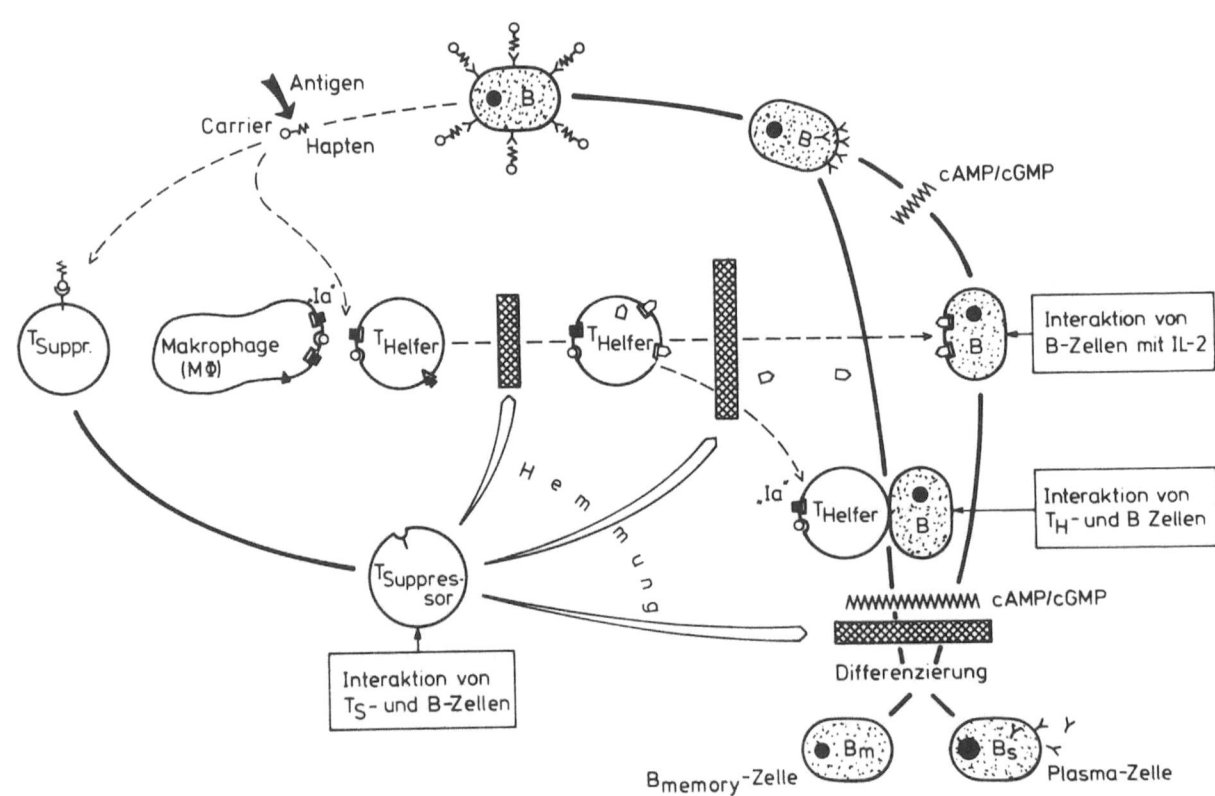

Abb. 2. Zelluläre Interaktionen bei der Antikörperproduktion

duktion immer antigenspezifisch. Es sind immer die gleichen „Ia"-Determinanten, die in die Produktion von verschiedenen Antigenen verwickelt sind [14, 21]. Das zweite Erkennungssignal für die Antikörperproduktion ist der „Idiotyp". Idiotypen sind Aminosäuresequenzen innerhalb eines Antikörpers, die genau die Region, wo das Antigen gebunden wird, determinieren. Für jeden Idiotyp existiert ein komplementärer Anti-Idiotyp, und deren Summen stellen physiologisch die Autoantikörper dar [10, 14]. Sie sind in einer jeweils sehr geringen Anzahl vorhanden, ihre Erhöhung bedeutet die Entstehung einer Autoimmunkrankheit.

Was versteht man unter Immunstimulation?

Die Immunstimulation kann eine Erhöhung der Intensität und eine zeitliche Verlängerung einer Immunantwort bewirken oder eine Immunantwort auf eine sonst nicht immunogene Substanz induzieren. Die nicht spezifischen Adjuvantien erhöhen die humorale und die zelluläre Immunantwort auf zahlreiche Antigene. Spezifische Stimulation steigert die Produktion einer einzigen Klasse von Molekülen, was die spezifische Antwort auf ein ganz bestimmtes Antigen darstellt. Wir sprechen von Immunstimulation nur dann, wenn durch Adjuvantien eine höhere Immunantwort als durch die alleinige Gabe eines Antigens, wie bei der Impfung, erreicht wird. Bei den unterschiedlichen Abläufen der Immunantwort ist es wichtig, die Sequenz der Lymphokinproduktion als jeweils entscheidenden Angriffs- und Meßpunkt der Immunmodulation zu verstehen [1, 2, 8, 11, 13, 18, 20]. Jedoch ist die vollständige Wirkung vieler Adjuvantien auf z. B. Antigen-Präsentation, IL-1 und IL-2-Synthese sowie die Induktion von verschiedenen Rezeptoren noch gänzlich ungeklärt. Sehr viele Adjuvantien müssen theoretisch potente IL-1-Induktoren sein. Wie wir wissen, stimuliert IL-1 die Produktion von IL-2 in Abhängigkeit der Konzentration. Somit können Adjuvantien über einen kaskadenförmigen Effekt nicht nur die T- sondern auch die B-Zellen beeinflussen. In der Tabelle 1 sind die nicht spezifischen und spezifischen Immunstimulatoren zusammengefaßt.

Wir haben bei Patienten mit Pemphigus vulgaris sowie Phemphigoid eine *Goldtherapie* durchgeführt. Parallel zur klinischen Besserung fanden wir eine Normalisierung der IL-1 und IL-2-Produktion [3, 4]. Patienten mit Morbus Reiter [6] und multiplen Keratoakanthomen [5], die von uns mit *Etretinate* behandelt wurden, zeigten eine er-

Tabelle 1. Immunstimulatoren

A Nicht spezifische Produkte	Wirkung
1. Wasser-Öl-Emulsion; anorganische Verbindungen: Freund's Adjuvant, Silika, Aluminiumphosphat, Aluminiumhydroxid	Bessere Antigenpräsentation (Signal 1), langsame, verzögerte Freisetzung von Ag ↑ AK-Produktion
Gold	↑ AK-vermittelte Suppression (bei Hyposensibilisierung [1] ↑ IL-1 → IL-2 ↑ [3] [4])
2. Synthetische Polynukleotide: polyinosinic — polycitidilic (poly [IC]) polyadenylic — polyuridylic (poly [AU])	Mitogene Aktivität (> unreife Zellen) verbesserte Ag-Präsentation? (Signal 1) ↑ AK-Produktion ↑ Phagozytose Interferon-Induktoren [2]

3. Hormone, nicht steroidale Entzündungshemmer, zyklische Nukleotide:
Biogene Amine, Cholinergika; Insulin; Progesteron; Testosteron; Indomethacin; Acetyl-Salicylsäure.
Thymushormone
    Facteur thymic serique
    TP-5 (Arg-Lys-Asp-Val-Tyr)
    Thymopoietin
    Thymosin
	Wirken auf alle Arten von Lymphozyten (metabolisch aktive Zellen) greifen in die cAMP/cGMP-Synthese ein, Wirkung auf Prostaglandin-Synthese [13]
	↑ Expression von Rezeptoren (OKT_4)
	↑ AK-Produktion (> IgA)
	↑ $T_{s/c}$-Aktivität
	↑ cAMP (Vorstufen)
	↑ cGMP (reife Ly) [7] [2]

4. Bakterien, Pilze oder deren Produkte Endotoxin, Lipopolysaccharid: BCG, MER, PPD, MDP	Direkte B-Zell-Stimulation MΦ-Stimulation (IL-1 → IL-2 → ↑ AK) ↑ AK-vermittelte Suppression ↑ Interferon-Produktion [1] [8]
5. Lymphokine (IL-1, IL-2) Interferon (α, β, γ) (Massenproduktion möglich durch Gen-Technologie)	↑ T_H-Aktivität (IL-2 ↑) ↑ Expression von Tac ↑ Zytotoxische Aktivität ↑ NK-Aktivität ↑ Antivirale Aktivität [2] [9] [16]
6. Andere Substanzen VitA, Retinoide*, Tapioca, Saponin, Levamisol	↑ IL-2 (durch IL-1 ?)* [5] [6] ↑ T-Zell (Zahl) ↑ E-Rosetten
7. Rezeptoren-Blockade — H_2-Blocker (Cimetidin) — Monoklonale Antikörper gegen IL-2-Rezeptoren (α Tac)	T_s-Blockierung → ↑ T_H → ↑ AK [7] (Zukunft)
B Spezifische Produkte	**Wirkung**
1. Transfer-Faktor	Transfer von Informationen, z.B. Hautüberempfindlichkeit, ohne Ag-Exposition, MG 1000—1600; Nukleopeptid, RNS, wirkt auf „naive" Stammzellen ↑ Lokale Entzündung ↑ Chemotaxis ↑ Intrazell. cAMP/cGMP ↑ LiF ↑ NK-Aktivität [11]

2. I (Informational) — RNS
    a) allogeneisch
    b) xenogeneisch
	Transfer von spezifischer genetischer Information
	Tumor-spezifische zytotoxische Aktivität

(Zahlen in Klammern = Literaturangaben)

höhte IL-2-Produktion nach der Therapie. Diese Erhöhung ging mit Zeichen der klinischen Besserung einher.

Eine Erhöhung der Expression von OKT_4-Rezeptoren, der IL-2-Produktion sowie der zytotoxischen Aktivität zeigte sich [7] bei mehreren AIDS-Patienten unter *Thymushormontherapie*. Andererseits, ein humanes r IL-2 rekonstituierte mehrere Immunparameter in vitro bei AIDS-Patienten [16].

Je mehr Immunparameter untersucht werden können, desto klarer wird, daß Immunsuppression und Immunstimulation gleichzeitig bewirkt werden. Die als Immunstimulantien eingesetzten Thymushormone und das BCG haben z. B. gleichzeitig zytotoxische Effekte [1]. Andererseits fanden wir unter der Gabe von Gold die Suppression der Autoantikörper-Bildung sowie Zeichen einer Immunstimulation — nämlich eine erhöhte IL-1- und IL-2-Produktion. Deswegen ist der Terminus „Immunmodulation" vorzuziehen. Alle vorhandenen Immunmodulatoren müssen streng in randomisierten klinischen Studien geprüft werden, nachdem sie die experimentelle Testung durchlaufen haben.

Literatur

1. Allison AC (1979) Recent developments in adjuvant research. J Reticuloendothel Soc 26:619
2. Bach JF (1980) The use of regulatory biological products to manipulate immune responses. In: Fougereau M, J Dausset (eds) Immunology (1980). Acad Press New York pp 1180
3. Blitstein-Willinger E (im Druck) Immunomodulating effects of Gold salts in IL-1 and IL-2 production in patients with Pemphigus vulgaris. I. Defective production of IL-1 and IL-2 in patients with Pemphigus vulgaris. Clin Exp Immunol
4. Blitstein-Willinger E (im Druck) Immunomodulating effects of Gold salts in IL-1 and IL-2 production in patients with Pemphigus vulgaris. II. Normalization of IL-1 and IL-2 activity by chrysotherapy. Clin Exp Immunol
5. Blitstein-Willinger E, N Haas, F Nürnberger, G Stüttgen (im Druck) Immunological findings during treatment with etretinate in multiple keratoakanthoma. Brit J Dermatol
6. Blitstein-Willinger LE (1984) Effects of etretinate on the human IL-2 production. Annual Meeting of the European Academy of Allergology and Clinical Immunology. Brussels
7. Blitstein-Willinger E (im Druck) Ansätze einer immunologischen Therapie bei AIDS. Therapie-Woche
8. Chedid L, C Carelli, F Audibert (1979) Recent developments concerning muramyl dipeptide, a synthetic immunoregulating molecule. J Reticuloendothel Soc 26:631
9. de Weck (1980) Second International Lymphokine Workshop. Acad Press New York
10. Eichmann K (1978) Expression and function of idiotyp on lymphocytes. Adv Immunol 21:195
11. Fudenberg HH et al. (1980) Dialyzable leukocyte extract (transfer factor) A review of clinical results and immunological methods for donor selection evaluation of activities and patient monitoring. In: Aiuti F, H Wigzell (eds) Thymus, thymic hormones and T lymphocytes. Acad Press New York
12. Gershon R et al (1981) Contrasuppression. A novel regulatory activity. J Exp Med 153:1533
13. Hadden J (1978) Pharmacology of Immunoregulation. Werner GH, F Floc'h (eds) Acad press New York
14. Jerne NK (1974) Towards a network theory of the immunesystem. Ann Immunol 125C:373
15. Larson EL, NH Iscove, A Coutinho (1980) Two distinct factors are required for induction of T-cell growth. Nature 283:664
16. Lifson et al (1984) Human recombinant IL-2 partly reconstitutes different in vitro immune response of lymphocytes from patients with AIDS. Lancet March 31:698-702
17. Möller G (1975) Suppressor T lymphocytes. Transplantation Review 26
18. Smith KA, LB Lachman, JJ Oppenheim, MF Favata (1980) The functional relationship of the interleukins. J Exp Med 151:1551
19. Smith KA (1980) T cell growth factor. Immunol Rev 51:337
20. Steele G et al (1981) Results of xenogeneic I-RNA therapy in patients with metastatic renal cell carcinoma. Cancer 47:1286
21. Winchester R, H Kunkel (1979) The human Ia system. Adv Immunol 28:222
22. Zinkernagel R, P Doherty (1979) NHC restricted cytotoxic cells: Studies on the biologic role of polymorphic major transplantation antigen determing T-cell restriction — specificity, function and responsiveness. Adv Immunol 27:51

Dr. med. Eveline Blitstein-Willinger
Freie Universität Berlin, Hautklinik im RVK
Augustenburger Platz 1
D-1000 Berlin 65

Immunologische Behandlung der Alopecia areata

R. HAPPLE, Münster

Daß die immunologische Behandlung der Alopecia areata mit Kontaktallergenen eine sehr wirksame Therapie darstellt, ist inzwischen von zahlreichen Arbeitsgruppen gezeigt worden. Wir selbst verwenden seit sechs Jahren kein DNCB mehr, weil die Substanz mutagen ist [3]. In den letzten Jahren haben wir Diphencyprone angewandt [5]. Die Strukturformel der Substanz ist in diesem Band an anderer Stelle dargestellt [4].

Über dieses obligate Kontaktallergen liegen inzwischen einige toxikologische Daten vor. Es hat sich gezeigt, daß Diphencyprone im Ames-Test keine Mutagenität aufweist, und zwar auch nicht nach Metabolisierung durch Rattenleber („host-mediated assay"). Weiterhin wissen wir, daß die Substanz in analoger Dosierung bei der Maus nicht teratogen wirkt, und daß sie auch im Hühnerembryonentest keine Teratogenität und keine Organtoxizität aufweist.

Bei 70% der Patienten mit totaler oder subtotaler Alopecia areata wächst das Haar unter der Therapie vollständig und kontinuierlich nach (Abb. 1a-c). Bei 30% der Patienten stellt sich unter der Therapie entweder überhaupt kein Haarwuchs ein, oder der Effekt ist unzureichend. Was die erfolgreich behandelten Patienten betrifft, so wissen wir, daß sich das Haarwachstum vollständig und

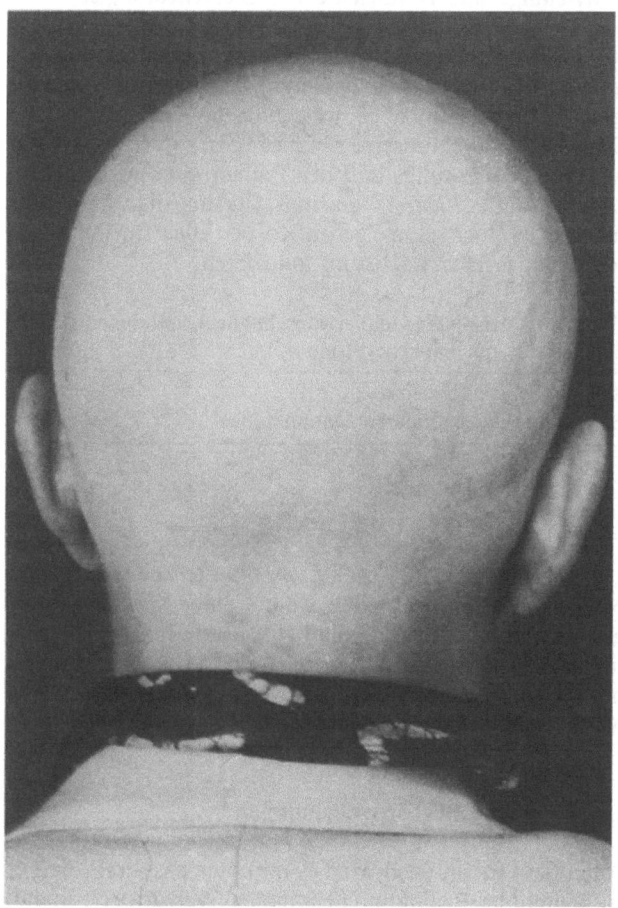
Abb. 1a

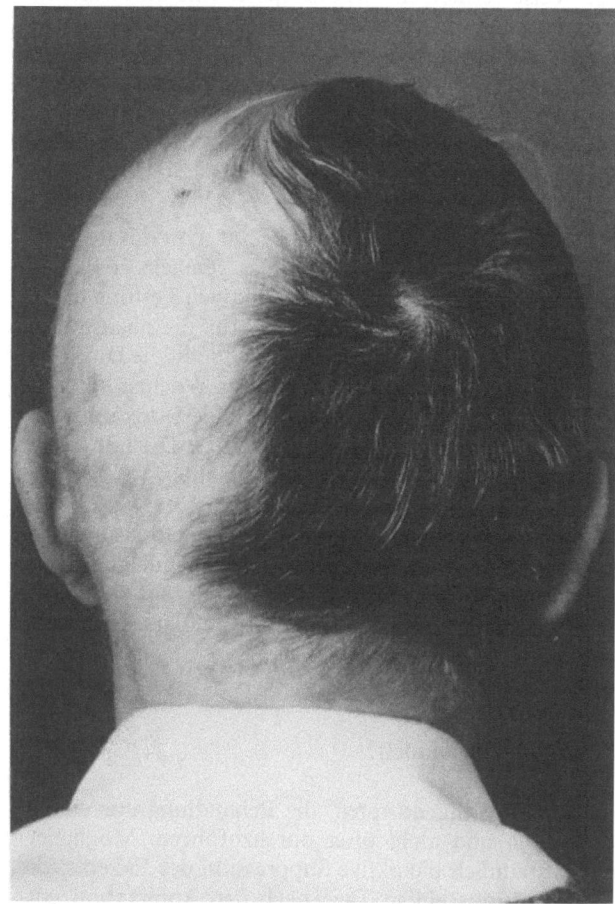
Abb. 1b

kontinuierlich über viele Jahre hinweg aufrechterhalten läßt. Bei einigen der erfolgreich behandelten Patienten beträgt die Therapiedauer bereits 7-9 Jahre. Durch regelmäßige Auslaßversuche, die bei den Patienten zu kleinfleckigem Haarausfall führen, haben wir uns davon überzeugt, daß es sich nicht etwa um eine Spontanremission, sondern um einen Dauereffekt der kontinuierlichen Behandlung mit dem Kontaktallergen handelt.

Nun findet man aber in der Literatur auch Veröffentlichungen aus einer ganzen Reihe von Kliniken, denen es nicht gelungen ist, diesen therapeutischen Effekt mit solcher Regelmäßigkeit zu erzeugen [6]. Einige Autoren konnten in einer entsprechenden Studie nicht einen einzigen Patienten erfolgreich behandeln [1]. Da wir überzeugt sind, daß diese Diskrepanz auf Unterschiede in der Behandlungsmethode zurückzuführen sein muß, möchte ich die Therapie, wie wir sie durchführen, hier Punkt für Punkt besprechen.

An welcher Körperstelle soll sensibilisiert werden?

Keineswegs gleichgültig ist die Frage, an welcher Körperstelle sensibilisiert werden soll. Nach unserer Erfahrung kommt hierfür nur das Capillitium in Frage, denn nur auf

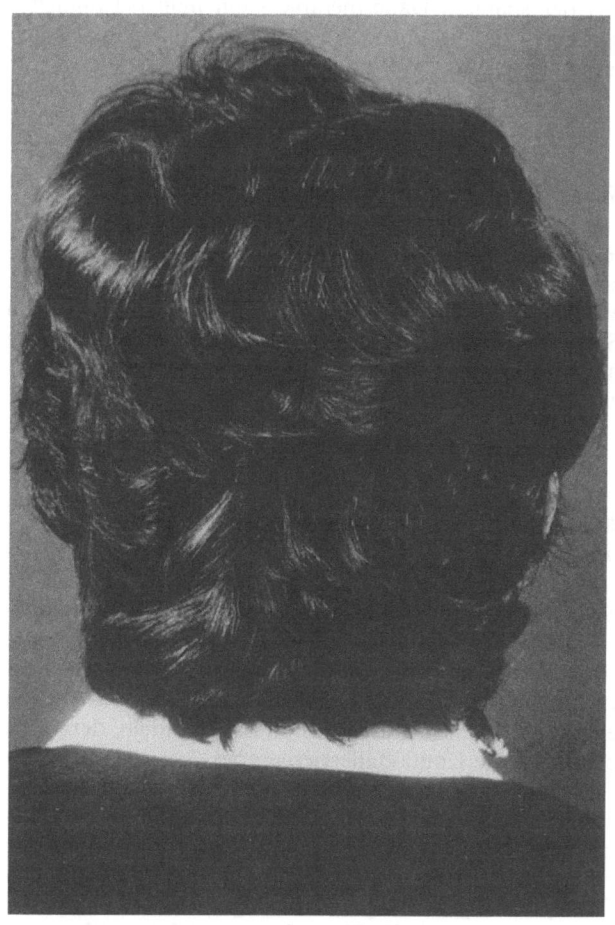
Abb. 1c

Abb. 1a—c. Immunologische Behandlung einer Alopecia areata totalis mit Diphencyprone. **a)** Ausgangsbefund, **b)** Halbseiteneffekt nach Behandlung der rechten Kopfseite über 16 Wochen. (Die unbehandelte linke Kopfseite dient als Kontrolle, um auszuschließen, daß es sich um ein spontanes Wiederwachsen der Haare unter der Therapie handelt), **c)** Effekt der beidseitigen Diphencypronebehandlung über 9 Monate

diese Weise vermeiden wir, daß später eine unerwünschte Aufflammreaktion entsteht an einer Körperstelle, wo wir gar kein Ekzem haben wollen.

Wie wird dosiert?

14 Tage nach dem Erstkontakt beginnt man mit der Auslösephase. Hier wird oft der Fehler gemacht, daß man versucht, in einer einmaligen quantitativen Testung die individuelle Reaktivität des Patienten für die nächste Zeit festzulegen. Es ist aber ein Irrtum, daß man die Dosis beibehalten kann, denn innerhalb weniger Wochen kann die für ein mildes Kontaktekzem notwendige Dosis um mehrere Zehnerpotenzen steigen oder fallen. Deshalb bleibt gar nichts anderes übrig, als den Patienten wöchentlich nach der Stärke des Juckreizes und der Rötung zu befragen und entsprechend seinen Angaben die Dosis zu variieren. Diese Kontrolle muß durch den behandelnden Dermatologen erfolgen, denn die richtige Wahl der Dosis kann unmöglich dem Patienten selbst überlassen werden.

Wie oft wird behandelt?

Wir müssen dringend raten, die Behandlung nur einmal wöchentlich und nicht öfter durchzuführen. Möglicherweise ist nämlich die aktive Suppression des Ekzems, die der Organismus einige Tage nach der Applikation entwickelt, das Wesentliche bei dieser Therapie [2]. Deshalb ist es nicht nur nicht von Vorteil, sondern wahrscheinlich von Nachteil, wenn die Substanz zu oft appliziert wird. Bei der späteren Dauertherapie kann man bei manchen Patienten auf 14-tägige Abstände und manchmal sogar auf noch größere Abstände übergehen.

Wann zeigt sich der Therapieerfolg?

Bei der Mehrzahl der Patienten zeigt sich der therapeutische Effekt während der ersten zehn Applikationen. Wenn sich nach der 20. Applikation noch kein Effekt im Sinne von Haarwachstum eingestellt hat, ist kein Erfolg mehr zu erwarten. Man sollte deshalb Geduld haben bis zur 20. Applikation.

Keine gleichzeitige Therapie mit Kortikoiden oder UV-Licht!

Selbstverständlich sollte gleichzeitig keine Kortikoidbehandlung durchgeführt werden. Es ist z. B. falsch, am Capillitium die Therapie mit dem Kontaktallergen durchzuführen und gleichzeitig die Augenbrauen durch Injektion einer Kortikoidkristallsuspension zu behandeln, denn dies behindert die Kontaktallergietherapie.

Genau so wichtig ist es, daß im zeitlichen Zusammenhang mit der Kontaktallergiebehandlung keine UV-Therapie erfolgt, denn das UV-Licht wirkt hemmend auf die Funktion der Langerhanszellen und stellt deshalb den Therapieerfolg in Frage. Wir pflegen deshalb bei einer vorausgegangenen UV-Therapie einige Monate abzuwarten, bis wir mit der Kontaktallergiebehandlung beginnen.

Notwendige und erwünschte Begleiterscheinungen

Man sollte unterscheiden zwischen unerwünschten Begleiterscheinungen und anderen Begleitwirkungen, die zwar unangenehm, aber notwendig und erwünscht sind (Tabelle 1). Nach unserer Erfahrung ist es von ausschlaggebender Bedeutung, daß der Patient eine positive Einstellung zum *Juckreiz* gewinnt, indem man ihm klar macht, daß hier seine eigenen Körperzellen für ihn arbeiten und das Haarwachstum induzieren.

Tabelle 1. Notwendige und erwünschte Begleiterscheinungen der Behandlung mit Diphencyprone

Juckreiz
Schwellung der regionären Lymphknoten

Dasselbe gilt für die *Lymphknotenschwellung* im Nacken, die zum normalen Ablauf einer Kontaktallergie gehört und keineswegs Anlaß zu irgendwelchen differentialdiagnostischen Abklärungen sein sollte. Der Patient nimmt diese Lymphknotenschwellung ohne weiteres in Kauf, wenn er hierüber informiert ist.

Unerwünschte Begleiterscheinungen

Auch dem Erfahrenen wird es mitunter passieren, daß er zu Beginn der Behandlung einmal zu hoch dosiert, so daß es zu einer starken *Exazerbation* des Ekzems kommt, unter Umständen mit Zuschwellen der Augenlider (Tabelle 2). So gut wie immer kommen wir in solchen Fällen ohne eine externe oder interne Gabe von Kortikoiden aus. Meistens verordnen wir lediglich eine Gentamycin-haltige Creme, und die Reaktion klingt nach einigen Tagen von alleine ab. Der Grund für diese restriktive Haltung ist evident: Der Patient soll sich nicht daran gewöhnen, seinen Juckreiz durch Kortikoide oder Antihistaminika zu unterdrücken.

Tabelle 2. Bisher beobachtete unerwünschte Begleiterscheinungen der Behandlung mit Diphencyprone

Exazerbation des Ekzems
Streuung des Ekzems

Schwerer wiegt eine *Streuung* des Ekzems. Wenn der Patient gewohnt ist, den Kopf nachts auf seinen Arm zu legen, sollte er einen Schlafanzug mit langen Ärmeln tragen, damit es nicht zu einem Abklatschekzem am Arm kommt. Um bei langen Haaren eine Streuung des Ekzems auf den Hals zu vermeiden, sollte der Patient ein Halstuch tragen. Wir haben bisher nur sehr selten beobachtet, daß das Ekzem auf hämatogenem Wege generalisiert streut. Dies kann ein Grund sein, die Behandlung abzubrechen.

Unter der Therapie kann es am behaarten Kopf zu *Pigmentverschiebungen* kommen. Wir haben dies früher unter der Behandlung mit DNCB in seltenen Fällen beobachtet. Unter der Diphencypronebehandlung haben wir diesen Effekt bisher noch nicht gesehen.

Dasselbe gilt für die *Kontakturtikaria,* die wir bei der früher geübten DNCB-Behandlung einmal gesehen, bisher unter der Behandlung mit Diphencyprone jedoch noch nicht beobachtet haben. Man muß jedoch damit rechnen, daß diese Reaktion auftreten kann, und auch dies wäre ein Grund zum Abbrechen der Therapie.

Schlußfolgerung

Zusammenfassend ist festzustellen, daß diese unerwünschten Begleiterscheinungen nicht das eigentliche Problem der Behandlungsmethode darstellen. Das Hauptproblem ist, daß zur Zeit die toxikologischen Daten über Diphencyprone noch nicht vollständig vorliegen. Aus diesem Grunde ist die Behandlungsmethode für die Praxis noch nicht geeignet und sollte einstweilen der Klinik vorbehalten bleiben. Da für die Alopecia areata bislang keine andere ähnlich wirksame, praktisch durchführbare Therapie zur Verfügung steht, kann man nur hoffen, daß recht bald so viele toxikologische Daten vorliegen, daß die Behandlung auch in der Praxis durchgeführt werden kann.

Literatur

1. Barth JH, CR Darley, JR Gibson (1985) Squaric acid dibutyl ester in the treatment of alopecia areata. Dermatologica 170: 40-42
2. Happle R (1980) Antigenic competition as a therapeutic concept for alopecia areata. Arch Dermatol Res 267: 109-114
3. Happle R (1985) The potential hazards of dinitrochlorobenzene. Arch Dermatol 121: 330-332
4. Happle R (1985) Therapeutische Immunreaktionen. Hautarzt 36 Suppl 1: 76-78
5. Happle R, BM Hausen, L Wiesner-Menzel (1983) Diphencyprone in the treatment of alopecia areata. Acta Dermatovenereol 63: 49-52
6. Temmerman L, J De Weert, L De Keyser, A Kint (1984) Treatment of alopecia areata with dinitrochlorobenzene. Acta Dermatovenereol 64: 441-443

Prof. Dr. med. R. Happle
Hautklinik der Westfälischen Wilhelms-Universität
Von-Esmarch-Str. 56
D-4400 Münster

Anwendung des Neodym-Yag-Lasers in der Dermatologie

R. BRUNNER, M. LANDTHALER, D. HAINA, W. WAIDELICH, O. BRAUN-FALCO, München

Der Einsatz des Lasers in der Dermatologie beruht auf einer im Gewebe stattfindenden Umwandlung von Lichtenergie in thermische Energie. Die thermisch-destruktiven Effekte des Lasers sind in erheblichem Maße von der Wellenlänge des emittierten Lichtes abhängig. Daraus resultieren für die heute in der Medizin gebräuchlichen Laser, CO_2-Laser, Argonlaser und Neodym-YAG-Laser, unterschiedliche Anwendungsmöglichkeiten. Wegen der starken Absorption des CO_2-Laserlichtes (λ = 10 600 nm) an der Gewebeoberfläche eignet sich dieser Laser zum Verdampfen von Gewebe und zur Exzision von Tumoren. Das Licht des Argonlasers (λ = 488-515 nm) wird im Gewebe absorbiert und führt zu einer Koagulation des Gewebes. Die maximale Koagulationstiefe ist jedoch wegen der starken Absorption im Hämoglobin auf 1 mm beschränkt. Der Argonlaser wird daher zur Behandlung oberflächlicher vaskulärer und nicht-vaskulärer Veränderungen eingesetzt. Das Licht des Neodym-YAG-Lasers (λ = 1064 nm) besitzt im Gewebe eine hohe Eindringtiefe und eignet sich zur homogenen Koagulation großer Gewebsvolumina. Untersuchungen über die Koagulationswirkung an parenchymatösen Organen zeigen Koagulationstiefen bis 5 mm [4, 11, 13]. Es lag daher nahe, den Neodym-YAG-Laser auch in der Dermatologie zur Behandlung tiefgelegener vaskulärer Veränderungen und zur Behandlung benigner und maligner Hauttumoren einzusetzen.

Vor dem therapeutischen Einsatz führten wir experimentelle Untersuchungen an der Haut von Minipigs und an menschlicher Haut durch, da die gewebsdestruktiven Effekte des Neodym-YAG-Lasers bislang nur an parenchymatösen Organen, nicht jedoch an der Haut hinreichend untersucht waren. In verschiedenen Versuchsserien wurden die Transmissionen und die Lichtverteilung in der Haut [10], sowie die Abhängigkeit der Gewebsdefekttiefe von der Laserleistung, der Bestrahlungszeit, der Oberflächenkühlung und der Strahlgeometrie untersucht [17]. Bei Applikation von Einzelimpulsen mit einem Strahldurchmesser von 1,8 mm an der Haut von Minipigs mit Laserleistungen zwischen 10 und 50 Watt zeigte sich eine stets lineare Abhängigkeit der Defekttiefe sowohl von der Laserleistung als auch von der Bestrahlungszeit. Bei Einzelimpulsen mit einer Laserleistung von 50 Watt und einer Bestrahlungszeit von 3 Sekunden wurde eine Defekttiefe von 5 mm erreicht.

In weiteren Versuchsserien wurde der Einfluß der Hautoberflächenkühlung untersucht. Bei Kühlung mit CO_2-Gas kam es bereits bei niedrigen Laserleistungen zu einer Abtragung der Haut. Bei Kühlung der Hautoberfläche mit Wasser wurde selbst bei hohen Laserleistungen eine Vaporisation des Gewebes verhindert und eine homogene Koagulation der Haut bis zu einer Tiefe von 5 mm erreicht. Unsere Untersuchungen zeigten auch, daß es bei Bestrahlung mit einer Fokussieroptik zur Abtragung der Haut kam, bei Bestrahlung ohne Fokussieroptik hingegen die Haut homogen koaguliert wurde. Um zu untersuchen, ob subkutan gelegene Strukturen, wie größere Gefäße oder Nerven, durch eine Neodym-YAG-Laserbehandlung gefährdet sind, führten wir mit einer Infrarotthermokamera Temperaturmessungen an der Haut durch. Menschliche Vollhaut unterschiedlicher Dicke wurde von der Epidermisseite her mit einer Laserleistung von 40 Watt und einem Strahldurchmesser von 1,8 mm verschieden lang bestrahlt. Die Oberfläche wurde mit Wasser gekühlt.

Bei einer Hautprobe von 1,7 mm Dicke wurde die Koagulationstemperatur von 60 Grad Celsius an der Unterseite bereits nach 2,4 Sekunden erreicht, bei einer Hautprobe von 5,6 mm Dicke hingegen erst nach 19,5 Sekunden. Die Temperaturmessungen ergaben, daß die Neodym-YAG-Laserbehandlung in Lokalisationen mit dicker Haut sicher ist. In Lokalisationen mit dünner Haut, wie im Bereich des Handrückens oder der Prätibialregion, müssen die Bestrahlungsparameter entsprechend vorsichtig gewählt werden.

Zusammenfassend zeigen unsere Untersuchungen, daß die Effekte des Neodym-YAG-Lasers an der Haut gut steuerbar sind, und bei Kühlung der Hautoberfläche mit Wasser und Bestrahlung ohne Fokussieroptik Hautveränderungen bis zu einer Dicke von 5 mm homogen koaguliert werden können.

Wir setzten daher den Neodym-YAG-Laser erstmals zur Behandlung tiefreichender vaskulärer Veränderungen ein, wie Naevi flammei mit tubero-nodöser Umwandlung, kavernöser Hämangiome, Lippenrandangiome (venous lake) und Makrocheilie bei Naevus flammeus [18, 19] (Tabelle 1). Aufgrund der begrenzten Tiefenwirkung ist hier der Einsatz des Argonlasers als nicht günstig anzusehen [1, 2]. Die Leistung des Neodym-YAG-Lasers betrug maximal 40 Watt, bei einem Strahldurchmesser von 2 mm, die Impulsdauer 0,5 Sekunden (Tabelle 2). Die einzelnen Impulse wurden dabei in 2 mm Abstand gesetzt, um größere Gewebsdefekte durch Konfluenz von koaguliertem Gewebe zu vermeiden. Unmittelbar nach Bestrahlung war die Haut weiß verfärbt. Nach 2 bis 4 Tagen bildeten sich Krusten, die nach 2 bis 3 Wochen abfielen. Bei allen Patienten zeigte sich bereits nach den ersten Behandlungen eine deutliche Besserung des Befundes. Bei Naevi flammei mit plano-tuberöser Umwandlung konnten die angiomatösen Anteile dem Hautniveau angeglichen und die Läsionen insgesamt deutlich aufgehellt werden. Auch die Behandlung von kavernösen Hämangiomen, Lippenrandangiomen (venous lake), sowie von Makrocheilie bei Naevus flammeus zeigten kosmetisch gute Ergebnisse. Durch die Neodym-YAG-Laserbehandlung kam es histologisch zu einer homogenen Koagulation der Epidermis und des Koriums. Auch die ektatischen Gefäße an der Grenze zum subkutanen Fettgewebe wurden thrombotisch verschlossen. Bereits 8 Tage nach Laserbehandlung fand sich eine zum Teil regenerierte Epidermis. Drei Wochen nach Lasertherapie war die Epidermis vollständig regeneriert, die Nekrose des Koriums durch Granulationsgewebe und nachfolgend durch Bindegewebe ersetzt [19].

Darüberhinaus setzten wir den Neodym-YAG-Laser bei bislang über 90 Patienten zur Behandlung verschiedener benigner und maligner Hautveränderungen bis zu einer Dicke von 5 mm ein [5-7, 9, 15] (Tabelle 1). Bei Präkanzerosen und malignen Tumoren wurde vor Therapie die Diagnose histologisch gesichert sowie die Tumordicke bestimmt. Entsprechend des histologischen Ergebnisses wurden die Bestrahlungsparameter gewählt. Bei benignen Veränderungen, wie Condylomata acuminata im Genital- und Analbereich [13], sowie bei Präkanzerosen der Haut und Schleimhaut, Lentigo maligna, aktinischen Keratosen, bowenoiden Genitalpapulose, Leukoplakien und florider oraler Papillomatose therapierten wir mit Laserleistungen zwischen 15 und 20 Watt und einer Bestrahlungszeit von 0,5 bis 1 Sekunde. Maligne Tumoren, wie Basaliome, Bowenkarzinome oder spinozelluläre Karzinome, behandelten wir mit Leistungen zwischen 25 und 40 Watt bei einer Bestrahlungszeit von 1 bis 3 Sekunden. Für kutane Tumormetastasen applizierten wir entsprechend der größeren Tumordicke Laserleistungen von 50 Watt und Bestrahlungszeiten zwischen 5 und 8 Sekunden (Tabelle 2).

Unmittelbar nach der Behandlung waren die koagulierten Tumoren weiß verfärbt und es kam zu einem schmerzlosen, temporären Ödem an den behandelten Stellen. Nach 3 bis 4 Tagen bildeten sich festanhaftende, hämorrhagisch-nekrotische Schorfe, die im Laufe von 3 bis 6 Wochen unter Bildung meist planer, oftmals hypopigmentierter Narben abheilten. Hypertrophe Narben wurden in weniger als 10% der Fälle beobachtet. Eine Ausnahme bildete die Prätibialregion. Bei 3 von 4 behandelten Patienten kam es hier zu einer deutlich eingesunkenen Narbenbildung. Entsprechend zurückhaltend sollte daher die Indikation zur Neodym-YAG-Laserbehandlung in dieser Lokalisation gestellt werden. Unsere bisherigen Erfahrungen zeigten, daß auch multiple Tumoren, wie z.B. bei Basalzellnaevussyndrom, in einer einzigen ambulanten Sitzung behandelt werden können [8, 21]. Die exakte Handhabung des Lasers und die genaue Dosierung der applizierten Energie ermöglichte darüberhinaus eine problemlose Behandlung von Veränderungen in anatomisch ungünstigen Lokalisationen, wie dem Lidbereich oder dem Nasen-Augenwinkel [23]. Insbesondere im Ano-Ge-

Tabelle 1. Neodym-YAG-Lasertherapie von vaskulären und nicht-vaskulären Veränderungen

	Patientenzahl
Tiefgelegene vaskuläre Veränderungen (Naevi flammei mit tubero-nodöser Umwandlung, kavernöse Hämangiome, Lippenrandangiome, Makrocheilie)	16
Benigne Tumoren (Condylomata acuminata)	12
Präkanzerosen der Haut (Aktinische Keratosen, Lentigo maligna)	11
Präkanzerosen der Schleimhäute (Bowenoide Genitalpapulose, Leukoplakien, Floride orale Papillomatose)	9
Maligne Tumoren (Basaliome, Basalzellnaevussyndrom, Bowenkarzinome, Spinozelluläre Karzinome)	61
Kutane Metastasen (Mammakarzinommetastasen, Melanommetastasen)	5

Tabelle 2. Bestrahlungsparameter bei Neodym-YAG-Laserbehandlung

	Leistung (Watt)	Zeit (sec)	Dosis (J/cm²)	Wasserkühlung
Naevi flammei mit plano-tuberöser Umwandlung	−40	−0,5	−700	+
Lippenrandangiome (Venous lakes)	−40	−0,5	−700	+
Makrocheilie	−20	−0,5	−350	+
Viruspapillome	−20	−1	−700	−
Tumoren	−40	−3	−4000	+
Kutane Metastasen	50	−8	−12000	+

nitalbereich sowie an der Mundschleimhaut erwiesen sich die berührungslose Behandlung und das Fehlen möglicher Leckströme, die zur Reizung von Haut- und Schleimhautnerven führen, gegenüber der Elektrokaustik von Vorteil [13].

Obwohl eine endgültige Bewertung des Neodym-YAG-Lasers in der dermatologischen Tumortherapie aufgrund des begrenzten Nachbeobachtungszeitraums unserer Patienten noch nicht möglich ist, sind die bisherigen klinischen und histologischen Ergebnisse ermutigend [7]. Selbst bei starker Vorschädigung der Haut durch straffe Narben oder chronische Radiodermatitis haben wir bislang keine Wundheilungsstörungen beobachtet. Gerade ältere Patienten mit multiplen Hauttumoren können ambulant in Lokalanästhesie in einer für sie wenig belastenden Form mit geringem Infektions- und Blutungsrisiko behandelt werden [15, 20].

Zweifelsohne stellt der Neodym-YAG-Laser eine Erweiterung der therapeutischen Möglichkeiten bei der Behandlung tiefreichender vaskulärer Veränderungen, sowie benigner und maligner Schleimhautveränderungen dar.

Literatur

1. Apfelberg DB, MR Maser, H Lash, JJ Rivers (1980) Progress report on extended clinical use of the argon laser for cutaneous lesions. Lasers Surg Med 1:71-83
2. Arndt KA, JM Noe, S Rosen (1983) Cutaneous laser therapy: Principles and methods. Wiles, Chichester New York Brisbane Toronto Singapore
3. Baggish MS (1980) Carbon dioxide laser treatment for condylomata acuminata venereal infections. Gynecol 55: 711-715
4. Beck OJ, F Frank (1980) The use of the Nd:YAG- and the CO_2-laser in neurosurgery. Neurosurg Rev 3:261-266
5. Brunner R, M Landthaler, D Haina, W Waidelich, O Braun-Falco (1983) Nd:YAG laser therapy of skin tumors. Lasers Surg Med 3: 166
6. Brunner R, M Landthaler, D Haina, F Frank, W Waidelich, O Braun-Falco (1984) Laser-Behandlung von nichtvaskulären Veränderungen im Kopfbereich. In: Müller RPA, HC Friedrich, J Petres (Hrsg.) Operative Dermatologie im Kopf-Hals-Bereich. Springer, Berlin Heidelberg New York Tokyo pp 270-273
7. Brunner R, M Landthaler, D Haina, W Waidelich, O Braun-Falco (1985) Treatment of benign, semimalignant and malignant skin tumors with the Nd-YAG laser. Lasers Surg Med: in press
8. Crissey JT (1971) Curettage and elektrodissecation as a method of treatment for epitheliomas of the skin. J Surg Oncol 3:287-290
9. Goldman L, G Nath, G Schindler, J Fidler, RJ Rockwell (1973) High-power neodym-YAG-laser surgery. Acta Derm Venerol (Stockh) 53:45-49
10. Haina D, M Landthaler, O Braun-Falco, W Waidelich (1984) Optische Eigenschaften menschlicher Haut. In: Waidelich W (Hrsg) Optoelektronik in der Medizin. Springer, Berlin Heidelberg New York Tokyo pp 187-193
11. Hofstetter A, F Frank (1979) Der Neodym-YAG-Laser in der Urologie. Basel Editiones Roche
12. Kaplan J, S Giler (1982) CO_2 laser surgery. Springer, Berlin Heidelberg New York Tokyo
13. Keiditsch E (1981) Histologische Grundlagen der endovesikalen Neuodym-YAG-Laserbestrahlung. Urologe (Ausg A) (Suppl) 20:300-304
14. Kock BW, S Marghescu (1983) Erfahrungen mit dem CO_2-Laser in der Dermatologie. Fortschr Med 101: 1045-1046
15. Kozlov AP, KG Moskalik (1980) Pulsed laser radiation therapy of skin tumors. Cancer 46:2172-2178
16. Landthaler M, R Brunner, D Haina, F Frank, W Waidelich, O Braun-Falco (1983) First experiences with the Nd:YAG laser in dermatology. In: Joffee SN (Hrsg) Nd:YAG laser in medicine and surgery. Elsevier, New York pp 176-183
17. Landthaler M, C Gebhard, D Haina, R Brunner, F Frank (1984) Effects of the Nd-YAG-Laser upon skin. Arch Dermatol Res: 276-277
18. Landthaler M, D Haina, W Waidelich, O Braun-Falco (1984) Laser therapy of venous lake (Bean-Walsh) and teleangectases. J Plast Reconstr Surg 73:78-81
19. Landthaler M, R Brunner, D Haina, F Frank, W Waidelich, O Braun-Falco (1984) Der Neodym-YAG-Laser in der Dermatologie. Münch Med Wschr 126:1108-1112
20. Levine HL, PL Balin (1980) Basal cell carcinomas of the head and neck: Identification of the high risk patient. Laryngoscope 90:955-961
21. Reymann F (1975) Multiple basal cell carcinomas of the skin with curettage. Arch Dermatol 111:877-879
22. Staehler G (1981) Die externe Applikation von Neodym-YAG-Laserstrahlen in der Urologie. Urologe (Ausg A) (Suppl) 20:323-327
23. Urbach F (1971) Geographic distribution of skin cancer. J Surg Oncol 3:219-234

Dr. med. R. Brunner
Dr. med. M. Landthaler
Prof. Dr. med O. Braun-Falco
Dermatologische Klinik
der Ludwig-Maximilians-Universität München
D-8000 München

Dr. med. D. Haina
Gesellschaft für Strahlen- und Umweltforschung mbH
D-8000 München-Neuherberg

Prof. Dr. med W. Waidelich
Institut für Med. Optik
der Ludwig-Maximilians-Universität München
D-8000 München

Indikationen zur therapeutischen Plasmapherese

E. KOWNATZKI, Freiburg i. B.

Die therapeutische Plasmapherese (Plasmaaustauschbehandlung) dient der Entfernung pathogener großmolekularer Bestandteile der Blutflüssigkeit. Seit Anfang der siebziger Jahre stehen Zellseparatoren (Zentrifugen und Membranfiltrationsgeräte) zur Verfügung, mit denen mehrere Liter Plasma in einer Sitzung innerhalb weniger Stunden entfernt werden können [8, 11, 14]. Das Verfahren eignet sich zur Entfernung monoklonaler und polyklonaler Immunglobuline beim Morbus Waldenström mit einem Hyperviskositätssyndrom, bei der Kryoglobulinämie und bei Autoimmunkrankheiten mit zirkulierenden Autoantikörpern, wie der Myasthenie gravis und dem Goodpasture Syndrom, ferner zur Elimination großmolekularer Toxine (z. B. bei Thyreotoxikose und Pilzvergiftung) und schließlich zur Verminderung der Lipoproteine bei einer familiären Hypercholesterinämie.

Leider sind mit einer Plasmaaustauschbehandlung eine Reihe von Nachteilen verbunden. Das Verfahren ist nicht selektiv, sondern entfernt neben den unerwünschten pathogenen Substanzen auch wichtige Plasmaproteine wie Gerinnungsfaktoren und Antikörper. Allerdings sind Blutungsneigungen oder ein Antikörpermangelsyndrom, die ausschließlich auf eine Plasmaaustauschbehandlung zurückzuführen waren, nicht beobachtet worden.

Das Verfahren ist sowohl apparativ wie personell aufwendig. Besonders kostspielig ist der notwendige Plasmaersatz, für den in den meisten Fällen humanes Albumin verwendet wird. Die Kosten der Ersatzlösung für einen Plasmaaustausch liegen zwischen 1 000.— und 2 000.— DM. In der Regel ist eine Serie von 10 bis 15 solcher Behandlungen erforderlich.

Was die Beurteilung des Verfahrens erschwert, ist der Mangel an kontrollierten Studien. Die meisten Mitteilungen beschreiben Einzelbeobachtungen oder kleine Fallzahlen, und es fehlt an Kontrollkollektiven. Die Entscheidung, ob eine eingetretene Besserung auf den Plasmaaustausch, eine medikamentöse Behandlung mit Kortikosteroiden und Zytostatika oder auf den Spontanverlauf zurückzuführen ist, läßt sich nur selten treffen [3].

Trotz der erstaunlich guten Verträglichkeit ist die Plasmaaustauschbehandlung mit Komplikationen und Nebenwirkungen belastet. In den Geräten kann es zu Gerinnung und Hämolyse kommen [7]. Eine Thrombopenie kann auftreten, wenn bei der Zentrifugation die Blutplättchen nicht vollständig von dem entzogenen Plasma getrennt wurden. Die Filtrationsgeräte benötigen hohe Fließraten und daher einen zentralnervösen Zugang; beim Anlegen eines Subklaviakatheters kann ein Hämatothorax oder ein Pneumothorax entstehen, bei längerem Verweilen besteht die Gefahr von Thrombosen und Infektionen, besonders bei gleichzeitiger medikamentöser Immunsuppression [8].

Die größte Zahl von Nebenwirkungen ist auf die Infusion des zur Antikoagulation verwandten Zitrats zurückzuführen [7]. Durch Verminderung ionisierten Calciums kommt es zu Parästhesien, Muskelzuckungen bis zur Tetanie und zu Herzarrhythmien. Mehrere im Schriftum mitgeteilte Todesfälle werden hierauf zurückgeführt.

Schwankungen des intravasalen Blutvolumens sind bei den diskontinuierlich arbeitenden Geräten nicht zu vermeiden. Sie können auch durch die Menge und vor allem den Eiweißgehalt der Ersatzlösung entstehen. Werden Abweichungen nach oben oder unten nicht rasch erkannt und behoben, so kann es zu Herzversagen oder Kreislaufkollaps kommen [7]. Schließlich kann die Ersatzflüssigkeit Ursache von Nebenwirkungen sein, wenn sie Eiweißaggregate, Aktivatoren von Mediatorsystemen oder Mediatoren wie Kinine enthält [7].

Die Häufigkeit von unerwünschten Nebenwirkungen und Komplikationen wird von einzelnen Autoren unterschiedlich zwischen 2 % und 20 % angegeben [7, 8, 14]. Bis 1984 war im Schriftum über 41 Todesfälle berichtet worden, wobei allerdings bedacht werden muß, daß es sich hier oft um Patienten mit schweren Erkrankungen handelte.

Aus den beschriebenen Umständen sind drei Folgerungen zu ziehen:

1. Die Plasmaaustauschbehandlung ist aufwendig, eingreifend und für den Patienten nicht ohne Risiko.
2. Sie sollte daher nur von erfahrenen Ärzten an Zentren durchgeführt werden, an denen im Falle einer ernsten Komplikation eine Intensivbehandlung möglich ist.
3. Mit dem Verfahren sollten nur Patienten mit einem schweren Krankheitsbild bei Vorliegen eines pathogenen Serumfaktors nach Versagen konventioneller Therapie behandelt werden.

In der Dermatologie gibt es nur ein Krankheitsbild, bei dem die Bedingungen des Punktes 3. erfüllt sind: der Pemphigus vulgaris. Er ist eine schwere Erkrankung, die vor Einführung der Kortikosteroide in ca. 70 % zum Tode führte [3]. Im Serum findet sich ein Autoantikörper gegen die Interzellularsubstanz der Epidermiszellen, dessen Konzentration mit der Schwere des klinischen Bildes korreliert und der nach Injektion Blasen hervorrufen kann. Die Mehrzahl der Patienten spricht zwar auf eine Therapie mit Kortikosteroiden, kombiniert mit Zytostatika, an. Es gibt jedoch therapieresistente Fälle oder solche, bei denen eine hochdosierte Cortisontherapie zu gefährlichen Nebenwirkungen führt. Hier ist eine Behandlung mit Plasmaaustausch angezeigt [3, 9, 12]. Unter der Therapie kommt es in der Regel sehr rasch zu einer Besserung: neue Läsionen entstehen nicht mehr und alte heilen ab. Die Dosierung der Kortikosteroide kann meist rasch reduziert werden. Auf eine gleichzeitige Gabe von Zytostatika sollte jedoch nicht verzichtet werden, da sonst mit einer überschießenden Neubildung der Autoantikörper zu rechnen ist. Über Pemphigus-Patienten, die auf eine Plasmaaustauschbehandlung jedoch nicht ansprechen, wird berichtet [8, 10].

Beim bullösen Pemphigoid sind die o. g. Bedingungen für einen Plasmaaustausch nicht so eindeutig erfüllt wie beim Pemphigus vulgaris. Das klinische Bild ist weniger schwer, die Pathogenität der Autoantikörper gegen die Basallamina der Epidermis ist nicht sicher erwiesen, und nur selten ist die medikamentöse Therapie erfolglos. Dennoch mag in einer solchen seltenen Situation beim bullösen Pemphigoid eine Plasmaaustauschbehandlung erwogen werden [9, 10].

Bei folgenden Hauterkrankungen wurden Versuche mit der therapeutischen Plasmapherese unternommen: Dermatomyositis [2, 5], Vasculitis [15], Sklerodermie [6], Herpes gestationis [8], Dermatitis herpetiformis Duhring [16], M. Raynaud [13] und Psoriasis vulgaris [1, 4, 10]. Die Ursache und Pathogenese dieser Erkrankungen ist unklar. Ziel der Behandlungen war es in allen Fällen, vermutete zirkulierende Immunkomplexe aus der Blutflüssigkeit zu entfernen. Allerdings ist bei keiner der Krankheiten eine Immunkomplexpathogenese nachgewiesen worden. Auch sind die Ergebnisse der Plasmaaustauschbehandlung bei sogenannten Immunkomplexerkrankungen im Bereich der inneren Medizin (z. B. Lupus erythematodes) eher enttäuschend. So sind auch bei den genannten Hauterkrankungen die Resultate nicht ermutigend, wenn man von erstaunlichen Einzelbeobachtungen absieht.

Es ist nicht ausgeschlossen, daß bei Sonderformen der Erkrankungen bessere Ergebnisse erzielt werden können. Dies ließe sich jedoch nur in gezielten Studien klären und sollte sich nicht nur auf Einzelfälle beschränken.

Literatur

1. Andersen E, R Andresen, OJ Clemmensen (1982) Treatment of psoriasis with plasmapheresis. Arch Dermatol 118:74
2. Anderson L, FA Ziter (1981) Plasmapheresis via central catheter in dermatomyositis: a new method for selected pediatric patients J Pediatr 98:240-241
3. Bystryn JC (1984) Adjuvant therapy of pemphigus. Arch Dermatol 120:941-951
4. Clemmensen OJ, R Andresen, E Andersen (1983) Plasmapheresis in the treatment of psoriasis. A controlled clinical study. J Am Acad Dermatol 8:190-192
5. Dau PC, Bennington JL (1981) Plasmapheresis in childhood dermatomyositis. J Pediatr 98:237-240
6. Dau PC, MB Kahaleh, RW Sagebiel (1981) Plasmapheresis and immunosuppressive drug therapy in scleroderma. Arthritis Rheum 24:1128-1136
7. Editorial (1982) Hazards of Apheresis. Lancet II:1025-1029
8. Gurland HJ, W Samtleben (1983) Klinische Einsatzmöglichkeiten und technische Durchführung der Plasmapherese. Internist 24:14-26
9. Häberle M, K Thies (1984) Plasmapherese — Klinische Erfahrungen bei der Behandlung von Pemphigus vulgaris und bullösem Pemphigoid. Akt Dermatol 10:39-42
10. Klemm-Mayer H, W Sterry, H Borberg (1983) Plasmaaustausch-Therapie bei dermatologischen Erkrankungen. Literaturübersicht und eigene Erfahrungen bei der Psoriasis vulgaris. Z Hautkr 58:1085-1094
11. Kownatzki E, K Thies, KO Rother (1981) Plasmapherese: Prinzip und Methode. Hautarzt 32:462-464
12. Marghescu S, H Deicher (1981) Die kontinuierliche Plasmaphorese: Erste Erfahrungen bei der Behandlung von Autoimmundermatosen. Hautarzt 32:462-465
13. O'Reilly MJG, G Talpos, VC Roberts, JM White, LT Cotton (1979) Controlled trial of plasma exchange in treatment of Raynaud's syndrome. Br Med J 1:1113-1115
14. Shumak KH, GA Rock (1984) Therapeutic plasma exchange. N Engl J Med 310:762-771
15. Valbonesi M, S Garelli, L Mosconi, G Camerone, G Bedarida, G DiGuardo (1980) Plasma exchange in the management of a patient with diffuse necrotizing cutaneous vasculitis. Vox Sang 39:241-245
16. Wexler D, W Clark (1982) Plasma exchange in dermatitis herpetiformis. Arch Dermatol 118:141-142

Anhang

Von den Zentren, die in Deutschland therapeutische Plasmapheresen durchführen, sollen hier drei genannt werden, die über mehrjährige Erfahrung verfügen und Rat, Auskunft oder Hilfestellung geben können.

Ansprechpartner: Dr. H. Bonbeg

Institut für Immunologie und Serologie
Im Neuenheimer Feld 305
D-6900 Heidelberg
Ansprechpartner: Prof. Dr. U. Rother
 Dr. K. Thies

Medizinische Klinik I
Univ. Klinikum Großhadern
D-8000 München 70
Ansprechpartner: Prof. Dr. H. J. Gurland

Prof. Dr. med. E. Kownatzki
Abteilung Experimentelle Dermatologie
Universitäts-Hautklinik
D-7800 Freiburg i. B.

Kryochirurgie in der Dermatologie

E. W. BREITBART, Hamburg

Manuskript nicht eingegangen

Trends/News: Neuere Dermatosen

Neuere Erbkrankheiten der Haut

E. G. JUNG, Mannheim

Es ist verständlich, daß in den letzten Jahren keine grundsätzlich neuen Erbkrankheiten der Haut entdeckt werden konnten. Diese sind alle schon bekannt und mehr oder weniger gut beschrieben. Die dennoch immer größer werdende Zahl von Erbkrankheiten der Haut resultiert aus einer verfeinerten Betrachtung klassischer Erbkrankheiten und deren heterogenen Unterteilung. In den letzten Jahren haben demnach nicht neue Erbkrankheiten unser Fach beschäftigt, sondern es haben zwei Arbeitsrichtungen neue Einblicke und Erkenntnisse an bekannten Erbkrankheiten zutage gefördert [1, 5, 13]. Diese Arbeiten sind durch folgende Stichworte charakterisiert:
— Heterogenie
— Hypermutabilität.
Drei Beispiele, bei welchen sich eine intensive Verknüpfung der beiden genannten Problemkreise ergibt, vermögen die Bemühungen zu erläutern.

Beispiel 1: Xeroderma pigmentosum (XP)

Diese seltene, autosomal-rezessive Erbkrankheit mit Lichtempfindlichkeit, multipel und früh auftretenden Hauttumoren und mit einem Defekt der zellulären Erholung ist durch exakte Erfassung der Schwere des genannten Defektes (UDS), durch Komplementations-Studie und durch Korrelation der so gewonnenen experimentellen Daten mit der Schwere und der Progredienz des klinischen Bildes in mindestens 10 heterogene Gruppen unterteilt worden [1, 6].

In der *Tabelle 1* sind diese Daten zusammengefaßt. Es fällt besonders auf, daß den verschiedenen heterogenen XP-Gruppen unterschiedliche Tumor-Präferenzen zukommen, wie vorwiegend LMM bei der XP-D-Gruppe und vorwiegend Basaliome (BCC) bei XP-E und bei den XP-Varianten. Obschon die durch UV-Bestrahlung oder durch Exposition mit UV-ähnlich wirkenden Karzinogenen ausgelöste Hypermutabilität über somatische Mutationen zu den multiplen Hauttumoren führt [6], so ist noch nicht erklärt, weshalb oder wodurch die unterschiedlichen Tumorpräferenzen bedingt sein könnten.

Beispiel 2: Das dysplastische Naevussyndrom (DNS)

Dieses Syndrom ist gekennzeichnet durch eine Vielzahl von sog. dysplastischen Naevi (mit klinischen und histologischen Charakteristika) und malignen Melanomen der Haut, welche sich im Laufe des Lebens auf dem Boden solcher Naevi entwickeln und oft in der Mehrzahl auftreten. Das DNS wird autosomal vererbt und zeigt sowohl Züge eines dominanten Erbganges [3, 7, 9], wie auch solche zugunsten einer polygenen Vererbung [4]. Daneben treten dysplastische Naevi auch oft vereinzelt und ohne familiäre Häufung, also solitär, auf, was einerseits zu Überlegungen einer klinischen Heterogenie [7] führt und andererseits die „Schnyder'sche Regel" bestätigt, die aussagt, daß solitäre Tumoren eines Patienten nicht genetisch determiniert sind, während dieselben Tumoren bei multiplem Auftreten sehr wahrscheinlich genetisch bedingt sind, häufig mit autosomal-dominantem Erbgang [13]. Das DNS zeigt zwar keine Defekte der Erholung von UV-bedingten Schäden, aber eine deutliche Hypermutabilität anhand von modellmäßigen, experimentellen Belastungen durch UV und durch Karzinogene [3, 7, 9, 12].

Beispiel 3: Neurofibromatosis von Recklinghausen (NvR)

Diese klassische, autosomal-dominante Erbkrankheit (Phakomatose) mit multiplen Neurofibromen, multiplen Café-au-lait-Flecken der Haut und häufig kleinfleckigen

Tabelle 1. Heterogenie des Xeroderma pigmentosum

Komplementations-gruppe	Fälle	UDS	Hautsymptome	Vorherrschender Hauttumor	Neurologische Symptome
A	76	< 5%	schwer, früh	SCC	+ + (DC-Sy.)
B	1	10%	mittel		+
C	42	10-47%	mittel — schwer	SCC + BCC	—
D	29	25-60%	mittel	LMM	—
E	5	40-60%	mild, spät	BCC	—
F	4	< 10%	mittel		
G	2	< 2%	mittel		+
H	1	30%	(+ Cockayne-Syndr.)		
I	2	< 15%	schwer		—
Varianten	62	100%	mild, spät	BCC	—

Hyperpigmentierungen zeigt im Laufe des Lebens Komplikationen durch zentralnervösen Befall, Neurofibrome innerer Organe und gehäuften malignen Tumoren (Sarkome und Lymphome) mit sehr unterschiedlicher intra- und interfamiliärer Expressivität. Diese häufige Erbkrankheit der Haut (1:3000) weist eine sehr hohe spontane Rate von Neumutationen auf (10^{-4} Mutationen pro Gamete pro Generation); sie bestätigt die „Schnyder'sche Regel" und läßt mit Recht eine genetische wie auch eine somatische Hypermutabilität postulieren.

In den letzten Jahren hat Riccardi [10, 11] aufgrund der Klinik und aufgrund intrafamiliärer Beobachtungen der Befallsmuster die Heterogenie der NvR aufgezeigt. Er versucht, 7 Typen auseinanderzuhalten *(Tabelle 2)*. Der

Tabelle 2. Heterogenie bei der Neurofibromatosis v. Recklinghausen (nach V.M. Riccardi)

autosomal-dominant:	
Klassische kutane Lokalisation der Trias, 85-90%	Typ I
Haut gering befallen, bilaterale Akustikus-Neurinome „Akustikus-Typ"	Typ II
Gemischter kutaner und zentraler Befall	Typen III, IV, VI
sporadisch:	
Segmentäre kutane Form (Somatische Mutation)	Typ V
Generalisierte, spätmanifeste Fälle	Typ VII

Typ I mit dem klassischen Hautbefall ist weitaus am häufigsten. Die segmentäre, kutane und tardive Form erscheint wahrscheinlich am zweithäufigsten. In unserem Krankengut ist der Typ I mit 85% und der Typ V mit 15% vertreten. Der Typ V folgt typischerweise den klassischen Kriterien einer somatischen Mutation, wie sie in *Tabelle 3* aufgeführt sind [5] und wird nicht auf die Nachkommen weitervererbt. Zur formalen Analyse der Läsionen der NvR (vor allem an Patienten des Typ I) sind in

Tabelle 3. Klinische Kriterien der somatischen Mutationen

— Typische Klinik und Histologie
— Segmentäre Anordnung
— Tardive Manifestation
— Solitäres Auftreten

den letzten Jahren wertvolle Erkenntnisse gewonnen worden. Zur Pigmentstörung konnte gezeigt werden, daß die epidermale Melanineinheit nicht wie normal ein Melanozyt mit 36 Keratinozyten umfaßt, sondern nur ein MZ auf 29 KZ in nicht pigmentierter Haut der NvR und 1 MZ auf 22 KZ in den Café-au-lait-Flecken [2]. Andererseits ist die biologische Leistung der Neurofibrome besser bekanntgeworden. Diese Tumorzellen synthetisieren Kollagen IV und Laminin, Produkte, die aus der Zelle ausgeschleust werden und die Tumoren als plumpe, einer Basalmembran ähnliche Struktur umscheiden [14]. Sowohl die Fibrozyten wie auch die von den Schwan'schen Zellen abgeleiteten Zellen exprimieren am Intermediärfilamenten ausschließlich, reichlich und manchmal in plumper Anordnung Vimentin [8]. Neurofilamente sind nur in den Nervenfasern selbst darzustellen.

Diese Befunde zeigen erneut, daß bei der NvR ein bizarres Muster von Störungen der Zellverteilung innerhalb und zwischen den Keimblättern vorliegt, eine Störung, die sehr früh in der Embryonalentwicklung manifest wird und sehr wahrscheinlich die frühe Bildung und Formung der Neuralleiste betrifft. Eine Störung der zellulären Interaktion, des differenzierten Wachstums und der phasengerechten Folge von Entwicklungsschritten der Neuralleiste läßt vermuten, daß lokale Wachstumsfaktoren nicht plangerecht gebildet werden oder nicht zur plangerechten interzellulären Wirkung gelangen.

Die drei aufgeführten Beispiele sollen zeigen, daß zur weiteren Analyse der klassischen Erbkrankheiten eine Erfassung der heterogenen Gruppen und der Typen nötig ist sowie eine biologische Differenzierung der vorhandenen Defekte. Der Hypermutabilität mit ihren genetischen, besonders aber den somatischen, meist kanzerogenen Auswirkungen, ist vermehrt Beachtung zu schenken.

Literatur

1. Fischer E, HW Thielmann, B Neundörfer, FJ Rentsch, L Edler, EG Jung (1982) Xeroderma pigmentosum patients from Germany; clinical symptoms and DNA repair characteristics. Arch Dermatol Res 274:229-247
2. Frenk E, A Marazzi (1984) Neurofibromatosis of von Recklinghausen: a quantitative study of the epidermal keratinocyte and melanocyte populations. J Invest Dermatol 83:23-25
3. Greene MH (1983) Familial cutaneous malignant melanoma: autosomal dominant trait possibly linked to the Rh-locus. Proc Natl Acad Sci USA 80:6071-6075
4. Happle R (1982) Arguments in favor of a polygenic inheritance of precursor nevi. J Am Acad Dermatol 6:540-543
5. Jung EG (1977) Erbprognose in der Dermatologie. Z Hautkr 52:443-449
6. Jung EG, E Bohnert, E Fischer (in press) Heterogeneity of Xeroderma pigmentosum (XP); variability and stability within and between the complementation groups C, D, E, I and variants. Photodermatology
7. Kraemer KH (1983) Dysplastic nevi and cutaneous melanoma risk. Lancet 2:1076-1077
8. Moll I (1985) Persönliche Mitteilung.
9. Ramsay RG, P Chen, FP Imray, C Kidson, MF Lavin, A Hockey (1982) Familial melanoma associated with dominant ultraviolet radiation sensitivity. Cancer Res 42:2909-2912
10. Riccardi VM (1981) Von Recklinghausen neurofibromatosis. N Engl J Med 305:1617-1627
11. Riccardi VM (1982) Neurofibromatosis: clinical heterogeneity. In: Current Problems in Cancer. Year Book Med Publ Inc New York
12. Smith PJ, MH Greene, D Adams, MC Paterson (1983) Abnormal responses to the carcinogen 4-nitroquinoline 1-oxide of cultured fibroblasts from patients with dysplastic nevus syndrome and hereditary cutaneous malignant melanoma. Carcinogenesis 4:911-916
13. Vogel F, AG Motulsky (1979) Human genetics. Springer, Berlin Heidelberg New York
14. Weber L, T Krieg, R Timpl (1984) Basalmembranen — Struktur, Funktion, Pathologie. Hautarzt 35:279-286

Prof. Dr. med E. G. Jung
Hautklinik der Fakultät für Klinische Medizin Mannheim
der Universität Heidelberg
Postfach 23
D-6800 Mannheim

Neuere Entwicklungen auf dem Gebiet der nicht-allergischen Dermatosen II

G. K. STEIGLEDER, Köln

Ich möchte im folgenden nur wenige neue Dermatosen erwähnen, vielmehr will ich auf neue Erkenntnisse zu bekannten Entitäten eingehen, die mir wichtig erscheinen und mit denen wir uns in Köln befaßt haben. Dieser Vortrag setzt frühere Ausführungen fort, die ich 1983 auf dem Internationalen Symposion über Fortschritte der Dermatovenerologie in Hamburg gehalten habe [23].

Immunologische Prozesse und ihre pathogenetische Bedeutung

Von den allergischen Vorgängen im eigentlichen Sinne muß man immunologische Reaktionen im weiteren Sinne unterscheiden. Offenbar bedient sich der Organismus immunologischer Reaktionen, um den normalen Funktionsablauf im Organismus zu gewährleisten. Dies geschieht auch mit Hilfe von Autoantikörpern, die wiederum durch Immunglobuline gegen diese Antikörper — Anti-Autoantikörper — beeinflußt und in Schach gehalten werden. Antikörper richten sich gegen bestimmte Moleküle und Molekülgruppierungen, wie uns Dermatologen von der Kontaktallergie geläufig, also nicht gegen eine Zellstruktur als Ganzes, etwa einen Zellkern oder einen Mikroorganismus, sondern gegen bestimmte definierte Strukturabschnitte. Besondere Beachtung finden heute Anti-Autoantikörper gegen den Teil des Immunglobulins, der seine Spezifität ausmacht, den Idiotyp [20]. Paßt der Idiotyp des ursprünglichen Immunglobulins auf einen Teil einer körpereigenen Substanz, die etwa einen wichtigen Vorgang im Organismus, so die Schilddrüsenfunktion, stimuliert, dann ist der Anti-Idiotyp-Antikörper, der ja zu seinem Antigen paßt wie der Schlüssel zum Schloß, ein Nachschlüssel und kann nunmehr spezifische Rezeptoren besetzen; er kann zum Beispiel wie ein Hormon wirken und Reaktionen stimulieren, aber auch Rezeptoren blockieren. Man erklärt heute auf diese Weise zum Beispiel die Pathogenese der Myasthenia gravis.

Auch die Pathogenese einer Reihe dermatologischer Erkrankungen aus dem Bereich der nicht-allergischen Dermatosen ist möglicherweise so zu verstehen. Antikörper gegen Mikroben können sich, wie eben ausgeführt, gegen bestimmte Molekülgruppen richten, die auch im menschlichen Organismus vorhanden und dort funktionell bedeutend sind. So hat man bei Patienten mit Hyperthyreose eine überdurchschnittlich häufige Infektion mit Yersinia enterocolitica gefunden; bei Patienten mit Reiter-Syndrom werden derzeit als auslösende Ursache nichtgonorrhoische Urethritiden, im besonderen solche durch Chlamydia trachomatis diskutiert [6]. Beim Erythema nodosum sind verschiedene Infektionen als auslösend angesehen worden, neuerdings auch Chlamydien und Mykoplasmen, sogar Propionibacterium acnes bei der Acne fulminans und auch hier kommt der oben angeführte Mechanismus infrage.

Beim Erythema nodosum in Verbindung mit der Sarkoidose wird so der Verdacht erneut auf ein infektiöses Agens gelenkt. Bei verbreiteten Infektionen wird man allerdings eine häufige Koinzidenz mit nicht-allergischen Dermatosen finden, auch ohne pathogenetischen Zusammenhang. Da der Körper Vorgänge mittels „Autoantikörperkaskaden" regelt, müssen wir im Erkrankungsfalle immunologische Abweichungen von der Norm erwarten.

Es ist deshalb verständlich, daß mit zunehmendem Wissen um immunologische Vorgänge wieder der Blick auf andere Vorgänge gelenkt wird, so bei der Psoriasis auf proteolytische Enzyme und selbst bei einer Erkrankung wie dem Lichen sclerosus et atrophicus kürzlich auf einen Mangel an Testosteron [13]. Bei der Craurosis vulvae, also einem Teilsymptom des Lichen sclerosus et atrophicus, wurde der Erfolg der Testosteron-Salbenbehandlung mit einem Testosteron-Defizit erklärt, das durch die äußere Behandlung ausgeglichen wird. Im Gegensatz zu den Glukokortikoiden werden die Sexualsteroide bekanntlich durch die Haut sehr leicht aufgenommen und beeinflussen den Gesamtorganismus.

1888 entdeckte Stillmark das erste Lektin in Ricinus communis. Die eigentliche Geschichte der Lektine beginnt aber 1935, als Sumner und Howell das Concavalin A, also das Lektin aus Canavalia ensiformis, einer amerikanischen Futterbohne, isolierte. Jetzt erkannte man, daß die Lektine sich, ähnlich Antikörpern, an bestimmte Monosaccharide binden, die an Eiweiße gebunden sind. 1960 entdeckte Nowell den lymphozytenstimulierenden Effekt des Lektins der Bohne Phaseolus vulgaris. Freed [12] wies kürzlich darauf hin, daß wir mit der Nahrung aus Pflanzen und Früchten Lektine in den Organismus aufnehmen, auch wenn durch vorheriges Kochen und bei der Verdauung ein Großteil zerstört wird, also Stoffe, die unmittelbar in Immunreaktionen und in die Lymphozytenproliferation eingreifen können. Mit dem Import von Naturprodukten aus aller Welt werden immer neue Lektine von uns aufgenommen, eine Komponente, die bei der Diskussion von Umwelteinflüssen meist völlig außer Acht gelassen wird. Damit bin ich bei dem nächsten Thema der lymphozytären Proliferation, wobei man erkannt hat, daß das Verhalten der Leukozyten insgesamt, also auch der Lymphozyten und ihrer Subpopulationen, einem Tagesrhythmus unterliegt. Ich möchte hier lediglich einige Gesichtspunkte zu den Pseudolymphomen vortragen.

Pseudolymphome

Mit diesem Begriff wird zunehmend operiert und vergessen, daß er keinesfalls die Diagnose ersetzt [24]. Die Problematik zeigt folgende neue Entität:

1981 habe ich mit Frau Bauermeister-Jasso ein eigenartiges Krankheitsbild beschrieben, das wir in Anlehnung an eine ähnliche Beobachtung englischer Autoren „lymphomatoide Granulomatose mit Epithelinseln" nannten [25]. Inzwischen konnte Vakilzadeh [27] weitere Fälle beobachten, die er unter dem Namen „syringolymphoide Hyperplasie mit Epithelinseln" veröffentlichte. Offenbar ist dieses Krankheitsbild nicht so selten, wie es bisher den Anschein hatte.

Ein lymphozytäres Infiltrat zerstört den Haarfollikel und verändert die Schweißdrüsen unter Ausbildung eigentümlicher Epithelinseln. 1984 berichtete Haneke [14] über einen Kranken, der das Phänomen der Epithelinseln unter dem Bilde einer Erythrodermie bot und bei dem sich dann ein Baccareda-Sézary-Syndrom entwickelte. Baccareda hatte das Sézary-Syndrom bereits 1939 beschrieben, allerdings an einer uns etwas schwer zugänglichen Stelle, nämlich in Band 179 des Archivs für Dermatologie [1]. Bei den anderen Patienten mit syringolymphoider Hyperplasie mit Epithelinseln wird man den Verlauf noch weiter beobachten müssen. Man kann das Krankheitsbild als ein Pseudolymphom auffassen und an ihm die Problematik der Pseudolymphome erkennen. Ich habe die Pseudolymphome eingeteilt in die imitierten, die limitierten und die prolongierten: Bei den imitierten handelt es sich um Hautveränderungen, die klinisch oder histologisch benigne Lymphome imitieren. Die limitierten stellen echte maligne Entartungen dar, die vom Organismus überwunden werden. Die prolongierten sind maligne lymphozytäre Wucherungen, die, vereinfacht ausgedrückt, vom Organismus lange Zeit in Schach gehalten werden, deren bösartiger Verlauf aber schließlich nicht aufzuhalten ist. Inzwischen haben Beobachtungen bei Patienten unter Immunsuppression entscheidende Erkenntnisse gebracht. Einerseits hat man gesehen, daß lymphozytäre Wucherungen alle Kennzeichen der Malignität aufweisen, andererseits aber nach Aufhebung der Immunsuppression sich zurückbilden [22]. Offenbar vollziehen sich an den Chromosomen der betroffenen Zellen langsame Umwandlungen, die erstaunlich lange sich noch rückbilden können. Das Krankheitsbild der *lymphomatoiden Papulose* hat seit der Erstbeschreibung durch Macaulay 1959 eine ständige Ausweitung erfahren und umfaßt nach meiner Auffassung nunmehr ganz verschiedene Krankheitsbilder mit exanthematischer Aussaat zahlreicher Effloreszenzen mit Einzeleffloreszenzen, sehr unterschiedlicher Krankheitsdauer, auch sehr divergentem feingeweblichem Befund [24, 28]. Selbst Krankheitsbilder, wie die Regressing Atypical Histiocytosis [9], die von den einen als rein histiozytär aufgefaßt werden, werden von anderen, so Willemze (persönliche Mitteilung) der lymphomatoiden Papulose (LP) zugeordnet. Willemze und Mitarb. [28] unterscheiden zwei Haupttypen der LP: bei dem Typ A liegen vornehmlich große atypische Zellen vor, deren Einordnung mir noch nicht gesichert erscheint, und bei dem Typ B handelt es sich nach diesen Autoren um aktivierte T-Lymphozyten untermischt mit histiozytären Zellen. Große diagnostische Probleme bieten auch Krankheitsbilder, die man als atypisches Fibroxanthom oder maligne fibrosierende Histiozytome bezeichnet, auch Entitäten, in die, nach meiner Auffassung, Krankheitsbilder sehr unterschiedlicher Art eingeordnet werden. Insgesamt ergibt sich hier eine neue Gruppe der Pseudolymphome, nämlich Wucherungen anderer Zellarten, die dem modernen Trend folgend, fälschlich als lymphozytäre Wucherungen angesehen werden [24].

Mucinosis follicularis

Die Mucinosis follicularis ist bei Patienten jenseits des Jugendalters fast immer ein Begleitsymptom eines T-Zell-Lymphoms, meist der Mycosis fungoides. Sie besteht bekanntlich in einer schleimigen Auflösung von Haarfollikel und Talgdrüse.

Ich möchte nun über eine eigentümliche Beobachtung berichten, die, meiner Ansicht nach, eine besondere Enti-

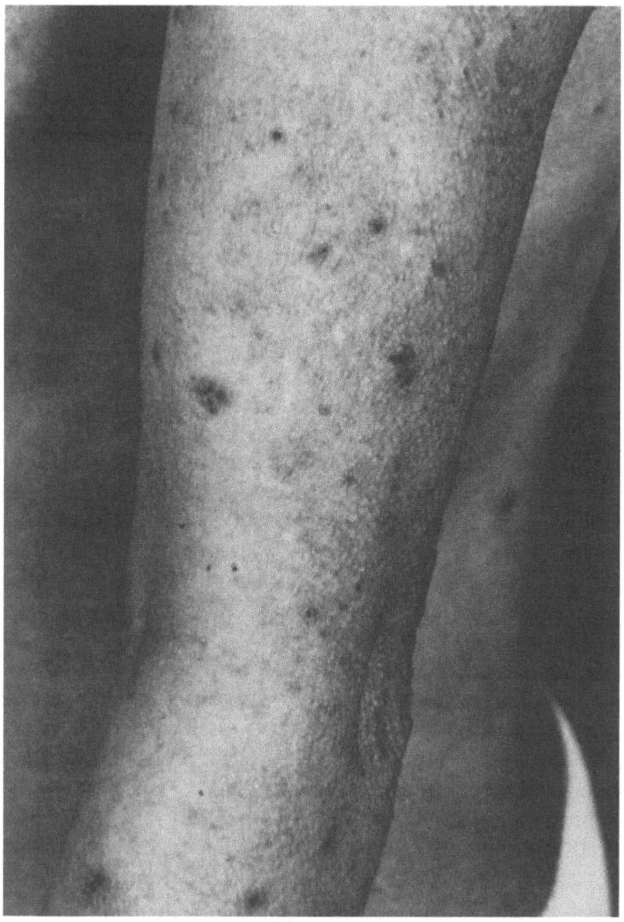

Abb. 1. Papulöse erythematöse Hautveränderungen bei Patientin mit Pseudomucinosis follicularis bei auf den Follikel beschränkter Mycosis fungoides

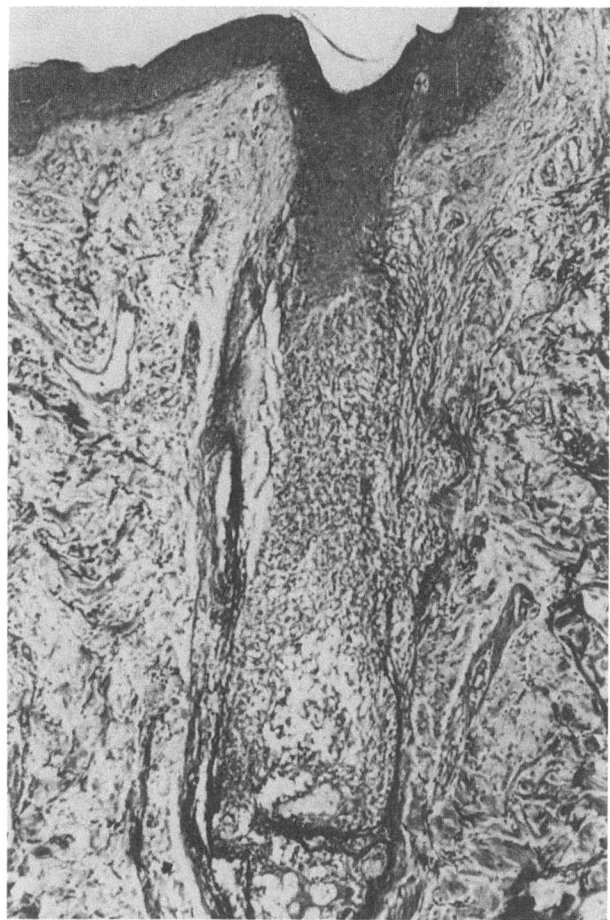

Abb. 2. Der Follikel wird durch ein lymphozytäres Infiltrat aufgelöst in Art einer Mucinosis follicularis, aber ohne die entsprechende Schleimbildung. Im Zentrum des in Auflösung befindlichen Follikels amorphes Marterial, das sich nur teilweise mit Alcianblau und nicht metachromatisch färbt. Alcianblau-PAS, 65 x

tät im Spektrum der Mycosis fungoides darstellt. Bei einer Patientin von 47 Jahren trat seit 9 Jahren exklusiv um die Haarfollikel ein lymphozytäres Infiltrat auf, das in diesen eindrang und den Follikel zerstörte (Abb. 1, 2). Wir haben zunächst das Krankheitsbild als Mucinosis follicularis aufgefaßt; später entwickelte sich ein der Mycosis fungoides entsprechendes Infiltrat. Das Besondere ist jedoch, daß wir kaum Schleimsubstanzen nachweisen konnten. Ich glaube daher, daß es sich von Beginn an um ein T-Zell-Lymphom handelte, das auf den Haarfollikel beschränkt war, ähnlich wie die pagetoide Retikulose auf die Epidermis. Ebenfalls als Mucinosis follicularis wurden Pseudoxanthoma elasticum-ähnliche Papeln auf Brust und Rücken einer Patientin von jetzt 38 Jahren angesehen (Abb. 3), die seit 9 Jahren bestanden, bei gleichzeitig vorliegendem discoiden Lupus erythematodes im Gesichtsbereich. Auch hier zeigte es sich, daß es sich nicht um eine Mucinosis follicularis, sondern um einen ausschließlich auf den Haarfollikel beschränkten Lupus erythematodes handelte. Schleim (Alcianblaupositiv und Giemsa-metachromatisch) fand sich lediglich im Bindegewebe außerhalb von Follikel und Infiltrat. Eine Vermehrung der Glukoproteine ist bei Lupus erythematodes bekannt. Unter Resochin-Therapie bilden sich die Veränderungen jetzt zurück. Cabré und Korting haben in einer bemerkenswerten Arbeit zum Thema Lupus erythematodes und Mucinosis follicularis Stellung genommen und vor allem auch deren Historie aufgezeigt [3].

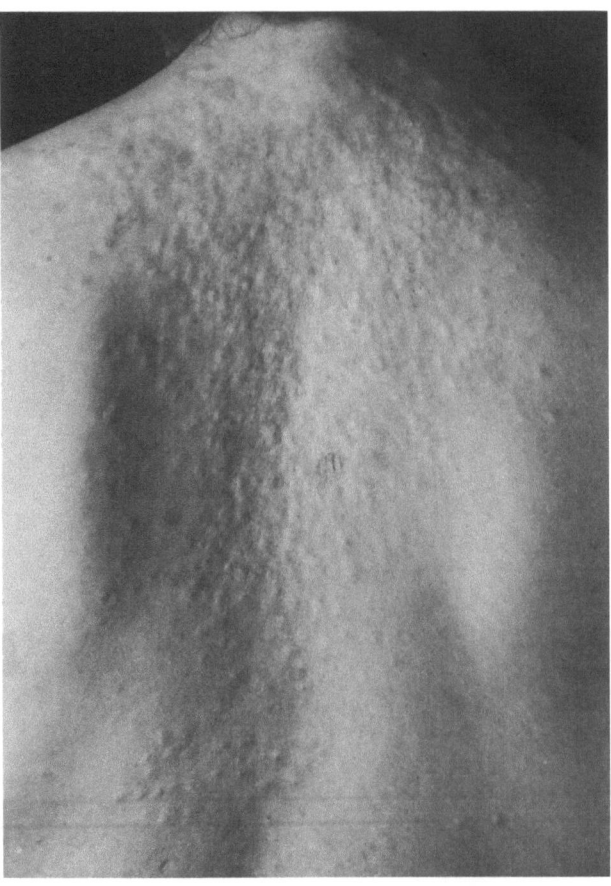

Abb. 3. Ausschließlich auf den Follikel beschränkter chronischer Lupus erythematodes unter dem Erscheinungsbild eines Pseudoxanthoma elasticum. Im Kopfbereich typische Lupus erythematodes-Herde. Auf dem Rücken alte Exzisionsnarbe. Inzwischen weitgehende Rückbildung unter Resochin. Histologisch Auflösung des Follikels ohne Schleimbildung bei Ansammlung von Alcianblau-positivem, metachromatischem Material *neben,* aber nicht im Follikel. Talgdrüsen erhalten

„Seborrhoisches Ekzem", Zink-Mangel-Syndrome, Pyodermien

Bestimmte Medikamente sind oder werden en vogue, so derzeit Colchicin, Dapson, Cimetidin und Zinkpräparate. Durch Zinkmangel werden bekanntlich Acrodermatitis enteropathica-artige Hautveränderungen hervorgerufen, die, im besonderen in der Leistenregion, bakterielle Infektionen, einen Pemphigus vegetans oder auch ein Glukagonom nachahmen können. Auch beim endogenen Ekzem der Kinder wurde ein erniedrigter Zinkspiegel im Blutserum beschrieben, ohne daß diesem Befund aber eine therapeutische Bedeutung zugeschrieben wird [5]. In der psoriatischen Epidermis haben wir mit dem PIXE-Verfahren den Gehalt an Zink erhöht gefunden. Kürzlich konnte man in einer international angesehenen medizinischen Zeitschrift lesen, daß von einem Zinkmangel nur dann auszugehen sei, wenn im Blutserum der Zinkspiegel erniedrigt wäre; diese Beobachtung können wir nicht bestätigen [18]. Bei parenteraler Ernährung kann es zu Zinkmangel kommen, ohne daß dieser sich im Blutserum manifestiert. Dies gilt im übrigen auch für andere Mineralien, wie Eisen: Werte an der unteren Normgrenze bei mehrfacher Bestimmung sind suspekt auf einen Mangel. Bei der erosiv pustulösen Dermatose des Kopfes bei erniedrigtem Zinkspiegel sah Bahmer nach Zinkzufuhr eine rasche Abheilung [2].

Wir betrachten bestimmte Formen des „seborrhoischen Ekzems" als eine mikrobiell bedingte Irritation der Haut bei Psoriatikern. In diesem Sinne sprechen neue Befunde, daß Imidazol-Präparate, im besonderen Ketokonazol, das seborrhoische Ekzem bessern [8, 10]. Das Ketokonazol greift auch in die Cholesterinsynthese, somit in den Fettstoffwechsel ein [16], so daß eine Wirkung bei Hautveränderungen anders als durch die antimykotischen Effekte erklärt werden könnte. Meine eigenen Erfahrungen mit dieser Therapie sind allerdings nicht überzeugend. Seborrhoische Ekzeme wurden gehäuft bei Patienten mit AIDS gesehen [7], was unseren eigenen Erfahrungen entspricht und möglicherweise auch auf das Überwuchern hefeartiger Erreger auf der Haut zurückgeführt werden kann. Schließlich können perinasale und periorale Rötung und Schuppung auf eine Reizung der Haut bei „Schnüfflern" zurückzuführen sein, die Lösungsmittel aus der Plastiktüte einatmen und so die Haut irritieren [26].

In die Differentialdiagnose der Immunstörungen bei ungewöhnlich schwerem Herpes und bei Candidainfektion ist ein Immundefizit im Rahmen der AIDS-Erkrankung einzubeziehen. Bei den mikrobiell bedingten Erkrankungen ist daran zu erinnern, daß eine Pseudomonas-Follikulitis, erworben in Warmwasserbädern ohne entsprechende Desinfektion (Whirlpool), eine Epizoonose nachahmen und starken Juckreiz hervorrufen kann [4, 11].

Zum Schluß dieses Abschnittes möchte ich auf die auch für den Dermatologen wichtige Beobachtung hinweisen, daß die schwierige Differentialdiagnose zwischen Erysipel und nekrotisierender Fasziitis rasch entschieden werden kann durch eine tiefe Probeexzision bis zur Faszie und Schnellschnittuntersuchung [21]. Durch entsprechende Spaltung der tiefliegenden Abszesse wird die Mortalität entscheidend gesenkt, was durch die alleinige Gabe von Antibiotika nicht möglich ist.

Wärmestrahlen, UVA-Strahlen, Haut und Talgdrüsen

Wärmestrahlen können die Haut verändern, wie jedem Dermatologen von der retikulären Pigmentierung nach Wärmeeinwirkung bekannt ist.

Es ist daher erstaunlich, daß bei der UV-Therapie zu wenig berücksichtigt wurde, daß mit den UV-Strahlen auch sichtbares Licht und Wärmestrahlen der Haut zugeführt werden. In Fortsetzung unserer früheren Untersuchungen, vornehmlich zusammen mit Herrn Pullmann, konnten wir nun in Köln zeigen, daß auch Infrarotstrahlen, mit gewissen Verschiebungen und Abweichungen quantitativer und qualitativer Art, in ähnlicher Weise wie UV-Strahlen die Zellkinetik der Oberhaut beeinflussen [19]. Pullmann et al. [17] haben kürzlich über entsprechende Befunde berichtet, eine Arbeit aus unserer Klinik ist seit längerer Zeit im Druck und Herr Schulze hat bereits unsere Ergebnisse auf dieser Tagung referiert. In einer Studie über die Talgsekretion bei Akne-Patienten, mit Hilfe eines käuflich erwerblichen Sebumeters, konnte Herr Keßeler [15] an unserer Klinik bestätigen, daß 13-cis-Retinsäure den Fettspiegel auf der Haut, bestimmt als Zufallsspiegel, deutlich senkt und zwar je stärker um so lipidreicher die Hautregion ist. Er fand auch, daß unter einem Tetrazyklin-Präparat, und zwar Minocyclin, trotz des unbestrittenen Effekts auf die Akne, der Hautoberflächenzufallsfettspiegel quantitativ nicht verändert wird. Dagegen kommt es unter einer UVA-Bestrahlung des Gesichtes (0,55 J/cm/qm/Min., Bestrahlungsdauer 10 Minuten täglich) zu einer deutlichen Senkung des Hautoberflächenzufallslipidspiegels. Bemerkenswerterweise steigt trotz Fortführung der Bestrahlung bei einem Teil der Versuchspersonen der Lipidspiegel wieder an, so daß nach 3 Wochen wieder der Ausgangswert erreicht ist. Die UVB-Bestrahlung der Akne habe ich aus naheliegenden Gründen bei der Akne nie empfohlen; eine UVA-Bestrahlung erscheint mir vertretbar, möglicherweise ist bei einem Teil der Patienten die Wirkung nur vorübergehend.

Zahlreiche neue wissenschaftliche Ergebnisse liegen zur Psoriasis vor, auch eigene Untersuchungen, auf die ich hier nicht eingehen kann. Sie scheinen mir aber nicht das Wesen der Psoriasis zu erfassen. Nach unserer Ansicht ist der entscheidende Befund eine Enthemmung der Proliferation der Epidermiszellen, die zumindest teilweise in den Zellen selbst begründet ist, möglicherweise durch Veränderungen der Rezeptoren an der Zelloberfläche.

Therapeutisch haben sich bisher solche Stoffe als wesentlich wirksam erwiesen, die die Zellproliferation hemmen. Mir erscheint bisher nicht genügend geklärt, warum Methotrexat im Gegensatz zu anderen Erkrankungen mit Zellproliferation, im besonderen Tumoren, bei der Psoriasis überraschend gut wirkt. Hier scheint mir ein Weg zu sein, dem man weiter folgen sollte, um näheren Einblick in die Pathogenese der Psoriasis zu gewinnen.

Literatur

1. Baccaredda A (1939) Reticulohistioytosis cutanea hyperplastica benigna cum melanodermia etc. Arch Derm (Berlin) 179:209-256
2. Bahmer FA (1985) Erosiv pustulöse Dermatose des Kopfes. Z Hautkr 60, 477:517-526
3. Cabré J, G Korting (1964) Zum symptomatischen Charakter der „Mucinosis follicularis"; ihr Vorkommen bei Lupus erythematodes chronicus. Derm Wschr 149:513-518
4. Chandrasekar PH et al. (1984) Hot Tub-Associated Dermatitis due to Pseudomonas aeruginosa: Case Report and Review of the Literature. Arch Dermatol 120:1337-1340
5. David TJ et al. (1984) Low serum zinc in children with atopic eczema. Brit J Dermat 111:597-601
6. Editorial (1985) Is Reiter's Syndrome Caused by Chlamydia? Lancet I, 8424:317-319
7. Eisenstat BA, GP Wormser (1984) Seborrhaeic Dermatitis and Butterfly rash in AIDS. N Engl J Med 311:189
8. Farr PM, S Shuster (1984) Treatment of Seborrhoeic Dermatitis with Topical Ketoconazole. Lancet II, 8414:1271-1272
9. Flynn KJ et al. (1982) Regressing Atypical Histiocytosis: A Cutaneous Proliferation of Atypical Neoplastic Histiocytes with Unexpectedly Indolent Biologic Behavoir. Cancer 49:959-970
10. Ford GP et al. (1984) The response of seborrhoeic dermatitis to ketoconazole. Brit J Dermat 111:603-607
11. Fox AB, GW Hambrick (1984) Recreationally Associated Pseudomonas aeruginosa Folliculitis: Report of an Epidemic. Arch Dermatol 120:1308-1313
12. Freed DLJ (1985) Lectins. Brit Med J 290:184-586
13. Friedrich EG, PS Kalra (1984) Serum Levels of Sex Hormones in Vulvar Lichen Sclerosus, and Effect of Topical Testosterone. N Engl J Med 310:488-491
14. Haneke E (1984) Imitation einer Glucagonom-Dermatitis durch erworbenen Zinkmangel. Z Hautkr 59:902-908
15. Keßeler TH (1985) Über das sebumetrische Meßverfahren und dessen Brauchbarkeit zur quantitativen Analyse der Hautoberflächenlipide. Dissertation Köln, Z Hautkr, im Druck
16. Miettinen TA, VV Valtonen (1984) Ketoconazole and Cholesterol Synthesis. Lancet II, 8414:1271
17. Pullmann H, E Möres, S Reinbach (1985) Wirkungen von Infrarot- und UVA-Strahlen auf die menschliche Haut und ihre Wirksamkeit bei der Behandlung des endogenen Ekzems. Z Hautkr 60, 171-177
18. Savin JA (1984) Skin disease and zinc. Brit Med J 289:1476
19. Schulze HJ, D Schmidt, G Mahrle (1985) Das Infrarot-Erythem. Z Hautkr, Heft 12, im Druck
20. Shoenfeld Y, RS Schwartz (1984) Immunologic and genetic factors in autoimmune diseases. N Engl J Med 311:1019-1029
21. Stamenkovic I, PD Lew (1984) Early recognition of potentially fatal necrotizing fasciitis: The Use of Frozen-Section Biopsy. N Engl J Med 310:1689-1693
22. Starzl TE et al. (1984) Reversibility of lymphomas and lymphoproliferative lesions developing under Cyclosporin-steroid therapy. Lancet I, 8377:583-587
23. Steigleder GK (1984) Neue Entwicklungen auf dem Gebiet der nicht-allergischen Dermatosen. Z Hautkr 59:233-242
24. Steigleder GK (1984) Zur Differentialdiagnose der Pseudolymphome. Z Hautkr 59:937-950
25. Steigleder GK, Bauermeister-Jasso K (1981) Lymphomatoide Granulomatose mit „Epithelinseln". Z Hautkr 56:851-861
26. Sourindrhin I (1985) Solvent misuse. Brit Med J 290:94-95
27. Vakilzadeh F (1984) Syringolymphoide Hyperplasie mit Alopezie. Z Hautkr 59:962-968
28. Willemze R et al. (1983) Immunological, cytochemical and ultrastructural studies in lymphomatoid papulosis. Brit J Dermat 108:381-394

Prof. Dr. med. G. K. Steigleder
Univ. Hautklinik
Josef-Stelzmann-Straße 9
D-5000 Köln-Lindenthal 41

Neuere chronisch-entzündliche Erkrankungen des Bindegewebes

M. MEURER, München

Durch den Nachweis spezifischer Autoantikörper gegen biochemisch definierte nukleäre und zytoplasmatische Antigene, ist es in den letzten Jahren gelungen, besondere Krankheitsbilder und Verlaufsformen innerhalb des breiten und außerordentlich überlappenden Spektrums der Kollagenosen neu zu erkennen. Dazu gehören Autoantikörper gegen die Nukleoproteine Ul-RNP, Sm, La und Scl-70, gegen ein Zentromer-assoziiertes Protein und gegen das zytoplasmatische Ro-Antigen (Tabelle 1).

Tabelle 1. Assoziation von Antikörpern gegen definierte nukleäre und zytoplasmatische Antigene mit besonderen Verlaufsformen und Untergruppen des Lupus erythematodes und der Sklerodermie

Antikörper gegen:	Assoziation mit:
Ul-RNP	MCTD (in 50% Übergang in PSS)
Sm	SLE (häufig Nierenbeteiligung)
Ro(SS-A)	SCLE
	Neonataler LE
	SLE mit C2-Defizienz
	„ANA-negativer" SLE
	DLE mit Sicca-Syndrom
	PSS mit Sicca-Syndrom/Polymyositis
Ro/La(SS-B)	SCLE mit Übergang in SLE
	SLE (selten Nierenbeteiligung)
Scl-70	PSS Typ II
Zentromerprotein	Akrosklerodermie/CREST

Ul-RNP/Sm-Antikörper

Antikörper gegen Ul-RNP reagieren mit der RNase-empfindlichen Fraktion löslicher Zellkernproteine, die aus Kaninchenthymuszellkernen gewonnen und als „ENA" kommerziell zur Verfügung stehen. Diese Antikörper sind gegen ein Ribonukleoprotein gerichtet, das in den Zellkernen fast aller Lebewesen in hoher Konzentration vorliegt [12]. Die biochemische Zusammensetzung von Ul-RNP und dem immunologisch eng verwandten Sm-Antigen wurde in den letzten Jahren aufgeklärt. Beiden Antigenen werden wichtige biologische Funktionen bei der Umformung von unmittelbar transkribierter heterogener RNS in Boten-RNS („gensplicing") zugeschrieben [3].

Eine gesteigerte humorale Immunantwort auf Ul-RNP ist charakteristisch für das Überlappungssyndrom MCTD (Sharp-Syndrom), das klinisch durch gleichzeitiges oder konsekutives Auftreten von typischen Symptomen des Lupus erythematodes (LE), der Dermatomyositis (DM) und der progressiven systemischen Sklerodermie (PSS) charakterisiert ist. Die Eigenständigkeit und die ursprünglich beschriebene relativ günstige Prognose dieses Krankheitsbildes ist in letzter Zeit neu diskutiert worden [5]. Bei Kindern sind schwere Verlaufsformen des MCTD mit kardialer Beteiligung, Nierenversagen, Thrombozytopenie und letalem Ausgang beschrieben worden; bei Erwachsenen kann das Krankheitsbild durch systemische Vaskulitiden und durch pulmonalen Hochdruck kompliziert sein.

50% (6/12) unserer Patienten mit hohen Antikörpertitern gegen Ul-RNP und der klinischen Diagnose MCTD entwickelten im Verlauf schwere fibrotische Lungen- und Oesophagusveränderungen wie bei PSS. Den Übergang in einen systemischen Lupus erythematodes (SLE) konnten wir in keinem Fall beobachten. Darüber hinaus zeigten in unserem Krankengut 4% (4/97) der Patienten mit kutanem LE und 6% (7/113) der Patienten mit PSS hochtitrige Antikörper gegen Ul-RNP, ohne daß diese Patienten die für MCTD typische Überlappungssymptomatik aufwiesen.

Sm-Antikörper

Sm-Antikörper reagieren in der Immundoppeldiffusion mit einer RNase- und Trypsin-resistenten Fraktion des ENA. Sie sind immunologisch eng verwandt mit den Ul-RNP-Antikörpern, besitzen aber eine völlig unterschiedliche diagnostische und prognostische Bedeutung. Aufgrund ihres relativ seltenen Auftretens kommt den Sm-Antikörpern nicht die diagnostische Bedeutung von Antikörpern gegen doppelsträngige DNS zu, die auch heute noch der wichtigste serologische Parameter für die Diagnose und Verlaufskontrolle eines SLE sind [12].

Wir konnten Sm-Antikörper nur bei 15% (6/40) unserer Patienten mit SLE nachweisen, bei denen in allen Fällen eine Nieren-, teilweise auch zerebrale Beteiligung vorlag.

Ro (SS-A)-Antikörper

Antikörper gegen das zytoplasmatische Ro (SS-A)-Antigen wurden erstmals bei Patienten mit Sicca-Syndrom (Xerostomie und Keratokonjunktivitis sicca) ohne Organmanifestation (SS-A) entdeckt [1]. Diese Antikörper präzipitieren in der Gelimmundiffusion mit einem Extrakt aus menschlicher Milz, das NaCl-lösliche zytoplasmatische Ribonukleoproteine enthält [2] oder mit Zellextrakten, die aus der menschlichen B-Zellinie Wil$_2$ gewonnen werden [1].

Für die Dermatologie haben diese Antikörper besondere Bedeutung gewonnen, da sie bestimmte Sonderformen des LE immunologisch charakterisieren. Dazu gehören der subakut-kutane LE (SCLE), der bereits 1882 von Kaposi beschrieben wurde und der weitgehend identisch mit dem LE chronicus superficialis disseminatus ist.

Der SCLE ist klinisch durch ausgedehnte, häufig konfluierende, annuläre oder papulosquamöse, zum Teil auch psoriasiforme Herde gekennzeichnet, die ohne Atrophie und Vernarbung abheilen [9]. Patienten mit SCLE zeigen eine ausgeprägte Lichtüberempfindlichkeit, weisen aber meist nur geringe Systembeteiligung auf. Immungenetisch findet sich eine hohe Korrelation mit HLA B8 und DR3 [10].

Von besonderem Interesse ist die Assoziation von Ro-Antikörpern mit neonatalem LE, der an der Haut durch flüchtige erythro-squamöse Effloreszenzen — wie bei SCLE — und systemisch durch Myocardfibrose mit kongenitalem AV-Block charakterisiert ist [8]. 80% der Mütter von Neugeborenen mit LE weisen Ro-Antikörper auf, die diaplazentar auf das Kind übertragen werden. Gleichzeitig mit dem Abbau der mütterlichen Ro-Antikörper, etwa drei bis sechs Monate postpartal, bilden sich bei dem

Neugeborenen die Hautveränderungen, nicht aber die Reizleistungsstörungen zurück. Ro-Antikörper wurden auch bei einer seltenen Sonderform des LE beschrieben, die mit hereditärer Defizienz der Komplementkomponente C2 assoziiert ist [13].

Ro-Antikörper reagieren im indirekten Immunfluoreszenztest nicht mit herkömmlichen Antigensubstraten zum Nachweis von ANA. Sie können daher bei sogenannten „ANA-negativen" Patienten, die klinisch und histologisch eindeutige Zeichen eines kutanen oder sogar systemischen LE aufweisen, einziger serologischer Parameter sein, der die klinische Diagnose sichert.

Wir konnten Ro-Antikörper bei 30% (16/53) unserer Patienten mit chronisch-discoidem LE (DLE) nachweisen, von denen fast die Hälfte ANA-negativ war. Bei etwa 30% dieser Ro-positiven Patienten mit DLE bestanden klinisch Hinweise auf ein Sicca-Syndrom. Noch höher war mit 70% der Anteil Ro-positiver Patienten innerhalb der SCLE-Gruppe (19/27) mit Gelenkbeschwerden und ausgeprägter Lichtüberempfindlichkeit.

Bemerkenswert ist, daß 23% (26/113) unserer Patienten mit PSS ebenfalls Ro-Antikörper aufwiesen. Bei fast 40% dieser Ro-positiven Patienten mit PSS bestand zusätzlich ein Sicca-Syndrom und fast ebenso häufig (35%) eine Polymyositis. Ro-positive Sklerodermie-Patienten gehören damit möglicherweise zu einer besonderen, entzündlich geprägten Verlaufsform der Sklerodermie mit gehäuftem Vorkommen von Sicca-Syndrom und/oder Polymyositis.

La(SS-B)-Antikörper

SS-B-Antikörper, die ursprünglich bei Patienten mit Sjögren-Syndrom und extraglandulärer Beteiligung (SS-B) beschrieben wurden, präzipitieren ebenso wie Ro-Antikörper mit einem Antigen, das aus menschlicher Milz extrahiert werden kann [1]. Sie sind immunologisch identisch mit den von Mattioli und Reichlin [4] beschriebenen La-Antikörpern, die mit einer RNase-resistenten, aber Trypsinempfindlichen Fraktion des ENA reagieren, aber keine Kreuzreaktivität mit anderen ENA-Antikörpern (U1-RNP oder Sm-Antikörper) aufweisen. Antikörper gegen das La(SS-B)-Antigen treten fast immer mit Ro-Antikörpern gemeinsam auf, während Ro-Antikörper bei den oben angegebenen Krankheitsbildern auch isoliert vorkommen können.

Die Tabelle 2 zeigt, daß La(SS-B)-Antikörper in unserem Krankengut bei Sklerodermie und DLE nur in 2-8%, bei SCLE und SLE dagegen fast bei der Hälfte der Patienten nachzuweisen waren.

Die La(SS-B)-positiven Patienten mit SCLE zeigen ein schweres Krankheitsbild, das häufig mit Polyarthritis, Polymyositis und peripheren Durchblutungsstörungen assoziiert ist und Übergänge zu SLE aufweist. Auf der anderen Seite zeigen La(SS-B)-positive Patienten mit SLE weniger häufig schwere Organbeteiligung (Nephritis und Polyserositis) als SLE-Patienten, die serologisch ausschließlich hochtitrige Antikörper gegen doppelsträngige DNS oder gegen Sm, dagegen keine La(SS-B)-Antikörper aufweisen. Auch in der Literatur finden sich Hinweise, daß La(SS-B)-positive Patienten mit SLE seltener eine Nierenbeteiligung entwickeln als Patienten ohne diesen serologischen Marker [14]. Möglicherweise charakterisiert das La(SS-B)-Antikörpersystem innerhalb des LE-Spektrums eine Übergangsform zwischen SCLE und systemischen LE mit geringer Organbeteiligung und günstiger Prognose.

Scl-70-Antikörper

In den letzten Jahren konnten mit Hilfe serologischer Merkmale auch besondere Verlaufsformen der PSS charakterisiert werden. Tan und Rodnan [11] entdeckten 1975 im Serum von Sklerodermie-Patienten einen neuen Antikörper, der in der Gelimmundiffusion mit einer RNase-resistenten ENA-Fraktion reagierte, aber keine Kreuzreaktivität mit bereits bekannten präzipitierenden ENA-Antikörpern aufwies. Der Antikörper ist gegen ein Nicht-Histon-Protein mit einem Molekulargewicht von 70000 gerichtet und wird daher als Scl-70-Antikörper bezeichnet.

Eine humorale Immunantwort gegen Scl-70 ist hochspezifisch für PSS: Wir konnten Scl-70-Antikörper bei 21/104 Patienten mit PSS (21%), aber bei keinem von 104 Patienten mit anderen Kollagenosen nachweisen [6]. Scl-70-Antikörper waren bei Patienten mit proximal-aszendierender Sklerodermie vom Typ II häufiger (24%) als bei Akrosklerodermie (11%). Von prognostischer Bedeutung ist, daß Scl-70-positive Patienten statistisch signifikant häufiger eine Lungenbeteiligung aufwiesen (85%) als Patienten ohne diesen serologischen Marker (56%).

Besonders deutlich wird die unterschiedliche klinische Prägung der Scl-70-positiven Patienten im Vergleich zu einer Patientengruppe, die den zweiten, in den letzten Jahren entdeckten, Sklerodermie-spezifischen Antikörper aufweist.

Zentromer-Antikörper (AcA)

Zentromer-Antikörper wurden erstmals 1980 von Moroi et al. im Serum einiger Patienten mit PSS mit Hilfe der indirekten Immunfluoreszenz auf tierischen oder menschlichen Tumorgewebskulturen nachgewiesen [7]. Diese Antikörper reagieren spezifisch mit einem DNS-Proteinkomplex in der Zentromerregion von Chromosomen. Besonders geeignete Substrate zum Nachweis dieser Antikörper im indirekten Immunfluoreszenztest sind teilungsaktive, aus menschlichem Larynxkarzinom gezüchtete Zellen (HEp-2-Zellen), die mit Zentromerantikörper-haltigen Seren ein charakteristisches Immunfluoreszenzmuster zeigen, das von der Teilungsphase der Zellkerne abhängt (Abb. 1).

Wir konnten Zentromer-Antikörper (AcA) bei 18/104 Patienten mit PSS (17%) nachweisen. Sie fanden sich vorwiegend bei Akrosklerodermie (38%) und nur selten bei Patienten mit proximal aszendierender Sklerodermie (11%). Besonders häufig (70%) zeigten Patienten mit dem sogenannten CREST-Syndrom (*C*alzinosis, *R*aynaud-Syndrom, *O*esophagusbeteiligung, *S*klerodaktylie und *T*eleangiektasien) Zentromerantikörper. Auch in der Literatur wird die Häufigkeit von AcA bei CREST-Syndrom mit 44-96% angegeben [12]. Von größerer dia-

Tabelle 2. Häufigkeit von Ro(SS-A)- und La(SS-B)-Antikörpern bei Lupus erythematodes und Sklerodermie

	Ro +	Ro/La +
PSS	23%	2%
DLE	30%	8%
SCLE	70%	40%
SLE	58%	46%

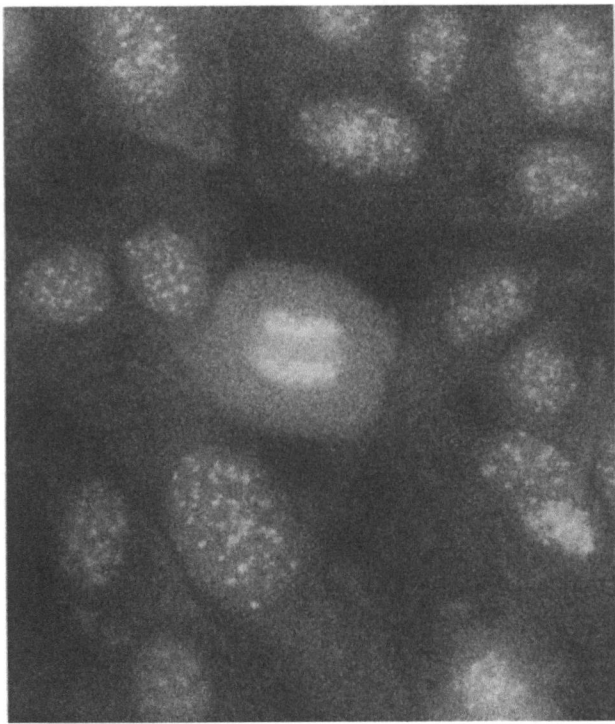

Abb. 1. Indirekte Immunfluoreszenz zum Nachweis von Zentromer-Antikörpern: Serumverdünnung 1:40, auf HEp-2-Zellen. Zellen in der Interphase zeigen eine gleichmäßig verteilte, charakteristisch gesprenkelte Kernfluorszenz des Zellkerns. Im Zentrum einer Zelle in der Anaphase mit deutlicher Fluoreszenz der in der Äquatorialplatte angeordneten Chromosomen

gnostischer und prognostischer Bedeutung als die Assoziation mit dem klinisch nicht einheitlich definierten CREST-Syndrom ist allerdings die signifikant seltenere Organbeteiligung, die bei den AcA-positiven Patienten im Vergleich zu allen anderen Sklerodermie-Patienten, insbesondere aber zu den Scl-70-positiven Patienten im Rahmen der Grunderkrankung auftritt (Tabelle 3). Dies gilt vor allem für die Lungen- und Gelenkbeteiligung und — wie neuere Untersuchungen andeuten — wahrscheinlich auch für Sklerodermie-spezifische Nierenveränderungen, die bei Scl-70-positiven Patienten gehäuft, bei AcA-positiven Patienten dagegen fast nie auftreten.

Tabelle 3. Vergleich klinischer Befunde bei 18 Patienten mit Zentromerantikörpern (AcA) und 21 Patienten mit Scl-70-Antikörpern [6]

	AcA positiv	Scl-70 positiv	X^2-Test
Akrosklerodermie	56 %	14 %	$P<0,01$
diffuse Sklerodermie	44 %	86 %	$P<0,05$
CREST	70 %	—	$P<0,01$
Oesophagus	94 %	100 %	n.s.
Gelenke	35 %	89 %	$P<0,01$
Lunge	22 %	85 %	$P<0,01$
Nieren	0 %	10,5 %	n.s.

Weitere Untersuchungen und langfristige Verlaufsbeobachtungen werden zeigen, ob die selektive humorale Antwort auf definierte nukleäre und zytoplasmatische Antigene bei bestimmten Verlaufsformen und Untergruppen der Kollagenosen Ausdruck eines unterschiedlichen Pathomechanismus ist und damit Grundlage für eine differenzierte Therapie sein kann.

Literatur

1. Alspaugh AM, M Talal, EM Tan (1976) Differentiation and characterization of auto-antibodies and their antigens in Sjögrens's syndrome. Arthritis Rheum 19:216-222
2. Clark G, M Reichlin, TB Tomasi (1969) Characterization of a soluble cytoplasmic antigen reactive with sera from patients with systemic lupus erythematosus. J Immunol 102: 117-122
3. Lerner EA, MR Lerner, JA Hardin, CA Hannaway, JA Steitz (1982) Deciphering the mysteries of RNA-containing lupus antigens. Arthritis Rheum 25:761-766
4. Mattioli M, M Reichlin, TB Tomasi (1969) Heterogeneity of RNA protein antigens reactive with sera of patients with systemic lupus erythematosus. Arthritis Rheum 17:421-429
5. Meurer M (1983) Gemischte Bindegewebskrankheiten. In: Braun-Falco O, G Burg (Hrsg.) Fortschritte der praktischen Dermatologie und Venerologie. Bd. 10, Springer, Berlin Heidelberg New York Tokyo, S. 220-226
6. Meurer M, A Scharf, Ch Luderschmidt, O Braun-Falco (1985) Zentromerantikörper und Antikörper gegen Scl-70-Nukleoproteine bei progressiver systemischer Sklerodermie. Dtsch Med Wschr 110:8-14
7. Moroi Y, C Peebles, MH Fritzler, J Steigerwald, EM Tan (1980) Autoantibody to centromere (kinetochore) in scleroderma sera. Proc Nat Acad Sci USA 1 627-1 631
8. Scott JS, PJ Maddison, PV Taylor, E Esscher, O Scott, RP Skinner (1983) Connective — tissue disease, antibodies to. N Eng J Med 309:209-212
9. Sontheimer RD, JR Thomas, JN Gilliam (1979) Subacute cutaneous lupus erythematosus. A cutaneous marker for a distinct lupus erythematosus subset. Arch Dermatol 115:1 409-1 415
10. Sontheimer RD, P Stastny, JN Gilliam (1981) Human histocompatibility antigen associations in subacute cutaneous lupus erythematosus. J Clin Invest 67:312-316
11. Tan EM, GP Rodnan (1975) Profile of antinuclear antibodies in progressive systemic sclerosis (PSS). Arthritis Rheum 18:430
12. Tam EM (1982) Autoantibodies to nuclear antigens (ANA): Their immunobiology and medicine. In: Kunkel HG, FJ Dixon (eds) Advances in immunology, Academic Press, New York London, Vol 33. pp 167-241
13. Vandersteen PR, TT Provost, RE Jordon, FC McDuffie (1982) C2 deficient systemic lupus erythematosus. Its association with anti-Ro (SSA) antibodies. Arch Dermatol 118: 584-587
14. Wasicek CA, M Reichlin (1982) Clinical and serological differences between systemic lupus erythematosus patients with antibodies to Ro versus patients with antibodies to Ro and La. J Clin Invest 69:835-843

Dr. med Michael Meurer
Dermatologische Klinik und Poliklinik
der Universität München
Frauenlobstraße 9-11
D-8000 München 2

Neuere Erkrankungen auf dem Gebiet der STD

D. PETZOLDT, Heidelberg

Neuere Erkrankungen in dem Sinne, daß sie in den letzten Jahren eine besondere wissenschaftliche Zuwendung erfuhren, sind die bakterielle Vaginitis, die durch analen und oralen Verkehr übertragenen intestinalen Infektionen und schließlich AIDS.

Es ist bekannt, daß die sogenannte unspezifische Urethritis in erster Linie durch das Bakterium Chlamydia trachomatis verursacht wird. Entsprechendes gilt für die sogenannte unspezifische Vaginitis. Bei dieser Erkrankung ist in erster Linie, und zwar in bis zu 93% der Fälle, der Keim Gardnerella vaginalis isoliert worden.

Gardnerella vaginalis und Haemophilus vaginalis sind Synonyma. Es handelt sich um ein gramnegatives, manchmal gramlabiles Stäbchen, daß fakultativ anaerob ist. Gardnerella vaginalis ist bei vielen Frauen im sexuell aktiven Alter Bestandteil der normalen Scheidenflora. Erst wenn die Keimzahl über 10^7 CFU/ml Vaginalflüssigkeit liegt, klagen die Patientinnen über einen leichten bis mittleren, grauen vaginalen Fluor oder auch über einen unangenehmen, fischartigen, also aminbedingten Foetor.

Gardnerella vaginalis ist nicht der einzige Keim, der in solchen Fällen stark vermehrt ist. In gleicher Weise ist die Zahl der Anaerobier, insbesondere Peptokokken und Bacteroidesarten erhöht.

Interessant ist die Wechselbeziehung, die zwischen diesen Keimen besteht (Abb. 1). Gardnerella vaginalis produziert Aminosäuren, in erster Linie Essigsäure und schafft damit gute nutritive Voraussetzungen für die Anaerobier. Diese wiederum spalten Aminosäuren, setzen Amine frei, was zu einer Erhöhung des Scheiden-pHs führt, eine gute Voraussetzung für das Wachstum von Gardnerella vaginalis.

Für die pathogenetische Bedeutung des Leitkeimes Gardnerella vaginalis spricht, daß Übertragungsversuche mit Kulturstämmen in über 50% der Fälle erfolgreich verliefen, also das Krankheitsbild der bakteriellen Vaginitis auslösten. Für die sexuelle Übertragbarkeit des Keimes spricht die hohe Infektrate der Männer von Frauen mit Gardnerella-vaginalis-Vaginitis. Bei bis zu 95% dieser Männer kann Gardnerella vaginalis desselben Biotyps aus der Urethra isoliert werden.

Die Diagnostik ist einfach und kann in jeder Praxis durchgeführt werden. Beim KOH-Test wird ein Tropfen 10%iger Kalilauge mit Vaginalsekret auf dem Objektträger zusammengebracht, und es entsteht der typische Amingeruch. Im gramgefärbten Abstrichpräparat findet man „Clue-cells", die Schlüsselzellen, das sind mit Bakterien dichtbepackte Vaginalepithelien.

Die Therapie bereitet keine Probleme: Mittel der Wahl sind Metronidazol und Tinidazol über 2–7 Tage (Tabelle 1). Bakteriologisch interessant ist, daß Metronidazol in vitro eigentlich nur eine geringe Wirksamkeit auf Gardnerella vaginalis hat. Nur gegen Anaerobier ist es hochwirksam. Bei systemischer, z. B. oraler, Verabfolgung entsteht ein Hydroxymetabolit, der ein umgekehrtes Verhalten zeigt: Hohe Wirksamkeit gegen Gardnerella vaginalis und geringe Wirksamkeit gegen Anaerobier (Abb. 2).

Tabelle 1. Bakterielle Vaginitis — Therapie

Metronidazol	Arilin
	Clont
7 Tage 2 x 400–500 mg tgl.	Flagyl 400
	Tricho-Cordes
Tinidazol	Simplotan
2 Tage 1 x 2000 mg tgl.	

Durch anale Sexualkontakte können infektiöse Darmerkrankungen übertragen werden. In Abhängigkeit vom übertragenen Erreger entstehen Enteritis, Proktokolitis oder Proktitis, sowohl isoliert als auch gemeinsam. Entsprechend den Sexualpraktiken sind infektiöse Darmerkrankungen bei homosexuellen Patienten häufiger.

Syphilis, Gonorrhoe, Condylomata acuminata und Lymphogranulom venereum sind als anorektale Infektio-

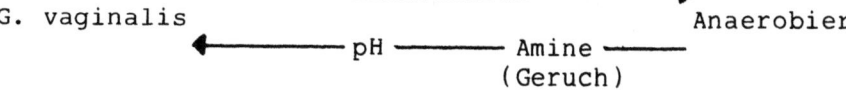

Abb. 1. Wechselbeziehung zwischen G. vaginalis und Anaerobiern

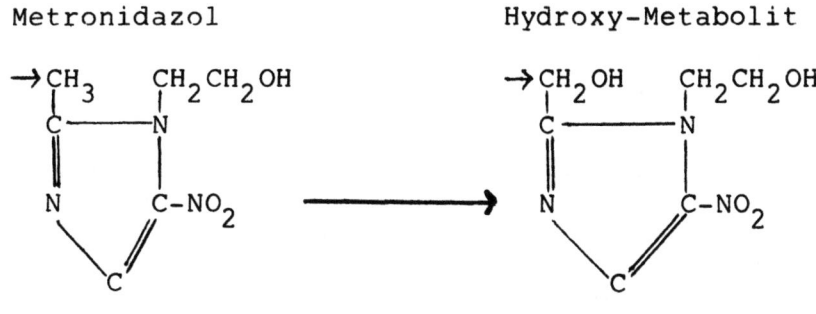

Abb. 2. Metronidazol — antimikrobielle Wirksamkeit

nen seit langem bekannt. Erst in den letzten Jahren wurde klar, daß andere übliche STD-Erreger, wie Herpes simplex-Virus und Chlamydia trachomatis der Serogruppen D-K, anorektale Infektionen verursachen können. Relativ neu ist die Erkenntnis, daß es auch zu Infektionen mit solchen Keimen kommen kann, deren Übertragung von Mensch zu Mensch uns bisher nur über verunreinigtes Wasser oder verunreinigte Nahrungsmittel bei schlechtem hygienischem Standard geläufig war, wie Giardia lamblia, Entamoeba histolytica, Campylobakter fetus und Shigella flexneri. Alle diese Keime führen zu dem, was als „gay bowel syndrome", als „Darmsyndrom der Homosexuellen" bezeichnet wird. „Gay bowel syndrome" — ein Sammeltopf von Erkrankungen, die es mit Hilfe klinischer und mikrobiologischer Methoden aufzuschlüsseln gilt, um eine gezielte Therapie zu ermöglichen (Tabelle 2).

Der Dermatologe ist über die Proktologie mit diesem Problemkreis verbunden. Die Feststellung einer Proktitis oder Proktokolitis ist kein Schlußpunkt, sondern sollte Beginn der Ursachenforschung sein.

Tabelle 2. „Gay bowel syndrome" — Ursachen

Proktitis:	N. gonorrhoeae Herpes simplex-Virus Chlamydia trachomatis
Proktokolitis:	Chlamydia trachomatis Campylobacter fetus Entamoeba histolytica Shigella flexneri
Enteritis:	Giardia lamblia

Die häufigste infektiöse Ursache der Proktitis ist Neisseria gonorrhoeae. Die gonorrhoische Proktitis verläuft in etwa der Hälfte der Fälle symptomlos; die andere Hälfte der Patienten klagt über leichte Schmerzen, Wund- und Feuchtigkeitsgefühl sowie analen Juckreiz. Proktoskopisch finden sich am häufigsten diskrete schleimig-eitrige Auflagerungen auf der Rektalschleimhaut, und zwar anusnah. Die Gewinnung des mucopurulenten Materials ist wichtig, weil darin als Indiz Leukozyten und als Beweis N. gonorrhoeae gefunden werden können.

Leitsymptom der anorektalen Herpes-simplex-Virusinfektion ist der äußerst starke anale Schmerz, der in über 90% der Fälle vorhanden ist. Hinzu kommen Stuhl- und Urinretention, in der Hälfte der Fälle inguinale Lymphknotenschwellungen und sakrale Dysaesthesien. Die Rektalschleimhaut findet sich in den anusnahen 10 cm geschwollen. Nur gelegentlich sieht man diskrete Erosionen.

Chlamydia trachomatis ist eine weitere infektiöse Ursache für eine Proktitis. Vergegenwärtigen wir uns: Von Chlamydia trachomatis gibt es verschiedene Serotypen. Die Serotypen A-C rufen das Trachom hervor, die Serotypen D-K sind die Erreger von Urethritis, Zervizitis, Salpingitis und Proktitis. Die Serotypen L_1-L_3 sind die Erreger des Lymphogranuloma venereum und können ebenfalls eine Proktitis hervorrufen.

Es ist heute gesichert, daß das Lymphogranuloma venereum durch analen Geschlechtsverkehr primär auf das Rektum übertragen wird und hier eine Proktitis hervorrufen kann. Die Erkrankung des Rektums ist also nicht nur — wie bisher geläufig — eine Spätfolge einer genitalen LGV-Infektion, sondern kann auch Erstmanifestation sein. Es kommt zu starkem Analschmerz, blutigem, mukopurulentem Ausfluß, Spasmen und inguinaler Lymphadenopathie. Die Rektumschleimhaut ist in ihrer gesamten Ausdehnung in das distale Colon hinein ödematös, leicht verletzlich und zeigt diskrete Ulzerationen. Wird eine Probebiopsie entnommen, kann das Bild von Histologen leicht mit Morbus Crohn verwechselt werden.

Die Serotypen D-K rufen nur eine leichte Proktitis mit entsprechend geringen Beschwerden hervor.

Das heißt: Der erste differentialdiagnostische Schritt bei einer Proktitis wird bereits durch die Anamnese möglich. Die starke Schmerzhaftigkeit spricht in erster Linie für eine HSV-Infektion; das Lymphogranuloma venereum kommt bei uns seltener vor. Bei geringer klinischer Symptomatik ist in erster Linie an eine Gonorrhoe oder an eine Chlamydieninfektion mit den Serotypen D-K zu denken.

Die wichtigste neuere sexuell übertragbare Krankheit ist zweifellos AIDS, das erworbene Immundefizienz-Syndrom. Der Dermatologe steht bei der Früherkennung der Erkrankung mit in vorderster Linie. Es sind fast immer venerologisch multimorbide Patienten, die an AIDS erkranken. Sie sind oft mehrfach an Gonorrhoe, Syphilis, genitaler Chlamydieninfektion oder Herpes genitalis erkrankt gewesen, gehören also zum bekannten Klientel. Zudem spielen sich die opportunistischen Infektionen beim Vollbild des AIDS zum Teil an Haut und Schleimhäuten ab. Auch das Kaposi-Sarkom manifestiert sich in der Regel zunächst an Haut und Schleimhäuten. Es gibt also verschiedene Gründe, die den Patienten primär zum Dermatologen führen können.

Der Erreger — HTLV III-Virus — gehört zur Gruppe der Retroviren, einem Virustyp der bisher bei Tieren, und zwar bei Brustkrebs der Maus, in Placenten oder bei zentral-nervösen degenerativen Erkrankungen gefunden wurde. HTLV I konnte in Fällen bei maligner T-zell-Leukämie des Menschen in Japan und in der Karibik isoliert werden. HTLV II wurde bisher nur in Einzelfällen bei Haarzellen-Leukämien in den USA nachgewiesen. HTLV III wurde 1984 von Montagnier und Gallo bei AIDS isoliert. 1985 erfolgte die Veröffentlichung der genetischen Entschlüsselung. Im Provirus wurden 900 Basenpaare identifiziert. 1% dieser Paare wichen bei verschiedenen Stämmen voneinander ab, so daß es offenbar genetische Variationen beim AIDS-Virus gibt.

Über das Infektionsrisiko bei Kontakt ist bisher eine Aussage noch nicht möglich. Glücklicherweise handelt es sich bei den Retroviren um gegen antiseptische Maßnahmen sehr empfindliche Organismen. Die relativ leichte Inaktivierbarkeit erklärt sich durch die Thermolabilität der Retroviren, durch ihre einsträngige RNS und durch die tensidempfindliche Lipidhülle.

Nach einer Infektion ist innerhalb von einigen Wochen mit einer Serokonversion zu rechnen. Bei einer dokumentierten Nadelstichverletzung kam es innerhalb von 7 Wochen zum Auftreten von HTLV III-Antikörpern im Serum. Bei experimentellen Untersuchungen an Primaten wurden 3-4 Wochen nach der Infektion HTLV-Antikörper im Serum festgestellt.

Der Nachweis von HTLV III-Antikörpern ist seit neuestem auch in der Bundesrepublik Deutschland mit käuflichen Untersuchungs-Sets möglich. Dadurch sind insbesondere Blutspendezentralen zu entsprechenden Untersuchungen in der Lage. Bisherige, an 10000 Spendern durchgeführte Untersuchungen in 6 Zentren ergaben bei 22, das sind 0,22%, HTLV III-Antikörper. Die prognostische Bedeutung von HTLV III-Antikörpern für den betreffenden Patienten kann heute noch nicht beurteilt werden. Vor allem kann nicht gesagt werden, daß das Vorhandensein von HTLV III-Antikörpern zwangsläufig zu einem Lymphadenopathie-Syndrom oder zum Vollbild des AIDS führt. Auch die prognostische Bedeutung des Lymphadenopathie-Syndroms kann wegen der Kürze der Beobachtungszeit noch nicht scharf umrissen werden. In der Bundesrepublik Deutschland entwickelten im Jahre 1984 10% der Patienten mit Lymphadenopathie-Syndrom das Vollbild von AIDS.

Die Möglichkeiten des mit AIDS konfrontierten Arztes sind vielfältig. Er kann die Diagnose sichern oder ausschließen, er kann opportunistische Infektionen und auch das Kaposi-Sarkom behandeln. Er kann den Patienten über die Vermeidung opportunistischer Infektionen aufklären und er kann wesentlich zur Prophylaxe beitragen, indem er Risikogruppen über das Wesen der Erkrankung aufklärt und auf die Risiken des Verkehrs mit häufig wechselnden Partnern hinweist. Der Rückgang der Gonorrhoe bei Homosexuellen in den USA in den Jahren 1981 bis 1983 um 60%, bei gleichzeitigem leichtem Anstieg der Gonorrhoe der Frauen, kann als Indiz dafür gewertet werden, daß das Risiko erkannt und danach gehandelt wurde.

Die Therapie des AIDS befindet sich noch im Versuchsstadium. Immunstimulatoren, wie Interferon und Interleucin II haben die in sie gesetzten Erwartungen bisher nicht erfüllt. Immuno- und Polychemotherapie sind zumindest in der Lage, Kaposi-Sarkome wesentlich zu reduzieren, haben aber den Nachteil der negativen Beeinflussung opportunistischer Infektionen. Die Hoffnungen der Therapie ruhen momentan auf Substanzen, die eine Hemmung der reverse-transscriptase bewirken, wie Suramin, Ribavirin und Antimoniotungstat.

Die Zahl der registrierten AIDS-Erkrankungen in Europa ist seit 1981 ständig gestiegen. Am 31.12.1984 waren der Weltgesundheitsorganisation 736 Erkrankungsfälle bekannt. Auf die Bevölkerungszahl umgerechnet lag die Häufigkeit mit 6,6 Erkrankungsfällen/Mill. Einwohnern in Belgien und Dänemark am höchsten. Aus der Bundesrepublik Deutschland waren 2,2 Erkrankungsfälle/Mill. Einwohner registriert worden, in Österreich 1,7 Erkrankungsfälle/Mill. Einwohner. Der neueste Stand der Erkrankungsziffern in der Bundesrepublik Deutschland ergibt sich aus der nachfolgenden Tabelle des Bundesgesundheitsamtes Berlin (Tabelle 3).

Tabelle 3. AIDS-Erkrankungsfälle in der BR Deutschland (BGA: 1.3.85)

Manifestation	Gesamtzahl	verstorben
Kaposi-Sarkom (KS)	29	6
Opport. Infektionen (OI)	106	50
KS und OI	21	16
	156	72

Allgemein wird mit einem weiteren Ansteigen der Erkrankungsziffern gerechnet. Weltweit wird die Zahl der zu erwartenden Neuerkrankungen im Jahre 1985 auf etwa 8000 geschätzt.

Prof. Dr. med. D. Petzoldt
Universitätshautklinik Heidelberg
Voßstraße 2
D-6900 Heidelberg 1

Neuere bullöse Dermatosen

K. WOLFF, Wien

Die sogenannte *lineare IgA-Dermatose* (LAD), ursprünglich als Sonderform der Dermatitis herpetiformis (DH), des bullösen Pemphigoids oder als Dermatose sui generis aufgefaßt und daher mit einer relativ großen Zahl unterschiedlicher Bezeichnungen versehen, ist heute als nosologische Entität anerkannt [4]. Klinisch durch Eytheme, herpetiforme Bläschen, circinär-polyzyklischen Herde gekennzeichnet, ist diese Dermatose der DH sehr ähnlich ohne jedoch die für DH typischen papulösen Effloreszenzen oder Prädilektion in der Verteilung aufzuweisen. Die sowohl bei Kindern als auch bei Erwachsenen vorkommende LAD [3] zeigt eine DH-ähnliche Histologie mit neutrophilen Papillarabszessen und subepidermaler Blasenbildung, daneben aber auch, vor allem in den erythematösen Arealen, eine lineare Anordnung von neutrophilen Leukozyten entlang der dermoepidermalen Grenze, wie sie bei bullösem Pemphigoid beobachtet wird [20]. Typisch und für die Dermatose namensgebend ist die Ablagerung von IgA in linearer Form an der dermoepidermalen Grenze (3, 4), wobei ultrastrukturell zwei Verteilungsmuster beobachtet werden: IgA-Ablagerungen (a) in der lamina lucida und (b) unterhalb der Lamina densa (12, 25). Gelegentlich finden sich auch andere Immunglobulin-Klassen in dieser Lokalisation [4], bei einzelnen Fällen sind zirkulierende IgA-Antibasalmembranzonen-Antikörper nachgewiesen worden [13, 26]. HLA- B8, das bei fast 90% von DH-Patienten gefunden wird, kommt bei LAD bei nur ungefähr 33% der Patienten vor (es entspricht dieser Wert annähernd der Normalverteilung) [9], es findet sich keine Gluten-sensitive Enteropathie [9] und auch IgA-Antiendomysium-Antikörper, die eine hohe Spezifität für DH und Zöliakie aufweisen, lassen sich bei der LAD nicht nachweisen [5].

Therapeutisch sprechen Patienten mit LAD nur mäßig auf Sulfone und Sulfapyridin an, sodaß in den meisten Fällen eine Kombination mit mittleren Corticosteroid-Dosen erforderlich ist. Die LAD kommt sowohl beim Kind als auch beim Erwachsenen vor; wesentliche Unterschiede zwischen der kindlichen und adulten Form bestehen nicht [3, 4]. Im Kindesalter ungefähr gleich häufig wie die Dermatitis herpetiformis und häufiger als das bullöse Pemphigoid, ist sie beim Erwachsenen seltener als die beiden anderen Dermatosen [4].

Die *Epidermolysis bullosa acquisita* (EBA) ist ebenfalls

eine erworbene bullöse Dermatose von wahrscheinlichem Autoimmuncharakter. Während die Diagnose noch vor wenigen Jahren nur per exclusionem möglich war, ist sie heute, da die Eigenständigkeit der Dermatose gesichert ist, aufgrund positiver Kriterien eindeutig zu stellen. Klinisch ist das Krankheitsbild durch Epidermolysis bullosa-ähnliche, traumatisch ausgelöste Blasen, vor allem an den Streckseiten der Extremitäten, Narben, Atrophien und Milien, Nageldystrophie und Schleimhautbefall (Mund-, Rachen- und Oesophagusschleimhaut) gekennzeichnet [17, 19]. Histologisch finden sich subepidermale Blasen, die elektronenmikroskopisch als dermolytische Spaltbildungen unterhalb der Lamina densa der Basalmembran zustande kommen [6, 17, 19]. Hier werden IgG-Autoantikörper abgelagert, die in den meisten Fällen auch in der Zirkulation nachgewiesen werden können [10, 24]. Das Antigen, gegen das sich diese Autoantikörper richten, ist kürzlich als ein aus zwei Komponenten (290 bzw. 145 kd) bestehendes Protein identifiziert worden [23]. Dieses EBA-Antigen ist in der Sublamina densa-Zone, also an der Bindungsstelle der EBA-Autoantikörper, lokalisiert und unterscheidet sich vom Antigen des bullösen Pemphigoids, dem der Ankerfilament, des Laminins, Elastins, Fibronectins und der Collagen-Typen I bis V.

Pemphigoid vegetans ist eine klinisch dem Pemphigus vegetans sehr ähnliche Dermatose mit vegetierenden purulent-bullösen Effloreszenzen, vorwiegend in den intertriginösen Körperregionen [22]. Histologisch findet sich eine subepidermale Spalt- und Blasenbildung mit eosinophilen Abszessen im Bereiche des Papillarkörpers und pseudoepitheliomatöser Hyperplasie. Immunpathologisch werden IgG- und C3-Ablagerungen in linearer Form entlang der Basalmembranzone gefunden; bei zwei der drei bisher beschriebenen Fälle fanden sich auch zirkulierende IgG-Antibasalmembranzonen-Autoantikörper in der Zirkulation [1, 8, 22]. Gelegentlich besteht ferner eine Leukozytose und Eosinophilie, möglicherweise auch eine Assoziation zur Colitis ulcerosa. Das Spektrum der Manifestationsmöglichkeiten des bullösen Pemphigoids — generalisiertes bullöses Pemphigoid (klassische Form), lokalisiertes bullöses Pemphigoid (Forme fruste) [15], Prurigo-ähnliches [27] und erythrodermisches Pemphigoid [21] — wird durch das vegetierende bullöse Pemphigoid um eine weitere Erscheinungsform bereichert.

Eine analoge Variante im Formenkreis des *vernarbenden Schleimhautpemphigoids* gibt es nach eigenen Erfahrungen ebenfalls: klinisch typische, circinär-vegetierende pustulierende Läsionen (Abb. 1) mit subepidermaler Spaltbildung, Eosinophilenabszessen, Akanthose und linearen IgG-Ablagerungen an der Basalmembran, daneben jedoch massive Mundschleimhaut- und Conjunctiva-Erosionen und Ulcerationen mit Narbenbildung, Synechien und Symblepharon (16). Folglich kann man heute auch das vernarbende Schleimhautpemphigoid als Spektrum dreier Erscheinungsformen auffassen:
a) mucocutaner Typ (klassische Form),
b) cutaner Typ (Brunsting-Perry [2]) und
c) vegetierender Typ [16].

Bei systemischem Lupus (SLE) sind Blasen ein zwar seltenes, jedoch bekanntes Phänomen. Bullös-erosive Reaktionen können dabei entweder im Rahmen eines besonders akut verlaufenden, exsudativen SLE oder im Rahmen sogenannter atypischer Exantheme auftreten, häufiger sind sie jedoch bei den bekannten Assoziationen des SLE mit bullösem Pemphigoid, Dermatitis herpetiformis oder einer Porphyria cutanea tarda. Im Gegensatz dazu ist die *„bullöse Eruption bei SLE"* (7) ein neuer, distinkter Subset des SLE, bei dem neben typischen SLE-Läsionen Erythema exsudativum multiforme bzw. Pemphigoid-artige erythemato-urticarielle und bullöse Effloreszenzen auf normaler oder erythematöser Haut auftreten (Abb. 2). Dieser von Penneys und Wiley [14] erstmals näher definierte und später vor allem von Hall et al. [7] abgegrenzte und charakterisierte SLE-Subset zeigt in den erythemato-urticariellen Läsionen eine Pemphigoid-ähnliche Histologie mit linear an der Dermoepidermalgrenze angeordneten neutrophilen Leukozyten, subepidermaler Blasenbildung und linearen IgG-Ablagerungen in der Junctionszone — ein Bild, das sowohl histomorphologisch als auch immunpathologisch durchaus einem bullösen Pemphigoid entsprechen könnte [23].

Neben den IgG-Ablagerungen finden sich meist auch IgA, IgM und C3, quantitativ allerdings in geringer Menge; bei zwei der bisher beschriebenen Fälle sind auch zirkulierende Antibasalmembran-IgG-Antikörper nachgewiesen worden. Im Unterschied zum bullösen Pemphigoid sind die Immunglobuline jedoch unterhalb der Basallamina abgelagert [11] und hier erfolgt auch die elektronenmikroskopisch nachweisbare Spaltbildung. Die bullöse Eruption ist somit dermolytischer Natur. Typisch für diese Eruption, die durch Corticosteroide in üblicher Dosierung nicht beeinflußbar ist, ist das prompte Ansprechen auf Sulfone [7], die allerdings auf die übrigen Symptome und den Verlauf des SLE keinen Einfluß haben.

Alle vier der hier vorgestellten Dermatosen sind durch dermoepidermale Spaltbildung, subepidermale Blasen und damit eine Basalmembranpathologie gekennzeichnet. Autoimmunphänomene sind für alle vier charakteristisch, unterschiedlich ist jedoch die Klasse der auftretenden Autoantikörper, ihre feingewebliche Lokalisation im Gewebe, ihr Verteilungsmuster und, soweit bekannt, die Natur sowie Lokalisation der betroffenen Antigene. Fortschritte in der dermatologischen Forschung haben es ermöglicht, klinisch und histomorphologisch ähnliche Dermatosen vom Autoimmuncharakter nicht nur nach der Art der Autoantikörper und ihrer Lokalisation, sondern nun auch, wie im Fall des bullösen Pemphigoids oder der EBA, nach dem betroffenen Antigen, zu unterscheiden.

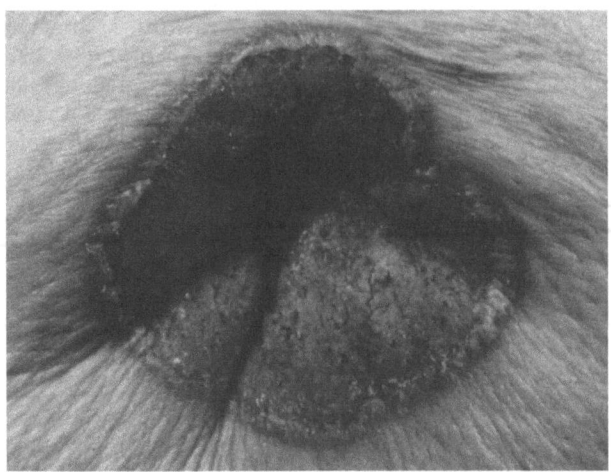

Abb. 1. Zentrifugal wachsender vegetierend pustulöser Herd in der Umbilicalregion. Vegetierendes (Schleimhaut) Pemphigoid

Literatur

1. Al-Najjar A, GD Reilly, SS Bleehen (1984) Pemphigoid vegetans: A case report. Acta Derm Venereol (Stockh) 64: 450-452

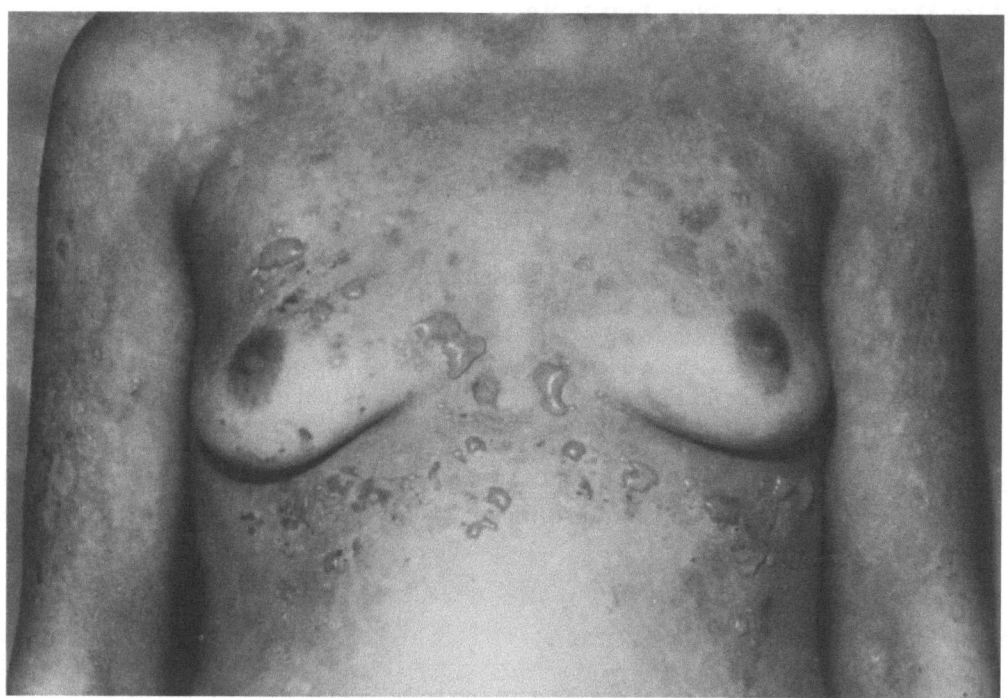

Abb. 2. Bullöse Eruption bei Lupus erythematodes

2. Brunsting LA, HO Perry (1957) Benign pemphigoid? A report of seven cases with chronic, scarring herpetiform plaques about the head and neck. Arch Dermatol 75: 489-501
3. Chorzelski TP, S Jablonska, EH Beutner, SF Bean, NL Furey (1979) Linear IgA bullous dermatosis. In: Beutner EH, TP Chorzelski, SF Bean (Hrsg) Immunopathology of the skin, J Wiley & Sons, New York, pp 315-323
4. Chorzelski TP, S Jablonska, EH Beutner, M Jarzabek-Chorzelska (1981) Linear IgA bullous dermatosis. In: Marks R, E Christophers (Hrsg) The Epidermis in Disease, Lancaster London, pp 577-584
5. Chorzelski TP, EH Beutner, J Sulej, H Tchorsewska, S Jablonska, V Kumar, A Kapuscinska (1984) IgA antiendomysium antibody. A new immunological marker of dermatitis herpetiformis and coeliac disease. Br J Dermatol 111: 395-402
6. Gibbs RB, HR Minus (1975) Epidermolysis bullosa acquisita with electron microscopical studies. Arch Dermatol 111: 215-220
7. Hall RP, TJ Lawley, HR Smith, SI Katz (1982) Bullous eruption of systemic lupus erythematosus. Dramatic response to Dapsone therapy. Ann Int Med 97: 165-170
8. Knokkanen K, H Helmi (1981) Pemphigoid vegetans. Report of a case. Arch Dermatol 117: 56-57
9. Lawley TJ, W Strober, H Yaoita, SI Katz (1980) Small intestinal biopsies and HLA types in dermatitis herpetiformis patients with granular and linear IgA skin deposits. J Invest Dermatol 74: 9-12
10. Nieboer C, DM Boorsma, MJ Woerdeman, GL Karlsbeck (1980) Epidermolysis bullosa acquisita: Immunofluorescence, electron miroscopic, and immunoelectron microscopic studies in four patients. Br J Dermatol 102: 382-392
11. Olansky AJ, RA Briggaman, WR Gammon, TF Kelley, WM Sams (1982) Bullous systemic lupus erythematosus. J Am Acad Dermatol 7: 511-520
12. Pehamberger H, K Konrad, G Stingl, K Holubar (1977) Immunoelectron microscopy of linear dermatitis herpetiformis: Report of a case. Acta Derm Venereol (Stockh) 57: 462-464
13. Pehamberger H, K Konrad, K Holubar (1977) Circulating IgA antibasement membrane antibodies in linear dermatitis herpetiformis (Duhring): immunofluorescence and immunoelectronmicroscopic studies. J Invest Dermatol 69: 490-493
14. Penneys NS, HE Wiley (1979) Herpetiform Blisters in systemic lupus erythematosus. Arch Dermatol 115: 1427-1428
15. Person JR, R Rogers (1976) Bullous pemphigoid and psoriasis: does subclinical bullous pemphigoid exist? Br J Dermatol 95: 535-540
16. Rappersberger K, A Steiner, K Konrad, K Wolff (1985) Hegetating cicatricial pemphigoid. Arch Dermatol, im Druck
17. Richter BJ, SN Mc Nutt (1979) The spectrum of epidermolysis bullosa acquisita. Arch Dermatol 115: 1325-1328
18. Roenigk HH, JC Ryan, WF Bergfeld (1971) Epidermolysis bullosa acquisita. Arch Dermatol 103: 1-10
19. Schenk P, K Konrad (1983) Epidermolysis bullosa acquisita — Manifestationen im Hals-Nasen-Ohrenbereich. Laryngol Rhinol Otol 62: 456-462
20. Smith SB, TJ Harrist, GF Murphy, AJ Halperin, JB Newell, JT Fallon, JD Fine, MC Mihm (1984) Linear IgA bullous dermatosis dermatitis herpetiformis. Arch Dermatol 120: 324-328
21. Tappeiner G, K Konrad, K Holubar (1982) Erythrodermic bullous pemphigoid. Report of a case. J Amer Acad Dermatol 6: 489-492
22. Winkelmann RK, WPD Su (1979) Pemphigoid vegetans. Arch Dermatol 115: 446-448
23. Woodley DT, RA Briggmann, EJ O'Kefe, AO Inman, LL Queen, WR Gammon (1984) Identification of the skin basement membrane autoantigen in epidermolysis bullosa acquisita. N Engl J Med. 310: 1007-1013
24. Yaoita H, RA Briggman, TL Lawley, TJ Provost, SI Katz (1981) Epidermolysis bullosa acquisita. Ultrastructural and immunological studies. J Invest Dermatol 76: 288-292
25. Yaoita H, SI Katz (1976) Immunoelectronmicroscopic localization of IgA in skin of patients with dermatitis herpetiformis. J Invest Dermatol 67: 502-506
26. Yaoita H, SI Katz (1977) Circulating IgA anti-basement membrane zone antibodies in dermatitis herpetiformis. J Invest Dermatol 69: 558-560
27. Yung CW, K Stoltani, AL Lorincz (1981) Pemphigoid nodularis. J Am Acad Dermatol 5: 54-60

Prof. Dr. med. K. Wolff
I. Universitätshautklinik
Alserstr. 4
A-1090 Wien

Alte Dermatosen — Neu betrachtet

H. H. WOLFF, Lübeck

Folgende Themen werden behandelt:
1. Klinik, Pathogenese und Therapie des „Syndroms des toxischen Schocks" und die Verantwortung des Dermatologen für die frühzeitige Diagnosestellung.
2. Die Problematik der Abgrenzung der „eosinophilen Dermatitis" als distinktes Krankheitsbild.
3. Die Unterteilung der Psoriasis vulgaris in zwei unterschiedliche Typen, die sich in Heredität, klinischem Bild und Verlauf sowie im Erstmanifestationsalter unterscheiden: Frühmanifeste (Typ I) und spätmanifeste Psoriasis (Typ II).
4. Die zunehmende Bedeutung immunzytochemischer Verfahren am Paraffinschnitt für die dermatohistologische Diagnostik.

Syndrom des toxischen Schocks

Das Krankheitsbild wurde 1978 von Pädiatern, gemeinsam mit einem Mikrobiologen, bei sieben Kindern beschrieben [27]. Als Erstbeschreibung ist aber wahrscheinlich ein Bericht der Royal Commission on the Fatalities at Bundaberg anzusehen, der sich auf den Tod von 12 Kindern in Australien nach Vakzination mit einem von Staphylococcus aureus kontaminierten Diphtherie-Antitoxin bezieht (zit. n. 34). Haut- und Schleimhautsymptome gehören zu den obligaten diagnostischen Kriterien (Tabelle 1). Daher sollte jeder Dermatologe mit diesem Krankheitsbild vertraut sein, zumal die ernste Prognose eine rasche Diagnosestellung und Einleitung der gezielten Therapie verlangt. Umso erstaunlicher ist es, daß entsprechende Kasuistiken im deutschsprachigen dermatologischen Schrifttum bisher fehlen; nur einzelne allgemeine Hinweise liegen vor [3, 12]. Klinische Beobachtungen wurden dagegen in allgemeinmedizinischen [5, 11, 29, 30, 33, 34] oder pädiatrischen [8, 16] Zeitschriften veröffentlicht. Im übrigen sollte die deutsche Übersetzung von „Toxic Shock Syndrome" korrekterweise „Syndrom des toxischen Schocks" lauten (sprachlich falsch: „toxisches Schocksyndrom").

Tabelle 1. Syndrom des toxischen Schocks. Diagnostische Kriterien (Center for Disease Control 1980/82)

1. Fieber ≥ 39° C
2. Exanthem: diffus oder fleckförmig
3. Desquamation palmoplantar 1-2 Wochen nach Beginn
4. Hypotonie: systolisch ≤ 90 mm Hg oder ausgeprägter orthostat. Abfall
5. Beeinträchtigung von mindestens 3 Organsystemen:
   — Gastrointestinaltrakt: Erbrechen oder Diarrhö
   — Muskulatur: Myalgien oder CK-Erhöhung
   — Schleimhäute: vaginale, oropharyngeale, konjuntivale Hyperämie
   — Niere: Kreatinin oder Harnstoff > 2 x Norm
       Leukos ohne Harnwegsinfekt
   — Leber: Bilirubin, GOT, GPT über das Doppelte der Norm erhöht
       Hämatologie: Thrombo < 100000/mm³
       ZNS: Desorientiertheit

Ausschlußkriterien:
1. Ausschluß von bakteriellen Infektionskrankheiten durch Blut-, Liquorkultur, Rachenabstrich
2. Ausschluß von Masern, Leptospirose, Rocky Mountain Spotted Fever durch serologische Untersuchungen

Diagnostik

Die vom Center für Disease Control (1980, 1982) festgelegte Definition des „Syndroms des toxischen Schocks" stützt sich auf die in Tabelle 1 aufgeführten Kriterien [3, 33]. Dermatologische Befunde als Schlüssel zur Diagnose — neben den obligaten, meist scarlatiniformen Exanthemen und der nachfolgenden palmoplantaren Desquamation oft auch eine Hyperämie der Konjunktiven, der oropharyngealen und vaginalen Schleimhäute, gelegentliche petechiale Haut- und Schleimhautblutungen sowie Rötung und Schwellung der Handflächen und Fußsohlen — wurden besonders herausgestellt [2].

Ätiopathogenese

Das Krankheitsbild entsteht durch die Fernwirkung von Toxinen bei lokalisierten Infektionen mit Staphylococcus aureus der Phagengruppe I [1, 3, 21, 27, 30, 33]. Häufig wurde das Krankheitsbild bei menstruierenden Frauen beobachtet, wenn diese besonders wirksam okkludierende Tampons benutzten [3, 8, 11, 16, 19, 21, 49]. Diese begünstigen offenbar die vaginale Staphylokokkeninfektion und/oder die Resorption der Toxine. Daher wurde das Syndrom — auch in der Laienpresse — als „Tamponkrankheit" bekannt. Der Zusammenhang ist allerdings nicht unumstritten [9], und die Krankheit kommt auch bei anderen Lokalinfektionen vor [4-7] (vgl. Tabelle 2).

Tabelle 2. Syndrom des toxischen Schocks. Auslösende lokalisierte Staphylokokkeninfektionen

Kolpitis, Zervizitis
   (Menstruation, Tampon, Diaphragma)
Genitalinfektionen bei
   Abort, Geburt, Kaiserschnitt
Mastitis
Eiternde Schürfwunden, andere Verletzungen
Bursitis
Arthritis (nach Arthroskopie)
Osteomyelitis
Glutäalabszeß (nach i.m.-Injektion)
Lungenabszeß

Als die Krankheit auslösende Toxine werden ein Enterotoxin F und Exotoxin C, daneben aber auch andere Toxine oder Ursachenkombinationen verantwortlich gemacht.

Prognose

Die Angaben über die Mortalität reichen bis zu 15%, jedoch ist — vielleicht infolge zunehmender Kenntnis der Erkrankung — die Tendenz stark sinkend. Rezidive sollen in bis zu 18% der Fälle vorkommen.

Therapie

Der örtliche Staphylokokkenherd ist zu sanieren: Entfernung des Tampons, antiseptische Spülungen, Spaltung und Drainage von Abszessen. Die systemische Therapie richtet sich mit penicillinasefesten Antibiotika (z. B. Cloxacillin, Cephalosporine) gegen den Infekt und ansonsten durch Intensivmaßnahmen gegen den Schockzustand: Ausgleich der Flüssigkeits- und Elektrolytbilanz, Kreislaufstützung, Antipyrese, Antazida oder Cimetidin; ggf. Albumin, Frischplasma, Dialyse. Diskutiert wird der Einsatz der Plasmapherese. Der Wert von Glukokortikosteroiden ist nicht unumstritten. Neue retrospektive [28] und prospektive [25] Studien sprechen sich vorsichtig für eine möglichst frühzeitige, hochdosierte Gabe von Glukokortikosteroiden aus.

Hypereosinophile Dermatitis

Die hypereosinophile Dermatitis wurde kürzlich als distinkte Manifestation des Hypereosinophilie-Syndroms herausgestellt [18]. Klinisch und histologisch wird sie von der eosinophilen Zellulitis (Wells-Syndrom) abgetrennt [32], bei der auch tiefere Schichten der Haut von entzündlichen, später granulomatösen Infiltraten durchsetzt sind. Beim Vollbild des Hypereosinophilie-Syndroms kommen zwar in der Mehrzahl der Fälle Hauterscheinungen in Form von papulösen oder urtikariellen Exanthemen vor, das Hauptgewicht liegt aber bei den internen Manifestationen, so im Knochenmark, Endomyokard, zentralen Nervensystem, in Augen, Lunge und Nieren [14, 26]. Ob das stark vermehrte Vorkommen von Eosinophilen im Blut und in den Infiltraten als gemeinsamer Nenner für die Zusammenfassung aller dieser Erkrankungen ausreicht, ist in Frage zu stellen. Schon die Eigenständigkeit der eosinophilen Zellulitis (Wells-Syndrom), wie sie z.B. von Spigel und Winkelmann [24] angenommen wird, wird diskutiert. Vor allem Insektenstiche und multiple andere Faktoren können für das Krankheitsbild verantwortlich gemacht werden [20]. Anhand der eigenen Beobachtung einer „typischen" hypereosinophilen Dermatitis sei die Problematik dargestellt: Bei einem 75jährigen Mann traten innerhalb von Tagen am Rumpf, weniger an den proximalen Anteilen der Extremitäten, unter Aussparung von Kopf, Palmae und Plantae, braunrote juckende Papeln auf (Abb. 1a). Die unter der Verdachtsdiagnose eines Hautlymphoms entnommene Biopsie zeigte ein dichtes Infiltrat aus Lymphozyten und Histiozyten sowie massenhaft Eosinophile im gesamten Korium. Zunächst gab es kein Hinweis für Insektenstiche, auch Scabiesmilben ließen sich nicht nachweisen. Die Bluteosinophilie war mäßig (10% bei einer Leukozytose von 11 500). Das Exanthem und der Juckreiz klangen unter der bei hypereosinophiler Dermatitis empfohlenen Behandlung mit DADPS [18] weitgehend ab. Serienschnitte der entnommenen Biopsien ergaben schließlich aber histologisch doch den Nachweis von Scabiesmilben (Abb. 1b).

Frühmanifeste und spätmanifeste Psoriasis

Die statistische Aufarbeitung von 2147 Patienten mit Psoriasis vulgaris an der Hautklinik der Universität Kiel ergab 2 distinkte Krankheitstypen, die sich im Erstmanifestationsalter, in der Heredität und im klinischen Verlauf unterscheiden (Henseler und Christophers, im Druck). Die „frühmanifeste Psoriasis" hat einen Erstmanifestationsgipfel im 16. (weibliches Geschlecht) bzw. 22. (männliches Geschlecht) Lebensjahr, die „spätmanifeste Psoriasis" im 60. (weibliches Geschlecht) bzw. 57. (männliches Geschlecht) Lebensjahr. Weitere Unterschiede sind in Tabelle 3 dargestellt. Darin zeigt sich, daß die nichtpustulöse Psoriasis in zwei verschiedenen Formen auftritt, einer erblichen Form mit früher Manifestation und einer im höheren Alter vorkommenden sporadischen Form. Damit ergeben sich gewisse Parallelen zum Diabetes mellitus, bei dem sich eine juvenile, hereditäre Form (Typ I)

Tabelle 3. Zwei Typen von Psoriasis vulgaris (nach T. Henseler, E, Christophers, 1985, im Druck)

(n = 2.147; 1953-1984)	Frühmanifeste Psoriasis	Spätmanifeste Psoriasis
Manifestationsgipfel	w 16	w 60
	m 22	m 57
Eltern Psoriasis	ca. 50%	0%
Verlauf	unregelmäßig, schwerer	milder
Generalisation	Tendenz +++	+
Nagelveränderungen	+++	+
Verteilung	m 74%	m 26%
	w 66%	w 34%
HLA-Cw6 (n = 112)	85,3%	14,7%

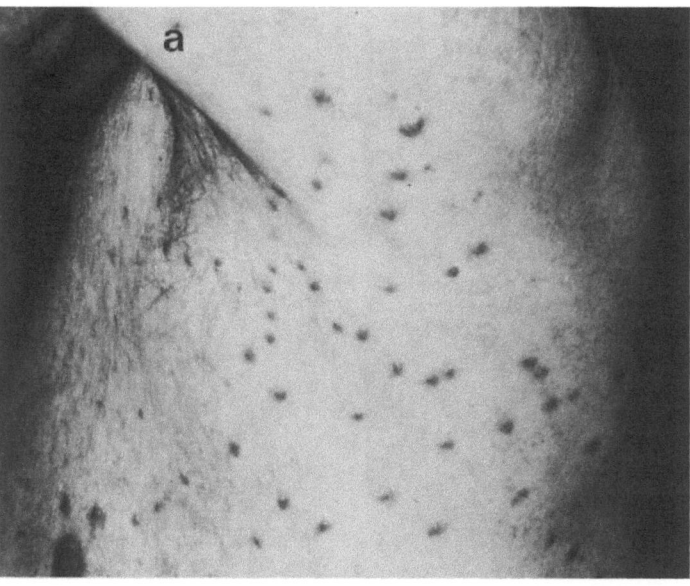
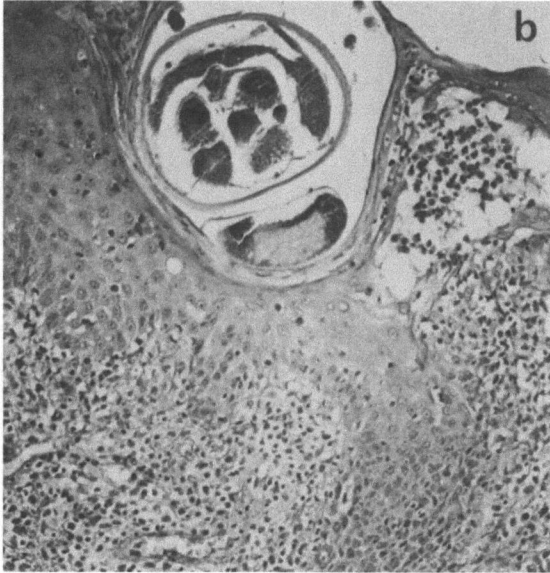

Abb. 1. „Hypereosinophile Dermatitis" **a)** klinisches Bild, **b)** histologischer Nachweis von Skabiesmilben in der Hornschicht

vom Altersdiabetes (Typ II) abgrenzen läßt [10]. In der Pathogenese werden bei Typ I-Diabetes Autoimmunmechanismen, beim Typ II völlig andere Ursachen angenommen. Die bisherige Nichtbeachtung der Inhomogenität der Psoriasis vulgaris ist möglicherweise die Ursache für die so widersprüchlichen Befunde und Theorien zur Pathogenese und Immunologie und für die unterschiedlichen Verläufe und Therapieerfolge bei dieser Krankheit.

Immunzytochemische Diagnostik am Paraffinschnitt

Neben die etablierte, für die Diagnostik der blasenbildenden Dermatosen und des Lupus erythematodes unverzichtbare Immunfluoreszenzmikroskopie, und die vor allem in der Lymphomdiagnostik verwendeten zytochemischen Untersuchungen (Enzymzytochemie, Zelltypisierung mit monoklonalen Antikörpern), die am Kryostatschnitt durchgeführt werden, treten in letzter Zeit auch ähnliche Techniken am Paraffinschnitt. Die Vorteile liegen darin, daß formalinfixiertes Biopsiematerial leichter verschickt werden kann, die Paraffintechnik im Routinelabor besser in den Organisationsfluß einzufügen ist, die Präparate haltbar sind, und daß kein Fluoreszenzmikroskop erforderlich ist. Auch können früher eingebettete Paraffinblöcke noch nach Jahren untersucht werden. Die Methoden eignen sich für den Nachweis von
1. Erregern (z. B. Papillomviren),
2. Immunglobulinen (bullöse Dermatosen, Lupus erythematodes),
3. Tumormarkern (z. B. S 100 Protein).

Für den Nachweis der Immunglobuline ist die richtige Vorbehandlung der Paraffinschnitte mit Trypsin oder Pronase zur Freilegung der bei der Fixierung und Einbettung „maskierten" Antigenstrukturen notwendig (Kutzner u. Kutzner, in Vorbereitung). Beispiele sind in Abb. 2a und 2b dargestellt. Bei dem S 100 Protein handelt es sich um ein ursprünglich in der Glia entdecktes saures zytoplasmatisches Protein, das in der normalen Haut in Melanozyten, Langerhanszellen, in den Schwannzellen der Nerven und in Schweißdrüsen vorkommt. Es ist als Marker für die Tumorpathologie bedeutsam geworden [13, 17, 22, 23, 31] und ermöglicht z. B. die Unterscheidung von melanozytischen Tumoren (Naevuszellnaevi, Melanome) von pigmentierten Karzinomen und von Sarkomen. Die sichere Darstellung der Melanomzellen kann aber auch bei der Dickenmessung dieser Tumoren hilfreich sein, wenn diese durch ein dichtes entzündliches Infiltrat erschwert ist. Auch für die Entdeckung einzelner Melanomzellgruppen in Lymphknoten ist die Methode hilfreich. Inzwischen haben sich auch weitere immunhistochemische Marker in der praktischen Diagnostik des Dermatohistologen bewährt [23].

Literatur

1. Altemeier WA, SA Lewis, HS Bjornson, JL Stanek, PM Schlievert (1983) Staphylococcus in toxic shock syndrome and other surgical infections. Arch Surg. 118: 281-284
2. Bach MC (1983) Dermatologic signs in toxic shock syndrome — clues to diagnosis. J Am Acad Derm 8: 343-347
3. Barran W, G Plewig (1983) Toxisches Schocksyndrom. Aktueller Kommentar. Hautarzt 34: 55-58
4. Brand S (1984) Toxisches Schocksyndrom bei glutäalem Spritzenabszeß. Schweiz med Wschr 114: 960-965
5. Breuer N, ME Scheulen, EE Ohnhaus (1983) Syndrom des toxischen Schocks beim Mann. Dtsch med Wschr 108: 905-908
6. Dmytryshyn J (1983) Phenol peels and toxic shock syndrome. J Am Acad Derm 9: 163
7. Farber BF, CV Broome, CC Hopkins (1984) Fulminant hospital-acquired toxic shock syndrome. Am J Med 77: 331-332
8. Haneke C, S Kalinkova, M Scheele, N Schmitz (1982) Toxisches Schocksyndrom. Päd Prax 26: 287-291
9. Harvey M, RJ Horwitz, AR Feinstein (1982) Toxic shock and tampons. Evaluation of the epidemiologic evidence. JAMA 248: 840-846
10. Henseler T, E Christophers (1985) Psoriasis of early and late onset: Characterization of two types of psoriasis vulgaris. Zum Druck eingereicht.
11. Hirschberg R, K Schaefer (1983) Syndrom des toxischen Schocks. Pathogenese, Diagnose, Therapie. Dtsch med Wschr 108: 912-917
12. Jung EG (1981) Das toxische Schocksyndrom. Akt Derm 7: 115
13. Kahn HJ, A Marks, H Thom, R Baumal (1983) Role of antibody to S 100 protein in diagnostic pathology. Am J Clin Path 79: 341-347
14. Kazmierowski JA, MJ Chusid, JE Parillo, AS Fauci, SM Wolff (1978) Dermatologic manifestations of the hypereosinophilic syndrome. Arch Dermatol 114: 531-535

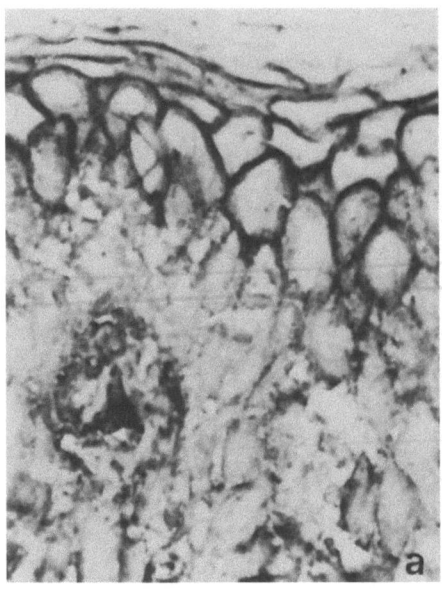 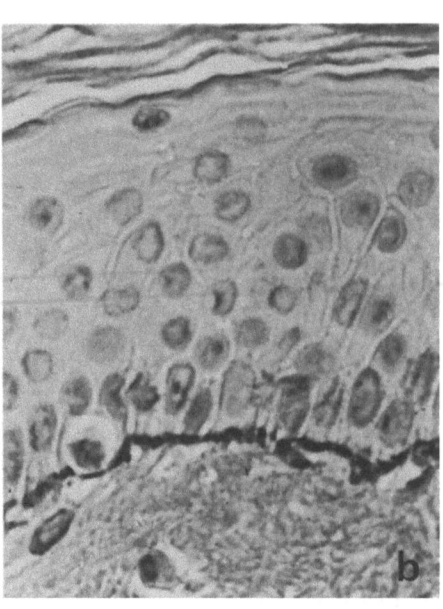

Abb. 2. PAP-Methode am Paraffinschnitt **a)** Nachweis von IgG interzellulär in den oberen Epidermisschichten bei Pemphigus seborrhoicus, **b)** Nachweis von C_3 linear in der Basalmembran bei bullösem Pemphigoid

15. Kutzner H, U Kutzner (1985, in Vorbereitung) Nachweis von Immunglobulinablagerungen in paraffineingebetteter Haut mit der Peroxidase-Anti-Peroxidase-(PAP-) Methode
16. Lüders D, H Phieler (1984) Syndrom des toxischen Schocks bei einem 14jährigen Mädchen. Monatsschr Kinderheilkd 132: 217-221
17. Nakajima T, S Watanabe, Y Sato, T Kameya, Y Shimosato, K Ishihara (1982) Immunohistochemical demonstratlion of S 100 protein in malignant melanoma and pigmented nevus, and its diagnostic application. Cancer 50: 912-918
18. Nir MA, M Westfried (1981) Hypereosinophilic dermatitis. A distinct manifestation of the hypereosinophilic syndrome with response to dapsone. Dermatologica 162: 444-450
19. Sanders CC, WE Sanders, JE Fagnant (1982) Toxic shock syndrome: An ecologic imbalance within the genital microflora of women? Am J Obstet Gynecol 142: 977-982
20. Schorr WF, AL Tauscheck, KB Dickson, JW Melski (1984) Eosinophilic cellulitis (Wells' syndrome): Histologic and clinical features in arthropod bite reactions. J Am Acad Dermatol 11: 1043-1049
21. Schutzer SE, VA Fischetti, JB Zabriskie (1983) Toxic shock syndrome and lysogeny in staphylococcus aureus. Science 220: 316-318
22. Seifert G, H Denk, PJ Klein, H Stein, HF Otto (1984) Die Anwendung der Immunzytochemie in der praktischen Diagnostik des Pathologen. Pathologe 5: 187-199
23. Smolle J, H Kerl (1985) Zur Bedeutung der Immunhistochemie bei Hauttumoren. Z Hautkr 60: 329-337
24. Spigel GT, RK Winkelmann (1979) Wells' syndrome. Recurrent granulomatous dermatitis with eosinophilia. Arch Dermatol 115: 611-613
25. Sprung CL, PV Caralis, EH Marcial, M Pierce, MA Gelbard, WM Long, RC Duncan, MD Tendler, M Karpf (1984) The effects of high-dose shock. A prospective, controlled study. N Engl J Med 311: 1137-1143
26. Spry CJF, J Davies, PC Tai, EGJ Olsen, CM Oakley, JF Goodwin (1983) Clinical features of fifteen patients with the hypereosinophilic syndrome. Qu J Med NSL II 105: 1-22
27. Todd J, M Fishant, F Kapral, T Welch (1978) Toxic shock syndrome associated with phage-group-I-Staphylococci. Lancet 1978: 1116-1118
28. Todd JK, M Ressman, SA Caston, BH Todd, AM Wiesenthal (1984) Corticosteroid therapy for patients with toxic shock syndrome. JAMA 252: 3399-3402
29. Vüllers R, B Bültmann, G Pulverer, A Kern, V Schäfer, O Haferkamp (1981) Toxisches Schock-Syndrom bei einer 29jährigen Patientin. Münch med Wschr 123: 753-755
30. Weber A (1984) Zum Syndrom des toxischen Schocks. Gegenwärtige Kenntnisse zur Klinik, Epidemiologie, Pathogenese, Diagnose und Therapie. Fortschr Med 102: 122-124
31. Weiss SW, JM Langloss, FM Enzinger (1983) Value of S-100 protein in the diagnosis of soft tissue tumors with particular reference to benign and malignant Schwann cell tumors. Lab Invest 49: 299-308
32. Wells GC, NP Smith (1979) Eosinophilic cellulitis. Brit J Dermatol 100: 101-109
33. Westhoff A, P Naumann (1983) Das „Toxische Schock-Syndrom" (TSS). Deutsches Ärzteblatt B 80: 32-33
34. Wulff UC, HG Hansen, W Marg (1982) Syndrom des toxischen Schocks. Dtsch med Wschr 107: 1760-1763

Prof Dr. med. H. H. Wolff
Dermatologie und Venerologie der Medizinischen Hochschule
Ratzeburger Allee 160
D-2400 Lübeck

Symposium A: STD — Neue diagnostische Möglichkeiten bei sexuell übertragbaren Krankheiten

Diagnostische Möglichkeiten bei Lymphadenopathie-Syndrom und AIDS

A. LUGER, Wien

Die klinischen Manifestationen und Verlaufsformen sowie die epidemiologischen Besonderheiten des Acquired Immunodeficiency Syndrome (AIDS) sind während der letzten Jahre eingehend untersucht und beschrieben worden [11, 12, 17, 24, 30]. Im Folgenden werden nur neuere Entwicklungen und Erkenntnisse kurz angeführt, sofern sie für die Diagnose von Bedeutung sind.

Epidemiologie

In den USA wurden 1979 10 Erkrankungsfälle gemeldet, 1980 46, 1981 252, 1982 970, 1983 2646, 1984 4293 und 1985 (vom 1.1. bis 11.2) 82. Insgesamt wurden somit 8314 Patienten mit AIDS beobachtet [10]. Der Zuwachskoeffizient betrug 1980 gegenüber dem Vorjahr 4,6 (= das 4,6-fache der 1979 gemeldeten Erkrankungsziffern), 1981 5,5, 1982 2,9, 1983 2,7 und 1984 1,6.

Die Ausbreitungstendenz nimmt somit seit 1982 langsam ab, das spricht für ein Wirksamwerden der gegenepidemischen Maßnahmen.

Das Durchschnittsalter zum Zeitpunkt der Erkrankung lag bei etwa 36,5 Jahren; die entsprechende Zahl für Frühsyphilis war 28,2, für Gonorrhoe 28,9, für Ulcus molle 29,2 und für unspezifische Urethritis 26,1. Die AIDS-Kranken sind somit bei Auftreten der Symptome etwa 8-10 Jahre älter als Patienten mit anderen venerischen Infekten.

In Europa waren bis 1979 10 Erkrankungen bekannt, 1980 wurden 10 weitere gemeldet, 1981 17, 1982 66, 1983 119 und 1984 350, insgesamt somit 572 [28], einschließlich Österreich mit 7 Patienten bis 1983 und 6 Patienten 1984. Der Zuwachskoeffizient betrug für 1980 1, für 1981 1,7, für 1982 3,9 für 1983 1,8 und für 1984 2,9. In Europa ist daher mit einem erheblichen Ansteigen der Krankheitsziffern während der nächsten Jahre zu rechnen.

Aus dem deutschen Sprachraum wurden folgende Zahlen gemeldet: Bundesrepublik Deutschland: bis 1983 42, 1984 78, Schweiz: bis 1983 17, 1984 16, Österreich: bis 1983 7, 1984 6. Der Zuwachskoeffizient betrug 1984 in der Bundesrepublik 1,9, in der Schweiz und in Österreich je 0,9, bedingt durch die relativ kleine Zahl für 1984 gegenüber der Kumulationssumme für 1983.

Die Zahl der AIDS-Patienten pro Million Einwohner ist in Europa am höchsten in Dänemark mit 6, gefolgt von der Schweiz mit 5 und der Bundesrepublik, den Niederlanden sowie Österreich mit je 1,8.

Diese Angaben zeigen eindringlich, daß die Kenntnis der diagnostischen Möglichkeiten während der nächsten Jahre in Europa und besonders auch in den deutschsprachigen Ländern zunehmend von Bedeutung sein wird.

Ätiologie

Der Erreger ist ein lymphocytotropes Retrovirus, Typ III aus der Gruppe der Human T-Zell-Leukämie-Viren, mit der Bezeichnung HTLV-III [2, 20], das auch als Lymphadenopathie-assoziiertes Virus (LAV) oder als Immundefekt-assoziiertes Virus (IDAV) beschrieben wurde [2]. Eingehende biochemische und immunologisch-serologische Forschungen zeigten, daß LAV, IDAV und HTLV-III sowohl in ihrer Struktur als auch in ihrem biologischen Verhalten übereinstimmen, also aller Wahrscheinlichkeit nach identisch sind. In der neueren Nomenklatur wird deshalb LAV und IDAV mehr und mehr durch die taxonomisch korrektere Bezeichnung HTLV-III ersetzt.

Von den HTLV-Viren sind bisher 3 Typen bekannt, die sich in ihrem Effekt auf die Lymphozyten sehr wesentlich unterscheiden und auch völlig verschiedene Krankheiten hervorrufen. Typ I verursacht eine Proliferation der T-Lymphozyten und Typ III das genaue Gegenteil davon, nämlich eine Zerstörung dieser Zellen. Die Gruppenbezeichnung ,,Humane T-Zellen Leukämie Viren" ist somit unzutreffend und wird zunehmend durch den Begriff ,,Humane-T-lymphozytotrope Viren" ersetzt.

Typ I (HTLV-I) ist im Süden Japans, in der Karibik sowie in Afrika endemisch. Das Virus stimuliert die Proliferation der Lymphozyten und verursacht eine Leukämie. Während der vergangenen Wochen wurde bereits die Nucleinbasensequenz des onkogenen Anteils entdeckt.

Typ II (HTLV-II) wurde bei einem Patienten mit Haarzellenleukämie gefunden und ebenso bei einigen Patienten mit AIDS offensichtlich als Zufallsbefund. Die pathogenetische Bedeutung dieses Keimes ist noch nicht genau bekannt.

Typ III (HTLV-III) vernichtet die anfälligen T_4-Zellen und verursacht einen Immundefekt, das Acquired Immunodeficiency Syndrome.

Der endgültige Beweis dafür, das HTLV-III der Erreger von AIDS ist, konnte entsprechend den Postulaten von R. Koch bisher noch nicht erbracht werden. Versuchstiere, die Blut und Lymphknotengewebe von AIDS-Patienten inokuliert bekamen, erkrankten nicht. Die Injektion von HTLV-III-infizierten Zellen aus Kulturen verursachte jedoch bei Schimpansen eine Lymphadenopathie [26].

Das HTLV-III-Virus befällt selektiv nur T_4-Helfer-Zellen mit Oberflächenmarkern, gegen die monoklonale Antikörper mit der Bezeichnung ,,OKT 4^+" bzw. ,,Leu-$3a^+$" gerichtet sind. Der Einfachheit halber wird im Sprachgebrauch oft auch der Begriff OKT 4^+ für die HTLV-III anfälligen Lymphozyten verwendet. Die Krankheitserreger vermehren sich in den T_4-Lymphozyten so lange, bis die OKT 4⁺-Zellen verbraucht sind. Eine Blockierung der T₄-Rezeptoren durch monoklonale Antikörper, welche gegen verschiedene Strukturen dieses Markers gerichtet sind, z. B. OKT 4⁺, schützt die T₄-Zellen vor einer Infektion mit HTLV-III [18].

Krankheitsverlauf

Die Infektion mit HTLV III-Virus kann unterschiedlich ablaufen. Wahrscheinlich tritt bei der überwiegenden Mehrheit der Infizierten während der symptomlosen Inkubationszeit Spontanheilung ein. Bei anderen kann sich 7-18 Monate (oder später) nach der Ansteckung das Lymphadenopatie-Syndrom (Persistant Generalized Lymphadenopathy Syndrome [11] entwickeln. Dieses Syndrom kann allein vorkommen oder gemeinsam mit anderen Prodromen (Prae-AIDS) und schließlich in den Immundefekt übergehen. Die Bezeichnung „Prae-AIDS" könnte allerdings irreführend sein, weil dem Vorstadium nicht unbedingt das vollausgeprägte Krankheitsbild folgen muß. Das Lymphadenopathie-Syndrom kann nämlich, selbst wenn eine Umkehr des T_4 zu T_8-Verhältnisses vorliegt, spontan abheilen. In der neueren Literatur wird deshalb statt „Prae-AIDS" zunehmend der Begriff „AIDS-assoziierte Symptome" oder „AIDS-verwandter Symptomenkomplex" (AIDS related complex = ARC) verwendet.

Die Ursachen für das Übergehen des Lymphadenopathie-Syndroms in den letalen Verlauf von AIDS sind nicht geklärt. Reinfekte mit HTLV-III-Viren, Infektionen mit anderen Keimen oder das Wirksamwerden sonstiger Ko-Faktoren könnte von Bedeutung sein.

Übertragung

Neuere Untersuchungen [16, 23] konnten die Übertragung von AIDS durch klinisch gesunde Keimträger nachweisen: drei i.v.-drogenabhängige, aber klinisch gesunde Mütter, in deren Serum IgG-Antikörper gegen HTLV-III (LAV) gefunden wurden, hatten Kinder mit dem voll ausgeprägten Krankheitsbild von AIDS [16]. Ebenso waren in einer anderen Beobachtungsreihe 15 der 16 Mütter von 22 AIDS-Kindern zum Zeitpunkt der Geburt klinisch gesund, bei manchen waren herabgesetzte T_4-Lymphozytenwerte oder eine Umkehr des $T_4:T_8$ Lymphozytenverhältnisses nachzuweisen. 11 von diesen Müttern, -(4 von ihnen waren inzwischen an AIDS-assoziierten Symptomen erkrankt), brachten später nach 12 Schwangerschaften Kinder zur Welt, von denen 6 gesund blieben. Die AIDS-Symptome der Kinder traten im Durchschnitt 4 Monate post partum auf [23]. Die Ursachen für den Übergang der Krankheitserreger in den fetalen Kreislauf sind ebenso unbekannt wie die Gründe für eine eventuelle Spontanheilung.

Die Kontagiosität von HTLV-III-Viren ist offensichtlich zellgebunden, d.h. die Übertragung kann nur durch infizierte T_4-Lymphozyten erfolgen.

Die Inkubationszeit zwischen Infektion und dem Einsetzen der Antikörperproduktion beträgt wahrscheinlich 4-7 Wochen [29].

Das Lymphadenopathie-Syndrom

In Städten, wo AIDS vorkommt, fand man bei homosexuellen Männern oder Hämophilie-Patienten ohne erkennbare Ursache eine anhaltende derbe Vergrößerung der Lymphknoten, wie sie auch bei AIDS-Patienten zu beobachten ist. Meistens sind zwei oder mehr außerhalb der Genitalregion lokalisierte Lymphknotenketten betroffen. Die Veränderungen bleiben mehrere Monate bestehen und schwinden dann allmählich wieder, bei etwa 10 % [11] bis 17 % [12] ist ein Übergang in AIDS mit Kaposi-Sarkom und letalen opportunistischen Infektionen zu beobachten.

Andererseits gaben jedoch 44 % der AIDS-Patienten mit Kaposi-Sarkom (n = 73) und 23 % mit Pneumocystes carinii-Pneumonie (n = 61) an, sie hätten vor dem Auftreten der Hautsymptome, bzw. der Lungenerkrankung ein Lymphadenopathie-Syndrom bemerkt [5]. Etwa 61 % einer Gruppe von homosexuellen Männern in Berlin (90/147) hatten vergrößerte Lymphknoten, davon 29,3 % (43/147) ausgeprägt, im Sinne eines Lymphadenopathie-Syndroms [15].

Histologisch sind ähnlich wie bei anderen viralen Infekten drei Muster zu beobachten:
— Hyperplasie der Follikel mit Zellarmut in den Pericorticalregionen. Solche Befunde sind auch bei Syphilis während der Eruptionen des Sekundärstadiums oder während des 1. und 2. Lebensjahres nach pränataler Infektion zu beobachten, also in Phasen, die durch eine Blockierung der zellulären Immunmechanismen charakterisiert sind.

Ferner eine
— Involution der Follikel mit Proliferation und Expansion der pericorticalen Anteile und
— Mischformen zwischen beiden Reaktionstypen wurden gleichfalls beschrieben.
— Elektronenmikroskopisch finden sich in den lymphoiden Zellen der befallenen Knoten fast regelmäßig kugelige Konglomerate, „vesikuläre Rosetten", mit einem Durchmesser von 300-500 nm bestehend aus multiplen, kleinen, 30-60 nm großen Bläschen, welche radial um einen elektronendichten, zentralen Kern angeordnet sind. Solche vesikuläre Rosetten waren in Lymphknotenbiopsien bei 17 von 18 Homosexuellen mit Lymphadenopathie-Syndrom, bei 3 von 6 Patienten, die an AIDS verstarben, aber nur bei 2 von 31 Kontrollpersonen nachweisbar [13]. Auch diese Befunde sprechen ebenso wie die erwähnten klinischen Beobachtungen für den Zusammenhang zwischen Lymphadenopathie-Syndrom und AIDS.

Serologie

Der Nachweis von Antikörpern gegen HTLV-III-Virus gelingt mit Hilfe der ELISA- oder der Western-Plot-Technik oder durch ein Radioimmunverfahren (radio immuno precipitation assay = RIPA). Die Ergebnisse sind vergleichbar, die ELISA-Methode wird allerdings am häufigsten verwendet und die Ergebnisse gestatten auch innerhalb gewisser Grenzen Schlüsse auf den Verlauf der Infektion [25].

Antikörper gegen HTLV-III konnten bei 68-100 % der Patienten mit AIDS, bei 85-100 % der Patienten mit Lymphadenopathie-Syndrom oder anderen AIDS-assoziierten Erkrankungen, bei 22-65 % von homosexuellen Männern, aus Risikogruppen und bei 87 % von i.V.-Drogenabhängigen, schließlich bei 56-72 % von Patienten mit Hämophilie sowie bei 35 % der weiblichen Sexualpartner von AIDS-Patienten gefunden werden [29].

Der Prozentsatz an reaktiven Sera von Personen aus Risikogruppen ist allerdings während der letzten Jahre erheblich angestiegen. Dies konnte gezeigt werden durch nachträgliche Untersuchungen der Sera von homosexuellen Männern, die vor Jahren eine STD-Ambulanz in San Francisco aufsuchten. Die betreffenden Proben waren in tiefgefrorenem Zustand aufbewahrt worden. HTLV-III-Antikörper waren in 1 von 100 (1 %) Sera aus dem Jahr 1978, in 12 der 48 (25 %) von 1980 und in 140 der 215 Proben (65 %) von 1984 nachweisbar [8]. 5-19 % der seropositiven Patienten erkrankten 2-5 Jahre später (nach der Blutabnahme) an AIDS, weitere 25 % an Lymphadenopathie-Syndrom. Ausgedehntere Langzeitbeobachtungen liegen bisher noch nicht vor [29].

Kontrolluntersuchungen an gesunden Patienten, die nicht zu AIDS-Risikogruppen gehörten, ergaben eine Reaktivität von weniger als 1 %. Die Zeitdauer zwischen Infektion und Einsetzen der Reaktivität (seronegative Phase) ist nicht bekannt. Bisher liegt nur eine Beobachtung vor. Eine Krankenschwester, die einen AIDS-Patienten pflegte, hatte 4-7 Wochen nach Verletzung mit einer kontaminierten Nadel HTLV-III-Antikörper im Serum [29]. Allerdings war bei anderen wahrscheinlich AIDS-Infizierten der Test 6 Monate nach der Exposition negativ. Weitere Beobachtungen sind notwendig, bevor verläßliche Angaben über den Zeitabschnitt zwischen Infektion und Einsetzen der Seroreaktivität gemacht werden können.

Erste eigene Untersuchungen unter Verwendung der ELISA-Technik mußten sich vorerst auf die Prüfung der Spezifität (Frequenz der falsch positiven Ergebnisse) beschränken, weil nur eine Packung Reagenzien zur Verfügung stand. Die Farbintensität reaktiver Ergebnisse wurde vollautomatisch mit einer elektronisch gesteuerten Selenzelle (Sensor) gemessen. Die Zahlen geben an, wieviel mal die Trübung bei positivem Befund stärker ist als bei negativen Kontrollen. Getestet wurde das Serum von
1. einem Patienten, der an AIDS (Kaposi-Sarkom, Toxoplasmose, Cytomegalie und Encephalititis) verstorben war,
2. sieben Patienten mit Autoantikörpern, deren Sera in 3-7 von 18 IgM-Testen gegen verschiedene bakterielle und virale Antigene falsch positive Reaktionen zeigten,
3. drei Patienten mit syphilitischen Reinfektionen,
4. zwei homosexuellen Männern und
5. elf Frauen, die nicht zu AIDS-Risikogruppen in Verbindung standen.

Die Proben des AIDS-Patienten waren stark reaktiv, die Werte betrugen 8-10 (Serum) bzw. mehr als 15 (Liquor).

Sämtliche „Problemsera" (2.-4.) waren nicht reaktiv und unter den Kontrollen (5) war ein Serum von einer gesunden, jungen Frau, die wegen einer Sterilitätsuntersuchung in das Krankenhaus gekommen war, reaktiv (Wert 3-10).

Alle anderen waren nicht reaktiv. Weitere Untersuchungen zur Bestimmung der Fehlerquellen durch falsch positive Befunde sind im Gange.

Erregernachweis

Das HTLV-III-Virus kann gezüchtet werden auf einer T-Zell-Linie, die von einem Patienten mit lymphatischer Leukämie gewonnen wurde (HT-Zell-Linie-20). Bisher wurde der Erreger aus Blut (Lymphozyten), Samen, Speichel und Lymphknotengewebe von AIDS-Patienten und von Personen aus AIDS-Risikogruppen isoliert.

Im Blut fand sich der Keim bei 85 % einer Gruppe von seropositiven Personen mit Lymphadenopathie-Syndrom oder anderen AIDS-assoziierten Symptomen, ferner bei 3 von 4 Müttern, deren Kinder an AIDS erkrankt waren sowie bei 95 % von seropositiven Blutspendern, die aus Risikogruppen stammten und wahrscheinlich Infektionsquellen bei Transfusions-AIDS waren [29].

Aus dem Blut von solchen Spendern konnte mehr als 2 Jahre nach der Transfusionsinfektion des Empfängers noch HTLV-III-Virus isoliert werden, und das läßt darauf schließen, daß die Virämie sowohl bei asymptomatischen (klinisch gesunden) Personen als auch bei AIDS-Kranken jahrelang erhalten bleibt. Die Ansteckungsgefahr kann somit, wie die Inkubationszeit, 1-4 Jahre oder länger bestehen bleiben [8, 29].

Diagnose

Aus den bisher vorliegenden Beobachtungen können die folgenden Kriterien für die Diagnose von AIDS abgeleitet werden.

Definition

Die Diagnose von AIDS wird gestellt aufgrund des klinischen Bildes: „Wenn mit Sicherheit eine Erkrankung vorliegt, die auf einen Immundefekt schließen läßt und die Ursache dieses Defektes nicht erkennbar ist." (CDC 1984, [24]).

Der Verdacht auf das Vorliegen von AIDS kann erhärtet werden durch die

Anamnese aus der hervorgeht, ob der Patient zu einem Personenkreis gehört, der einer erhöhten Ansteckungsgefahr ausgesetzt ist (Risikogruppen).

Risikogruppen sind:

— Sexualpartner von AIDS-Patienten
— Sexualpartner von AIDS-Risikopersonen
— homo- und bisexuelle Männer mit häufig wechselndem Partner
— i. v.-Drogenabhängige
— Hämophilie-Kranke.

Das HTLV-III-Virus ist nach neueren Erkenntnissen hitzelabil und die Gefahr einer AIDS-Übertragung durch Blutprodukte kann jetzt ohne Beeinträchtigung von deren Wirksamkeit mittels Wärmeinaktivierung weitgehend oder vollständig ausgeschlossen werden [9].

Klinisch erkennbare Symptome treten nach einer Inkubationszeit von 6 Monaten bis 4 (oder mehr) Jahren auf und beginnen mit uncharakteristischen Krankheitszeichen, die als *Prodrome oder Prae-AIDS* bezeichnet werden. Charakteristisch ist ein schleichender Beginn und die folgenden Symptome, sofern sie länger als 3 Monate bestehen.

— Müdigkeit, Krankheitsgefühl, Konzentrationsschwäche
— Gewichtsabnahme von 7 kg oder mehr als 10 % des gesamten Körpergewichtes innerhalb von einigen Monaten
— Fieber um 38 Grad Celsius intermittierend oder als Continua
— Nachtschweiß
— Diarrhoe verschiedenen Ausmaßes
— eine derbe, nicht druckschmerzhafte Vergrößerung von mindestens 2 (oder mehr) Lymphknotenketten außerhalb der Inguinalregion = *Lymphadenopathie-Syndrom*.

Erkrankungen, die auf einen Immundefekt schließen lassen, sind *Infektionen* mit Keimen, die an Patienten mit intaktem Immunsystem kaum Erkrankungen hervorrufen:

Protozoen und Würmer

Kryptosporidose-Diarrhoe von mehr als 1 Monat Dauer
Pneumocystes carinii-Pneumonie (PCP)
Strongloides-Pneumonie, Befall des Zentralnervensystems
Toxoplasmose-Pneumonie, Erkrankungen des Zentralnervensystems

Pilze

Aspergillose — Sepsis, ZNS-Befall
Candidiasis — Oesophagitis, Sepsis
Kryptococcose — Sepsis, Pneumonie, ZNS-Befall

Bakterien

Atypische Mykobakterien, nicht Tuberkulose, nicht Lepra

Viren

Cytomegalie-Affektionen der Lungen, des Gastrointestinaltraktes und des Zentralnervensystems
Herpes Virus hominis — Herpes simplex, persistierende Ulcera, Erkrankungen der Lunge, des Gastrointestinaltraktes und des Zentralnervensystems
Papova-Virus (?)-Leukoencephalopathie, progressiv, multifokal

Malignome

Kaposi-Sarkom, Lymphome im Gehirn

Laborbefunde

— Verringerung von T_4-Helfer-Zellen
— Umkehr des Verhältnisses der T_4-Helfer-Zellen zu den T_8-Suppressor-Zellen; normalerweise überwiegen die T_4-Helfer-Zellen in einem Verhältnis von etwa 1:2, Extremwerte (noch im Bereich der Norm) sind: 1:1,1 bis 1:3,5 [22]
— Anämie oder Leukopenie oder Thrombozytopenie
— erhöhte Serumglobulin-Spiegel
— erhöhte Blutsenkungsgeschwindigkeit
— vermindertes Ansprechen der Lymphozyten auf Blastogene
— erhöhte Spiegel zirkulierender Immunkomplexe
— Hepatitis B-Antigen oder -Antikörper und Antikörper gegen Treponema pallidum sind häufig nachweisbar
— Anergie gegen multiple Hautantigene

Histologie

Die lichtmikroskopischen Befunde von Lymphknotenbiopsien sind uncharakteristisch. Auch die vesikulären Rosetten können bei anderen Erkrankungen vorkommen und sind daher nicht absolut typisch für AIDS.

Serologie

Der Nachweis von Antikörpern gegen HTLV-III muß kritisch bewertet werden, weil
— falsch reaktive Ergebnisse vorkommen können
— reaktive Befunde regelmäßig zu erheben sind während der Inkubation, der voll ausgeprägten Erkrankung und nach Spontanheilung.

Der serologische Befund gestattet somit derzeit noch keinerlei Rückschlüsse auf den Verlauf der Erkrankung oder auf die Prognose. Vielleicht wird, ähnlich wie bei der Syphilis-Serologie, mit der Einführung einer subtilen IgM-Diagnostik eine Unterscheidung zwischen aktiver Erkrankung und abgeheilter Infektion möglich sein.

Erregernachweis

Die Kultur von HTLV-III-Virus ist auf HT-Lymphozyten Zell-Linien [20] möglich, sie gelingt bei Patienten mit Prae-AIDS und Lymphadenopathie-Syndrom in einem hohen Prozentsatz, ist aber bei foudrojantem Verlauf und im Endstadium der Erkrankung manchmal negativ. Die Ursache für diese Befunde dürfte die Abnahme der Keimzahl aufgrund der drastischen Verringerung der T_4 OKT 4^+-Lymphozyten im terminalen Stadium sein.

Kein einziger der angeführten klinischen- und Laboratoriums- Befunde kann letztlich für sich allein das Vorliegen einer AIDS-Erkrankung beweisen oder ausschließen [23]. Die vergleichende Auswertung der Ergebnisse mehrerer Untersuchungen gestattet jedoch mit an Sicherheit grenzender Wahrscheinlichkeit stets eine verläßliche Diagnose.

Literatur

1. Abb J, K v d Helm, F Deinhart (1984) AIDS — eine Virusinfektion. Hautarzt 35:615-616
2. Barre-Sinoussi F, JC Cherman, F Frey, MT Nugehyre, S Chamaret, J Gruest, J Danguet, C Axler-Blin, F Vezinet-Brun, C Rozinaux, W Rozenbaum, L Montagnier (1983) Isolation of a T-lymophotropic retrovirus from a patient at a risk for acquired immuno deficiency syndrome (AIDS). Science 220:868-871
3. Broder S, RC Callo (1984) A Pathogenic Retrovirus (HTLV III) linked to AIDS. New Engl Journ of Med 311:1292-1296
4. Centers for Disease Control (1982) Task Force on Kaposi s Sarcoma and Opportunistic Infections. New Engl Journ of Med 306:248-252
5. Centers for Disease Control, Atlanta, USA (1982) Morbidity and Mortality Weekly Report 32:249-251
6. Centers for Disease Control, Atlanta, USA (1984) Morbidity and Mortality Weekly Report 33:181-182
7. Centers for Disease Control, Atlanta, USA (1984) Morbidity and Mortality Weekly Report 33:337-339
8. Centers for Disease Control, Atlanta, USA (1984) Morbidity and Mortality Weekly Report 33:377-379
9. Centers for Disease Control, Atlanta, USA (1984) Morbidity and Mortality Weekly Report 33:589-591
10. Centers for Disease Control, Atlanta, USA (1985) Weekly Surveillance Report, February 11
11. Curran JW, J Gold, HW Jaffe (1984) The acquired immuno deficiency syndrome (AIDS) In: Holmes KK, PA Mardh, PF Sparling and PJ Wiesner. Sexually Transmitted Diseases McGraw Hill New York St louis etc pp 691-706
12. Drusin L, G Stingl (1985) AIDS. Zeitschr f Hautkrankh, im Druck

13. Ewing EP, TJ Spira, FW Chandler, CS Callaway, RK Brynes and WC Chan (1983) Unusal cytoplasmatic body in lymphoid cells of homosexual men with unexplained lymphadenopathy. New England Journ of Med 308: 819-822
14. Feorino PM, VS Kalyanaraman, HW Haverkos, CD Cabradilla, DT Warfield, HW Jaffe, AK Harrison, MS Gottlieb, D Goldfinger, CJ Chermann, F Barre-Sinoussi, TT Spira, JS McDougal, JW Curran, L Montagnier, FA Murphy, DP Francis (1984) Lymphadenopathy associated virus infection of a blood donor-recipient pair with acquired immuno deficiency syndrome. Science 225: 69-72
15. Heitmann M, R Bauer, U Bienzle, D Vossmann, CE Orfanos (1985) Lymphadenopathie erniedrigte T-Helfer-/Suppressorzellen (T_h/T_s)-Relation bei homosexuellen Männern in der Bundesrepublik Deutschland. Untersuchungen an 147 gefährdeten Personen zur Erfassung des individuellen AIDS-Risikos. Der Hautarzt 36: 90-95
16. Laurence J, F Brun-Vezinen, SE Schutzer, C Rouzioux, D Klatzmann, F Barre-Sinoussi, JC Chermann, L Montagnier (1984) Lymphadenopathie-associated viral antibody in AIDS. New Engl Journ of Med 311: 1270-1273
17. Luger A (1984) Die klassischen Geschlechtskrankheiten und AIDS. Osterr. Ärztezeitung 39: 1552-1560
18. Klatzmann D, E Champagne, S Chamaret, J Gruest, D Guetard, T Hercend, JC Gluckman, L Montagnier (1985) T-lymophcyte T_4 molecule behaves as the receptor for human retrovirus LAV. Nature 312: 767-768
19. Merigan TC (1984) What are we going to do about AIDS and HTLV-III/LAV infection? New Engl Journ of Med 311: 1311-1312
20. Popovic M, MG Sarngadharan, E Read, RC Gallo (1984) Detection, isolation and continous production of cytopathic retroviruses (HTLV III) from patients with AIDS and prae-AIDS. Science 224: 497-500
21. Quinn TC (1985) Perspectives on the future of AIDS. J Am Med Ass 253: 247-248
22. Scott GB, MA Fischl, N Klimas, MA Fletcher, GM Dickinson, RS Levine, WP Parks (1985) Mothers and Infants with the Acquired Immunodeficiency Syndrome. J Amer Med Ass 253: 363-366
23. Seligman M, L Chess, JL Fahey, AS Fauci, PJ Lachmann, JL Age-Steher, J Ngu, AJ Pinchins, FS Rosen, TJ Spira, J Wybran (1984) AIDS — an immunologic reevaluation. New Engl Journ of Med 311: 1286-1292
24. WHO Geneva (1984) Acquired Immunodeficiency Syndrome — an assassment of the present situation in the world. Memorandum from a WHO meeting. Bull. of the World Health Organization 62: 419-432
25. WHO Geneva (1984) Weekly Epidemiological Record 41: 317-319
26. WHO Geneva (1984) Weekly Epidemiological Record 48: 371-372
27. WHO Geneva (1984) Weekly Epidemiological Record 49: 377-383
28. WHO Geneva (1985) Weekly Epidemiological Record 60: 13-20
29. WHO Geneva (1985) Weekly Epidemiological Record 60: 21-28
30. WHO Geneva (1985) Acquired immunodeficiency syndrome: the present situation. Report of a WHO meeting: World Health Forum 6: 30-34

Prof. Dr. med. A Luger
Ludwig Boltzmann-Institut für
dermato-venerologische Serodiagnostik
Krankenhaus der Stadt Wien-Lainz
Wolkersbergenstraße 1
A-1130 Wien

Stellung und Wert des SPHA-Tests in der Luesdiagnostik

A. EICHMANN, M. GÜTLING, J. MEYER, Zürich

Mit den klassischen spezifischen serologischen Luesreaktionen werden im wesentlichen IgG-Antikörper, aber gleichzeitig auch IgM-Antikörper nachgewiesen. Die Einführung von selektiven treponemenspezifischen IgM-Testen in die Luesserologie erfolgte in den 70er Jahren.

Die Ergebnisse der Tests mit nicht fraktionierten Seren waren zu wenig verläßlich. Besonders viele falsch negative Resultate wurden als Folge einer kompetitiven Hemmung von IgM durch IgG-Überschuß beobachtet [6]. Die Durchführung der Tests mit der reinen IgM-Fraktion des Serums brachte schließlich die erwarteten zuverlässigen Resultate. Die Fraktionierung der Seren, sei es durch Gelfiltration, Ultrazentrifugierung oder Hochdruckflüssigkeitschromatographie, ist zeitaufwendig und teuer. Deshalb blieben diese Methoden spezialisierten Laboratorien vorbehalten. Basierend auf der Solid-Phase-Immunosorbent-Technik (SPIT) von Krech und Wilhelm [3] entwickelte Schmidt 1980 [8] den IgM SPHA-Test (Solid-Phase-Haemadsorptionstest). Damit war eine einfache und billige Methode für den treponemenspezifischen IgM-Nachweis im Massenbetrieb gefunden.

Methodik

Die von Schmidt entwickelte Methode zerfällt in 2 Phasen:

1. Festphasenimmunoadsorption,
2. Haemadsorption [5].

Mit μ-Ketten spezifischen Antihuman-IgM (Dako a/S Kopenhagen, Dänemark) beschichtete Mikrotiterplatten (Nunc Nr. 163320) dienen zur Adsorption von IgM aus den Patientenseren. Die mit Treponema pallidum sensibilisierten Schafserythrozyten (aus den TPHA-Test-Reagenzien: Fujizoki, Tokyo) adsorbieren sich an die Treponema pallidum 19 S IgM-Antikörper des Patientenserums. Bei reaktivem Serum bleiben die Erythrozyten an den Wandvertiefungen der Mikrotiterplatten hängen. Bei nicht reaktivem Serum sedimentieren die Erythrozyten und bilden ein gut sichtbares rotes Knöpfchen. Bei Verwendung der Fujizoki-Reagenzien gilt ein Titer von $\geq$ 1:8 als reaktiv und $\geq$ 1:4 als grenzwertig.

SPHA-Resultate bei den einzelnen Luesstadien

Lues I: In eigenen Untersuchungen waren bei 25 unbehandelten Patienten mit Lues I 13 (= 52%) im SPHA-Test eindeutig reaktiv, während 7 schwach reaktiv waren. Der Vergleich mit anderen Autoren zeigt unterschiedliche Resultate, offenbart aber doch die ungenügende Reaktivität im Primärstadium (Tabelle 1).

Tabelle 1. Reaktivität im SPHA-Test bei unbehandelter Lues I

SPHA-Test:		Reaktivität bei Lues I			
Autor	n (= 100%)	SPHA NR	SR	R	% R
Luger A. et al. [4]	27	2	4	21	78
Schmidt B. [8]	17	—	—	17	100
Müller F., Lindenschmidt E. [7]	20	2	9	9	45
Eichmann A., [1] Gütling M. [2]	25	5	7	13	52

Lues II: Im Sekundärstadium waren von 53 unbehandelten Patienten 46 (= 87%) im SPHA eindeutig reaktiv, 7 waren schwach reaktiv. Diese Resultate stimmen mit den Ergebnissen anderer Autoren weitgehend überein (Tabelle 2).

Tabelle 2. Reaktivität im SPHA-Test bei unbehandelter Lues II

SPHA-Test:		Reaktivität bei Lues II			
Autor	n (= 100%)	SPHA NR	SR	R	% R
Luger A. et al. [4]	211	—	—	211	100
Schmidt B. [8]	41	—	—	41	100
Müller F., Lindenschmidt E. [7]	37	2	8	27	73
Eichmann A. [1], Gütling M. [2]	53	—	7	46	87

Lues latens, Neurosyphilis: Bei der Lues latens beobachteten wir unter 49 eigenen unbehandelten Fällen in 37 Fällen ein reaktives und in 12 Serumproben ein schwach reaktives Resultat. Bei der unbehandelten Neurosyphilis stehen erwartungsgemäß nur geringe Patientenzahlen zur Verfügung. Von 16 eigenen Patienten mit unbehandelter Neurosyphilis waren 14 im SPHA-Test eindeutig reaktiv. Müller und Lindenschmidt fanden bei 22 von 29 Patienten mit Neurosyphilis einen reaktiven SPHA-Test [7].

Reinfektion

Meyer und Futh [5] beobachteten bei 15 Reinfektionen in allen Fällen deutlich reaktive Resultate im SPHA-Test. Bei 6 Patienten war im gleichen Zeitpunkt der VDRL-Test nicht reaktiv. Bei 6 eigenen Fällen von Reinfektionen fiel der SPHA ebenfalls eindeutig reaktiv aus, während bei 2 Patienten der VDRL nicht reaktiv war.

Negativierung

Die Zeit für das Erlöschen der Reaktivität beträgt nach Luger bei Frühsyphilis 3-9 Monate und 6-18 Monate für Spätsyphilis [4]. In unseren eigenen Untersuchungen zeigten 12 Monate nach Behandlung von Lues I (n = 6) 2 Patienten noch einen SPHA-Titer von 1:8, nach Lues II (n = 12) waren alle nicht reaktiv, und nach Lues latens (n = 24) zeigte 1 Patient einen Titer von 1:8. 24 Monate nach Therapie fanden wir bei allen Patienten mit Lues I, Lues II und Lues latens keine reaktiven SPHA-Titer mehr.

Fehlerquellen

a) Falsch-nicht-reaktive Resultate

Falsch-nicht-reaktive Befunde beim SPHA-Test sind in zwei Situationen nachgewiesen worden:
a) Bei niedrigen IgM-Titern am Anfang des Primärstadiums [7]. Die bis jetzt verwendeten Antigene zeigen offenbar ein geringes IgM-Bindungsvermögen.
b) Bei hohen IgG-Titern kann es durch kompetitive Hemmung der IgM zu falsch-nicht-reaktiven Resultaten kommen [7].

Nach Luger machen die falsch-nicht-reaktiven Befunde insgesamt etwa 8% aller reaktiven Seren aus [4].

b) Falsch-reaktive Befunde

Falsch-reaktive Befunde im SPHA-Test werden durch Rheumafaktoren, die ebenfalls der IgM-Klasse angehören und Immunkomplexe verursacht. Nach Luger liegt diese Quote bei ca 1% [4].

Problemseren müssen durch mehr als einen IgM-Test abgeklärt werden, am ehesten gleichzeitig mit dem SPHA- und 19-S-IgM-FTA-Abs.-Test.

Die *Vorteile* des SPHA-Tests sind: Technisch einfache und preisgünstige Methode für den treponemenspezifischen IgM-Nachweis im Routinebetrieb. Rasche Negativierung (günstig für Verlaufskontrolle und Reinfekte) sowie hohe Spezifität.

Die *Nachteile* des SPHA-Tests sind: Ungenügende Reaktivität im Primärstadium, häufiges Persistieren von schwach reaktiven Titern (1:2, 1:4) nach Therapie und eingeschränkte Sensitivität bei niedrigen IgM-Titern.

Literatur

1. Eichmann F, J Meyer, E Schmid, A Luger, BL Schmidt (1983) Zur Spezifität und Sensitivität des Solid-Phase-Hämadsorptions (= SPHA)-Tests. Z Hautkr 58: 1369-1388
2. Gütling M (1984) SPHA (Solid-Phase-Hämadsorptions-Test). Serologischer Nachweis von gegen Treponema pallidum gerichteten spezifischen IgM-Antikörpern. Methode, Indikation und Resultate. Inauguraldissertation Universität Basel
3. Krech U, JA Wilhelm (1979) A Solid Phase Immunosorbent Technique for the Rapid Detection of Rubella IgM by Haemagglutination Inhibition. J Gen Virol 44: 281-286
4. Luger A, BL Schmidt, E Schönwald (1982) Die SPHA (Solid-Phase-Haemadsorption) in der Syphilisserologie. Hautarzt 33: 138-144
5. Meyer KG, U Futh (1984) Der Solid-Phase-Haemadsorptions (SPHA)-Test bei Syphilis-Reinfektionen. Z Hautkr 59: 739-748
6. Müller F (1977) Serodiagnostik der Syphilis aus der Sicht des Immunologen. Hautarzt 28: 167-172
7. Müller F, EG Lindenschmidt (1982) Demonstration of specific 19 S (IgM) antibodies in untreated and treated syphilis. Brit J vener Dis 58: 12-17
8. Schmidt BL (1980) Solid Phase Haemadsorption: A Method for rapid Detection of Treponema pallidum specific IgM. Sex Transm Dis 7: 53-58

Priv.-Doz. Dr. med. A. Eichmann
Dr. med. M. Gütling
Dr. chem. J. Meyer
Dermatologische Klinik
Universitätsspital Zürich
Gloriastraße 31
CH-8091 Zürich

Neue Methoden in der Serodiagnostik sexuell übertragbarer Erkrankungen

F. GSCHNAIT, Wien

Serologische Methoden haben in den letzten Jahren für die Diagnostik und die Kontrolle des Behandlungsverlaufes sexuell übertragbarer Erkrankungen (STD) an Bedeutung gewonnen. Die Gründe hierfür liegen einerseits im sprunghaften Anstieg der STD, vor allem aber in der hohen Praktikabilität serologischer Methoden, die meist einfach, rasch und ökonomisch eine sichere, ja meßbare und quantifizierbare Diagnose erlauben.

Die serologische Diagnose der Syphilis ist heute weitgehend optimiert und es sind Testprofile ausgearbeitet, welche nicht nur die sichere Erkennung der Erkrankung erlauben, sondern auch Aussagen über die Aktivität der Infektion, über Organbefall, mögliche Reinfektion, intrauterine Übertragung, etc. gestatten. Neben den „klassischen" Seroreaktionen, bei welchen Cardiolipin als Antigen verwendet wird (VDRL, RPR, etc.) und den spezifischen Testen, bei denen Treponema pallidum selbst als Antigen fungiert (TPHA, FTA-ABS-Test) wurde in den letzten Jahren die *IgM-Diagnostik der Syphilis* verifiziert. Der Solid-Phase-Haemadsorptions-Test (SPHA), sowie der ebenfalls automatisierbare 19S-IgM-FTA-ABS Test stehen hierfür zur Verfügung. Beide Teste weisen T. pallidum spezifisches 19S-IgM nach. Die IgM-Teste eignen sich in hervorragender Weise dazu, den Behandlungserfolg zu kontrollieren, weil vor allem im Sekundärstadium und selbst bei klinisch erscheinungsfreien latenten Fällen die IgM-Teste bedeutend rascher die Nicht-Reaktivität erreichen als die „klassischen" IgG-Verfahren. Darüber hinaus erlauben die 19S-IgM-Teste die rasche serologische Diagnose der Reinfektion nach adaequater Therapie, und beweisen durch die Demonstration von T. pallidum spezifischem IgM im Liquor das Vorliegen einer Neurosyphilis. Ein reaktiver IgM-Befund aus Nabelschnurblut ist der sicherste serologische Parameter zur frühzeitigen Diagnose einer pränatalen syphilitischen Infektion.

Chlamydia trachomatis ist einer der wesentlichsten Erreger sexuell übertragbarer Krankheiten, die in vielen Ländern mehr und mehr zu einem bedeutenden Problem des öffentlichen Gesundheitswesens werden. Schätzungen zufolge leiden allein in den USA 3 Millionen Menschen an Infektionen mit diesem Keim und damit dürften Chlamydien-Infektionen häufiger sein als der Diabetes mellitus. Rasch durchführbare Methoden zur einfachen Laboratoriumsdiagnostik der Chlamydien-Infektionen sind somit von großer Bedeutung.

Die serologische Diagnose von Chlamydien-Infektionen wird allerdings erschwert, weil 20-60% jener Patienten, die eine STD-Ambulanz aufsuchen, IgG-Antikörper gegen C. trachomatis aufweisen. Der Nachweis eines Titeranstieges, das Vorliegen außergewöhnlich hoher Titer (4 Stufen) bzw. die Serokonversion sind somit für die Diagnose einer frischen, behandlungsbedürftigen Chlamydien-Infektion notwendig. Bei unkomplizierten genitalen Chlamydien-Infektionen (z.B. Urethritis) ist die Bedeutung der Serologie für die routinemäßige Diagnose gering. Komplizierte genitale Infektionen durch C. trachomatis (z.B. Salpingitis, Epididymitis, Fitz-Hugh-Curtis Syndrom) können allerdings sehr wohl serologisch durch das Vorliegen ungewöhnlich hoher Titer (IgM: 1:320; IgG: 1:1280-1:2560) erkannt werden.

Besonders nützlich sind serologische Verfahren für den Nachweis einer Chlamydien-Pneumonie Neugeborener. Ein IgM-Titer von 1:32 beweist bereits das Vorliegen dieser Erkrankung. IgG-Titer werden beim Kind meist ebenfalls entdeckt, die Antikörper stammen aber aus dem mütterlichen Blut und sind somit für die Diagnose der kindlichen Erkrankung ohne Bedeutung.

Komplementbindungsreaktionen geben in der serologischen Chlamydien-Diagnostik vergleichsweise nun sehr ungenaue Resultate. Bewährt haben sich serologische Nachweisverfahren, die auf der Mikroimmunfluoreszenzmethode nach Grayston & Wang beruhen. In letzter Zeit etablieren sich immer mehr ELISA-Verfahren, die bereits ausreichend genaue Resultate liefern, darüber hinaus aber durch die Möglichkeit der weitgehenden Automatisierung ökonomisch einsetzbar und somit auch für Screening- und Massenuntersuchungen geeignet sind.

Das Human-T-cell-Leucemia Virus III (HTLV-III) wurde als Erreger des *Acquired Immuno Deficiency Syndroms (AIDS)* erkannt und es stehen bereits serologische Nachweisverfahren (ELISA) für HTLV-III-Antikörper zur Verfügung. Diese werden in Kürze in den USA kommerziell hergestellt. Der HTLV-III-ELISA ist derzeit bereits von großem Nutzen für Screening-Untersuchungen und für epidemiologische Forschungen über die Verbreitung von AIDS. Wird der Test für diagnostische Zwecke individuell am Patienten verwendet, sollte stets eine zweifache Untersuchung und im Zweifelsfall eine Bestätigungsreaktion unter Benützung einer anderen Technik (z.B. Western-blot-technique) durchgeführt werden.

Ein positiver HTLV-III-ELISA bedeutet, daß ein Kontakt mit HTLV-III stattgefunden hat und dagegen Antikörper entwickelt wurden. Der Test beweist aber keinesfalls, daß die betroffene Person auch zum Zeitpunkt der Untersuchung tatsächlich HTLV-III im Körper beherbergt und somit potentiell infektiös ist.

Serologische Studien aus den USA weisen eine hohe Zahl von Serokonversionen unter Patienten aus, die wegen Hämophilie mit Faktor VIII-Konzentraten behandelt wurden. In San Francisco stieg zwischen den Jahren 1980 und 1984 die Zahl seropositiver Homosexueller von 25% auf 60%. Aus anderen städtischen Endemiegebieten der USA liegen ähnliche Ergebnisse vor. Unter heterosexuellen Männern und Frauen finden sich nur sehr vereinzelt seropositive Fälle. Derzeit ist es noch nicht möglich, genaue Zahlen über die Durchseuchung von Bevölkerungsgruppen mit AIDS anzugeben. Für die USA schätzt man derzeit 400000 HTLV-III-seropositive Patienten, wobei die Zahl der AIDS-Risikopatienten weit über 8 Millionen liegen dürfte.

Bisher vorliegende Untersuchungen zeigen, daß 4-19% seropositiver Patienten später auch tatsächlich klinisch AIDS entwickeln. Weitere 25% fallen durch unspezifische Symptome auf, die möglicherweise als prae-AIDS gedeutet werden könnten.

Der HTLV-III-ELISA wird in Zukunft einen weiten Anwendungsbereich finden und vor allem zur Einschränkung des Risikos des transfusionsbedingten AIDS genutzt werden. Darüber hinaus wird aber auch ein Screening der Risikogruppen evtl. auch ganzer Bevölkerungsteile notwendig werden, um epidemiologische Informationen über die weltweite AIDS-Epidemie zum Zwecke ihrer Eindämmung zu erhalten. Die Verwendung dieses Testes bringt aber auch neue Probleme medizinischer, legistischer und sozialer Art mit sich, die in Zukunft erst gelöst werden müssen.

Literatur

1. Curran JW, J Gold, HW Jaffe (1984) The acquired immuno deficiency syndrome (AIDS). In.: Holmes KK, PA Mardh, PF Sparling, PS Wiesner. Sexually Transmitted Diseases. McGraw Hill New York St. Louis etc. 691-706
2. Gschnait F (1981) Aktuelles zur serologischen Diagnostik der Syphilis. Die Medizinische Welt 18: 3-5
3. Gschnait F Genitale Chlamydieninfektionen. Hautarzt, im Druck
4. Gschnait F, L Drusin Acquired Immuno-Deficiency Syndrome (AIDS). Europ J Sex Trans Dis, im Druck
5. Jones RB, SC Bruins, WJ Newhall (1983) Comparison of reticulate and elementary body antigens in detection of antibodies against Chlamydia trachomatis by an enzyme-linked immunosorbent assay. J Clin Microbiol 17 (3) 466-471
6. Levy NJ, WM McCormack Detection of serum antibody to Chlamydia with ELISA, In: Mardh PA, KK Holmes, JD Oriel, P Piot, J Schlachter (eds) Chlamydial Infections. Elsevier Biomedical Press Amsterdam pp 341-344
7. Luger A, BL Schmidt, F Gschnait (1983) Neue Fortschritte in der Syphilisserologie. Wr Klin Wschr 95: 440-443
8. Müller F, EG Lindenschmidt (1982) Demonstration of specific 19S (IgM)-antibodies in treated and untreated syphilis. Brit J Vener Dis 58: 12-17
9. Quinn TC (1985) Perspectives on the future of AIDS. Journal Am Med Ass 253: 247-248
10. Wang SP, JT Grayston (1970) Immunologic relationship between genital TRIC, lymphogranuloma venereum, and related organisms in a new microtiter indirect immunnofluorescence test. Am J Opthalmol 70: 367-374

Doz. Dr. med. F. Gschnait
Dermatol.-Abteilung
Krankenhaus der Stadt Wien-Lainz
Wolkersbergenstraße 1
A-1130 Wien

Gonorrhoe-Diagnostik mit monoklonalen und polyklonalen Antikörpern

H. HOFMANN, Heidelberg

Neben den klassischen labordiagnostischen Methoden zur Erkennung der Gonorrhoe — dem mikroskopischen Direktpräparat, der bakteriologischen Kultur und der biochemischen Differenzierung — sind in den letzten Jahren immunologische Testverfahren entwickelt worden, die die Diagnostik beschleunigen und vereinfachen. Die derzeit zur Verfügung stehenden Testverfahren und ihre Anwendungsmöglichkeiten sind in Tabelle 1 wiedergegeben.

Tabelle 1. Diagnostik von N. gonorrhoeae mit Antikörpern

Testverfahren	Antikörper polyklonale	monoklonale
Koagglutination	Kulturbestätigung	Serotypisierung
Immunfluoreszenz	Kulturbestätigung	Antigen-Direktnachweis
Enzymimmunoassay	Antigen-Direktnachweis	—

Zur Identifikation von N. gonorrhoeae nach kultureller Anzüchtung (Kulturbestätigung) kann ein Koagglutinationstest mit polyklonalen Antigonokken-Antikörpern, die an Protein A-haltige Staphylokokken absorbiert sind, eingesetzt werden (Phadebact, Pharmacia) [1].

Weiterhin steht ein Immunfluoreszenztest mit gegen N. meningitidis adsorbierten polyklonalen Antigonokken-Antikörpern (Bacto FA N. Gonorrhoeae, Difco) zur Verfügung. Beide Verfahren sind innerhalb von 10-30 Minuten durchzuführen und haben eine Übereinstimmung von ca. 99 % mit dem klassischen Kulturbestätigungsverfahren, der Zuckerfermentation.

Zur serologischen Klassifikation von N. gonorrhoeae eignen sich 12 monoklonale Antikörper gegen das äußere Membranprotein I [4].

Für die vorgenannten Verfahren ist eine kulturelle Anzüchtung von N. gonorrhoeae erforderlich. Bei Transportzeiten des Untersuchungsmaterials von mehr als 6 Stunden sinkt die Nachweisrate von N. gonorrhoeae mit der bakteriologischen Kultur ab [6].

Verfahren, bei denen Gonokokken-Antigene direkt aus Abstrichmaterial nachgewiesen werden können, sind in dieser Situation von Vorteil. Ein Immunfluoreszenztest mit 3 monoklonalen Antikörpern gegen Protein I, die ein breites Reaktionsmuster über sämtliche Serovare zeigen, wird derzeit geprüft, inwieweit er für den Direktnachweis von N. gonorrhoeae aus Urogenitalsekret geeignet ist [5].

Von praktischer Bedeutung ist ein Festphasenenzymimmunoassay (EIA) (Gonozyme, Abbott Lab.), der mit Hilfe von absorbierten polyklonalen Antikörpern in der Lage ist, Gonokokken-Antigene in Urogenitalsekreten nachzuweisen. Die Untersuchungen des ursprünglichen Tests zeigten eine herabgesetzte Spezifität bei Frauen, insbesondere bei Prostituierten mit starker genitaler Begleitflora [2]. Inzwischen wurde der Assay durch eine Modifikation des Antigonokokken-Antikörpers und verlängerte Inkubationszeiten von der Herstellerfirma verbessert. Die Ergebnisse des EIA im Vergleich zur bakteriologischen Kultur werden in Tabelle 2 dargestellt.

Die Modifikation des EIA führte zu einer wesentlichen Verbesserung der Spezifität bei Frauen. Die Sensitivität des Gonozyme-Tests wurde durch Modifikation des Verfahrens nicht wesentlich beeinflußt. Bei niedriger Keimzahl ($< 10^4$ KBE/ml) kann der Gonozyme-Test falsch negativ ausfallen. Falsch positive Ergebnisse können durch fehlerhafte Abstrichabnahme (ungenügende Entfernung des Vaginalsekretes), durch technische Fehler bei der Durchführung des Tests und durch kreuzreagierende Bakterien in der Zervix bedingt sein [3].

Der Gonozyme-Test hat eine bessere Sensitivität als das mikroskopische Direktpräparat, mit dem nur zwischen 30

Tabelle 2. Treffsicherheit des modifizierten Gonozyme im Vergleich zur Kultur

Mod. Gonozyme	GO-Kultur	Patienten der STD-Sprechst. N = 261	Patientinnen der STD-Spr. Zervikalabstr. N = 220	Prostituierte Zervikalabstr. N = 1680
+	+	31	15	48
∅	∅	228	202	1562
+	∅	2	2	56
∅	+	0	1	14
Übereinstimmung		99,2 %	98,6 %	95,8 %
Sensitivität		100 %	93,7 %	77,4 %
Spezifität		99,1 %	99,0 %	96,5 %
Vorhersagewert				
für pos. Test		93,8 %	88,2 %	46,2 %
für neg. Test		100 %	99,5 %	99,1 %
Prävalenz		11,8 %	7,2 %	3,6 %

und 60 % der weiblichen Genitalinfektionen erkannt werden können.

Die Vorteile des Enzymimmunoassays liegen vor allen Dingen im problemlosen Transport und in der schnellen und einfachen Durchführung (Ergebnisse nach 4 Stunden).

Direktnachweisverfahren von Gonokokken-Antigenen haben einen wesentlichen Fortschritt in der Diagnostik gebracht. Es ist zu wünschen, daß durch weitere Verbesserungen der Sensitivität und Spezifität diese Verfahren zuverlässiger werden.

Literatur

1. Danielsson D, G Kronvall (1974) Slide agglutination method for the serological identification of Neisseria gonorrhoeae with antigonococcal antibodies adsorbed to protein A-containing staphylococci. Appl Microbiol 27: 308-374
2. Hofmann H, D Petzoldt (1983) Clinical Evaluation of a Solid Phase Enzyme Immunoassay for the Detection of N. gonorrhoeae Antigen. Europ J Sex Transm Dis 1: 83-87
3. Hofmann H, D Petzoldt (1985) Nachweis von Gonokokkenantigenen mit einem Enzymimmunoassay (Gonozyme). Ergebnisse mit dem ursprünglichen und dem modifizierten Testverfahren. Hautarzt (im Druck)
4. Knapp JS, MR Tam, RC Nowinski, KK Holmes, EG Sandström (1984) Serological Classification of Neisseria gonorrhoeae with use of Monoclonal Antibodies to Gonococcal Outer Membrane Protein I. J Infect Dis 150: 44-48
5. Nowinski RC, MR Tam, LC Goldstein, L Stong, CC Kuo, L Corey, WE Stamm, HH Handsfield, JS Knapp, KK Holmes (1983) Monoclonal Antibodies für Diagnosis of Infectious Diseases in Humans. Science, 219: 637-644
6. Taylor E, I Phillipps (1980) Assessment of transport and isolation methods for gonococci. Br J Vener Dis 56: 390-3

Dr. med. H. Hofmann
Universitäts-Hautklinik
Voßstraße 2
D-6900 Heidelberg

Herpes simplex-Diagnostik mit monoklonalen Antikörpern

S. W. WASSILEW, Krefeld

Jeder diagnostische Aufwand orientiert sich an der Fragestellung [5]. Die Diagnose von Herpes simplex-Erkrankungen in immunologischen aber auch epidemiologischen oder therapeutischen Studien erfordert den exakten Nachweis der Erreger quantitativ durch Titrierung in Kulturverfahren und/oder qualitativ durch individuelle Typisierung, z.B. in Kulturverfahren und durch Sequenzanalysen der viralen DNS [3, 9, 10, 11].

Die Diagnose als Voraussetzung der heute möglichen virostatischen Therapie muß sehr viel einfacher und schneller durchführbar sein als die obengenannten Methoden. Sie muß die schnelle Identifikation der Erreger innerhalb weniger Stunden erlauben und dies bei Erkrankungen, bei denen eine Therapie notwendig und als wirksam bewiesen ist [15]. Eine Typisierung der Herpes simplex-Viren ist weniger wichtig jedoch von Vorteil, da verschiedene Virustypen in Zukunft möglicherweise unterschiedlicher therapeutischer Maßnahmen bedürfen.

Eine für therapeutische Zwecke optimal schnelle Identifizierung von Herpes-Viren gelingt durch den Nachweis im Negativ-Kontrast-Verfahren aus Abstrichtupfern mit dem Elektronenmikroskop [6, 16]. Eine Typisierung ist so nicht möglich. Die Treffsicherheit dieser Methode bei Herpes genitalis ist nicht im Vergleich zu anderen Diagnostikmethoden untersucht.

Eine sichere Identifizierung, die allerdings 1-3 Tage erfordert, gelingt durch die kulturelle Anzüchtung der Herpes-Viren, z.B. auf Kulturen von green-monkey-kidney Zellen (GMK) oder menschlichen Fibroblasten [5]. Eine anschließende exakte Typisierung ist möglich [12].

Antikörpernachweise im Serum haben kaum klinisch-therapeutische Bedeutung [4], da die sichere und schnelle Untersuchung von IgM, IgG- oder typspezifischen Antikörpern bisher nicht sicher möglich ist [5].

Seit ca. einem Jahr sind monoklonale Antikörper gegen Herpes-Viren auf dem Markt erhältlich und die Frage ist, ob eine Diagnostik hiermit den bisher bekannten Verfahren in bezug auf Herpes simplex-Virusidentifizierung und Typisierung überlegen ist.

Methodisch handelt es sich bei der Herpes-Diagnostik mit monoklonalen Antikörpern um einen immunologischen Nachweis von viralen Antigenen, die durch Antikörper gebunden werden und meist fluoreszenzoptisch sichtbar gemacht werden. Da Herpes-Viren für den lichtoptischen Nachweis zu klein sind, hat man sich ihren Vermehrungsmodus in der infizierten Zelle zu Nutze gemacht. Die viralen Antigene sind nicht nur in der Glykoproteinhülle des kompletten Virus nachweisbar, sondern auch in der lichtoptisch gut erkennbaren infizierten Zelle [13].

Die Bildung solcher viraler Glykoproteine wird während der späten Vermehrungsphase der Herpes-Viren induziert, und in relativ großen Mengen werden sie in Kern- und Zellenmembran der Wirtszelle eingebaut. Einige dieser Glykoproteine sind typspezifisch. Die Schwierigkeit besteht darin, monoklonale Antikörper herzustellen, die ausschließlich bestimmte typspezifische Glykoproteine binden, die ihrerseits nicht von Virusintermediärtypen induziert werden [2, 7, 8, 9].

Über die klinische Bedeutung der Herpes simplex-Diagnostik durch Nachweis viraler Glykoproteine in infizierten Zellen liegen bisher nur wenige Berichte vor. Goldstein und Mitarbeiter isolierten von 34 Patienten mit klinischem Verdacht auf Herpes genitalis 28mal Herpes simplex-Viren. Bei nur 22 wurden auch Viren durch monoklonale Antikörper nachgewiesen (Tabelle 1). Viermal wurden Viren nur durch monoklonale Antikörper nachgewiesen, sechsmal nur kulturell. Daraus ergibt sich eine Übereinstimmung beider Methoden in bezug auf Identifizierung und Typisierung bei 65% der Patienten. Bei den Kontrollen ergab sich keine Diskrepanz [1].

Der kulturelle Nachweis erfolgte in der Fibroblastenkultur, anschließend in der Typisierung durch Restriktions-Endonukleasen. Der Schnellnachweis erfolgte durch 4 monoklonale Antikörper gegen Typ II Glykoproteine und einen monoklonalen Antikörper gegen Typ I Glykoproteine.

In einer Kurzmitteilung von Zimmermann und Mitarbeitern, die käufliche monoklonale Antikörper benutzten, wird über eine Übereinstimmung in bezug auf Identifizierung und Typisierung bei 92% von 112 Patienten mit Herpes genitalis berichtet. Nähere klinische Angaben fehlen [17].

In einer eigenen Untersuchung, die nicht durch kulturellen Virusnachweis kontrolliert wurde, konnten zunächst kaum Herpes-Viren, selbst aus typischen akuten Läsionen mit Hilfe käuflicher monoklonaler Antikörper nachgewiesen werden. Erst nach Training des technischen Personals in der Abnahmetechnik wurden die in Tabelle 2 gezeigten Ergebnisse erzielt.

Tabelle 2. Herpes simplex-Diagnostik mit monoklonalen Antikörpern (49 Abstriche)

Diagnose	N Pat.	HSV_1	HSV_{1+2}	HSV_2	Neg.
Herpes labialis	15	9	3	1	2
Labialis Aphthen	5	—	—	—	5
Herpes genitalis	15	—	1	12	2
Herpes glutaealis	11	—	—	11	—
Zoster L_1-S_5	9	—	—	—	9

Nachteil der referierten Untersuchungen und der eigenen sind, daß sie bei klinisch verdächtigen oder sogar bei typischen Herpes-Erkrankungen durchgeführt wurden. Bei den eigenen Patienten handelt es sich um solche mit rezidivierendem Herpes, bei denen die Diagnose in der Regel schneller und weniger aufwendig klinisch gestellt werden kann und zudem keine therapeutische Konsequenz hat.

Notwendig wäre eine diagnostische Methode bei Risikopatienten mit Herpes-Infektionen, z.B. Herpes genitalis unter Immunsuppression, vor allem aber im asymptomatischer Herpes in der Schwangerschaft.

Volpi und Mitarbeiter untersuchten 66 Schwangere mit gesichertem Herpes genitalis rezidivans in der Vorgeschichte. Der Zeitpunkt der Untersuchung wird nicht genannt. Sieben Patienten hatten verdächtige Hautläsionen, viermal wurde Herpes-Virus kulturell, dreimal mit Hilfe monoklonaler Antikörper nachgewiesen. Wichtig erscheint, daß bei 14 von 59 asymptomatischen Patientinnen ebenfalls Viren gefunden wurden, bei 11 dieser Patienten auch durch monoklonale Antikörper mit gleichzeitiger Typisierung als Herpes simplex Virus Typ II. Einmal wurde Herpes simplex Virus II nur durch monoklonale Antikörper nachgewiesen [14].

Zusammenfassend kann gesagt werden, daß theoretisch mit monoklonalen Antikörpern eine optimale Methode zum schnellen typspezifischen Virusnachweis bei Herpes simplex geschaffen ist, eine optimale Abstrichtechnik vorausgesetzt. Nach bisher vorliegenden Studien kann aber der Wert einer Diagnostik mit monoklonalen Antikörpern bei Herpes simplex genitalis noch nicht sicher beurteilt werden. Dies liegt zum einen an der bisher zu kleinen untersuchten Patientenzahl, zum anderen an den klinisch nicht gut definierten Herpes-Krankheiten. Insbesondere sind weitere Untersuchungen bei Risikopatienten notwendig.

Tabelle 1. Herpes labialis-Diagnostik mit monoklonalen Antikörpern (Goldstein et al. 1983)

Patienten (14)		HSV GP	1 / 2	HSV	1 / 2
10	71,5 %		+		+
1	7 %		+		—
2	14 %		+		+
1	7 %		—		—
20 Kontrollen			—		—

HSV GP: Herpes simplex Virus
         Glykoproteine Typ 1/2
HSV: Herpes simplex Virus Typ 1 bzw. 2
         Nachweis in der Fibroblastenkultur

Literatur

1. Goldstein LC, L Corey, JK McDougall, E Tolentino, RC Nowinski (1983) Monoclonal antibodies to herpes simplex viruses: Use in antigenic typing and rapid diagnosis. J Infect Dis 147/5: 829-837
2. Killington RA, L Newhook, N Balachandran, WE Rawls, S Bacchetti (1981) Production of hybrid cell lines secreting antibodies to herpes simplex virus type 2. J Virol Meth 2: 223-236
3. Kit S, D Trkula, H Qavi, G Dreesman, RC Kennedy, K Adler-Storthz, R Kaufman, E Adam (1983) Sequential genital infections by herpes simplex viruses types 1 and 2: Restriction nuclease analyses of viruses from recurrent infections. Sex Trans Dis 10/2: 67-71
4. Lindenschmidt EG (1981) Erfahrungen mit dem Enzymimmunoassay in der Serodiagnostik bei Infektionen mit Viren der Herpes-Gruppe. Immun Infect 9: 140-146
5. Nasemann Th (1974) Viruskrankheiten der Haut, der Schleimhäute und des Genitales. Georg Thieme Verlag Stuttgart
6. Nasemann Th, G Schaeg (1983) Einfacher Virusnachweis der Herpes-simplex-Läsionen. Hautarzt 34: 409
7. Pereira L, T Klassen, JR Baringer (1980) Type-common and type-specific monoclonal antibody to herpes simplex virus type 1. Infect Immun 29/2: 724-732
8. Pereira L, DV Dondero, D Gallo, V Devlin, JD Woodie (1982) Serological analysis of herpes simplex virus types 1 and 2 with monoclonal antibodies. Infect Immun 35/1: 363-367
9. Peterson E, OW Schmidt, LC Goldstein, RC Nowinski, L Corey (1983) Typing of clinical herpes simplex virus isolates with mouse monoclonal antibodies to herpes simplex virus types 1 and 2: Comparison with type-specific rabbit antisera and restriction endonuclease analysis of viral DNA. J Clin Microbiol 17/1: 92-96
10. Schilt U, A Krebs (1980) Diagnostische Möglichkeiten für Herpes-simplex-Virusinfektionen. Dermatologica 161: 378-388
11. Showalter SD, M Zweig, B Hampar (1981) Monoclonal antibodies to herpes simplex virus type 1 proteins, including the immediate-early protein ICP 4. Infect Immun 34/3: 684-692
12. Sever JL (1983) New tissue culture-fluorescent method speeds delection of herpes simplex virus. Jama 250/22: 3 045
13. Spear PG (1985) Glycoproteins specified by herpes simplex viruses. In: Roizman B, The Herpesviruses, Plenum Press NY 3: 315-356
14. Volpi A, AD Lakeman, L Pereira, S Stagno (1983) Monoclonal antibodies for rapid diagnosis and typing of genital herpes infections during pregnancy. Am J Obstet Gynecol 146: 813
15. Wassilew SW, TH Nasemann (1984) Virostatika in der Dermatologie. Zbl Haut u Geschl Kr 149: 729
16. Wolff HH, H Gläser (1977) Elektronenmikroskopische Schnelldiagnostik bei Viruserkrankungen der Haut. Hautarzt 28: 371-374
17. Zimmermann D, F Mundon, RP Stone, J Docherty, S O'Neill (1984) Monoclonal antibodies for typing herpes simplex virus in genital smears. Scient Abstract

Prof. Dr. med. S. W. Wassilew
Dermatologische Klinik
Städt. Krankenanstalten Krefeld
Lutherplatz 40
D-4150 Krefeld 1

Chlamydien-Diagnostik mit monoklonalen Antikörpern

D. PETZOLDT, V. MÖSINGER-LUNDGREN, Heidelberg

Monoklonale Antikörper stehen sowohl für den Nachweis von C. trachomatis in der Gewebekultur als auch zum Nachweis des Erregers im Ausstrichpräparat zur Verfügung. Ziel der vorliegenden Untersuchungen war es, Stellung und Wert dieser neuen Methoden zu bestimmen und mit dem herkömmlichen Nachweisverfahren zu vergleichen.

Monoklonale Antikörper zum Nachweis von C. trachomatis in der Gewebekultur

Zum Nachweis von C. trachomatis in der Gewebekultur standen bisher im wesentlichen die Färbung nach Giemsa bzw. mittels Lugolscher-Lösung zur Verfügung. Neuerdings kann die Darstellung mit Hilfe monoklonaler Antikörper erfolgen. Diese sind gegen Protein der äußeren Chlamydien-Membran gerichtet und reagieren mit allen Serovars von C. trachomatis.

Zur Untersuchung gelangten 103 chlamydienhaltige Urethral- und Cervicalabstriche. Der Nachweis von C. trachomatis war durch vorherige Gewebekultur erfolgt. Das Abstrichmaterial wurde auf je 3 Deckgläser mit McCoy-Monolayer verimpft. Nach Zentrifugation bei 3 000 g und Inkubation von 72 Std. bei 36° erfolgten die Färbungen nach Giemsa, Lugol und mittels monoklonaler Antikörper.* Die Auswertung erfolgte bei 400facher Vergrößerung.

Tabelle 1 zeigt, daß bei 90 von 103 Abstrichen in der Gewebekultur C. trachomatis nachgewiesen werden konnte. Das bedeutet einen Infektionsverlust von 13 %. Die Sensibilität der einzelnen Färbemethoden war unterschiedlich. Mit monoklonalen Antikörpern wurden in 79 Fällen, mit der Giemsa-Färbung in 65 Fällen und mit der Lugol-Färbung in 63 Fällen C. trachomatis nachgewiesen. Das bedeutet, daß die Sensibilität der Darstellung mit monoklonalen Antikörpern um 18 bzw. 16 % höher lag als die der Vergleichsmethode.

---
* Chlamydia trachomatis culture confirmation test (Fa. Syva Merck)

Tabelle 1. Wiederfindungsrate von C. trachomatis

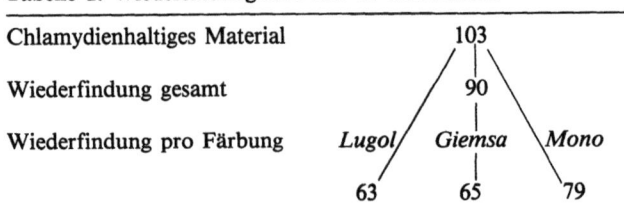

Monoklonale Antikörper zum Nachweis von C. trachomatis im Ausstrichpräparat

Ein Nachweis von C. trachomatis im Ausstrichpräparat war bisher praktisch nicht möglich. Durch die Einführung monoklonaler Antikörper kann C. trachomatis markiert und direkt im Ausstrichmaterial dargestellt werden. Der zeitliche und apparative Aufwand der Gewebekultur kann entfallen. Schwierig allerdings ist die Ablesbarkeit der Präparate; eine Einarbeitung mit selbständiger Auswertung einer größeren Zahl von Abstrichen ist unabdingbare Voraussetzung.

Zur Bewertung wurde die Methode mit dem herkömmlichen Verfahren (Gewebekultur) verglichen. Zur Auswertung gelangten Präparate von 890 Patienten.

Tabelle 2 zeigt, daß die Ergebnisse in 85 % übereinstimmten und in 8 % diskrepant waren. 7 % der Präparate waren nicht auswertbar, da das Abstrichmaterial während der Aufarbeitungs-Prozedur vom Objektträger abgeschwommen war. Durch Modifikation der Methode, d. h. durch Überziehen der Objektträger mit einer Mischung von Eiweiß und Glycerin, gelang es, die Übereinstimmung auf 96 % zu erhöhen und den Anteil der diskrepanten Ergebnisse auf 4 % zu senken.

Zur Aufklärung der diskrepanten Ergebnisse wurden Nachuntersuchungen der Patienten durchgeführt, wobei sich zeigte, daß jeweils derjenige Test, der ein positives Ergebnis bei der Erstuntersuchung angezeigt hatte, durch das Resultat der Nachuntersuchung bestätigt wurde. (Einzelheiten s. bei Mösinger-Lundgren, Petzoldt und Näher).

Tabelle 2. Vergleich von Direktnachweis und Gewebekultur

DIR	GK	Patienten	
+	+	39	85 % Übereinstimmung
∅	∅	544	
+	∅	30	8 % Diskrepanz
∅	+	25	
n. a.	∅	43	7 % nicht auswertbar
n. a.	+	4	

Literatur

Mösinger-Lundgren V, D Petzoldt, H Näher Direktnachweis von Chlamydia trachomatis mit monoklonalen Antikörpern. Hautarzt (im Druck)

Prof. Dr. med. D. Petzoldt
Dr. med. V. Mösinger-Lundgren
Universitätsklinik Heidelberg
Voßstraße 2
D-6900 Heidelberg 1

Symposium B: Virologie

Virostatika in der Dermatologie

S. W. WASSILEW, Krefeld

Viele antiviral wirksame Substanzen sind bekannt, aber nur wenige sind bei bestimmten Erkrankungen durch Herpes simplex- oder Varicella zoster-Viren klinisch wirksam. Die Schnelldiagnose ist hierfür Voraussetzung.

Andere Viruserkrankungen der Haut, insbesondere solche durch humane Papillom-Viren, sind virostatisch nicht zu beeinflussen.

Infektionen mit Herpes simplex- oder Varicella zoster-Viren bei immunsupprimierten Patienten und Neugeborenen sind heute durch die Therapie mit Aciclovir intravenös oder oral appliziert beherrschbar [1, 7, 22, 26]. Voraussetzung ist die rechtzeitige Diagnose. Alle anderen immer noch angebotenen oder propagierten therapeutischen Versuche sind bisher nicht bewiesen wirksam, sollten daher unterlassen oder mit Aciclovir-Gabe kombiniert werden.

Bei Versagen der Aciclovir-Therapie kann ein Behandlungsversuch mit intravenöser Gabe von Vidarabin-Monophosphat versucht werden, 15 mg/kg Körpergewicht und Tag, über 12 Stunden infundiert [22], oder mit Fibroblasteninterferon, $0,5 \times 10^6$ IE pro Tag, intravenös über 3-5 Tage.

Die Verträglichkeit von intravenös appliziertem Aciclovir ist gut. In therapeutischen Dosen sind bisher beobachtete Nebenwirkungen sehr selten [2, 26]. Auch intravenös gegebenes Vidarabin-Monophosphat wird gut vertragen. Ein Nachteil ist die geringe Wasserlöslichkeit der Substanz, was die Infusion großer Mengen über lange Zeiträume notwendig macht. Nebenwirkungen der Interferon-Therapie sind erheblich.

Beim primären Herpes simplex genitalis ist die Wirksamkeit einer antiviralen Chemotherapie ebenfalls ausschließlich mit Aciclovir gesichert. Intravenös oder oral gegeben ist es in bezug auf Schmerzsymptomatik und Virusausscheidung hoch signifikant wirksam [3, 13, 21]. Lokal angewandtes Aciclovir ist weniger effizient. Eine alternative Therapie, die wirksamer ist als symptomatische Maßnahmen, ist nicht bekannt [4].

Rezidivierende Herpes simplex-Infektionen können nur in wenigen Ausnahmefällen durch Chemotherapie beeinflußt werden. Lokale Maßnahmen mit Präparaten, die Virostatika enthalten, sind, soweit überhaupt Studien vorliegen, nicht wirksamer als lokale symptomatische Maßnahmen. Dies gilt nach bisheriger Erkenntnis auch für Aciclovir [17, 18, 28].

Ausnahmen sind sehr häufige, regelhaft schmerzhafte Herpes genitalis-Rezidive, die temporär unterdrückt werden können. Nach den vorliegenden Studien sind 5 x 200 mg ähnlich wirksam wie 2 x 200 mg Aciclovir über den Tag verteilt. Nach Beendigung der Therapie treten jedoch bei allen Patienten erneut Rezidive auf mit gleicher Frequenz wie vor Therapiebeginn [5, 20]. Interessant ist die Beobachtung, daß trotz Aciclovir-Therapie und ausreichend hohem Serumspiegel bei einigen Patienten Rezidive auftreten. Die Ursache ist unklar. Die einfachste Erklärung wäre die Entstehung resistenter Viren, wenn bewiesen werden könnte, daß sie durch Aciclovir-Gabe induziert wurden. Dies ist nach den vorliegenden Untersuchungen unwahrscheinlich, da unter Weitergabe von Aciclovir Rezidive nicht mehr auftraten [24]. Vorteilhafter als die kontinuierliche Gabe erscheint die Unterdrückung von Herpes-Rezidiven durch Einnahme von Aciclovir-Tabletten im Prodromalstadium [14]. Eine endgültige Aussage über die Effizienz dieser Therapie kann jedoch noch nicht gemacht werden.

Weitere, bisher nicht gesicherte, aber mögliche Indikationen für eine diskontinuierliche oder kontinuierliche Aciclovir-Gabe sind das Ekzema herpeticatum, der Herpes digitalis und der Herpes glutealis.

Orales Aciclovir wurde in allen bisher vorliegenden Studien hervorragend vertragen. Es muß jedoch darauf hingewiesen werden, daß eine orale Aciclovir-Therapie bei rezidivierendem Herpes erst empfohlen werden kann, wenn die mögliche Gefahr resistenter Viren, die Langzeittoxizität und die Möglichkeit einer Virusübertragung während der Therapie genauer untersucht wurden.

Beim Herpes zoster immunkompetenter Patienten ist eine antivirale Chemotherapie nur in Ausnahmefällen angebracht.

Durch die lokale Applikation von 5-40%igem Idoxuridin innerhalb der ersten Tage nach Auftreten akuter Bläschen, kann der Lokalschmerz gegenüber Applikation von Dimethylsulfoxid alleine signifikant abgekürzt werden [27]. Radikuläre Akutschmerzen werden genausowenig beeinflußt wie postzosterische Neuralgien.

Herpes zoster kann bei älteren Patienten, die über 60 Jahre alt sind, mit Aciclovir, 5 mg/kg Körpergewicht, dreimal am Tag infundiert in bezug auf das Auftreten neuer Virusbläschen und Schmerzen günstig beeinflußt werden. Die untersuchte Patientenzahl ist jedoch noch nicht optimal [22]. Exakte Studien über die Wirksamkeit von oralem Aciclovir erbrachten bisher widersprüchliche Ergebnisse [11, 16]. In der extremen Dosierung von 5 x 800 mg täglich wurden signifikant günstige Effekte auf den Zosterverlauf gefunden [12].

In einer eigenen Studie mit insgesamt 62 Patienten wurde der Effekt von oralem Aciclovir 5 x 400 mg pro Tag untersucht. Die Studie wurde an stationär aufgenommenen Patienten, die schriftlich ihr Einverständnis hierzu gegeben hatten, doppelblind und prospektiv randomisiert durchgeführt, nachdem von seiten der Hamburger Ethik-Kommission keine Bedenken bestanden. Erstrangiges Untersuchungsziel war, die Beeinflussung der Virusreplikation in der Haut an Hand klinischer Parameter (Eintrocknen der ersten Bläschen, Dauer des Auftretens neuer Bläschen) und der vom Patienten angegebenen Schmerzen in bezug auf Dauer und durch eine Gradeinteilung erfaßte Intensität. Um die eigenen Ergebnisse mit internationalen Therapiestudien vergleichen zu können, wurden auch andere Parameter gemessen, wie beispielsweise die Zeit bis zum Abheilen aller Läsionen (Ende des krustösen Stadiums). Die statistische Auswertung erfolgte durch Fischer's Exact-Test, Pearson Chi-square Test, Student t-Test und 1- oder 2-tail Test sowie Mantel-Cox Test (log rank für „Überlebens"-Kurven).

Signifikante Unterschiede im Verlauf der Erkrankungen von Placebo- und Aciclovir-behandelten Patienten konnten für die wesentlichen Parameter nicht bewiesen werden. Lediglich die Zeit bis zum Eintrocknen sämtlicher Bläschen war bei den Aciclovir-Patienten statistisch signifikant (p = 0,02, 1-tail test) verkürzt, bei allen anderen gemessenen Parameter konnte nur ein deutlicher Trend zu Gunsten der Aciclovir-behandelten Patienten beobachtet werden.

Besonders schwierig bei der Therapie des Zosters ist die Beeinflussung starker akuter radikulärer Schmerzen und vor allem der quälenden postzosterischen Neuralgien. Durch die Verfügbarkeit von intravenös applizierbarem Aciclovir ist es heute möglich, auch bei Zoster Glukokortikoide einzusetzen. Sie erweisen sich in ausreichend hoher Dosierung, zum Beispiel 1 mg/kg Körpergewicht Methylprednisolon pro Tag, als hochwirksam zur Behandlung der akuten Schmerzen [25]. Langsam reduziert und ausreichend lange, d.h. über 3 Wochen gegeben, scheinen sie das Auftreten postzosterischer Neuralgien bei der Mehrzahl der bisher behandelten Patienten zu verhindern [23]. Die Kortikoidtherapie zeigt noch gute Effekte, wenn sie bis zu 10 Tagen nach Zosterbeginn angefangen wird. Damit ergibt sich die Möglichkeit einer Schmerztherapie auch bei der Mehrzahl der Patienten, bei denen durch Virostatika die Schmerzen nicht mehr beeinflußt werden können.

In zukünftigen Studien sollte insbesondere geklärt werden, ob Glukokortikosteroide alleine oder in Kombination mit wirksamen Virostatika, wie Aciclovir, die Entwicklung postzosterischer Neuralgien verhindern können.

Literatur

1. Balfour HH jr, B Bean, OL Laskin, RF Ambinder, JD Meyers, JC Wade (1983) Acyclovir halts progression of herpes zoster in immunocompromised patients. N Engl J Med 308: 1448-1453
2. Brigden S, P Whiteman (1983) The mechanism of action, pharmacokinetics and toxicity of acyclovir — a review. J Infect 6 Suppl 1:3-9
3. Bryson YJ, M Dillon, M Lovett, G Acuna, S Taylor, JD Cherry (1983) Treatment of first episodes of genital herpes simplex virus infection with oral acyclovir. A randomized double-blind controlled trial in normal subjects. N Engl J Med 308:916-921
4. Corey L, J Benedetti, C Critchlow, J Mertz, JM Douglas, K Fife, A Fahnlander, ML Remington, C Winter, J Dragavon (1983) Treatment of primary first-episode genital herpes simplex virus infections with acyclovir: results of topical, intravenous and oral therapy. J Antimicrob Chemother 12: 79-88
5. Douglas JM, C Critchlow, J Benedetti, J Mertz, JD Connor, MA Hintz, A Fahnlander, ML Remington, C Winter, L Corey (1984) A double-blind study of oral acyclovir for suppression of recurrences of genital herpes simplex virus infection. N Engl J Med 310:1551
6. Gauri KK, SW Wassilew (1983) Chemotherapie bei Virus-Erkrankungen. Offizin Pharm 26-42
7. Gluckmann E, A Devergie, R Melo, T Nebout, J Lotsberg, XM Zhao (1983) Prophylaxis of herpes infections after bone-marrow transplantation by oral acyclovir. Lancet II: 706-708
8. Goldstein LC, L Corey, JK McDougall, E Tolentino, RC Nowinski (1983) Monoclonal antibodies to herpes simplex viruses: Use in antigenic typing and rapid diagnosis. J Infect Dis 147/5:829-837
9. Juel-Jensen BE, JA Khan, G Pasvol (1983) High-dose intravenous acyclovir in the treatment of zoster: A double-blind placebo-controlled trial. J Infect 6 Suppl 1:31-36
10. McGill J, DR McDonald, C Fall, G Donald, MW McKendrick, A Copplestone (1983) Intravenous acyclovir in acute herpes zoster infection. J Infect 6:157-161
11. McKendrick MW, Ch Care, Ch Burke, E Hickmott, GDW McKendrick (1984) Oral acyclovir in herpes zoster. J Antimicrob Chemother 14:661-665
12. McKendrick MW, J McGill, AM Bell, E Hickmott, Ch Burke (1984) Oral acyclovir for herpes zoster. Lancet II:925
13. Mindel A, S Sutherland (1983) Genital herpes — the disease and its treatment including intravenous acyclovir. J Antimicrob Chemother 12:51-59
14. Mindel A, IVD Weller, A Faherty, S Sutherland, D Hindley, AP Fiddian, MW Adler (1984) Prophylactic oral acyclovir in recurrent genital herpes. Lancet II:58
15. Nasemann Th, G Schaeg (1983) Einfacher Virusnachweis bei Herpes-simplex-Läsionen. Hautarzt 34:409
16. Petersiund NA, V Esmann, J Ipsen, K Dencker-Christensen, C Munck-Petersen (1984) Oral and intravenous acyclovir are equally effective in herpes zoster. J Antimicrob Chemother 14:185-189
17. Reichmann RC, GJ Badger, ME Guinan, AJ Nahmias, RE Keeny, LG Davis (1983) Topically administered acyclovir in the treatment of recurrent herpes simplex genitalis: A controlled trial. J Infect Dis 147:336-340
18. Reichmann RC, GJ Badger, J Mertz, L Corey, D Richman, M Oxman (1983) Patient-initiated therapy of recurrent herpes simplex genitalis with orally administered acyclovir. Clin Res 31:373 A
19. Selby P, S Blake, EK Mbidde, E Hickmott, RL Powles, K Stolle, TJ McElwain, PD Whiteman, AP Fiddian (1984) Amino (hydroxyethoxymethyl) purine: A new well-absorbed prodrug of acyclovir. Lancet II:1428-1430
20. Straus SE, HE Takiff, M Seidlin, S Bachrach, L Lininger, JJ DiGiovanna, KA Western, HA Smith, S Nusinoff-Lehrman, TC Creagh-Kirk, DW Alling (1984) Suppression of frequently recurring genital herpes. A placebo-controlled double-blind trial of oral acyclovir. N Engl J Med 310:1545
21. Thin RN, JM Nabarro, JD Parker, AP Fiddian (1983) Topical acyclovir in the treatment of initial genital herpes. Brit J Ven Dis 59:116-119
22. Wassilew SW, Th Nasemann (1984) Virostatika in der Dermatologie. Zbl Haut- u Geschl Kr 149:729
23. Wassilew SW (1984) Management of pain in herpes zoster. Seminars in Dermatology 3:2
24. Wassilew SW (1985) Orales Aciclovir bei häufig rezidivierendem Herpes genitalis. Dtsch med Wschr 110:79-80
25. Wassilew SW, M Lilie: Stellenwert der Steroidbehandlung beim Zoster. Z Hautkr im Druck
26. Wellcome GJM, JM Chessells, WC Marshall, GDW McKendrick (1982) Acyclovir in herpes virus infections in children: Experience in an open study with particular reference to safety. J Infect 5:3:283-289
27. Wildenhoff KE, V Esmann, J Ipsen, H Harving, NA Peterslund, H Schonheyder (1981) Treatment of trigeminal and thoracic zoster with idoxuridine. Scand J Infect Dis 13:257-262
28. Yeo JM, AP Fiddian (1983) Acyclovir in the management of herpes labialis. J Antimicrob Chemother 12:95-103

Prof. Dr. med. S. W. Wassilew
Dermatologische Klinik
Städt. Krankenanstalten Krefeld
Lutherplatz 40
D-4150 Krefeld 1

Die Bedeutung der Differenzierung humanpathogener Papillomviren in der Dermatologie

E. I. GRUSSENDORF-CONEN, Aachen

Humanpathogene Papillomviren induzieren benigne Proliferationen von Haut und Schleimhaut. Sie sind genetisch bemerkenswert heterogen. Bisher konnten mehr als 25 distinkte Genotypen identifiziert werden, die sich verschiedenen klinischen Erscheinungsbildern zuordnen lassen. Die Bedeutung ihrer Differenzierung liegt in der Erkenntnis, daß den einzelnen Virustypen ein unterschiedliches onkogenes Potential zukommt. Tabelle 1 macht deutlich, daß bestimmte, individuelle Virustypen ausschließlich mit gutartigen Papillomen assoziiert sind, während andere in Läsionen gefunden werden, die u.U., wenn z.B. chemische oder physikalische Carcinogene als synergistische Faktoren hinzukommen, maligne entarten können. Wieder andere Virustypen konnten bisher nur aus bereits transformiertem Gewebe isoliert werden. Das Hauptkontingent der durch humanpathogenen Papillomviren hervorgerufenen Läsionen stellen die vulgären Warzen dar, von denen die meisten spontan oder nach Therapie verschwinden. Sie können rezidivieren oder auch persistieren, allerdings findet niemals ein invasives Wachstum in das unterliegende Gewebe statt.

Tabelle 1. Assoziation zwischen HPV-Typ, klinischer Läsion und der Häufigkeit maligner Entartung

HPV-Typ	Klinisches Vorkommen	maligne Entartung
1, 2, 4, 7	Verrucae vulgares	—
3	Verrucae planae, flache Warzen bei der Epidermodysplasia verruciformis	(+)
5, 8	Epidermodysplasia verruciformis	+ +
6	Condylomata acuminata, Larynxpapillome	(+)
9	Epidermodysplasia verruciformis	?
10, 11	Epidermodysplasia verruciformis, Condylomata plana et acuminata Larynxpapillome	(+)
12, 15, 17, 19-25	Epidermodysplasia verruciformis	?
13	Focale epidermale Hyperplasie (M. Heck)	—
14	Epidermodysplasia verruciformis	+
16	Cervixcarcinome, bowenoide Papulose	+ +
18	Cervixdysplasien, Cervixcarcinome	+

Als klassisches Modell für die Rolle, die humanpathogene Papillomviren in der Carcinogenese beim Menschen spielen können, gilt die Epidermodysplasia verruciformis [5]. Sie ist ein sehr seltenes Krankheitsbild, bei dem sich auf dem Boden eines kongenitalen Defekts der zellvermittelten Immunität bereits in der Kindheit disseminierte plane Warzen und Pityriasis versicolor-ähnliche rotbraune Flecken entwickeln, die ein Leben lang persistieren. Bei etwa 30% der Patienten entstehen aus den warzigen Läsionen im Laufe von durchschnittlich 25 Jahren maligne, z. T. bowenoide Geschwülste der Haut; in der Regel ohne Metastasierungstendenz. Obwohl in allen Läsionen der Epidermodysplasia verruciformis Papillomviren nachgewiesen werden können, ließ sich bemerkenswerterweise eine maligne Transformation bisher nur bei Infektionen mit HPV-5, 8 und 14 beobachten [6].

Die bei der Epidermodysplasia verruciformis regelmäßig herabgesetzte zellvermittelte Immunität scheint zwar für die Persistenz der HPV-Infektion verantwortlich zu sein; die maligne Transformation hängt jedoch von dem onkogenen Potential des infizierenden Virustypen ab. Trotzdem reicht auch bei den onkogen potenten Papillomviren HPV 5, 8 oder 14 die Infektion allein wiederum nicht aus, um malignes Wachstum auszulösen. Hierzu ist die synergistische Aktion weiterer Co-Faktoren notwendig. Der potenteste Co-Faktor bei der Epidermodysplasia verruciformis ist das UV-Licht. Die bösartigen Geschwülste entwickeln sich bei diesen Patienten vorwiegend an lichtexponierten Arealen.

Die häufigsten papillomvirusinduzierten Erkrankungen im Genitale sind die Condylomata acuminata und die planen Condylome der Vagina und der Cervix uteri. Als deren Erreger wurden die nahe verwandten Virustypen HPV-6 und HPV-11 identifiziert [4]. Obwohl eine maligne Umwandlung lange persistierender spitzer Condylome in Stachelzellkarzinomen von Penis und Vulva ein sehr seltenes Ereignis ist, sind solche Fälle in der einschlägigen Literatur doch gut dokumentiert. Epidemiologische Untersuchungen von Meisels et al. konnten zeigen, daß eine Entwicklung von flachen Condylomen an der Cervix uteri über Cervixdysplasien zu Carcinomata in situ bis hin zu invasiven Cervixcarcinomen möglich ist [7]. Zur Hausen nimmt an, daß möglicherweise in diesen Fällen eine Herpes simplex-Infektion als Co-Faktor bei der Entwicklung zur Malignität mitwirken kann [8].

Von ganz besonderer Bedeutung ist in diesem Zusammenhang, daß kürzlich von der Arbeitsgruppe um zur Hausen zwei neue Papillomviren: HPV-16 und HPV-18 in invasiv wachsenden Cervixcarcinomen nachgewiesen werden konnten [1, 3]. Bei der anschließenden Suche nach diesen Virusgenomen in zahlreichen weiteren Tumorbiopsien ließen sich HPV-16, bzw. 18 in etwa zwei Drittel der invasiv wachsenden Genitaltumoren auffinden, während HPV-16, bzw. 11 nur in einem von 56 untersuchten Carcinomen nachweisbar war [2]. Dies führt zu der Annahme, daß auch im Genitalbereich die verschiedenen Papillomvirustypen ein unterschiedliches onkogenes Potential besitzen. HPV-16 oder 18 positive Läsionen tragen ein höheres Risiko maligne zu entarten, als diejenigen, die durch HPV-16 oder 11 induziert sind.

Wenn nun die Infektion mit einem bestimmten Virustyp das Risiko erhöht, einen malignen Tumor zu entwickeln, ist es einleuchtend, daß die frühe Entdeckung der Art der viralen Infektion wesentlich für die Prognose des Infektionsverlaufs und u.U. auch für die Vorbeugung maligner Tumoren sein kann.

Literatur

1. Boshart M, L Gissman, H Ikenberg, A Kleinheinz, W Scheurlen, H zur Hausen (1984) A new type of papillomavirus DNA, its presence in genital cancer biopsies and in cell lines derived from cervical cancer. EMBO J. 3:1151-1157
2. Gissmann L, (1984) Papillomaviruses and their association with cancer in animals and man. Cancer Surveys 3:161-181

3. Gissmann L, M Boshart, M Dürst, H Ikenberg, D Wagner, H Zur Hausen (1984) Presence of Human Papillomavirus in Genital Tumors. J Invest Derm 83:26s-28s
4. Gissmann L, L Wolnik, H Ikenberg, U Koldovsky, HG Schnürch, H zur Hausen (1983) Human papillomavirus type 6 and 11 DNA sequences in genital and laryngeal papillomas and in some cervical cancers. Proc Natl Acad Sci USA 80: 560-563
5. Jablonska S, Humane Papillomviren und Onkogenese. Z. Hautkr. 57:551-566
6. Jablonska S, G Orth, S Obalek, O Croissant, M Jarzabek-Chorzelska, M Favre, D Kremsdorf (1983) Oncogenic potential of human papillomaviruses epidermodysplasia verruciformis: A counterpart of Shope papilloma-carcinoma complex. Arch Geschwulstforsch. 53:207-215
7. Meisels A, C Morin (1981) Human papillomavirus and cancer of the uterine cervix. Gynecologic Oncology 12:111-123
8. zur Hausen H (1982) Human genital cancer: synergism between two virus infections or synergism between a virus infection and initiating events. Lancet 2:1370-1372

Priv. Doz. Dr. med. Elke-Ingrid Grußendorf-Conen
Abteilung Dermatologie der Med. Fakultät an der RWTH
Pauwelsstraße
D-5100 Aachen

Kryochirurgische Behandlung von Viruspapillomen des Menschen

E. W. BREITBART, Hamburg

Manuskript nicht eingegangen

Elektronenoptische Diagnose von Hautvirosen durch Negativkontrasttechnik

H. H. WOLFF und R. LAUTIER, Lübeck

Die relativ häufigen, virusbedingten Hauterkrankungen durch
— humane Papillomviren (Verrucae vulgares, V. plantares, V. planae juveniles, Condylomata acuminata),
— Herpesviren (Herpes simplex Typ I und II, Varizellen, Herpes zoster) und
— Quaderviren (Variola, Vaccinia, Paravaccinia, Mollusca contagiosa, Ecthyma contagiosum)
werden im allgemeinen aufgrund des klinischen Bildes vom Dermatologen leicht diagnostiziert [4]. Hinzu treten als diagnostische Möglichkeiten die histologische Untersuchung, die Viruskultur, serologische Verfahren zum Nachweis von Virusantigenen in Läsionen oder von Antikörpern im Blut des Patienten sowie die lichtmikroskopische Untersuchung eines Ausstriches vom Bläschengrund (epidermale Riesenzellen im „Tzanck-Test" bei Herpes) oder des Exprimates von Dellwarzen („Molluscum-Körperchen"). Moderne molekularbiologische Nachweis- und Typisierungsverfahren sind für praktische Zwecke (derzeit noch?) zu aufwendig.

Der mikromorphologische Nachweis der einzelnen Viruspartikel selbst bedarf des Elektronenmikroskopes. Es ermöglicht nicht nur die Erkennung der Erreger im Gewebeschnitt, sondern hat uns gleichzeitig entscheidende Informationen über das intra- und extrazelluläre Verhalten und die Vermehrung der Viren und damit auch zur Pathogenese der Hautläsionen geliefert. Für die praktische Diagnostik ist die elektronenmikroskopische Untersuchung von kunststoffeingebettetem Biopsiematerial im Ultradünnschnitt jedoch viel zu aufwendig und zeitraubend.

Die elektronenmikroskopische Untersuchung von Ausstrichmaterial oder Homogenat aus Hautläsionen mit der Negativkontrasttechnik ist dagegen ein schon lange bekanntes, technisch einfaches und sehr schnelles Verfahren der Virusdiagnostik [1, 6, 9, 10]. Am bekanntesten wurde das Verfahren bei der Diagnostik der echten Pocken, da es den Nachweis der typischen Quaderviren und ihre praktisch wichtige Unterscheidung von den Herpesviren der Windpocken innerhalb von weniger als einer Stunde ermöglicht. Steht ein Elektronenmikroskop — wie in einigen Hautkliniken oder in größeren medizinischen Zentren — zur Verfügung, ergibt sich jedoch nicht selten die Möglichkeit eines sinnvollen Einsatzes zur sofortigen Absicherung einer Verdachtsdiagnose. Als Beispiele sei auf Erfahrungen bei ungewöhnlichen Fällen von Eccema vaccinatum beim Säugling [2, 7, 9], von Ecthyma contagiosum (Orf) [7, 9], von Eccema herpeticatum und von Herpes zoster, bei Herpes-simplex-Läsionen an der Portio [3] und bei fokaler epithelialer Hyperplasie Heck [5] hingewiesen.

Technik

Bläschen- oder Pustelinhalt (Herpes simplex, Varizellen, Herpes zoster, Orf, Vaccinia) oder Homogenat von Verrucae bzw. Papillomen des M. Heck wird auf einem befilmten Objektträgernetz mit 2% Phosphorwolframsäure ca. 1 Minute lang kontrastiert und kann nach Trocknung sofort im Elektronenmikroskop untersucht werden. Das Material ist im übrigen in eingetrocknetem Zustand versandfähig und monatelang haltbar, ebenso die Kontrastierungslösung [10]. Die relativ einfachen Anweisungen zur Technik wurden detailliert mehrfach mitgeteilt [5, 6, 9, 10].

Ergebnisse

Herpes-simplex- und *Varizellen-Zoster-Viren* lassen sich in der Praxis nicht unterscheiden. Es zeigt sich ein rundliches Nukleokapsid von ca. 110 nm Durchmesser, umgeben von einer Hülle von ca. 180-200 nm Durchmesser (Abb. 1).

Die Quaderviren der Poxvirusgruppe lassen sich aufgrund ihrer Oberflächenstruktur, daneben auch nach Form und Größe unterscheiden. Das *Molluscum-contagiosum-Virus* mißt ca. 210-280 x 300-320 nm. Es ist wie ein Ziegelstein mit abgerundeten Ecken geformt, die Oberfläche erinnert an ein Garnknäuel (Abb. 2a). Das *Vaccinia-Virus* ist etwas kleiner, die Oberfläche feinhöckerig (Abb. 2b). Das *Orf-Virus* ist ca. 160 x 260 nm groß, oval, die Oberfläche zeigt gekreuzte schraubenförmige Filamente (Abb. 2c).

Papillomviren sind rundlich, haben einen Durchmesser von ca. 55 nm und bestehen aus 42 Untereinheiten, den Kapsomeren. Zugabe von Antiserum vor der Kontrastierung führt zu Aggregation und damit zu einer Anreicherung und besseren Auffindbarkeit im Präparat [5].

Wenngleich an den Aufwand eines elektronenmikroskopischen Labors gebunden, ist der elektronenmikroskopische Nachweis von Viruspartikeln bei Hauterkrankungen — indikationsgerecht eingesetzt — eine wertvolle diagnostische Methode und jeder anderen Form von Virusnachweis an Einfachheit und Schnelligkeit weit überlegen.

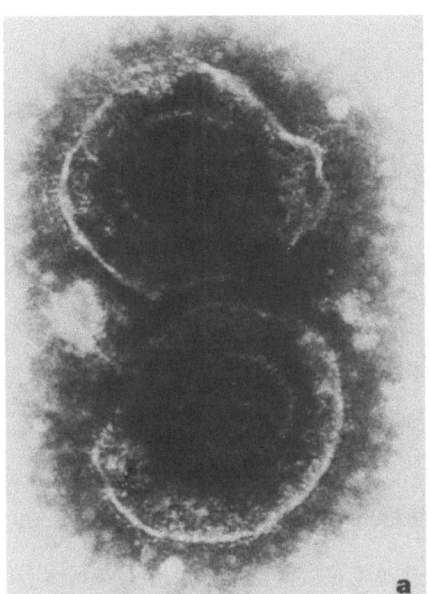
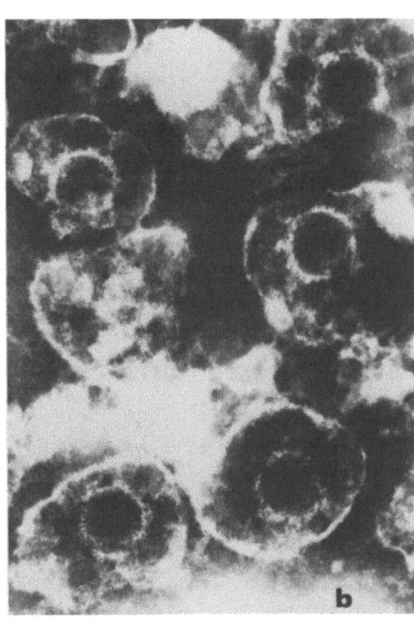

Abb. 1. Herpesviren. **a)** Herpessimplex-Viren, 180000:1; **b)** Herpes-zoster-Viren, 100000:1

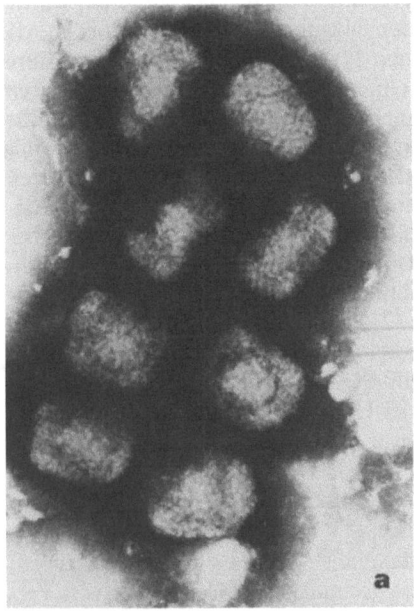
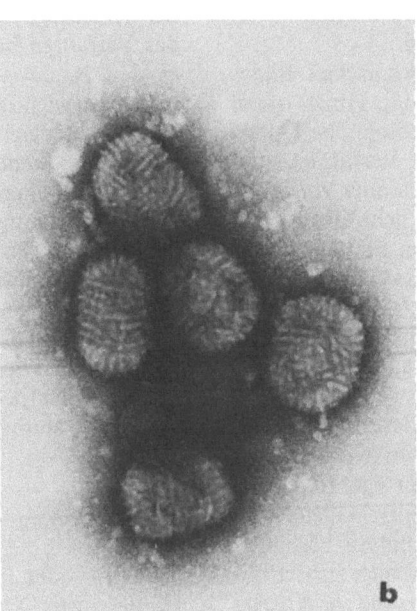
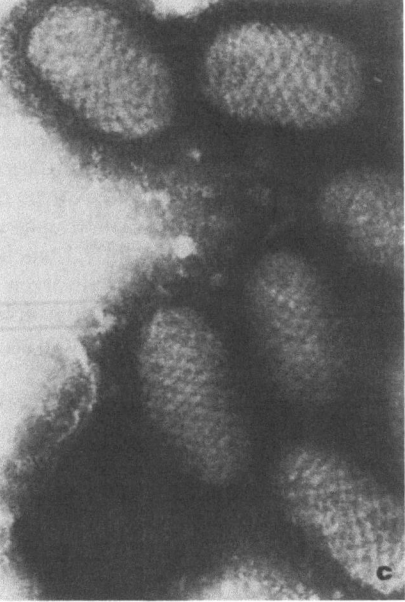

Abb. 2. Poxviren. **a)** Vaccinia-Viren, 60000:1; **b)** Molluscum-contagiosum-Viren, 60000:1; **c)** Orf-Viren, 95000:1

Literatur

1. Brenner S, RW Horne (1959) A negative staining method for high resolution electron microscopy of viruses. Biochem Biophys Acta 34: 103-110
2. Goetz O, HH Wolff, P Peller (1974) Vaccinia translata mit ungewöhnlicher Lokalisation. Klin Pädiat 186: 489-491
3. Nasemann T, G Schaeg (1983) Einfacher Virusnachweis bei Herpes simplex-Läsionen an der Portio (HSV-Typ 2). Hautarzt 34: 409
4. Nasemann T, G Schaeg, O Schultka (1974) Viruskrankheiten der Haut, der Schleimhäute und des Genitales. Thieme Verlag Stuttgart
5. Petzoldt D, R Dennin, H Pfister, C Hoffmann (1982) Fokale epitheliale Hyperplasie Heck. Hautarzt 33: 201-205
6. Williams MG, JD Almeida, AF Howatson (1962) Electron microscope studies on viral skin lesions. Arch Derm (Chic) 86: 290-297
7. Wolff HH (1979) Elektronenmikroskopie in der praktischen Dermatologie. Fortschritte der prakt. Dermatologie u. Venerologie Bd 9 (O Braun-Falco, HH Wolff, Hrsg) 271-277. Springer-Verlag, Berlin Heidelberg New York
8. Wolff HH (1984) Morphologische Diagnostik in der Dermatologie. Ztschr Allgemeinmed 60: 331-338
9. Wolff HH (1985) Elektronenmikroskopische Schnelldiagnose von Hautvirosen. Z. Hautkr., im Druck
10. Wolff HH, H Gräser (1977) Elektronenmikroskopische Schnelldiagnostik von Viruserkrankungen der Haut. Hautarzt 28: 371-374

Prof. Dr. H. H. Wolff
Dr. R. Lautier
Klinik für Dermatologie und Venerologie
der Medizinischen Hochschule Lübeck
Ratzeburger Allee 160
D-2400 Lübeck 1

Die Rolle der Viren bei der unspezifischen Urethritis und Lymphogranuloma inguinale

J. SÖLTZ-SZÖTS, Wien

Urethritis durch Viren

Nach dem heutigen Stand der Forschung kann nur das Herpes simplex Virus II und I eine Urethritis auslösen. Wohl kann es in Ausnahmefällen bei Virusinfektionen, die mit Schleimhautbefall einhergehen, etwa Influenza, Mumps u. a. zu einer Urethritis kommen, jedoch sind diese Manifestationen für die STD (Sexually Transmitted Diseases) ohne Bedeutung.

Im Rahmen einer herpetischen Primärinfektion (HSV II, HSV I) kommt es beim Mann in etwa 40%, bei der Frau in etwa 85% der Fälle zu einer Mitbeteiligung der Urethra. Damit verbunden bestehen Miktionsbeschwerden und Ausfluß. Der Virsusnachweis gelingt bei diesen Patienten fast immer aus der Urethra. Eine regionäre Lymphadenitis besteht in 80% der Fälle. Die Krankheitsdauer bewegt sich zwischen 10 und 20 Tagen. Auch beim Rezidiv eines Herpes genitalis, welches sich in etwa 50% der Fälle mit Prodomen ankündigt, ist beim Mann in etwa 9%, bei der Frau in etwa 30% der Fälle eine Mitbeteiligung der Urethralschleimhaut möglich. Der Virusnachweis beim rezidivierenden Herpes genitalis gelingt aus der Urethra, beim Mann in 3%, bei der Frau in 9% der Fälle. Die regionären Lymphknoten sind in etwa 25% der Fälle vergrößert. Die Symptome sind wesentlich schwächer als bei der Primärinfektion ausgebildet, die Krankheitsdauer kürzer (5-10 Tage) [1]. Isolierte Urethritiden im Rahmen eines rezidivierenden Herpes genitalis sind möglich. Infolge des Fehlens von Symptomen an der sichtbaren Genitalschleimhaut bereiten sie oft diagnostische Schwierigkeiten. Wertvolle ätiologische Hinweise geben die Symptome des oft vorkommenden Prodromalstadiums, die auch vielfach während der Eruption bestehen bleiben. Sie sind charakterisiert durch Jucken oder Brennen in der Harnröhre, aber auch durch ziehende Schmerzen im Bereich des Pereneums, der Hoden, die bis in die Oberschenkel ausstrahlen können.

Während der Eruption besteht ein seröser glasiger Ausfluß, der ab dem 5. Tag einen eitrigen Charakter annehmen kann. Gleichzeitig damit werden oft Miktionsbeschwerden in Form von Brennen beim Urinieren angegeben. Gelegentlich ist eine Vergrößerung der regionären Lymphknoten nachzuweisen, die sich über 3-5 Tage erstreckt. Einen weiteren wertvollen diagnostischen Hinweis bietet das Rezidivieren der Erkrankung [4].

Die Laborbefunde sind im Prodromalstadium fast immer negativ. Während der Eruption sind in den ersten Tagen im Abstrichpräparat multinukleäre Riesenzellen bei relativer Bakterienarmut nachweisbar. Nach dem 5. Tag finden sich zahlreiche Bakterien und Leukozyten, wodurch die Diagnose aus dem Exsudat fast unmöglich wird. Positiver Virusnachweis ist nur in den ersten Tagen (bis zum 5. Tag) möglich. Aufgrund der geringen Virusmengen, die ausgeschieden werden, erweist sich bei den Nachweismethoden die Gewebekultur dem direkten immunfluoreszenzoptischen Nachweis mit monoklonalen Antikörpern überlegen. Der Herpesserologie kommt eine Aussagekraft nur nach einer Primärinfektion zu. Urethroskopisch (sehr schmerzhaft!) sind Bläschen nur einige Stunden erkennbar. Danach kommt es durch Abmazeration der Bläschendecke zur Ausbildung von Erosionen, die zunächst eine seröse, später eine schmierige aber auch haemorrhagische Oberfläche zeigen.

Therapeutisch ist bei schweren Verlaufsformen Aciclovir indiziert. Voraussetzung dafür sind eine gesicherte Diagnose und die möglichst frühzeitige Anwendung. Bei mikrobieller Superinfektion müssen Antibiotika oder Chemotherapeutika gegeben werden. Bei häufigen Rezidiven kann von der Möglichkeit einer Immunstimulierung Gebrauch gemacht werden.

Lymphogranuloma inguinale

Auch heute bestehen immer noch Gründe, sich mit dieser in Europa relativ selten vorkommenden Geschlechtskrankheit zu beschäftigen.

Zunächst sollte die Nomenklatur überprüft werden und der Begriff Lymphogranuloma inguinale durch die international übliche Bezeichnung Lymphogranuloma venereum (LGV) bzw. Lymphopathie venerea ersetzt werden. Die Erreger Chlamydia trachomatis, Serotyp L1-L3, sind bekannt und genau erforscht. Sie unterscheiden sich biologisch als auch serologisch von jenen, die das Trachom oder andere Genitalinfektionen wie Urethritis und Cervicitis und deren Komplikationen verursachen. Sie zeigen außerdem in vivo als auch in vitro eine größere Virulenz als andere Erreger der Chlamydia trachomatis-species [2].

LGV-Infektionen kommen hauptsächlich in den Tropen vor, jedoch werden auch aus den Vereinigten Staaten und Europa immer wieder Fälle gemeldet. Genaue Angaben über das weltweite Auftreten von LGV-Erkrankungen können nicht gemacht werden. Dies hängt einerseits mit der mangelnden Meldungsbereitschaft in vielen tropischen Ländern, andererseits auch an den häufigen Fehldiagnosen, die sich durch inadäquate diagnostische Möglichkeiten ergeben, zusammen.

Klinik: Nach wie vor hält man der Einfachheit halber an einer Einteilung von 3 Stadien fest.

1. Primärstadium

Die Infektion erfolgt ausschließlich im Rahmen eines Geschlechtsverkehrs. Nach einer Inkubationszeit von 3-30 Tagen finden sich als Primärläsionen ein flaches, reiskorngroßes Knötchen oder Ulcus, welche nur mäßig schmerzhaft sind und häufig nicht bemerkt werden. Der Bestand ist von kurzer Dauer. Die Symptome sind uncharakteristisch. Lokalisation beim Mann sind Glans, das Präputium und die vordere Urethra, bei der Frau die Vulva, Vagina, Cervix und die Portio.

2. Sekundärstadium — Bubonen

Ca. 14-25 Tage nach der Primärinfektion kommt es zum Ausbreiten der Erkrankung auf den Lymphweg. Das zweite Stadium findet man hauptsächlich bei Männern. Bei Befall des äußeren Genitales werden die Leistenlymphknoten befallen. Bei der Frau kann das 2. Stadium, da die intrapelvikalen oder anorektalen Lymphknoten ergriffen sind, unbemerkt bleiben. Der Lymphknotenbefall ist meist einseitig, selten doppelseitig. Es kommt zum Einschmelzen der Lymphknoten, die oft Ei- bis Faustgröße erreichen. Die Oberfläche der Knoten ist gerötet, die Läsionen sind jedoch wenig schmerzhaft; sehr rasch erfolgt Einschmelzung und Perforation nach außen, verbunden mit Fistelbildung.

Allgemeinsymptome, wie pathologische Veränderungen in Milz, Leber und zentralem Nervensystem sind möglich. Zu den Allgemeinsymptomen zählen auch multiforme Exantheme und Erythema nodosum-Schübe. Der Verlauf dieses Bubonen-Stadiums ist variabel, jedoch entwickelt sich in allen Fällen eine chronische Lymphadenopathie. In wenigen Fällen gibt es auch Spontanremissionen.

3. Stadium — Genito-anorectales Syndrom

Diesem Stadium der Erkrankung muß keine sichtbare Lymphopathie vorausgehen. Betroffen sind vor allem Frauen. Es kommt zu zunehmender Ausbreitung der Erkrankung, deren Folge die Zerstörung des Gewebes in den betroffenen Arealen ist. Es bildet sich durch chronische Entzündung, Granulations- sowie Narbenbildung, das genito-anorektale Syndrom aus. Komplikationen sind Proktitis, perianale Abszesse und Fisteln, gefürchtet sind Elephantiasis des äußeren Genitales, vor allem der Labien, der Klitoris, des Penis und des Scrotums. Auf Basis dieser Veränderungen können sich Karzinome bilden.

Durch zunehmenden „Sexualtourismus" nach Südostasien muß auch in Mitteleuropa zunehmend mit LGV-Fällen gerechnet werden. So traten bei einem Patienten nach einer Thailandreise im Bereich des Penis uncharakteristische bis stecknadelkopfgroße Ulcerationen auf, die mäßiggradige Beschwerden verursachten. Verbunden damit war eine helle Rötung und ödematöse Schwellung des Penisschaftes mit Vergrößerung der inguinalen Lymphknoten. Die Vermutungsdiagnose war Erysipel und eine Behandlung wurde mit Beta-Lactam-Antibiotika eingeleitet, die jedoch keinen Effekt brachte. An der Klinik konnten aus den Ulcerationen Chlamydien mittels Immunfluoreszenz mit monoklonalen Antikörpern nachgewiesen werden. Auch die serologischen Befunde, Komplementbildungsreaktionen mit Gruppenantigenen sowie Mikroimmunfluoreszenz (MIF), brachten hoch positive Ergebnisse. Nach einer Tetracylin-Behandlung kam es zu einer raschen Abheilung der Veränderungen.

Das Primärstadium des Lymphogranuloma venereum wird aufgrund seiner uncharakteristischen klinischen Veränderungen oft verkannt und nicht diagnostiziert. Wertvolle Hinweise bietet die Anamnese. Durch die Möglichkeit, den Erreger auch aus dem Abstrichpräparat mittels monoklonalen Antikörpern in der Immunfluoreszenz nachzuweisen, ist die Vermutungsdiagnose rasch zu bestätigen. Bei längerdauernden Erkrankungen erlaubt die Serologie durch die Komplementbindungsreaktion mit Gruppenantigenen, den Mikroimmunfluoreszenztest, den ELISA, aber auch den Radio-Immuno-Assay (RIA) mit spezifischen Antigenen (LGV 2) durch die vorkommenden hohen Titerwerte eindeutige Aussagen [3]. Tetracyline bzw. Erythromycin werden als Therapie empfohlen, wobei die Behandlungsdauer im Gegensatz zu anderen banalen Chlamydieninfektionen über eine Zeitspanne von 3 Wochen geführt werden sollte.

Literatur

1. Corey L (1984) Genital herpes. In: Holms KK, PA Mårdh, PF Sparling, PJ Wiesner (eds) Sexually Transmitted Diseases. Mc-Graw-Hill Inc, USA, pp 449-474
2. Moulder JW, FP Hatch, CC Kuo et al. (1983) Mannual of systematic bacteriology 9th ed, vol 1, William & Wilkins, Baltimore, MD
3. Schachter J, AO Osoba (1983) Lymphogranuloma venereum. Brit Med Bull 39: 151-154
4. Söltz-Szöts J (1973) Urethritis non gonorrhoica des Mannes. Diagnose und Therapie, Springer, Berlin Heidelberg New York

Prof. Dr. Josef Söltz-Szöts
Ludwig Boltzmann Institut zur Erforschung
infektiöser venero-dermatologischer Erkrankungen
Spitalgasse 2
A-1090 Wien

Nierentransplantation und humane Papillomvirusinfektionen

R. RÜDLINGER, M. H. BUNNEY, I. W. SMITH, J. L. ANDERTON, Edinburgh

Die im Anschluß an eine Nierentransplantation auftretenden Folgekrankheiten betreffen zu einem guten Teil das Gebiet der Dermatologie [4]. Allgemein handelt es sich dabei um Affektionen infektiöser oder tumoraler Natur, deren Ursache rein theoretisch in der Anwesenheit des Transplantates und den immunsuppressiven Maßnahmen begründet liegen muß [7]. Die Pathogenese wird lediglich für die Infektionskrankheiten verstanden und bleibt für die Tumoren bis anhin unerkannt. Die neueren Erkenntnisse über die mögliche Rolle gewisser humaner Papillomvirustypen in der Onkogenese maligner Tumoren verleihen den Mutmaßungen, daß zwischen Infektionen mit bestimmten Erregern und dem Auftreten maligner Tumoren ein Zusammenhang bestehen könnte, neuen Auftrieb. Neben den Befunden bei Genitalkrebsen, wo in einem hohen Anteil DNA bestimmter HPV-Typen gefunden werden kann [3], sind es vor allem die Ergebnisse aus den Untersuchungen an Epidermodysplasia verruciformis-Patienten, welche diese Mutmaßungen unterstützen [6].

Lutzner [5] schließlich deckte mit seinem Bericht über zwei Nierentransplantierte, welche eine Infektion mit HPV 5-DNA zeigten, ein weiteres, möglicherweise bedeutsames Bindeglied auf. Unsere Untersuchungen haben zum Ziel, die epidemiologischen Daten von Nierentransplantierten Südostschottlands bezüglich Warzen und Hautkrebsen zu erheben und festzustellen, ob zunächst klinische Anhaltspunkte für Epidermodysplasia verruciformis-artige Veränderungen (pityriasiforme Läsionen) bestehen.

Die Patienten wurden anläßlich ihrer Kontrollvisite in der Nierenklinik befragt und anschließend deren gesamte Haut sowie die Schleimhäute untersucht. Die 110 untersuchten Patienten waren durchschnittlich 40jährig, und ihre durchschnittliche Transplantationsdauer betrug 45 Monate. 45 waren Frauen, 65 Männer. Alle Patienten waren mit Prednisolon (12 mg) und Azathioprin (150 mg) immunsupprimiert. (In Klammern die Durchschnittswerte.) 52 der 110 Patienten oder 47% wiesen zur Zeit der Untersuchung Warzen irgendwelcher Art auf. Im Vergleich zu unserem Kontrollkollektiv, wo 16% der Patienten Warzenträger waren, also praktisch eine Verdreifachung. Die Mehrzahl der Patienten zeigten lediglich einen Warzentyp. Verrucae vulgares waren dabei am häufigsten. 19% der Patienten zeigten mehrere Warzentypen und unter ihnen sind auch die drei Plantarwarzenträger zu finden (Tabelle 1).

Tabelle 1. Warzentypen

1 Warzentyp	42/52 Patienten	81%
V. vulgares	31	60%
V. planae	9	17%
C. acc.	2	4%
Mehrere Typen	10/52	19%

Auch bezüglich der Lokalisation der Warzen zeigte sich, daß bei 61% lediglich eine Körperregion befallen war. Meistens waren es die Hände mit 46%. Genitale Warzen (Spitze Kondylome und flache Zervixkondylome) wurden bei 5 oder 11% der Patientinnen gefunden. Werden lediglich Frauen mit Warzen betrachtet, sind es 5 von 20 oder anders ausgedrückt: Jede vierte Frau mit Warzen hatte genitalen Befall. 3 dieser Frauen hatten zudem Warzen an anderer Lokalisation.

Weiter interessierte, ob klinisch epidemiologische Anhaltspunkte für Viruspersistenz erhoben werden können. D. h. ob allenfalls vor der Transplantation vorhandene und dann verschwundene Warzen an derselben Stelle nach der Transplantation wieder auftraten. Dafür fehlten jegliche Hinweise. Auch Warzenpatienten im gleichen Haushalt sind nicht eo ipso ein Risikofaktor.

Das Bild für Tumoren und Präkanzerosen geht aus der Tabelle 2 hervor. Die Patientin mit dem spinocellulären Vulvacarcinom wies gleichzeitig eine dichte Aussaat von spitzen Kondylomen auf. Sämtliche unserer Patienten mit Hautkrebsen hatten multiple Warzen, so daß möglicherweise das Vorliegen von Warzen bei diesen Patienten, zunächst einmal auch unabhängig vom HPV-Typ, durch den sie hervorgerufen werden, als Risikofaktor angesehen werden sollte. Allerdings muß dabei ergänzt werden, daß mit fortschreitender Transplantationsdauer sowohl der Warzenbefall, wie das Malignomrisiko zunehmen und möglicherweise zwei verschiedene pathogenetische Mechanismen im Spiele sind.

Tabelle 2. Malignome und Präkanzerosen

Aktinische Präkanzerosen	9/110 Patienten
Spinaliome	3/110 Patienten
Pat. A. Hand, Haarboden und Rücken	
Pat. B. Hand und Hals	
Pat. C. Vulva	
Basaliom	1/110 Patienten

Wie für die übrige Bevölkerung zeigte sich auch für unsere Nierentransplantierten, daß eine hohe UV-Exposition mit vermehrten präkanzerösen und malignen Hautveränderungen vergesellschaftet ist (vgl. auch [1] und [2]). Bemerkenswert erscheint außerdem, daß 12 von 52 Patienten mit Warzen diese selbst nicht bemerkt hatten.

Pityriasiforme Veränderungen, wie sie bei E. v. Patienten beobachtet werden, konnten wir bei unseren Patienten nicht feststellen.

Die praktischen Implikationen scheinen naheliegend: Regelmäßige Kontrollen der Nierentransplantierten durch den Dermatologen, der allein den vielgestaltigen Formen von Warzen und Hautkrebsen sowie deren Vorstufen Rechnung trägt und über die notwendigen therapeutischen Konsequenzen entscheiden kann, UV-Schutz und schließlich gynäkologische Kontrollen, damit die iatrogenen Folgen der Transplantation für die Patienten in vertretbarem Rahmen gehalten werden können.

Literatur

1. Blohmé I, O Larkö (1984) Premalignant and Malignant Skin Lesions in Renal Transplant Patients. Transplantation 37/2: 165-67
2. Boyle J, RM MacKie, JD Briggs et al. (1984) Cancer, Warts and Sunshine in Renal Transplant Patients. The Lancet March 31: 702-05

3. Gissmann L, M Boshart, M Dürst et al. (1984) Presence of Human Papillomaviruses in Genital Tumors. J invest derm 83:26s-28s
4. L'Eplattenier JL, U Binswanger, F Ott et al. (1980) Dermatologische Komplikationen bei immunsupprimierten Patienten nach Nierentransplantation. Schw med Wschr 110, 36: 1307-13
5. Lutzner MA, G Orth, V Dutronquay et al. (1983) Detection of HPV Type 5 DNA in Skincancers of an Immunsuppressed Renal Allograft Patient. The Lancet 20:422-24
6. Lutzner MA, C Blanchet-Bardon, G Orth (1984) Clinical Observations Virological studies and Treatment Trials in Patients with E. v. J invest derm 83:18s-25s
7. Penn I (1978) Malignancies Associated with Immunsuppressive or cytotoxic Therapy, Surgery 83/5:492-502
8. Schneider V, S Kay, HM Lee (1983) Immunsuppression as a Risk Factor in the Development of C. acc. and Squamous Neoplasia of the Cervix. Acta Cytol. 27/3:220-24

R. Rüdlinger, M. D.
Mary H. Bunney, M. D.
I. W. Smith Ph. D.
L. Anderton M. D.
The Royal Infirmary
Dept. Dermatology
Level 4   Phase 1
EH 3   9 YW
GB-Edinburgh

Rekombinante Vakziniaviren: ein Impfstoff der Zukunft?

R. WITTEK, Lausanne

1980 wurde am Sitz der Weltgesundheitsorganisation in Genf die Ausmerzung der Pocken bekanntgegeben. Nach jahrzehntelangen Anstrengungen war damit eine der schrecklichsten Infektionskrankheiten besiegt worden.

Der Erreger der Pocken, das Variolavirus, gehört in die Familie der Pockenviren. Einen wesentlichen Anteil am Sieg über die Pocken hatte ein anderer Vertreter der Pockenviren, das Vakziniavirus, das als Lebendimpfstoff für die Pockenschutzimpfung eingesetzt wurde. Die Impfung mit dem Vakziniavirus war einfach durchzuführen und hinterließ einen guten Schutz. Zudem war dieser Impfstoff einfach und kostengünstig herzustellen, was für Massenimpfungen in den Entwicklungsländern eine wichtige Voraussetzung ist.

Leider war die Pockenschutzimpfung aber auch mit einem verhältnismäßig großen Risiko verbunden. Eine Statistik hat gezeigt, daß in den USA 9 Todesfälle auf 14,5 Millionen Impfungen, und ein Fall von schweren Komplikationen pro 100000 Impfungen auftraten [3]. Als der Sieg über die Pocken feststand, haben daher nach und nach alle Staaten die Pockenschutzimpfung aufgegeben.

Neue Forschungsergebnisse lassen vermuten, daß vielleicht schon in absehbarer Zeit wieder mit Vakziniaviren geimpft werden wird. Dabei kämen aber nicht „gewöhnliche" Vakziniaviren zum Einsatz, sondern sogenannte Rekombinanten. Diese mit den Methoden der Genmanipulation abgeänderten Viren besitzen in ihrem Genom fremde genetische Information, die im Verlaufe der Infektion als Protein exprimiert wird.

Im folgenden soll nun erklärt werden, wie solche Rekombinanten hergestellt werden. Das Ziel dabei ist, ein fremdes Gen in die Vakziniavirus Nukleinsäure einzubauen. Damit dieses während des Infektionsablaufes als Protein exprimiert wird, müssen bei der Herstellung der Rekombinanten einige Besonderheiten der Biologie des Vakziniavirus berücksichtigt werden.

Das Vakziniavirus besitzt als Träger der Erbinformation ein sehr großes DNA Molekül. Im Gegensatz zu den meisten andern DNA Viren findet der Replikationszyklus des Vakziniavirus im Zytoplasma der infizierten Wirtszelle statt. Für die Transkription seiner Gene, d.h. für die Synthese der Messenger-RNA, benützt das Vakziniavirus seine eigene RNA-Polymerase [6]. Dies steht im Gegensatz zu den meisten andern DNA Viren, deren Gene von der RNA-Polymerase der Wirtszelle transkribiert werden. In den letzten Jahren sind sehr viele virale und zelluläre Gene untersucht worden. Dabei ist klar geworden, daß den DNA-Sequenzen, die dem Protein-kodierenden Teil des Gens vorgeschaltet sind, eine wichtige Steuerfunktion zukommt [2]. Da das Vakziniavirus seine eigene RNA-Polymerase besitzt, ist es nicht erstaunlich, daß sich die entsprechenden Steuerregionen klar von jenen der zellulä-

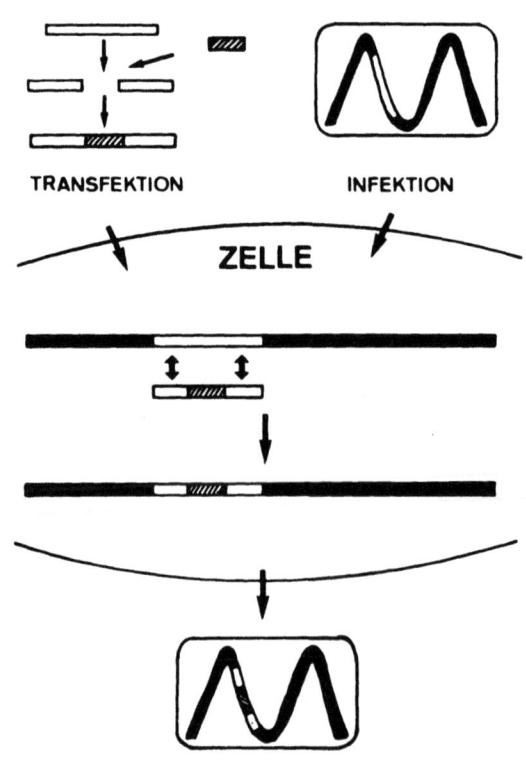

Abb. 1. Herstellung von rekombinanten Vakziniaviren. Für Erläuterungen siehe Text

ren und meisten viralen Gene anderer Viren unterscheiden [1, 5]. Bei der Konstruktion der Rekombinanten muß daher berücksichtigt werden, daß das Vakziniavirus eigene Signale (Promotoren) für die Steuerung der Genaktivität besitzt.

Wie bei der Herstellung der Vakziniavirus-Rekombinanten vorgegangen wird, ist in der Abbildung erläutert. Oben rechts ist ein Vakziniavirus mit seiner Nukleinsäure dargestellt. Einzelne Abschnitte dieser DNA, wie zum Beispiel der weiß dargestellte Teil, lassen sich mit den Methoden des „genetic engineering" einfach isolieren. Dieser Teil wird nun, wie in der Abb. 1 oben links gezeigt, mit einer Restriktionsendonuklease aufgeschnitten. Zwischen die beiden Bruchstücke wird nun ein fremdes Gen (schraffiert dargestellt), das mit einem Vakzinia-Promotor versehen worden ist, eingesetzt. Dieses Hybridmolekül wird in eine Zellkultur eingeführt (Transfektion) und diese wird anschließend mit Vakziniaviren infiziert. In einzelnen Fällen rekombinieren während der Replikation des Virus DNA die homologen Abschnitte des Hybridmoleküls mit jenen der Vakzinia DNA. Dieser Vorgang wird als *homologe in vivo Rekombination* bezeichnet. Die dadurch entstehende Vakzinia DNA, die das fremde Gen inseriert hat, wird in infektiöse Viruspartikel eingebaut, welche dann vermehrt werden.

Um die Rekombinanten selektionieren zu können, wird für die Konstruktion des Hybridmoleküls meistens das Thymidinkinase Gen des Vakziniavirus verwendet. Dadurch, daß dieses Gen unterbrochen wird, haben die Rekombinanten einen Thymidinkinase-negativen Phänotyp und können einfach isoliert werden [4].

Auf die beschriebene Art und Weise sind rekombinante Vakziniaviren hergestellt worden, die u.a. Antigene von Hepatitis B Viren, Herpes Viren und Influenza Viren [4] exprimieren. Versuchstiere, die mit solchen Rekombinanten immunisiert wurden, haben zum Teil sehr hohe Antikörpertiter aufgewiesen. Zur Zeit wird intensiv daran gearbeitet, die Expression der fremden Gene zu verbessern. Zugleich wird versucht, das Impfrisiko mit dem Vakziniavirus zu verkleinern. Falls dies gelingt, sollte dem Einsatz der Rekombinanten nichts mehr im Wege stehen.

Literatur

1. Bertholet C, R Drillien, R Wittek (1985) One hundred base pairs of 5' flanking sequence of a vaccinia virus late gene are sufficient to temporally regulate late transcription. Proc Natl Acad Sci USA (im Druck; April Nummer)
2. Breathnach R, P Chambon (1981) Organization and expression of eucaryotic split genes coding for proteins. Ann Rev Biochem 50: 349-383
3. Lane JM, FL Ruben, JM Neff, JD Millar (1969) Complications of smallpox vaccination, 1968. National Surveillance in the United States. New Engl J Med 281: 1 202-1 208
4. Smith GL, B Moss (1984) Uses of Vaccinia virus as a vector for the production of live recombinant vaccines
5. Venkatesan S, B Baroudy, B Moss (1981) Distinctive nucleotide sequences adjacent to multiple initiation and termination sites of an early Vaccinia Virus gene. Cell 125: 805-813
6. Wittek R (1982) Organization and expression of the poxvirus genome. Experientia 38: 285-297

Prof. Dr. R. Wittek
Université de Lausanne
Institut de biologie animale
Bâtiment de Biologie
CH-1015 Lausanne

Symposium C: Phlebologie — Chronische Veneninsuffizienz

Refluxe bei chronischer Veneninsuffizienz

U. SCHULTZ-EHRENBURG, Bochum

Refluxe sind ein frühes Glied in der pathogenetischen Kette der chronischen Veneninsuffizienz (CVI). Sie sind äußerst wirksame hämodynamische Kräfte, die einen pathophysiologischen Regelkreis unterhalten, den der Organismus von selbst nicht zu unterbrechen vermag. Bei der CVI sind eine intrafasziale und eine extrafasziale Entstehungsweise zu unterscheiden. Da die intrafasziale Veneninsuffizienz einen irreparablen Dauerschaden darstellt, die extrafasziale aber unter Umständen sogar heilbar ist, ist eine differentialdiagnostische Abklärung von grundsätzlicher Bedeutung.

Differentialdiagnose von dekompensierter Varikosis und postthrombotischem Syndrom

Die extrafasziale CVI entspricht einer dekompensierten Varikosis. Zur Dekompensation kommt es, wenn sich eine primäre Varikosis mit einer Perforansinsuffizienz vergesellschaftet. Erst durch den Blow out wird die Muskelpumpe so gestört, daß sich das Bild einer CVI entwickeln kann. Dementsprechend finden sich bei der extrafaszialen CVI zwei Arten von Refluxen, die oberflächlichen varikösen und der Blow out insuffizienter Perforantes.

Die intrafasziale CVI ist weitgehend mit dem postthrombotischen Syndrom identisch. Hier ist die Rekanalisation der entscheidende Schritt. Dadurch werden die Venenklappen zerstört, und bei jeder Muskelkontraktion treten nun in den betroffenen Venen Refluxe auf. Darüber hinaus kann der thrombotische Umgehungskreislauf zur Perforansinsuffizienz und zu Sekundärvarizen führen, oder das postthrombotische Syndrom kann mit einer primären Varikosis vergesellschaftet sein. So finden sich auch beim postthrombotischen Syndrom Blow-out-Refluxe und oberflächliche variköse Refluxe. Damit kommt allein den Refluxen in den tiefen Venen diagnostische Trennschärfe zu. Mit anderen Worten, für die Diagnose einer intrafaszialen Veneninsuffizienz ist der Nachweis tiefer Refluxe die Methode der Wahl. Die Bestimmung erfolgt mit der Ultraschall-Doppler-Sonde.

Tiefe Refluxbestimmung mit Dopplerultraschall

Während die oberflächlichen Refluxuntersuchungen der Saphenavenen heute weltweit verbreitet sind, stellt die tiefe Refluxdiagnostik noch immer einen vernachlässigten Anwendungsbereich dar. Mit Hilfe von manueller Muskelkompression und -dekompression sowie der Valsalvaschen Bauchpresse ist es möglich, auch am tiefen Beinvenensystem Refluxe sicher zu erfassen. Da Einzelheiten der Methode bereits früher beschrieben worden sind [3], soll der Untersuchungsablauf hier nur skizziert werden.

Die tiefen Knöchelvenen werden nacheinander durch Unterschenkelkompression und anschließende -dekompression geprüft. Dabei kann man mit der Dopplersonde normalerweise nur das orthograde Dekompressionsgeräusch auskultieren. Bei tiefer Klappeninsuffizienz findet sich dagegen vorweg ein scharfes Refluxgeräusch, das durch die Muskelkompression ausgelöst worden ist (Abb. 1).

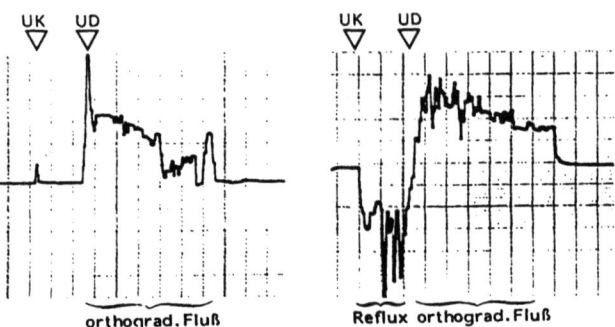

Abb. 1. Refluxuntersuchung der Vv. tibiales anteriores bei Unterschenkelkompression (UK) und -dekompression (UD). An dem gesunden Bein nur orthograde Flußspitze bei UD (links). Auf der klappeninsuffizienten Seite geht bei UK eine retrograde Flußspitze voraus (rechts)

Die V. poplitea wird durch Unterschenkeldekompression und durch Oberschenkelkompression geprüft. Erstere erfaßt die von der V. poplitea nach distal weggehenden Refluxe, letztere die von proximal auf die V. poplitea zukommenden. Mit dem Valsalva untersuchen wir die V. iliaca und die V. femoralis. Dabei ergibt sich eine Analogie zur Untersuchung der V. saphena magna. Geprüft wird hier jedoch die tiefe Vena femoralis, die an dem begleitenden Arteriengeräusch leicht von der V. saphena magna zu unterscheiden ist.

Untersuchungsergebnisse beim postthrombotischen Syndrom und bei der primären Varikosis

An der Universitätshautklinik Bochum haben wir in den Jahren 1982 und 1983 bei 50 venösen Ulcera in 75% der Fälle tiefe Refluxe gefunden [2]. Im Einzelnen ergab sich folgende Verteilung: V. femoralis (13 x), V. poplitea (10 x), V. tibialis anterior (9 x), V. tibialis posterior (12 x) und V. fibularis (5 x). In 13 Fällen lagen Mehretagenrefluxe oder ein Befall mehrerer Unterschenkelgruppen vor. Ein Beispiel für einen kompletten Refluxstatus gibt die Abb. 2.

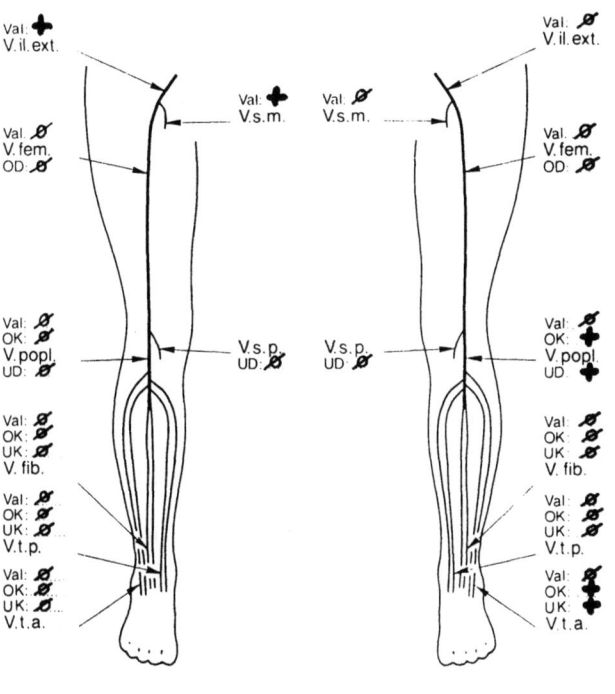

OD = Oberschenkel-Dekompression
OK = Oberschenkel-Kompression
UD = Unterschenkel-Dekompression
UK = Unterschenkel-Kompression
Val = Valsalva

Abb. 2. Vollständiger Refluxstatus bei einem Patienten mit postthrombotischem Ulcus cruris (rechts) und primärer Magnavarikosis (links). Die Dopplerbefunde auf dem Ulkusbein zeigen einen Reflux von der V. poplitea (OK und UD positiv) bis zur V. tibialis anterior (UK und OD positiv) an, auf dem Varikosisbein findet sich ein Reflux von der V. iliaca externa zur V. saphena magna (jeweils Val positiv)

Die Bedeutung eines tiefen Refluxnachweises am Unterschenkel liegt vor allem in der Indikationsstellung für eine lebenslange symptomatische Therapie. Eine andere Bedeutung betrifft die Differentialtherapie der Varikosis. So haben wir bei dem o. g. Patientengut in 80% der Fälle Stamm- und Seitenastvarizen gesehen, eine besserbare CVI war jedoch nur in 30% der Fälle gegeben. Der Grund dafür ist die Dominanz des tiefen Venenschadens in den meisten Fällen.

Etwas näher eingehen möchte ich noch auf einen Anwendungsbereich, der mit postthrombotischen Veränderungen nichts zu tun hat. Es gibt ja auch einen Venenklappenmangel, der zur normalen Ontogenese gehört. Während die oberste Klappe der V. femoralis superficialis noch zu 90% angelegt ist, gibt es Venenklappen in der V. iliaca externa nur noch in 24% [1], d. h. die meisten Menschen haben in den Beckenvenen keine Klappen. Bei Patienten mit primärer Varikosis reicht diese Avalvulie nun häufig bis in die V. femoralis oder auch bis in die V. poplitea hinab [4]. Der Nachweis ist mit der Dopplersonde leicht zu erbringen.

In einer prospektiven Langzeitstudie haben wir herausgefunden, daß die Existenz eines solchen tiefen Refluxes für die Verödungsbehandlung von großer prognostischer Bedeutung ist. Bei den Patienten, die nur eine Parvavarikosis, nicht jedoch einen Reflux in der V. poplitea aufwiesen, fanden wir eine 5-Jahres-Heilung von 77%. Bestand dagegen gleichzeitig ein tiefer Reflux in der V. poplitea, kam es in 73% zum Rezidiv (Publ. in Vorb.). Ähnlich waren die Ergebnisse bei der V. saphena magna. Hier sahen wir bei Refluxfreiheit in der V. femoralis in 67% eine Heilung. Lag dagegen ein solcher Reflux vor, kam es in 75% zum Rezidiv [4]. Für das Varizenstripping sind derartige Untersuchungen bisher nicht mitgeteilt worden. Es ist jedoch zu erwarten, daß bei den operativen Ergebnissen ebenfalls große Unterschiede zu finden sind. Vor jedem Strippen oder Veröden der V. saphena magna oder parva sollte deshalb eine tiefe Refluxuntersuchung zumindest der V. femoralis und der V. poplitea durchgeführt werden.

Ein letzter Punkt betrifft die Lokalisationsdiagnostik bei der Varizenbehandlung. Allgemein geläufig ist die Bestimmung der Crosseninsuffizienz der V. saphena magna. Ich möchte noch auf eine weniger geläufige Anwendung hinweisen, die inkomplette Stammvarikosis der V. saphena magna. Hier gibt uns der Doppler die Möglichkeit, den proximalen Insuffizienzpunkt zu lokalisieren, an dem eine Verödungsbehandlung beginnen bzw. über den ein Varizenstripping nicht hinausgehen sollte. So besteht der Wert der oberflächlichen Refluxdiagnostik vor allem in der Lokalisation der insuffizienten Abschnitte für eine Varizenbehandlung.

Literatur

1. Powell T, RB Lynn (1951) The valves of the external iliac, femoral and upper third of the popliteal veins. Surg Gynec Obstet 92: 453
2. Schultz-Ehrenburg U (1985) Aktuelle Behandlungsrichtlinien und Differentialdiagnostik des Ulcus cruris venosum. Hautarzt 36: 212-17
3. Schultz-Ehrenburg U, D Lämmer (1981) Tiefe venöse Refluxdiagnostik mit der Ultraschall-Doppler-Sonde. Hautarzt 32 (Suppl 5): 499-502
4. Schultz-Ehrenburg U, H Tourbier (1984) Dopplerkontrollierte Verödungsbehandlung der Vena saphena magna — Langzeitergebnisse und prognostische Gruppen. Phlebol Proktol 2: 117-22

Priv. Doz. Dr. med. U. Schultz-Ehrenburg
Abteilung für Allgemeine Dermatologie mit
Schwerpunkt Histopathologie und Angiologie
St. Josef-Hospital, Ruhr-Universität Bochum
Gudrunstr. 56
D-4630 Bochum 1

Ambulatorische Hypervolämie

V. WIENERT, Aachen

Unter dem Begriff der chronischen venösen Insuffizienz (CVI) werden unterschiedlichste Störungen des venösen Abflusses zusammengefaßt. Die CVI-Folgen umfassen die Zustände der primären Varikose wie auch die des postthrombotischen Syndroms mit und ohne sekundärer Varikose. Der Begriff bezeichnet gegenwärtige klinische Befunde, ohne sich auf die vorangegangene Pathogenese festzulegen [2]. Die CVI ist charakterisiert durch eine konstante venöse Hypertonie und Hypervolämie des Patienten bei aufrechter Körperhaltung; im Gegensatz zum Gesunden nehmen der venöse Druck und das Volumen auch bei Belastung wie z. B. beim Gehen nicht oder nur unbedeutend ab. Die durch die Hypertonie bedingte Hypervolämie läßt sich bei jeder hämodynamisch relevanten Erkrankung der Beine, sei es im oberflächlichen, tiefen oder verbindenden System, im venösen Gefäßgeflecht der Haut nachweisen.

Methode

Apparativ kann dies mit Hilfe der Lichtreflexionsrheographie (LRR) erkannt werden [1]. Im LRR-Meßkopf, der sich mittels zweiseitig klebender Folienringe auf die Haut fixieren läßt, befinden sich Infrarotstrahlungsquellen und Strahlungsempfänger. Die Lichtstrahlen werden etwa 3 mm tief in die Haut der Beine eingestrahlt; der Empfänger des Meßkopfes mißt dann die Intensität des Lichtes, das vom Gewebe zurückgestreut und reflektiert wird. Das relative Blutvolumen des Gewebes beeinflußt die Intensität, d. h. hohe Blutfülle bewirkt eine Verkleinerung des Signals, geringe Blutfülle erhöht die Signalintensität. Beim venös Gesunden wird beim Betätigen der Gelenkmuskelpumpe viel Blut aus der Haut abgepumpt, das Blutvolumen in der Mikrozirkulation vermindert sich, und die Haut wird heller. Der dermale venöse Plexus füllt sich sehr langsam durch den arteriellen Einstrom wieder auf (Auffüllzeit über 25 sec.). Beim venösen Kranken wird das Blut nicht oder nur wenig aus der Mikrozirkulation abgepumpt, d. h. es kommt zu keiner oder nur zu geringer Volumenabnahme, d. h. die Haut bleibt dunkel und wird nicht aufgehellt. Auch bei geringgradiger Entleerung des venösen Plexus kommt es sehr schnell durch den venösen Reflux zur Auffüllung (Auffüllzeit unter 25 sec.). Anhand von drei unterschiedlichen Beispielen soll gezeigt werden, wie diese Hypervolämie quantifiziert werden kann.

Ergebnisse

Bei der Stammvarikose kommt es, bedingt durch die Klappeninsuffizienz und den durch sie ausgelösten retrograden Blutfluß — also von zentral nach peripher — zur ständigen Volumenüberlastung in den Venolen der Haut. Bei 40 gesunden Probanden und bei 40 Patienten mit Stammvarikose der vena saphena magna wurden die Auffüllzeiten gemessen. Der Durchschnittswert bei den Probanden lag bei 79,0 sec., bei den Patienten bei 13,9 sec. Nach der Babcock-Operation verdoppelte sich die Auffüllzeit nahezu, sie betrug dann 27,5 sec.

In der Gravidität und im Wochenbett werden phlebologische Erkrankungen besonders häufig diagnostiziert. So sind z. B. bei ca. 50% aller Graviden in den letzten Schwangerschaftsmonaten Ödeme zu finden. Bei 37 nichtgraviden Frauen und bei 39 graviden Frauen wurde die Auffüllzeit im 3. Trimenon, am 1. und am 5. und 6. Tag post partum gemessen.

Es zeigt sich, daß sich die Auffüllzeit in der Schwangerschaft signifikant verkürzt und auch noch nicht am 5. bis 6. Tag post partum orthologisch ist.

Neuere Untersuchungen konnten belegen, daß Dihydroergotamin (DHE) eine venokonstriktorische Wirkung auch an pathologisch erweiterten Beinvenen hat. Sie müßte in der Blutvolumenverschiebung von peripher nach zentral begründet sein.

Es wurden deshalb die Auffüllzeiten bei einem Kollektiv von zehn Patienten mit Stammvarikose unterschiedlicher Stadien gemessen. Bei allen Patienten konnte eine Verlängerung der Auffüllphase nach Gabe von 0,5 mg DHE (i. v.) registriert werden. Die mittlere Zunahme der venösen Auffüllzeit betrug 40%.

Die ambulatorische Hypervolämie in der Mikrozirkulation läßt sich natürlich auch bei Schäden im tiefen Beinvenensystem wie z. B. der Thrombose und des postthrombotischen Syndroms mit Hilfe der LRR nachweisen.

Literatur

1. May R, R Stemmer (1984) Die Licht-Reflexions-Rheographie. Perimed Erlangen
2. Wienert V (1984) Die Beinveneninsuffizienz. Schattauer Stuttgart New York

Prof. Dr. med. V. Wienert
Abteilung für Dermatologie der Medizinischen Fakultät
an der Rheinisch-Westfälischen Technischen Hochschule
Pauwelsstraße
D-5100 Aachen

Ambulatorische Hypertonie

H. PARTSCH, Wien

Im ruhigen Stehen entspricht der Druck in einer Vene des distalen Unterschenkels bzw. des Fußrückens dem Gewicht der Blutsäule zwischen Meßort und rechtem Vorhof (durchschnittlich ca. 90 mm Hg). Dieser Ruhedruck ist bei Gesunden und Patienten mit chronischer Veneninsuffizienz gleich hoch. Bei Betätigung der venösen Beinpumpe (Gehen, Zehenstände, Kniebeugen) fällt der Druck beim Gesunden in Abhängigkeit vom hochgepumpten

Blutvolumen auf Werte unter 50 mm Hg ab. Bei Patienten mit chronischer Veneninsuffizienz ist der Druckfall als Ausdruck der eingeschränkten Pumpleistung weniger ausgeprägt oder fehlend. Über den Tag verteilt steht somit das Venensystem des distalen Unterschenkels unter einem, im Vergleich zum Gesunden, dauernd erhöhten Druckniveau. Wir sprechen von einem „integriert erhöhten Venendruck" oder von einer „ambulatorischen venösen Hypertonie".

Methodik

Wir messen den Druck in einer Fußrückenvene mit Hilfe eines elektromagnetischen Druckwandlers (Statham-Element) bei kontinuierlicher Schreiberaufzeichnung [2]. Eine apparativ weniger aufwendige Alternative für die Praxis ist die Steigrohrmethode, etwa mit dem Phlebometron der Fa. Sigvaris nach Varady. Nach Einpendeln des Ruheplateaus wird der Proband aufgefordert, 20 Kniebeugen in 40 Sekunden unter Metronomdiktat zu machen. Für die Routineauswertung werden die Höhe des maximalen Druckabfalls sowie die Wiederanstiegszeit bewertet. Die Meßergebnisse nach Kniebeugen korrelieren gut mit jenen im Gehen [2]. Nach digitaler Okklusion der Saphena-Stämme bzw. von insuffizienten Venae perforantes werden die Bewegungsübungen wiederholt.

Ist der Druckabfall jetzt ausgeprägter und die Wiederanstiegszeit länger als vorher, spricht dies für eine Verbesserung der Pumpfunktion („besserbare CVI"). Ist dies nicht der Fall, kann auch von einer therapeutischen Varizenausschaltung kein Funktionsgewinn erwartet werden.

Ergebnisse

Die Abb. 1 zeigt die Höhe des Druckabfalls bei einer Gruppe von Venengesunden sowie Patienten mit unkomplizierter Varikose und chronischer Veneninsuffizienz. Während sich die Druckwerte bei der primären, unkomplizierten Varikose nicht statistisch signifikant von jenen der Gesunden unterscheiden, besteht bei den Patienten mit einer chronischen Veneninsuffizienz auf Grund des mangelhaften Druckabfalls eine „ambulatorische Hypertonie".

Die Tabelle 1 zeigt die Werte bei Patienten mit einer besserbaren chronischen Veneninsuffizienz [1], die auf Grund von Okklusionstesten varizenoperiert wurden, vor und nach Operation sowie bei Patienten mit besserbarer CVI.

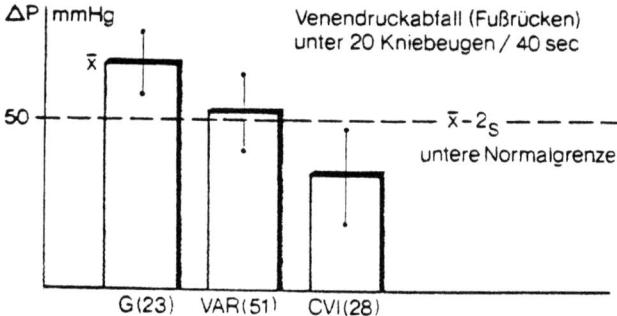

Abb. 1. Bei Patienten mit CVI ist der Druckabfall unter Betätigung der venösen Beinpumpe statistisch signifikant niedriger als bei Gesunden („chronische venöse ambulatorische Hypertonie")

Tabelle 1. Druckabfall (ΔP) an Patienten mit chronicher venöser Insuffizienz unter Kniebeugen in mmHg

Besserbare chronische venöse Insuffizienz			Nicht besserbare chronische venöse Insuffizienz
	dekompensierte Saphena magna Varikose	insuffiziente Perforantes	
n	28	22	48
ΔP	$29{,}0 \pm 14{,}5$	$36{,}1 \pm 12{,}6$	$28{,}6 \pm 14{,}00$
ΔP nach Saphenamagna-Ausschaltung	$45{,}3 \pm 14{,}9$	$43{,}3 \pm 15{,}1$	$27{,}8 \pm 13{,}9$
ΔP nach Perforantes-Ausschaltung	$36{,}6 \pm 11{,}8$	$43{,}6 \pm 15{,}4$	$25{,}1 \pm 12{,}2$
postoperativ	$53{,}7 \pm 10{,}9$	$49{,}2 \pm 16{,}0$	—

Diskussion

Für die Entwicklung der klinischen Erscheinungen einer chronischen Veneninsuffizienz steht die ambulatorische venöse Hypertonie im Zentrum der pathophysiologischen Abläufe.

Ihre *Ursache* liegt in der Insuffizienz der venösen Beinpumpe besonders durch pathologische Rückströmungen (Refluxe) mit konsekutiver venöser Volumenüberlastung. Ihre *Folgen* manifestieren sich vor allem in der Endstrombahn (erhöhter Kapillardruck) und im Gewebe (Austritt von eiweißreicher Ödemflüssigkeit, Hyperpigmentation, Dermatosklerose, Atrophie blanche, Ulkus).

Eine Reduktion der ambulatorisch venösen Hypertonie kann als kausale *Therapie* der chronischen Veneninsuffizienz angesehen werden. Sie gelingt bei den Formen der durch Okklusionstests erkennbaren besserbaren CVI [1], durch eine Reduktion der pathologischen Refluxe in oberflächlichen Varizen oder insuffizienten Perforantes, durch Operation oder Verödung bzw. in den tiefen Venen durch Veneneinengung (Kompressionsverband, Kälteanwendung, Dihydroergotamin).

In der praktischen Diagnostik wurde die blutige Venendruckmessung von verschiedenen Methoden abgelöst (Photoplethysmographie, Lichtreflexionsrheographie, Dehnungsmeßstrecken-Plethysmographie, Fußvolumetrie). Sie bleibt aber der Goldstandard für Funktionsuntersuchungen der venösen Beimpumpe. Eine klinische Diagnose („Thrombose", „postthrombotisches Syndrom") kann mit keiner der genannten Methoden gestellt werden.

Literatur

1. Partsch H (1980) „Besserbare" und „nicht besserbare" chronische venöse Insuffizienz. VASA 9:165–167
2. Partsch H (1981) Venendruckmessung in der Phlebologie. Hautarzt 32:53–58

Univ. Doz. Dr. med. H. Partsch
Gefäßambulanz
Hanusch-Krankenhaus
A-1140 Wien

Refluxbedingte Sekundärveränderungen in den Venen

W. LECHNER, Würzburg

Material und Methode

Elektronenoptisch untersucht wurden 67 Venenabschnitte, entnommen an definierten Stellen bei definierten Krankheitsbildern. Die Mündungsregionen der V. saphena magna und V. saphena parva wie auch insuffiziente Vv. perforantes sind die Regionen, die am meisten den venösen Refluxen ausgesetzt sind. Infolgedessen sind hier die stärksten refluxbedingten Sekundärveränderungen zu erwarten. Daher wurden diese Regionen verglichen sowohl mit den distalen Abschnitten der Stammvarizen wie mit entsprechenden Normalvenen und varikösen Venen, die keinen transfaszialen Refluxen ausgesetzt sind (retikuläre Varizen). Berücksichtigt wurde vor allem das Endothel und der direkt angrenzende Subendothelialraum. Diese Region hat den Vorteil, erstens dem turbulenten Pendelblut am nächsten, zweitens für Venen unterschiedlicher Größe und Form in gleicher Weise reproduzierbar zu sein. Vorgestellt werden vor allem die Befunde der V. saphena magna.

Besprechung

Folgende Befunde wurden erhoben:
1. Das Endothel einer normalen Vena saphena magna zeigt im infravalvulären Bereich bereits Fältelungen, Einschnürungen und fingerförmige Fortsätze. Physiologischerweise treten vereinzelt nekrobiotische Endothelien mit Vakuolisation, geblähten Mitochondrien und vergrößerten Tonofilamenten auf, die dann auch Plättchenadhäsionen aufweisen können. Bei zunehmender hämodynamischer Belastung treten — teils kernhaltige — Zytoplasmaprotrusionen auf. Sie entstehen möglicherweise durch das turbulente Pendelblut, ähnlich der aufwirbelnden Wirkung eines Sturmes [1]. Diese Endothelien sind besonders reich an Weibel-Palade-Körperchen. Die Protrusionen reißen schließlich an ihrer Basis ab. Der Zellinhalt insbesondere auch die Weibel-Palade-Körperchen werden dann an die Oberfläche der Gefäßwand abgegeben. Dies erklärt eventuell das Auftreten der zahlreichen nekrobiotischen Zellen und insbesondere der großen Endothellücken. Erstaunlich ist, daß keine Thrombozytenadhäsionen vorhanden sind. Die Koinzidenz mit den vermehrt auftretenden Weibel-Palade-Körperchen deutet auf eine thrombozytenaggregationshemmende Wirkung derselben [2].
2. Bei schwerer Stammvarikose können in der Mündungsregion die rheologischen Bedingungen so ausgeprägt sein, daß eine Reendothelialisierung von den Endothelrändern oder dem Endothel der einmündenden Seitenäste offensichtlich verhindert wird. Es bildet sich ein passageres Ersatzendothel durch myointimale Zellen, die erkennbar sind durch Myofilamente, fehlende Weibel-Palade-Körperchen und der Lage unter dem Oberflächenrelief. Diese Vorgänge wurden beschrieben bei Tierversuchen oder z. B. künstlich nudierten Gefäßen [3].
3. Die unter den Endothelien wolkig verbreitete, schlecht abgrenzbare Basalmembran kondensiert im Bereich der Endothellücken zu einem schmalen, granulären, elektronendichten Band. Hierdurch werden die Endothellücken (im Gegensatz zu erweiterten Interzellularfugen) für Blutzellen undurchlässig.
4. Direkt unter den nekrotischen Endothelien ist das interstitielle Bindegewebe granulär durch eine amorphe Grundsubstanz ödematös aufgelockert. Elastische und kollagene Faserfragmente sind wirr angeordnet. Bereits in der Tiefe von 4 Mikrometer beginnen die Faserelemente sich zu ordnen und zu verdichten. Atypische Fasern treten in den Hintergrund. Die Fibrosierung des Subendothelialraumes geschieht offensichtlich durch eingestreute Fibroblasten, da die Myozyten des Subendothelialraumes keine Zeichen einer stark gesteigerten metabolischen Aktivität erkennen lassen.
5. Erst in der tieferen Gefäßwand finden sich metabolisch veränderte Myozyten und „Matrixvesikel", die zu der von Staubesand beschriebenen „Mediadysplasie" führen können (5). Diese Befunde sind in unserem Untersuchungsgut im Vergleich zu Normalvenen nicht deutlich vermehrt. Die „Mediadysplasie" ist nicht varizenspezifisch und kann in gleicher Weise an den unterschiedlichsten Gefäßen (Arterien, Venen, Ureter) unter hämodynamischer oder metabolischer Fehlbelastung nachgewiesen werden. Seit längerer Zeit sind analoge Veränderungen auch am Epiphysenknorpel beschrieben [4]. Die „Mediadysplasie" ist also wahrscheinlich auch nur Folge der hämodynamischen Fehlbelastung einer Stammvarize, die dann allerdings durch unkontrolliertes Freisetzen bestimmter Enzyme die variköse Venenwand zusätzlich schädigen kann.

Literatur

1. Lechner W (1982) Vergleichende elektronenmikroskopische Untersuchungen an der Venenwand bei verschiedenen Formen und Schweregraden der primären Varikose. Phlebol Proctol 11: 125-131
2. Leu HJ (1980) Zur Ultrastruktur des Endothels in varikösen Venen. Phlebol Proctol 9: 153-161
3. Ts'ao C (1968) Myointimal cells as a possible source of replacement for endothelial cells in the rabbit. Circul Res 23: 671-682
4. Riede UN (1977) Die Rolle der Lysosomen bei Erkrankungen des Bindegewebes. In Dhom (Hrsg) Lysosomen und ihre Bedeutung für die Pathologie. Fischer Stuttgart, S 133-135
5. Staubesand J (1983) Zur formalen Pathogenese der Varizenkrankheit. Hautarzt Suppl VI 34: 131-135

Prof. Dr. med. W. Lechner
Dermatologische Klinik und Poliklinik der Universität
Josef-Schneider-Straße 2
D-8700 Würzburg

Veränderungen in der Endstrombahn

N. FISCHER, Tübingen

Manuskript nicht eingegangen

Lokale Hypoxie

G. STÜTTGEN, A. OTT, Berlin

Untersuchungen mit Hilfe der transkutanen PO_2-Messung (tcPo$_2$)

Die transkutane PO_2-Messung ist in der Perinatalmedizin seit ca. 10 Jahren eine Routineuntersuchung. Man benutzt dort die Haut als Diffusionsorgan, um den arteriellen PO_2 kontinuierlich zu überwachen. Den Dermatologen interessiert dagegen die Frage: Von welchen physiologischen und pathologischen Faktoren hängt die O_2-Diffusion durch die Haut ab? An dieser Stelle soll insbesondere der Frage nach pathologischen Veränderungen der Mikrozirkulation im Rahmen vaskulärer Störungen im Bereich der unteren Extremitäten nachgegangen werden.

Methodik

Uns stand der Sauerstoffmonitor der Firma Radiometer Copenhagen zur Verfügung. Die polarographische O_2-Elektrode besteht aus einer Platinkathode und einer Silberringanode. Die Elektrodentemperatur ist wählbar. Wir führten die Messungen im allgemeinen bei 45° C durch, zusätzlich aber auch bei niedrigeren Temperaturen. Es gilt
für die Kathode: $O_2 + 2H_2O + 4e^- \rightarrow 4OH^-$,
für die Anode: $4Ag + 4Cl^- \rightarrow 4AgCl + 4e^-$.

Ergebnisse

Bei 20 Normalpersonen im Alter zwischen 25 und 52 Jahren erhielten wir am Vorfuß bei einer Meßtemperatur von 45° C den tcPo$_2$-Mittelwert von 83,8 mmHg mit einer Standardabweichung von 13,9.

Bei früheren Messungen hatten wir festgestellt, daß Patienten mit tcPO$_2$-Werten am Vorfuß unter 30 mmHg über Ruheschmerz klagten. Hier scheint die Grenze zu liegen, bei der durch Ausschöpfung aller Kompensationsmechanismen der Ruhestoffwechsel gerade noch aufrechterhalten werden kann. Das Therapieziel muß daher sein, diesen Wert zu überschreiten.

Anhand von Beispielen soll dargestellt werden, wie diese Methode in Kombination mit anderen Untersuchungsverfahren insbesondere bei Beinleiden eingesetzt werden kann und damit zusätzliche Informationen über die tatsächliche O_2-Versorgung der Haut gewonnen werden können.

Beispiel 1:
♂ 68 Jahre, generalisierte Arteriosklerose
RR 140/80 mm Hg,
re. Unterschenkel CVI Stad. III ohne wesentliche Ödeme.

Doppler (mm Hg)	tcPO$_2$ (mm HG)
rechts: art. dors. ped. 80	28
art. tib. post. 90	
links: art. dors. ped. 0	65
art. tib. post. 60	

Ödeme vermindern stets die tcPO$_2$-Werte. Aber auch bei CVI ohne erkennbare Ödeme beobachteten wir nicht nur bei diesem Patienten herabgesetzte tcPo$_2$-Werte. Die Dopplersonographie allein läßt nicht in allen Fällen eine klare Aussage über die tatsächliche O_2-Versorgung der Haut zu, wie auch die folgenden Beispiele zeigen.

Beispiel 2:
♂ 40 Jahre, Diabetes mellitus, Nikotin: 20 Zigaretten pro Tag, mal perforant 1. Zehe rechts,
RR 180/95 mm Hg.

Doppler (mm Hg)	tcPO$_2$ (mm Hg)
art. dors. ped 180	35
art. tib. post. 180	

Beispiel 3:
♂ 45 Jahre, claudicatio intermittens seit 20 Jahren, Nikotin: 40 Zigaretten pro Tag seit 28 Jahren, jetzt Ruheschmerz,
RR 120/80 mm Hg.

Doppler (mm Hg)	tcPO$_2$ (mm Hg)
art. dors. ped. 160	medial 42, lat. 25
art. tib. post. 120	

Arteriographischer Befund: Verschluß der art. tib. post. am Ursprung und Verschluß der art. tib. ant. sowie der art. peronea am dist. Unterschenkel. Korkzieherartige Kollateralen, Verdacht auf endangitis obliterans.

In diesem Zusammenhang ist auch der Fall einer Immunkomplexvaskulitis an beiden Unterschenkeln von Interesse:

Beispiel 4:
♂ 54 Jahre, schmerzhafte Ulcerationen und fleckförmig livide Verfärbungen an beiden Unterschenkeln.

tcPO$_2$ bei
Meßtemperatur	37°C	40°C	43°C	45°C	
livide Stelle des Unterschenkels:	0	0	12	8	(mm Hg)
Vorfuß:				98	(mm Hg)

Dopplerbefund normal.

Anhand dieser wenigen Beispiele wird schon deutlich, wie vielfältig die Störungs- und Kompensationsmechanismen der Mikrozirkulation der Haut sind. Das Strömungsvolumen pro Zeiteinheit hängt nach dem Gesetz von Hagen und Poisseuille von der Geometrie des Gefäßbettes vom Druckgradienten und von den Strömungseigenschaften des Blutes ab. Diese Größen sind aber variabel, abhängig vom Bedarf, vom Metabolismus des Gewebes. Der Druckgradient hängt unter anderem vom Druck in stromaufwärts gelegenen Gefäßen und an den unteren Extremitäten, in besonderem Maße auch vom Druck im venösen Schenkel, ab. Die Mikrozirkulation läßt sich daher nicht isoliert betrachten. Die Ergebnisse der tcPO$_2$-Messung unterliegen wegen der vielfältigen Beeinflußbarkeit großen Schwankungen und sollten nicht unkritisch interpretiert werden. Sie müssen je nach Lage des Einzelfalles durch andere Untersuchungen wie z.B. Doppler-Ultraschall-Untersuchungen, Hautkontaktthermometrie, Thermographie oder Arteriographie ergänzt werden.

Literatur

1. Hauser CJ, SR Klein, CM Mehringer, P Appel, WC Shoemaker (1984) Superiority of transcutaneous oximetry in noninvasive vascular diagnosis in patients with diabetes. Arch Surg 119: 690-694
2. Huch R, A Huch, DW Lübbers (1981) Transcutaneous PO. Thieme, Stuttgart
3. Krahenbuhl B, JM Dubas (1981) Transcutaneous oxygen pressure on the foot of normal subjects and patients suffering from arterial occlusive disease. In: Jageneau AHM (ed) Noninvasive methods on cardiovascular haemodynamics. Elsevier/North-Holland, Amsterdam New York
4. Partsch H (1982) Messung des transkutanen Sauerstoff-Partialdrucks im Stadium IV. In: Denk H, GW Hagmüller, U Brunner (eds) Arterielle Durchblutungsstörungen der unteren Extremitäten. Grenzzonen der Therapieentscheidung. TM-Verlag, Bad Oeynhausen

Prof. Dr. med. G. Stüttgen
Dr. med. Anneliese Ott
Hautklinik und Poliklinik der Freien Universität Berlin
im Rudolf-Virchow-Krankenhaus
Augustenburger Platz 1
D-1000 Berlin 65

Mikroangiopathie der Blut- und Lymphkapillaren bei chronischer Veneninsuffizienz

A. BOLLINGER, Zürich

Bei der schweren chronischen Veneninsuffizienz besteht eine Mikroangiopathie der Blut- und Lymphkapillaren, deren Bedeutung erst kürzlich erkannt wurde. Die Anwendung moderner Videomikroskopie-Systeme mit und ohne Fluoreszenzfilter erlaubt die transkutane Darstellung der oberflächlichen Hautkapillaren. Zur Beurteilung der transkapillaren und interstitiellen Diffusion ist die intravenöse Bolus-Injektion von 1 ml einer 20%igen Na-Fluoreszein-Lösung notwendig [1, 8], zur Darstellung des oberflächlichen Lymphkapillarnetzes die intrakutane Verabreichung kleinster Mengen (0,01 ml) von 20%igem FITC-Dextran 150000 [4].

Morphologie der Blutkapillaren

Die oberflächlichen Blutkapillaren der Haut sind bei schwerer chronischer Veneninsuffizienz im Bereich des medialen Knöchels erweitert und vermehrt geschlängelt. In Extremfällen bilden sie glomerulumartige Gebilde [6, 7]. An Orten mit Atrophie blanche finden sich größere avaskuläre Felder, die von erweiterten, zum Teil parallel zur Hautoberfläche verlaufenden Randkapillaren gesäumt sind [2].

Anwendung von Na-Fluoreszein

Intravenös als Bolus injiziertes Na-Fluoreszein erscheint in den Hautkapillaren des Gesichtsfelds unter dem Fluoreszenzmikroskop und diffundiert auch bei Gesunden rasch aus dem intravasalen in den extravasalen Raum. Die äußere Grenze der Hautpapillen („Halo") bildet eine Diffusionsschranke für den Fluoreszenzfarbstoff. Bei der chronischen Veneninsuffizienz ist die mittlere Halogröße signifikant gesteigert [10] und enthält vermehrt Pigment. Beide Phänomene sind wahrscheinlich Ausdruck einer gesteigerten Kapillarpermeabilität. Gelegentlich werden Erythrozyten-gefüllte Kapillaren beobachtet, in denen kein Fluoreszenzfarbstoff erscheint. Wahrscheinlich handelt es sich dabei um thrombosierte Schlingen.

Eine Analyse der Diffusion von Na-Fluoreszein in die kapillarenlosen Felder der Atrophie blanche (~ 1 mm Durchmesser) ergibt, daß die maximale Konzentration des Farbstoffs im Zentrum der Felder erst nach 30-40 min erreicht wird [2]. Daraus läßt sich die Mangelversorgung und die Neigung zur Ulkusbildung in diesen Gebieten abschätzen. Dieselbe Schlußfolgerung läßt sich aus der Tatsache ziehen, daß die transkutan gemessene Sauerstoffspannung bei schwerer chronischer Veneninsuffizienz vermindert ist [5] und bei starker Reduktion der Kapillarenzahl sogar in den Bereich von 0 mmHg absinkt [7].

Morphologie und Permeabilität der Lymphkapillaren

Wird ein intrakutanes Depot von 20%igem FITC-Dextran gesetzt, so füllen sich daraus vereinzelte Lymphkapillaren bzw. Stücke des oberflächlichen Kapillarennetzwerks [4]. Da bei Gesunden der Abfluß in die Tiefe unbehindert ist, dehnt sich das großmolekulare Fluorochrom nur wenig im lymphatischen Rete aus. Zu einer signifikant gesteigerten Ausdehnung kommt es hingegen bei den verschiedenen Formen des Lymphödems [9] mit Ausnahme der kongenitalen Variante (Nonne-Milroy), bei der eine Aplasie der Lymphkapillaren im ödematösen Gebiet typisch ist [3]. Bei der chronischen Veneninsuffizienz ist die Farbstoffausdehnung ebenfalls pathologisch erhöht [9]. Zudem entwickelt sich in den dermatosklerotisch veränderten Arealen eine eigentliche lymphatische Mikroangiopathie. Das Maschenwerk ist durch Unterbrüche partiell oder sogar vollständig zerstört (Abb. 1).

Während bei Gesunden der großmolekulare Farbstoff während einer Stunde intravasal erkennbar bleibt, so passiert er die Kapillarwand bei der schweren chronischen Veneninsuffizienz und färbt das Interstitium schummerig an. Neben Obliterationen einzelner Lymphkapillaren ist die Permeabilität der noch erhaltenen Stücke gesteigert [9].

Literatur

1. Bollinger A, K Jäger, A Roten, C Timeus, F Mahler (1979) Diffusion, pericapillary distribution and clearance of Na-Fluorescein in human nailfold. Pfluegers Arch 382: 137-143
2. Bollinger A, K Jäger, A Geser, F Sgier, J Seglias (1982) Transcapillary and interstitial diffusion of Na-Fluorescein in chronic venous insufficiency with white atrophy. Int J Microcirc : 5-17
3. Bollinger A, G Isenring, UK Franzeck, U Brunner (1983) Aplasia of superficial lymphatic capillaries in hereditary and connatal lyphedema (Milroy's disease). Lymphology 16: 27-30
4. Bollinger A, K Jäger, F Sgier, J Seglias (1981) Fluorescence microlymphography. Circulation 64: 1195-1200
5. Borzykowski M, B Krahenbuhl (1981) Mesure non invasive de l'oxygénation cutanée en cas d'ulcères chroniques des membres inférieurs. Schweiz Med Wochenschr 111: 1972-1974
6. Fagrell B (1979) Local microcirculation in chronic venous incompetence and leg ulcers. Vasc Surg 123: 217-225
7. Fagrell B (1983) Capillary dynamics in man. In: Messmer K, F Hammersen (eds) Vasomotion and quantitative capillaroscopy. Karger Basel pp 119-130
8. Franzeck UK, A Bollinger, R Huch, A Huch (1984) Transcutaneous oxygen tension and capillary morphologic characteristics and density in patients with chronic venous incompetence. Circulation 70: 806-811
9. Isenring G, UK Franzeck, A Bollinger (1982) Lymphatische Mikroangiopathie bei chronisch-venöser Insuffizienz (CVI). VASA 11: 104-110
10. Saner H, Ch Boss, F Mahler (1984) Darstellung des perikapillären Raumes durch intravenöse Applikation von Natriumfluoreszein. In: Bollinger A, H Partsch (Hrsg) Initiale Lymphstrombahn, Neue Methoden und Befunde. Thieme Stuttgart New York S 88-91

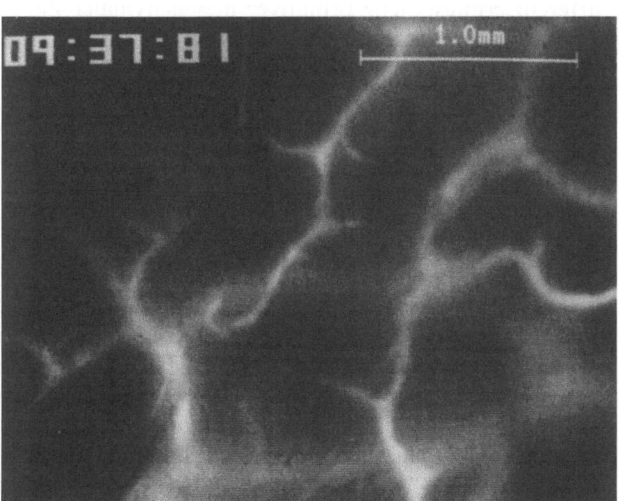

Abb. 1. Fluoreszenz-Mikrolymphographie am medialen Malleolus bei Patientin mit schwerer chronischer Veneninsuffizienz. Die Obliterationen im Netzwerk der Lymphkapillaren sind gut sichtbar (spitz zulaufende Abbrüche)

Prof. Dr. med. A. Bollinger
Departement für Innere Medizin,
Poliklinik, Angiologische Abteilung
Universitätsspital
Rämistraße 100
CH-8091 Zürich

Histopathologie der chronisch-venösen Insuffizienz

H. J. LEU, Zürich

Die chronisch-venöse Insuffizienz im phlebologischen Sinne entsteht durch Übertragung venöser Druckwellen aus dem intakten oder geschädigten tiefen Beinvenensystem via insuffiziente venae perforantes ins oberflächliche Venennetz bis in den Bereich der Mikrozirkulation der Haut und Subkutis. Als Folge entsteht eine venöse Stase im Bereich der Venulen und Kapillaren mit Dilatation und Permeabilitätserhöhung auf mechanischem Wege. Dabei treten Flüssigkeit und niedermolekulare Substanzen sowie Erythrozyten aus den Gefäßen aus. Als Transportwege durch die Gefäßwand dienen dabei folgende Systeme:

1. das kleine Porensystem, d.h. die Interzellularfugen
2. das große Porensystem, d.h. Mikropinozytose (Zytopempsis), Vakuolen und Fenestrationen
3. Endothellücken, die eventuell ebenfalls dem großen Porensystem zuzuordnen sind.

Ultrastrukturelle Untersuchungen [2, 5] haben ergeben, daß alle diese 3 Wege beim mechanisch bedingten Ödem der chronisch-venösen Insuffizienz benutzt werden.

Morphologisch sind die Kapillaren bei der chronisch-venösen Insuffizienz dilatiert, z.T. in massiver Weise mit Bildung von Riesenkapillaren von bis zu 100 μm Durchmesser. Die Interzellularfugen sind teilweise stark verbreitert und es fehlen maculae occludentes. Ab und zu beobachtet man Erythrozyten beim Durchtritt durch die erweiterten Interzellularfugen [3].

Sehr häufig findet man Mikropinozytosevesikel und auch größere Vakuolen im Zytoplasma. Sie bilden z.T. traubige Vesikelformationen und Vesikelketten. Immer wieder treten auch Endothellücken auf, die bis zu 1 000 nm breit sind. Es ist nicht bekannt, ob diese Lücken einfach massiv erweiterte Interzellularfugen oder durch konfluierende Vakuolen entstanden sind und ob sie eine reversible Erscheinung darstellen oder eigentlichen Endothelzerstörungen permanenter Natur entsprechen. Die Basalmembran, die normalerweise semipermeabel ist, wird im Bereich solcher Endothellücken beim Kontakt mit dem Lumeninhalt impermeabel und läßt keine Blutzellen passieren.

Erythrozyten benutzen zur Passage, die passiv durch das Druckgefälle und nicht durch Chemotaxis zustande kommt, ausschließlich die Interzellularfugen [3]. Leukozyten, die ja bekanntlich aktiv unter chemotaktischen Einflüssen auswandern, treten beim mechanisch bedingten Ödem nicht aus den Gefäßen aus. Der perikapilläre Raum zeigt ein deutliches Ödem und enthält Eryrozyten oder Fragmente von solchen, gelegentlich auch Makrophagen mit Einschlüssen von Erythrozytenfragmenten (Siderosomen). In späteren Stadien der venösen Stase kommt es zu einer Ausbreitung des Ödems über den perikapillären Raum hinaus auf das gesamte Interstitium und damit zu einer sogenannten „Versumpfung" des Grundgewebes. Ultrastrukturell findet man Gewebslücken mit Flüssigkeit, aber selten Fibrinfäden, daneben Zelltrümmer, Makrophagen und auch vereinzelt Lymphozyten und Plasmazellen. Dies ist als Ausdruck einer reaktiven Entzündung zu werten. Später kommt es zum Einwandern von Fibroblasten und zur Neubildung von Kapillaren. Das vorerst zellreiche Bindegewebe produziert zunehmend Kollagen bis zur Ausbildung hyaliner Indurationsplatten.

In diesem Narbengewebe werden Kapillaren und kleine Venulen, eventuell auch Arteriolen, wahrscheinlich unter dem Einfluß des zunehmenden Gewebsdruckes, obliteriert. Ultrastrukturell wird dabei die Gefäßwand als Ganzes nekrotisch, oder einzelne Zellen der Gefäßwand zeigen Pyknose und Karyolyse-Erscheinungen. Das ursprüngliche Gefäßlumen wird von proliferierenden Endothelzellen ausgefüllt und schließlich undurchgängig. Im Narbengewebe finden sich neben obliterierten Gefäßen einzelne erhaltene, meist zu Riesenkapillaren dilatierte Blutgefäße. Dabei werden Gefäßdurchmesser bis zu 100 μm erreicht (normaler Durchmesser kutaner und subkutaner Kapillaren: 7-25 μm). In den erweiterten Kapillaren ist das Endothel sehr schmal. An einzelnen Stellen finden sich Endothellücken, unter denen die Basalmembran in direktem Kontakt zum Lumeninhalt steht. Thrombozytenaggregationen sind aber nur selten zu beobachten [4]. Die fibrosierten intervaskulären Bezirke entsprechen den sogenannten avaskulären Feldern bei der vitalen Kapillarmikroskopie, die spärlichen, aber stark dilatierten und zu Riesenkapillaren erweiterten Gefäße entsprechen den makroskopisch erkennbaren rötlichen Stippchen der Atrophie blanche. Von der Gefäßzerstörung durch Abdrosselung werden die wandschwächeren Kapillaren, Postkapillaren und Venulen eher betroffen als die kräftiger gebauten Arteriolen. Die Gefäßzerstörung führt zur Entstehung von Mikroinfarkten.

Wie jede Gewebsnekrose bedingen dieselben eine resorptive Entzündung (Lymphozyten und Plasmazellen) und Aufräumprozesse durch Makrophagen, die wiederum von reaktiver Fibrose im Sinne einer Vernarbung der Defekte gefolgt sind. Dadurch wird die Mikrozirkulation erneut im Sinne eines Circulus vitiosus geschädigt [1]. Die Konfluenz von Mikroinfarkten und die chronische Hypoxie des Gewebes ermöglichen die Entstehung größerer Hautnekrosen (Ulcus cruris). Diese sind aber analog den Staseerscheinungen immer auf Haut und Subkutis beschränkt und beziehen im Gegensatz zu arteriell-ischaemisch bedingten Ulzera die Faszie und Muskulatur nicht mit ein.

Von besonderem Interesse ist die Tatsache, daß sich klinisch ausgeprägte Veränderungen im Rahmen der chronisch-venösen Insuffizienz in erstaunlichem Maße zurückbilden können, wenn es gelingt, die venöse Stase durch Dauerkompression oder durch geeignete Maßnahmen chirurgischer oder sklerosierender Natur am Venensystem zu beseitigen. Auf welche Weise dies zustande kommt, darüber bestehen bis heute nur Mutmaßungen. Es ist anzunehmen, daß dabei die Aktivität mesenchymaler Zellelemente eine wichtige Rolle spielt. Die enorme Differenzierungspotenz primitiver mesenchymaler Zellen ist uns von der Thromboseorganisation her bekannt. Dabei können sich mononukleäre Zellen, die mit größter Wahrscheinlichkeit aus dem Blut stammen, zu Fibroblasten, Makrophagen, glatten Muskelzellen und sogar zu Endothelzellen differenzieren. Offenbar können solche Zellen aber nur einwandern, bzw. ihre Tätigkeit ausüben, wenn das Moment der Stase beseitigt ist. Ob auch medikamentöse Einflüsse geeignet sind, diese Prozesse zu fördern, ist nicht bewiesen. Die Rückbildung subkutaner und kutaner Narbenfelder läßt histologisch wenig faßbare Restveränderungen zurück. Wenn allerdings bereits eine Atrophie blanche ausgebildet war, bleiben die kutanen Narbenfelder in der Regel mehr oder weniger bestehen und sind auch nach jahrelanger Dauerkompression noch als solche erkennbar. Die Indurationsplatten in der Subkutis aber werden abgebaut, oft bleibt eine Dilatation der subkutanen Gefäße bestehen, sofern die größeren insuffizienten Venen bzw. vv. perforantes nicht saniert werden.

Literatur

1. Leu HJ, UW Schnyder (1967) Epitheliale und kutanvaskuläre Veränderungen beim postthrombotischen Ulcus, ihre prognostische Aussage und ihre Bedeutung für die Therapie. Med Welt 18:1 024-1 028
2. Leu HJ, A Wenner, MA Spycher, U Brunner (1980) Veränderungen der transendothelialen Permeabilität als Ursache des Ödems bei der chronisch-venösen Insuffizienz. Med Welt 31:781-785
3. Leu HJ, A Wenner, MA Spycher (1981) Erythrocyte diapedesis in venous stasis syndrome. Vasa 10:17-23
4. Leu HJ, A Wenner, MA Spycher, U Brunner (1980) Ultrastrukturelle Veränderungen bei der Atrophie blanche. Vasa 9:142-146
5. Wenner A, HJ Leu, MA Spycher, U Brunner (1980) Ultrastructural changes of capillaries in chronic venous insufficiency. Expl Cell Biol 48:1-14

Prof. Dr. med. H. J. Leu
Institut für Pathologie der Universität Zürich
Schmelzbergstr. 12
CH-8091 Zürich

Atrophie blanche

R. SAMTLER

Manuskript nicht eingegangen

Therapie der chronischen Veneninsuffizienz

W. GOOR, Zürich

Der Patient mit einer dekompensierten Varikose der CVI verdient unsere besondere Aufmerksamkeit. Eine wichtige Voraussetzung einer optimalen Behandlung ist die Aufnahme einer sorgfältigen Anamnese und eines klinischen Status mit dopplersonographischer Refluxdiagnostik und unter Umständen einer Phlebographie, auf Grund der die Unterscheidung der CVI in eine primäre oder sekundäre gemacht werden kann. Im Falle der sekundären CVI wird sich der Therapeut in seinem aktiven Vorgehen vernünftigerweise bescheiden müssen. Funktionelle Untersuchungen erlauben die Unterteilung in eine besserbare und nicht besserbare CVI, die je ca. zur Hälfte vorkommen. Im Falle einer Kompressionsbehandlung oder einer gezielten Verödung [4, 6] sind apparative Voruntersuchungen im Gegensatz zu geplanten operativen Eingriffen nicht notwendig. Wichtige Entscheidungshilfen für den Therapieplan sind, wie bereits erwähnt, eine gute klinische Untersuchung, bei der die Dopplerultraschallsonographie zur Erfassung der Refuxstellen und der Durchblutungsverhältnisse in der Tiefe von besonderer Wichtigkeit ist. Doch gibt bereits der Trendelenburgtest, einfach und gestuft, eine wichtige Information, welche Punkte funktionell von Bedeutung sein könnten. Wie groß müssen aber funktionelle Untersuchungen wie die periphere Venendruckmessung [1, 9, 15], die Plethysmographie [11, 16] und andere ergeben. Nachdem, in Form des Phlebometron, für die periphere Phlebodynamometrie ein handlicher, praxisgerechter und kostengünstiger Apparat zur Verfügung steht, kann auch in der spezialisierten Arztpraxis eine Venendruckmessung ohne größeren Aufwand durchgeführt werden. Die Photoplethysmographie hat in den letzten Jahren die blutige Venendruckmessung weitgehend abgelöst, da sie in der Lage ist, in etwa die gleichen Aussagen zu vermitteln [5, 17]. Die Phlebographie muß als weitere ausgezeichnete diagnostische Methode erwähnt werden, die zwar eine morphologische Information darstellt, aber auch funktionelle Schlüsse zuläßt. Sie ist mit den heutigen niederosmolaren Kontrastmitteln nur noch mit geringen Risiken und Nebenwirkungen verbunden.

Wir haben versucht, die verschiedenen Therapiemöglichkeiten der CVI in Form einer Tabelle (Tabelle 1 u. 2) zusammenzustellen und in ihrer Bedeutung zu werten.

Die Kompression stellt nach wie vor die einfachste, kostengünstigste und wirksamste Therapie bei der CVI mit Ödemen und venösen Stauungsdermatosen dar [2, 3, 8, 12]. Neben den Lebensregeln z. B. nach Robert May (Ödembeseitigen durch Kompression, richtiges Hochla-

---

Herrn Prof. Dr. med. Arnold Kappert zum 70. Geburtstag gewidmet

Tabelle 1. Therapie der CVI

	besserbare	nicht besserbare	Bedeutung
1. Kompression	+ +	+ +	
2. Lebensregeln	+ +	+ +	
3. TVT-Prophylaxe Bettlägerigkeit Trauma/Operation Gravidität	+ +	+ +	

Tabelle 2. Therapie der CVI

	besserbare	nicht besserbare	Bedeutung
4. Sklerotherapie	+	+	
5. Operation (Stripping, Perf. Ligaturen)	+	−	
6. Medikamente lokal	+	+	
intern	+	+	
7. Physikalische Therapie	+	+	

gern nachts und tags, sitzen und stehen ist schlecht, lieber laufen oder liegen, regelmäßige Beingymnastik, keine direkte Wärmeeinwirkung, Schwimmen und Langlaufen, Hautverletzungen nicht als Bagatelle betrachten, keine abschnürenden Kleidungsstücke, viel Barfußgehen, Gewichts- und Stuhlkontrolle, Östrogene nur streng indiziert einnehmen) und der Tiefenvenenprophylaxe bei Bettlägerigkeit, Trauma und Operation, Schwangerschaft und im Alter, ist die Kompression sowohl bei der besserbaren wie nicht besserbaren CVI die wichtigste therapeutische Maßnahme. Eine Verödungsbehandlung kann selbstverständlich immer durchgeführt werden, wenn es sich um die Ausschaltung einer lokalisierten venösen Hypertonie handelt. Im Falle der nicht besserbaren CVI verhindert sie allerdings eine Dauerkompression z. B. mittels eines individuell angepaßten Kompressionsstrumpfes der Kompressionsklasse 3 auf die Länge nicht. In diesem Zusammenhang muß auf die spezielle Stellung von Kurzzugbinden hingewiesen werden, die durch ihren „Lüftungseffekt" in Folge des hohen Arbeitsdruckes und des niederen Ruhedruckes zu einer Massage der veränderten Haut und zu einer Verbesserung der Mikrozirkulation führen.

Diesbezüglich sind sie den handelsüblichen Kompressionsstrümpfen überlegen und sind auch immer Langzugbinden vorzuziehen. Sie kommen dann zur Anwendung, wenn Ödeme und ausgedehnte Hautveränderungen vorliegen und insbesondere, wenn Dauerverbände angelegt werden, die auch nachts in Ruhe ertragen werden sollten. Neben der Erhöhung des Kapillarfiltrates in Folge Reduktion des Gewebedruckes, haben Kompressionsverbände noch andere wichtige positive Auswirkungen auf das Gewebe, den Lymphtransport und auf das lokale Gerinnungsgleichgewicht. Die Operation, radikal bei Vorliegen mehrerer größerer insuffizienter Perforantes, oder ambulant in Lokalanästhesie bei im Vordergrund stehender Crosseinsuffizienz oder nur einzelner wichtiger insuffizienter Perforantes, ist nach funktionellen Untersuchungen bei der besserbaren CVI mit Überzeugung durchzuführen.

Medikamente lokal oder parenteral haben ohne Zweifel einen nicht zu vernachlässigenden Stellenwert im Therapieplan der CVI. Der Dermatologe, als kompetenter Lokaltherapeut, wird die den Hautverhältnissen entsprechenden Externa auswählen. Vielleicht sind längere externe Heparinanwendungen, wie sie viele Venenpatienten von sich aus zu tätigen pflegen, nicht so sinnlos, besonders nicht bei älteren Patienten im Sinne einer Thrombophlebitisprophylaxe, wenn man die neueren Untersuchungen z. B. zur transkutanen Heparinapplikation [19], und anderer venenaktiver Substanzen berücksichtigt. Auf die hohe epikutane Sensibilisierungsrate bei CVI-Patienten sei nur hingewiesen[18]. Parenteral applizierte Medikamente, antiödematös, ödemprotektiv und tonisierend wirkende, sollen nicht unerwähnt bleiben, da ihre Wirksamkeit nicht nur in Feldstudien, sondern auch in wissenschaftlich fundierten Untersuchungen belegt ist [10, 14]. Die medikamentöse Behandlung verdient wohl ein besseres Prädikat als ihr Ruf. Doch steht bis heute unseres Wissens noch kein Medikament zur Verfügung, das ursächlich in den letztlich unklaren Pathomechanismus der Venenwandschwäche eingreift. Die neueren elektronenmikroskopischen Untersuchungen von Staubesand [13], die eine Umwandlung der kontraktilen Muskelzellen in metabolisch modifizierte belegen, sind zwar erfolgversprechende Ansätze für eine weitere ätiologische Klärung und einer allfälligen ursächlichen Behandlung. Der Einsatz von heute zur Verfügung stehender Venenpharmaka kann als Zusatztherapie befürwortet werden, wenn die übrigen Maßnahmen, möglicherweise auch in Folge mangelhafter Durchführung, durch den Patienten oder den Arzt nicht genügen. Sie sollten aber auf einige Wochen beschränkt bleiben und wenn schon, dann hochdosiert zum Einsatz kommen. Diese Einschränkung gilt selbstverständlich weniger für die Antikoagulantien im Falle von Tiefenvenenthrombosen und von Heparin als medikamentöse Thromboseprophylaxe bei spezieller Gefährdung in Folge Bettlägerigkeit, Operation, Gravidität und im hohen Alter.

Die physikalische Therapie hat zum Ziel, ein Bein zu entstauen und die Gefäße zu tonisieren. Sie gehört in die Domäne der Prophylaxe und der Nachsorge. Neben lokalen Anwendungen wie Massage (Bindegewebs-, apparative, manuelle Lymphdrainage, galvanische Ströme) ist besonders die Gymnastik zu erwähnen. Es können aber auch Hydro- und Balneotherapien, allerdings ohne Anwendung lokaler Wärme am Bein und Klimakuren in Betracht gezogen werden [7].

Eine vernünftige Lebensweise des CVI Patienten mit viel Gehen, Schwimmen, wenig Sitzen und Stehen, Gewichtsreduktion sowie eine zielgerichtete Berufsberatung besonders jüngerer Patienten, gehört neben der sorgfältigen Abklärung und einer zielgerichteten, auf den Einzelfall ausgerichteten Therapie und Nachsorge, zur vornehmen Pflicht des phlebologisch orientierten Arztes.

Literatur

1. Goor W (1980) Bedeutung und Technik der Venendruckmessung in der Praxis. Schweiz Rundschau Med (Praxis) 69: 1 384-1 389
2. Goor W (1980) Der optimale Kompressionsverband mit textilelastischen Kurzzugbinden und gummielastischen Langzugbinden. In Ergebnisse der Antiologie 21, FK Schattauerverlag Stuttgart New York S 213-218
3. Goor W (1980) Aktive Therapie und Kompressionsverband Schweiz Rundschau Med (Praxis) 69: 1 394-1 397
4. Goor W (1984) Die Verödungsbehandlung beim Ulcus cruris varicosum Therapeutische Umschau 41 12: 869-872
5. Goor W (1984) Une méthode nouvelle pour le phlébologue: La rhéographie à réflexion lumineuse. Phlébologie 37 3: 309-312
6. Goor W (1982) Sklerotherapie: Indikationen und Technik DIA-GM: 1 751-1 758
7. Haid-Fischer F (1980) Venenerkrankungen. Thieme S 318-338
8. Lofferer O, A Mostbeck, H Partsch (1973) Experimentelle Untersuchungen zum Wirkungsmechanismus eines Kompressionsverbandes. In Aktuelle Probleme in der Angiologie: 21, Verlag Hans Huber Bern Stuttgart Wien S 151-158
9. May R, A Kriessmann (1978) Periphere Venendruckmessung. Thieme Stuttgart
10. Partsch H (1981) Besserung der venösen Insuffizienz durch orales Dihydroergotamin. Med Welt 32: 1 668-1 671
11. Partsch H (1981) Photoplethysmographie: Eine einfache Methode mit breiter klinischer Anwendung. Folia angiologica 29: 174-178
12. Schmitz R (1977) Langzeitbehandlung der venösen Insuffizienz mit Kompressionsstrümpfen und -Strumpfhosen. In Internationales phlebologisches Seminar, Ergebnisse der Angiologie 16: 105-110
13. Staubesand J (1978) Matrix, Vesikel und Mediadysplasie. Phlebol u Proktol 7: 109-140
14. Timeus Ch (1983) Objektivierung der Wirkung von Venenpharmaka auf die menschliche Mikrozirkulation. Diss ETH Nr. 7205 Zürich
15. Varady Z (1978) Venendruckmessung in der phlebologischen Praxis. In May R: Periphere Venendruckmessung Thieme Stuttgart: 159-170
16. Vinz V, G Böhme, M Steiniger, O Peter (1984) Eignung und Einsatzmöglichkeiten eines photoplethysmographischen Meßverfahrens zur nicht invasiven Beurteilung venöser Abflußstörungen, Phlebol u Proktol 13: 105-109
17. Wienert V, V Blazek (1984) Die Lichtreflexionsrheographie, eine neue Methode zur nicht invasiven Diagnostik der CVI. Hautarzt 33: 149-157
18. Wüthrich B (1980) Bedeutung der epikutanen Sensibilisierung bei chronisch-venöser Insuffizienz, Schweizer Rundschau Med (PRAXIS) 69: 1374-1383
19. Zimmermann RE (1982) Untersuchungen zur transkutanen Heparinapplikation, Therapiewoche 32: 6 157-6 164

Dr. med. Walter Goor
Spezialarzt FMH für Dermatologie und Venerologie
Beinleiden S. G. P.
Konsiliararzt für Phlebologie an der Dermatologischen
Universitätsklinik Zürich
Hofwiesenstr. 370
CH-8050 Zürich

Symposium D: Andrologie — Was gibt es Neues in der Andrologie?

Die Semidünnschnitt-Methode zur Beurteilung der Hodenhistologie

B. SCHÜTTE, Hamburg

Die Hodenbiopsie ist eine diagnostische Maßnahme, die seit mehr als 40 Jahren bei Patienten mit Fertilitätsstörungen praktiziert wird. Ihr derzeitiger Stellenwert ist jedoch seit längerem Gegenstand wissenschaftlicher, z.T. auch emotionaler Diskussionen.

Da es sich bei der Hodenbiopsie um einen operativen Eingriff handelt, ergibt sich von vornherein die Frage, inwieweit das Hodenparenchym durch diesen diagnostischen Eingriff iatrogen geschädigt wird und daher die ohnehin beeinträchtigte Fertilität zusätzlich vermindert. Zur Abklärung dieser Frage habe ich in einer experimentellen Studie an 12 Hunden eine reiskorngroße Hodenbiopsie bds. vorgenommen. Bei Aufarbeitung der Hoden konnte festgestellt werden, daß 28 Tage nach der Biopsie die Wundheilung weitgehend abgeschlossen war. Untersuchungen an Serienschnitten der Narben — wie auch der frischen Wunden — zeigten, daß eine Tiefenausdehnung von 9 mm und eine Breite von 5 mm niemals überschritten wurde (Abb. 1a). Bezogen auf das Hodengesamtvolumen entspricht dies einem Hodenparenchymverlust von weniger als 0,1%. Da die untersuchten Hunde ein mit dem Menschen vergleichbares Hodenvolumen hatten, lassen diese Ergebnisse Rückschlüsse auf den Befund beim Menschen zu, d.h., daß eine reiskorngroße Hodenbiopsie offensichtlich nicht zu einer Schädigung der Fertilität eines Patienten führt.

In der Andrologie wird die Hodenbiopsie bis heute ausschließlich bei Patienten mit einer Azoospermie akzeptiert, sofern die Hoden normal groß sind und die Hormone FSH, LH und Testosteron im Normbereich liegen. In diesen Fällen kann durch die Biopsie geklärt werden, ob in den Tubuli seminiferi eine quantitativ normale Spermatogenese abläuft. Wenn dies zutrifft, besteht im Bereich der ableitenden Samenwege ein Verschluß, der in vielen Fällen durch eine Epididymovasostomie beseitigt werden kann. Bei der Oligozoospermie dagegen ist die Hodenbiopsie derzeitig heftig umstritten. Ein Gesichtspunkt, sie in diesen Fällen abzulehnen, ist in der bis heute üblichen Auswertung der histologischen Präparate zu sehen. Globale Befunde wie „Hypospermatogenese, Dysfunktion der Spermatogenese, Dysspermatogenese, mixed atrophy" etc. sind für den Therapeuten unbefriedigend, denn daß zu wenig Spermatozoen produziert werden, besagt bereits der Spermiogrammbefund Oligozoospermie und war Anlaß zur Durchführung der Biopsie.

Um den diagnostischen und prognostischen Wert einer Hodenbiopsie bei Patienten mit einer Oligozoospermie abzuklären, habe ich eine katamnestische Studie an 84 Patienten mit einer Oligozoospermie von weniger als 20 Millionen Spermatozoen/ml vorgenommen. Als Vergleichskollekt dienten 20 Patienten mit einer Verschlußazoospermie. Das Hodengewebe wurde an Semidünnschnitten und nicht an Paraffinschnitten qualitativ und quantitativ beurteilt. Die Wahl dieser lichtoptischen Methode beruht darauf, daß bei Anwendung dieser Technik cytologische Charakteristika der Keimzellen nahezu bis an die Grenze des Auflösungsvermögens eines Lichtmikroskopes erfaßt werden können. Dies betrifft sowohl die eindeutige Differenzierung der Spermatogonien A pale und der Spermatogonien A dark wie auch die Erkennung von Fehlbildungen der Spermatiden (Geißeldefekte, Akrosomdefekte und Kernkondensationsdefekte (Abb. 2a und b).

Entscheidend für eine gute Prognose ist — unabhängig vom Schweregrad der Oligozoospermie —, daß sowohl Spermatogonien A pale wie auch Spermatogonien A dark

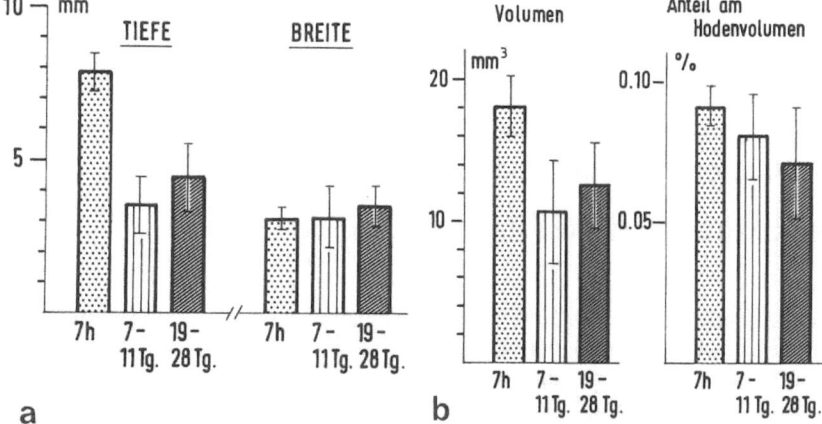

Abb. 1. Wunde/Narbe nach einer Hodenbiopsie beim Hund, 7 h bis zu 28 Tagen postoperativ. Mittelwert und Standardabweichung a) der Tiefenausdehnung und Breite, b) des Volumens der reiskorngroßen Biopsie (li.) und ihr prozentualer Anteil am Gesamtvolumen des Hodens (re.)

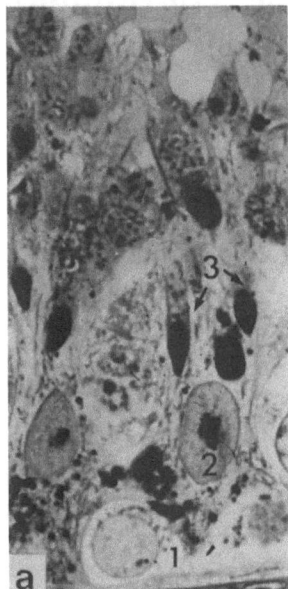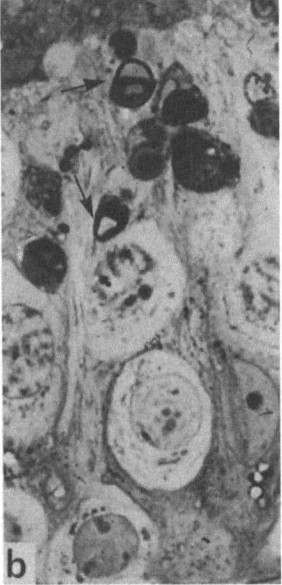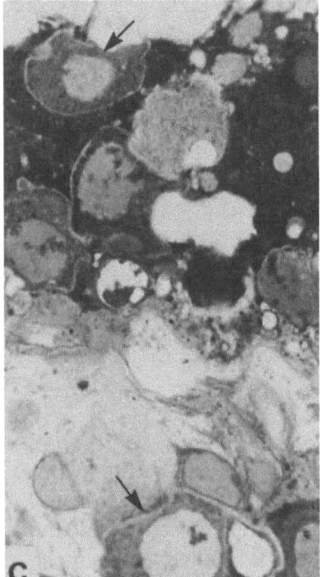

Abb. 2. Semidünnschnitte von Hodenbiopsien, Mensch **a)** Normales Keimepithel bei Verschlußazoospermie (1 = Spermatogonie A pale, 2 = Sertolizelle, 3 = normale, reife Spermatiden) **b)** Kernvakuolen der reifen Spermatiden (→) infolge fehlender Kernkondensation bei einer Oligozoospermie von 3,6 Mill. Spermatozoen/ml **c)** Intratubuläre Seminomzellen (→) bei einer Oligozoospermie von 0,3 Mill. Spermatozoen/ml. Vergrößerung (a-c) 1000 x

vorhanden sein müssen, wobei ihr Quotient (bezogen auf ihre Gesamtzahl pro 10 Tubulusanschnitte) einen Wert von 8:1 nicht überschreiten darf. Gleichzeitig muß die Spermatogenese im Vergleich zu Patienten mit einer Verschlußazoospermie in den Tubuli seminiferi zu mindestens 40 % vollständig ablaufen, d.h. in 10 Tubulusanschnitten müssen mindestens 100 reife Spermatiden enthalten sein, von denen mindestens 60 normal geformt sein müssen.

Die absolute Überlegenheit der Semidünnschnitt-Technik gegenüber der Paraffinschnitt-Technik belegen insgesamt 9 Fälle aus unserem Patientenkollektiv von 1453 Männern (= 0,61 %) mit einer Oligozoospermie aus den Jahren 1977-1984. Schon im Paraffinschnitt, jeweils auf einer Hodenseite, fielen Samenkanälchen auf, die außer Sertolizellen ungewöhnlich große Zellen mit einem blasigen Cytoplasma enthielten. Diese Zellen, die z.T. breitbasig der Basalmembran aufsaßen, hatten nicht das Aussehen typischer Spermatogonien. Daß es sich bei diesen Zellen jedoch nicht um sog. atypische Spermatogonien handelte, sondern um Zellen, die alle Charakteristika von Tumorzellen eines soliden Seminoms aufzeigten, konnte im Semidünnschnittpräparat bewiesen werden (Abb. 2c). Es ist bekannt, daß das Seminom sich intratubulär aus den Spermatogonien entwickelt und die Tumorzellen durch die Lamina propria ins Interstitium auswandern, um dort den soliden Tumor aufzubauen. Aufgrund dieser Tatsache wurde allen Patienten geraten, sich der Orchidektomie des betroffenen Hodens zu unterziehen. Bei Aufarbeitung der Hoden konnten dann nicht nur intratubulär, sondern vor allem im Bereich des Rete testis auch interstitiell Seminomzellen, die sich z.T. in Nestern gruppiert hatten, beobachtet werden. Bei 3 Patienten hatten sie bereits ein solides Seminom gebildet.

Unter Berücksichtigung aller Befunde kommt demnach der Hodenbiopsie (bei Anwendung der Semidünnschnitt-Histologie) zum gegenwärtigen Wissensstand ein hoher diagnostischer und prognostischer Stellenwert bei Fertilitätsstörungen zu.

Literatur

1. Schütte B (1984) Hodenhistologie bei Subfertilität. Grosse Berlin

Priv.-Doz. Dr. med. Bärbel Schütte
Abt. für Andrologie der Univ. Hautklinik
Martinistr. 52
D-2000 Hamburg 20

Operatives Vorgehen bei Verschluß der ableitenden Samenwege und bei Varicocele — Indikation, Technik und Ergebnisse

H. KLOSTERHALFEN und H. BECKER, Hamburg

Bei Kinderlosigkeit ist in 50 % die Ursache beim Mann zu suchen. Der Verschluß der ableitenden Samenwege ist häufig der Grund der männlichen Infertilität. Neben der angeborenen Ductusaplasie oder einer Nebenhodenaplasie spielen Entzündungen in der Pathogenese erworbener Verschlußazoospermien eine große Rolle. Narbige Verschlüsse nach Nebenhodenentzündungen liegen überwiegend im Bereich des Nebenhodenschwanzes. Durch eine Infektion der ableitenden Samenwege kann es auch zu einer totalen Sklerosierung des gesamten Nebenhodens kommen oder zu einer Stenosierung im Bereich der Prostata und der Samenblasen. Nach Vesikulographie mit ionischen Kontrastmitteln, ist eine Stenose der ableitenden Samenwege obligatorisch. Auf eine Vesikulographie zur Diagnostik einer Azoospermie sollte daher verzichtet werden.

Vorgehen bei Verschlußazoospermie

Zur Beurteilung der exkretorischen Hodenfunktion wird zunächst eine Hodenbiopsie durchgeführt. Bei normaler Spermiogenese erfolgt dann die Hodenfreilegung und bei einer Obstruktion im Bereich des Nebenhodenschwanzes und nachgewiesener Durchgängigkeit des Ductus deferens erfolgt eine Inzision des Nebenhodens und mikroskopische Beurteilung des Nebenhodenabstriches. Bei Nachweis von Spermatozoen wird eine Seit-zu-Seit-Anastomose zwischen längsinzidiertem Ductus deferens und Nebenhoden — eine *Epididymovasostomie* — durchgeführt. Die Operation erfolgt mit einer leistungsstarken Lupenbrille und 2 fortlaufenden 6 x 0 Prolenefäden. Ein Splint wird nicht eingelegt. In der Urologischen Universitätsklinik Hamburg-Eppendorf wurden insgesamt 572 Patienten wegen einer Verschlußazoospermie operiert (Tabelle 1).

Tabelle 1. Operationsresultate bei Verschlußazooperpmie

Operationen	n	Nachuntersuchungen	Durchgängigkeit		Kinder
Kein therapeutischer Eingriff	147	—	—		—
Epididymo-Vasostomie	425				
davon: Beidseits	301	194	85	(44 %)	27
Einseitig	116	63	23	(37 %)	7
Gekreuzt	8	6	0		—
Gesamt	572	263	108	(41 %)	34

In 147 Fällen war eine operative Korrektur nicht möglich, überwiegend wegen bestehender Ductusaplasie. Bei 425 Patienten konnte eine Epididymovasostomie vorgenommen werden. Bei 301 Patienten erfolgte eine beiderseitige Anastomose, bei 116 Patienten war nur eine einseitige Epididymovasostomie möglich und bei 8 Patienten wurde eine gekreuzte Anastomose angelegt. Von 263 nachuntersuchten Patienten konnte in 41% eine postoperative Durchgängigkeit der Samenwege erzielt werden. Nach beiderseitiger Epididymovasostomie lag die Durchgängigkeit mit 44% signifikant höher im Vergleich zur einseitigen Anastomose, bei der die Permeabilität bei 37% lag. Bei der gekreuzten Epididymovasostomie konnte keine Durchgängigkeit erzielt werden.

Die postoperativen Spermiographiebefunde zeigen, daß die Normospermie eine Ausnahme ist. Einer der Gründe ist möglicherweise die mit der Umgehungsanastomose zwangsläufig verbundene Ausschaltung des Nebenhodenschwanzes, der für die Reifungsphase der Spermatozoen wichtig ist.

Die Tatsache, daß in einigen Fällen erst 1 Jahr nach der Operation erstmalig Spermatozoen im Ejakulat gefunden wurden, bedeutet, daß definitive Aussagen über Erfolg oder Mißerfolg des operativen Eingriffes vor Ablauf eines Jahres nicht möglich sind.

Alloplastische Spermatozele

Bei langstreckiger Stenosierung des Ductus deferens oder bei einer distalen Striktur im Bereich des Colliculus seminalis ist eine Epididymovasostomie nicht möglich. In solchen Fällen wurde versucht, durch Bildung eines künstlichen Spermienreservoirs, das abpunktiert wird, Spermatozoen für eine Insemination zu gewinnen. Schoysmann entwickelte als erster eine künstliche Spermatocele aus einem ausgeschalteten Stück der Vena saphena magna. Hier kam es jedoch sehr schnell zu einer kompletten Verödung des Venenlumens, so daß keine Samenfäden abpunktiert werden konnten.

Gemeinsam mit Schirren wurde an unserer Klinik die sogenannte alloplastische Spermatocele entwickelt, eine Kunststoffprothese als Spermatozoenreservoir. Im Tierexperiment an Ratten und Stieren wurde die Wirksamkeit dieser Technik geprüft. Danach erfolgte bei 16 Männern die Implantation einer alloplastischen Spermatocele. Die sich in der Spermatocele ansammelnde Samenflüssigkeit läßt sich problemlos durch die Haut abpunktieren. Die postoperativen Aspirationen bis zu 6 1/2 Monaten ergaben zwischen 0,3 und 90 Millionen Spermatozoen pro Aspirat. Die Gesamtzahl und auch die Motilität der aspirierten Spermatozoen schwankte von einer Punktion zur nächsten erheblich. Eine Konzeption nach Insemination ist bisher bei unserem Patientengut nicht erfolgt.

Vasovasostomie

Die Refertilisierung von Männern, die sich aus antikonzeptiellen Gründen sterilisieren ließen und später wieder zeugungsfähig werden möchten, gewinnt in Europa zunehmend an Aktualität. Eine weitere weitestgehend unbekannte Ursache für die Infertilität eines zeugungsunfähigen Mannes ist die unbemerkt gebliebene Unterbindung oder Durchtrennung der Samenleiter bei Leistenhernienoperationen. Das gilt vor allem für die Herniotomien im Säuglings- und Kleinkindesalter.

Bei der Operation erfolgt zunächst die Präparation des früheren Vasoresektionsbereiches im Skrotum oder bei vorausgegangener Herniotomie in den Leisten. Die vernarbten Ductusstümpfe werden reseziert und die Durchgängigkeit zur Harnröhre überprüft. Aus dem hodennahen Ductusende entleert sich nach Durchtrennung im allgemeinen gestaute Samenflüssigkeit, die mikroskopisch analysiert wird. Die wieder offenen Segmente werden dann mit peinlich exakt gelegten 8 x 0 Prolene-Einzelknopfnähten anastomosiert. Wir führen die Vasovasostomie mit einer leistungsstarken Lupenbrille durch, ein Operationsmikroskop ist u. E. in den meisten Fällen überflüssig. Ein Splint wird nicht eingelegt. Zur Verbesserung der Nadelführung kann man während der Operation in das Lumen des Ductus einen Nylonfaden einlegen. Die Tabelle 2 zeigt die Operationsresultate bei Vasovasostomie nach vorausgegangener Vasektomie beim Vergleich von 3 verschiedenen Operationstechniken. In der ersten Gruppe wurde eine Ductusanastomose mit intramuraler und Adventitianaht durchgeführt, gleichzeitig erfolgte das vorübergehende Einlegen eines Splints. Bei Nachuntersuchungen fand sich in dieser Patientengruppe eine Durchgängigkeit von 65%. Diese Operationstechnik haben wir seit einigen Jahren verlassen.

In der zweiten Patientengruppe erfolgte eine Anastomosierung der Ductuswand mit 3 beiderseits nadelarmierten 8 x 0 Prolenefäden unter Lupenvergrößerung. Die Durchgängigkeit lag bei diesen Patienten bei 77%. Bei der drit-

Tabelle 2. Operationsresultate bei Vasovasostomie nach vorausgegangener Vasektomie

Technik der Vasektomie	Patienten n	Nachuntersuchungen	Durchgängigkeit n (%)	Kinder
Einschichtig intramuskulär + Adventitianähten + Splint + Lupenvergrößerung	28	17	11 (65%)	5
3 durchgreifende 8 x 0 Prolenenähte + Lupenvergrößerung	89	66	51 (77%)	26
Zweischichtig 10 x 0 Vicryl, 8 x 0 Prolene Operationsmikroskop	12	12	10 (83%)	6
Gesamt	129	95	72 (76%)	37

ten Gruppe haben wir eine zweischichtige Ductusanastomose mit dem Operationsmikroskop vorgenommen. Dabei wurden 4 Einzelknopfnähte mit 10 x 0 durch die innere Muskelhälfte und den Endothelrand sowie eine zweite Nahtschicht zur Anastomosierung der Adventitia durchgeführt. Die Durchgängigkeit lag bei den nachuntersuchten Patienten bei 83 %. Die Resultate der zweischichtigen Ductusanastomose mit Operationsmikroskop lagen nicht wesentlich günstiger als die zweite Gruppe mit durchgreifenden 8 x 0 Prolenefäden und Lupenvergrößerung. Wir verwenden da die die operationsmikroskopische Technik bei Routineeingriffen nicht. Nur 50 % der Männer mit postoperativer Permeabilität nach Vasovasostomie werden auch fertil. Es ist bekannt, daß die Fertilitätsrate umso ungünstiger wird, je länger das Intervall zwischen Vasoresektion und Vasovasostomie ist. Inwieweit Autoimmunreaktionen bei nachgewiesener Durchgängigkeit die Fertilität beeinflussen, muß noch weiter abgeklärt werden.

Varicocele

Die Varicocele ist eine relativ häufige Erkrankung. Bei Reihenuntersuchungen liegt die Varicoceleninzidenz zwischen 17 und 20%. Im selektionierten andrologischen Krankengut steigt der Anteil der Varicocelen sogar auf 40%. Nach Schirren und Klosterhalfen besteht bei 40-50% der Varicocelenträger eine Oligozoospermie mit entsprechender Einschränkung der Fertilität. Die Varicocele tritt überwiegend links auf. Von 620 operierten Varicocelen fand sich in unserem Patientengut in 90% eine linksseitige, in 10% eine rechts- oder beiderseitige Varicocele. Wegen der Möglichkeit einer symptomatischen Varicocele sollte zum Ausschluß eines Nierentumors ein i.v.-Urogramm durchgeführt werden.

Die Untersuchung der Patienten muß in stehender Position erfolgen. Bei latenten Varicocelen kann eine Dopplersonographie hilfreich sein. Phlebographien werden im allgemeinen nur bei Varicocelenrezidiven durchgeführt. Die Methode der Wahl ist heute die hohe retroperitoneale Unterbindung der Vena spermatica interna, da bei diesem Vorgehen mit größter Sicherheit die entscheidende Vene unterbunden wird und damit dem Entstehen sogenannter Rezidive vorgebeugt wird. Von den in der Urologischen Universitätsklinik Hamburg-Eppendorf operierten Varicocelenpatienten konnten 209 nachuntersucht werden, bei 174 war das Spermiogramm eindeutig gebessert. Als Operationsindikation der Varicocele sehen wir die Oligozoospermie bei Kinderwunsch, Varicocelen, die Beschwerden verursachen und ausgeprägte Varicocelen im Kindesalter zur Vermeidung einer somit möglichen jahrelangen Schädigung des spermatogenetischen Epithels. Die Varicocele als Zufallsbefund ohne Nachweis einer Oligozoospermie stellt keine Operationsindikation dar.

Die Chancen zeugungsunfähigen Männern durch operative Eingriffe zur Zeugungsfähigkeit zu verhelfen, sind besser als allgemein angenommen wird. Operationen an den ableitenden Samenwegen sollten jedoch nur in Zentren erfolgen, für die Fertilitätsoperationen tägliche Routine sind.

Dr. med. H. Klosterhalfen
Urologische Universitätsklinik Hamburg-Eppendorf
Martinistraße 52
D-2000 Hamburg 20

Neue Aspekte der medikamentösen Therapie der männlichen Infertilität

W.-B. SCHILL, München

Im folgenden soll auf neue Aspekte der medikamentösen Therapie der männlichen Infertilität eingegangen werden, wobei die Therapie des männlichen Sterilitätsfaktors nach wie vor mit erheblichen Problemen behaftet ist. Die wichtigsten Gründe hierfür sind: Lückenhafte Kenntnisse zur Physiologie und Pathophysiologie des männlichen Reproduktionsgeschehens; häufiges Vorkommen ausgeprägter Hodenparenchymschäden, die naturgemäß therapieresistent sind; bis zu 30% der Patienten weisen idiopathische Fertilitätsstörungen auf, so daß Ansatzpunkte für eine gezielte Behandlung fehlen und diese empirisch durchgeführt werden muß.

Kausale Therapieverfahren sind bei hypogonadotropem Hypogonadismus die Verabreichung vom Humangonadotropinen (HMG/HOG), die nach Erzielung einer Schwangerschaft die Substitutionsbehandlung mit Testosterondepot-Präparaten (z. B. 250 mg Testosteronönanthat alle 3 Wochen bzw. oral 120 bis 160 mg Testosteronundekanoat täglich) notwendig machen. Bei der Hyperprolaktinämie mit Oligozoospermie ist die Behandlung mit Bromokriptin indiziert, bei chronischer Adnexitis eine antibiotisch-antiphlogistische Therapie. Beim Vorliegen einer retrograden Ejakulation bzw. einer Transportaspermie ist der Einsatz von Alpha-Sympathomimetika und Anticholinergika angezeigt [11].

Beim Vorkommen von Spermatozoen-Autoantikörpern wird gegenwärtig eine zyklusgerechte, hochdosierte Steroidtherapie, die 7 Tage vor dem errechneten Menstruationstermin, für eine Woche beim Mann durchgeführt wird, empfohlen. In Frage kommt die Gabe von 96 mg Methylprednisolon bzw. 60 mg Prednison [13] und alternativ Betamethason 2 mg für drei Tage, gefolgt von 1 bzw. 0,5 mg für jeweils 2 Tage [5].

Neuerdings wird zur Therapie des idiopathischen hypothalamischen Hypogonadismus und des Kallmann-Syndroms die pulsatile Verabreichung des Gonadotropin-Releasing-Hormons GnRH eingesetzt, das die kontinuierliche subkutane Applikation von durchschnittlich 50 ng GnRH pro kg und Impulsen im Abstand von 2 Stunden mit Hilfe der Zyklomatpumpe von Ferring (Kiel) vorsieht und zur Induktion der Pubertät und Fertilität führt [15].

Ein überwiegend empirisches Vorgehen erfordert die Behandlung der Oligo-, Astheno-, Terato- und Polyzoospermie [10].

Mehr oder weniger erfolgreich bei der Oligozoospermie verabreicht werden Kallikrein, Antiöstrogene und Humangonadotropine. Dabei wird bei der Verabreichung von Hormonpräparaten bzw. Östrogenrezeptorenblockern von der Hypothese ausgegangen, daß bei diesen Patienten ein relatives Mißverhältnis des männlichen Hormonspiegels und seiner Zielzellen vorliegt und daher durch eine Erhöhung des intratestikulären Testosteronspiegels eine verbesserte Produktion des Keimepithels mit Stimulation der Spermatogenese ermöglicht wird. Eigene Untersuchungen mit dem Antiöstrogen Tamoxifen sprechen allerdings mehr dafür, daß ein direkter Effekt des Antiöstrogens auf den Leydigzell- und Sertolizellapparat zu diskutieren ist und die zentrale Wirkung über eine vermehrte Freisetzung von GnRH von untergeordneter Bedeutung ist. So fällt auf, daß nach Applikation von 40 mg Tamoxifen täglich für eine Woche nur solche Patienten auf die Antiöstrogenbehandlung ansprechen, bei denen der FSH-Wert nach Tamoxifengabe nicht ansteigt. Dies weist daraufhin, daß das Reaktionsmuster des FSH-Spiegels als Selektionskriterium für die Tamoxifentherapie herangezogen werden kann.

Bei der isolierten Asthenozoospermie können Kallikrein und Pentoxifyllin günstige Effekte aufweisen. Auch die Verabreichung von HCG und Mesterolon stimuliert in Einzelfällen die Spermatozoenmotilität (Verbesserung der funktionellen Aktivität des Nebenhodens und der akzessorischen Geschlechtsdrüsen). Kürzlich haben Da Rugna und Saastamoinen [3] während der Verabreichung von Testosteronundecanoat eine Begünstigung der Spermatozoenmotilität beobachtet. Testosteronundecanoat, das oral verabreicht und mit den Chylomikronen über den Ductus thoracicus unmittelbar an die Erfolgsorgane herangeführt wird, hat lediglich den Nachteil, daß individuell unterschiedliche Resorptionsverhältnisse vorliegen können und damit die Therapie im Einzelfall schlecht zu steuern ist, wie eigene Resorptionsstudien an hypogonaden Männern zeigen (Abb 1).

Die Therapie der Teratozoospermie ist nach wie vor problematisch und außer dem Ausschalten von Noxen sind gezielte medikamentöse Maßnahmen nicht möglich. Bei der Polyzoospermie kann nach Stüttgen bei einigen Patienten eine Kallikreintherapie den Spermiogrammbefund normalisieren. In Einzelfällen führt auch eine hochdosierte Testosterontherapie mit Bremsung der Spermatogenese und Induktion eines Reboundphänomens zur Normalisierung der Spermiogrammparameter. Schließlich stellt die Behandlung einer androgensensitiven Bläschendrüseninsuffizienz mit Androgenen ein bewährtes therapeutisches Vorgehen dar, um den Fruktosespiegel zu normalisieren [10].

Neue Ansätze in der Therapie des männlichen Sterilitätsfaktors ergeben sich bei der Verwendung von hormonell aktiven Substanzen. So wird gegenwärtig die pulsatile

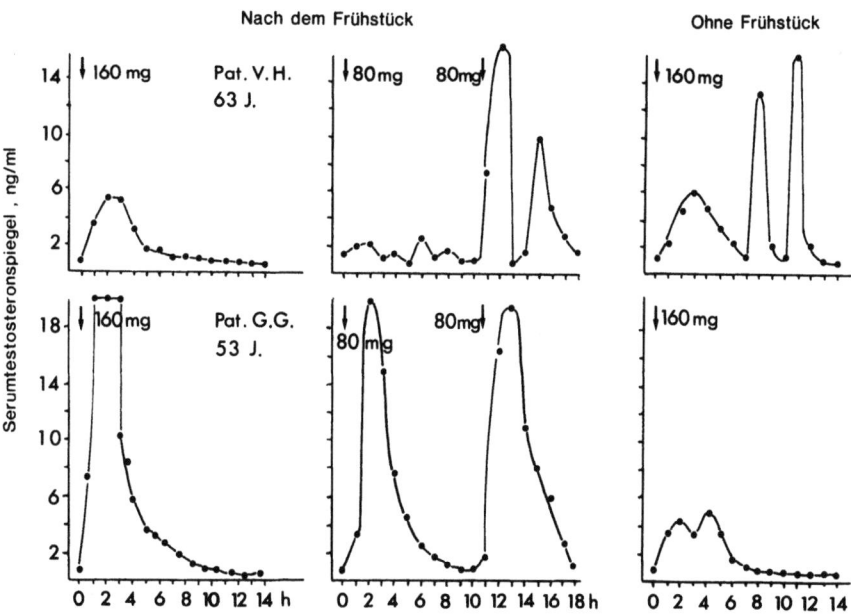

Abb 1. Radioimmunologische Bestimmung des Serumtestosteronspiegels bei 2 hypogonadotropen Männern nach oraler Verabreichung von 160 mg Testosteronundecanoat. Es lassen sich beträchtliche Unterschiede der individuellen Resorptionsverhältnisse unter wechselnden Bedingungen erkennen

Therapie mit Gonadotropin-Releasing-Hormon bei der Oligozoospermie untersucht, wobei man eine »Slow-LH-Pulsing-Oligozoospermie« postuliert, bei der die LH-Pulse pro Tag reduziert sind [15].

Weitere Ansatzpunkte sind die Verabreichung gonadotroper Substanzen, wie z. B. die Gabe des neurotropen Medikamtentes Pirazetam, das die funtionell zerebrale Leistung alternder Menschen beeinflußt und zu einem signifikanten Anstieg von LH führt [16]. Günstige Effekte von Pirazetam zusammen mit Mesterolon konnten ja bereits bei Potenzstörungen des alternden Menschen in einer Doppelblindstudie nachgewiesen werden [6].

Interesse haben in jüngster Zeit auch Testosteron-Aromatasehemmstoffe erhalten, die die Konversion von Testosteron im Östradiol hemmen. Die Verwendung von Hemmstoffen der Testosteron-Aromatisation beruht auf dem Postulat, daß Östradiol eine Regulation der menschlichen Spermatogenese haben könnte. Eine Senkung der Östradiolbildung müßte demnach zu einer Stimulation der Spermatogenese und Verbesserung der Fertilität führen. In vorläufigen Studien an Männern mit idiopathischer normogonadotroper Oligozoospermie konnten Vigerski und Glass [14] zeigen, daß die Spermatozoendichte nach Verabreichung von Teslac im Mittel von 10,8 auf 19,8 Mill/ml anstiegen. In einer Doppelblind-Crossover-Studie konnten allerdings Clark und Sherins [2] gegenüber Placebo keinen Effekt des Testosteron-Aromatasehemmstoffes Testolacton feststellen. Eigene Untersuchungen bestätigen die Ergebnisse von Vigerski und Glass. Während einer über 6 Monate laufenden hochdosierten Testolactontherapie mit täglich 1 g konnte ein signifikanter Anstieg der Spermatozoenzahl nachgewiesen werden (Publikation in Vorbereitung).

Neue therapeutische Ansatzpunkte ergeben sich durch die Beeinflussung von Mediatoren auf testikulärer Ebene. So geht der Einsatz von Serotoninantagonisten (Cyproheptadin) auf Segal und Mitarb. [12] zurück. Weiterhin läßt das gehäufte Vorkommen von sekretorisch stimulierten Mastzellen in enger Nachbarschaft zu den Tubuli seminiferi bei infertilen Männern an eine Dysfunktion der Blut-Hoden-Barriere denken, die durch Verabreichung von Ketotifen, einem Mastzellblocker, günstig beeinflußt werden kann [7]. Eigene Untersuchungen konnten drei Monate nach Beginn der Behandlung mit Ketotifen einen signifikanten Anstieg der Spermatozoenzahl nachweisen (Publikation in Vorbereitung).

Ein weiterer therapeutischer Ansatz beruht auf der Verabreichung von Prostaglandinsynthesehemmern (Acetylsalizylsäure, Indometachin). Barkay und Mitarb. [1] konnten kürzlich in einer kontrollierten Studie den günstigen Einfluß von Indometachin auf die Spermaqualität nachweisen. Schließlich wurde kürzlich von Köhler und Mitarb. [8] die orale Verabreichung des Phosphodiesteraseinhibitors Theophyllin-Ethylendiamin bei der Asthenozoospermie empfohlen.

Weitere therapeutische Ansätze sind die Verabreichung von Spurenelementen, Vitamin- und Nukleinsäurebausteinen. So beobachtete eine französische Arbeitsgruppe nach Verabreichung von Zinksulfat einen signifikanten Anstieg des Serumszinkspiegels und der Spermatozoendichte [9]. Kürzlich wurde auch Vitamin C in einer Dosierung von 0,5-1 g/die über 60 Tage empfohlen, wobei insbesondere das Verschwinden von Agglomerationsphänomenen beobachtet wurde. Auch Nukleinsäureprecursoren werden für die Therapie mit unterschiedlichem Erfolg eingesetzt (z. B. Diamantil, Actovegin, Actihaemyl).

Noch zweifelhafter als die letztgenannten Substanzen sind die folgenden alternativen Therapieansätze. So wird Speman, ein Medikament auf pflanzlicher Basis, in Indien seit 1960 zur Behandlung von Störungen der männlichen Fertilität, von Prostataleiden und funktionellen Sexualstörungen erfolgreich eingesetzt. In eigenen Untersuchungen konnten wir bei Männern mit idiopathischer normogonadotroper Oligozoospermie keine Effekte auf Spermatozoenzahl, -motilität und -morphologie feststellen (Publikation in Vorbereitung). Fertilitätsfördernde Effekte werden auch medizinischen Teesorten nachgesagt, die zu einer Verbesserung der Blutzirkulation in den Hoden und den akzessorischen Geschlechtsdrüsen sowie einer Verbesserung der Spermatozoentransportes führen sollen. Kürzlich wurde von der Akupunkturbehandlung der Oligozoospermie mit großem Erfolg durch die Wiener Arbeitsgruppe Fischl und Mitarb. [4] berichtet. Inwieweit hierbei Placebowirkungen wie bei Frischzellentherapie, homöopathischen Verfahren und Psychotherapie von Bedeutung sind und über eine psychovegetative Umstimmung zu einer Verbesserung der Fertilität führen, muß offen bleiben.

Die Zusammenstellung der wichtigsten Therapieverfahren läßt erkennen, daß die medikamentöse Therapie des männlichen Sterilitätsfaktors trotz großer Fortschritte weiterhin bescheidene Resultate aufweist. Dennoch muß man bei Ausschöpfung aller therapeutischen Möglichkeiten, insbesondere durch eine intensive andrologisch/gynäkologische Kooperation, mit signifikant besseren Schwangerschaftsraten rechnen, als die spontane Konzeptionsrate erwarten läßt [10].

Literatur

1. Barkay J, S Harpaz-Kerpel, S Ben-Ezra, S Gordon, H Zuckerman (1984) The prostaglandin inhibitor effect of antiinflammatory drugs in the therapy of male infertility. Fertil Steril 42: 406-411
2. Clark RV, RJ Sherins (1983) Clinical trial of testolactone for treatment of idiopathic male infertility. J Andrology 4: 33
3. Da Rugna D, J Saastamoinen (1984) Effects of testosterone undecanoate on semen quality and sexual behaviour. In: The Male Factor in Human Infertility, Diagnosis and Treatment (W Thompson, RF Harrison, J Bonnar eds.), MTP Press Limited Lancaster-Boston-The Hague-Dordrecht pp 135-141
4. Fischl F, R Riegler, Ch Bieglmayer, F Nasr, J Neumarkt (1984) Die Beeinflußbarkeit der Samenqualität durch Akupunktur bei subfertilen Männern. Geburtsh u Frauenheilk 44: 510-512
5. Hargreave TB, RA Elton (1982) Treatment with intermittent high dose methylprednisolone or intermittent betamethasone for antisperm antibodies: preliminary communication. Fertil Steril 38: 586-590
6. Hofmann N (1978) Piracetam — ein Pharmakon bei nachlassender Potenz? Med Welt 29: 1096-1099
7. Hofmann N, H Behrendt, B Hilscher, W Hilscher, D Passia (1982) Erste klinische Ergebnisse einer Ketotifen-Behandlung Mastzell-positiver Testis-Schäden. Z Hautkr 57: 609
8. Köhler D, J Fischer, KH Rühle, H Wokalek, G Daikeler, H Matthys (1983) Stimulierbarkeit eingeschränkter Spermienmotilität und mucociliärer Clearance der Lunge durch Theophyllin-Ethylendiamin. Klin Wochenschr 61: 243-250
9. Netter A, R Hartoma, K Nahoul (1981) Effect of Zinc administration on plasma testosterone, dihydrotestosterone and sperm count. Archives of Andrology 7: 69-73
10. Schill WB (1982) Aktueller Stand der medikamentösen Therapie männlicher Fertilitätsstörungen. Hautarzt 33: 468-480
11. Schill WB, W Bollmann (1983) Transportaspermie nach retroperitonealer Lymphadenektomie und deren Behandlung. Hautarzt 34: 574-576

12. Segal S (1978) the role of serotonin in male infertility. In: Recent Progress in Andrology (A Fabbrini, E Steinberger, eds). Academic Press, London-New York-San Francisco pp 343-350
13. Shulman JF, S Shulman (1982) Methylprednisolone treatment of immunologic infertility in the male. Fertil Steril 38: 591-599
14. Vigerski RA, AR Glass (1981) Effects of Δ^1-testolactone on the pituitary-testicular axis in oligospermic men. J Clin Endocrin Metab 52: 897-902
15. Wagner TOF (1985) Pulsatile LHRH-Therapie beim Mann (II). Endokrinologie-Informationen 9: 9-12
16. Weth G (1982) Piracetam hat auch gonadotrope Eigenschaften. Med Klin 77: 659-660

Prof. Dr. med. W.-B. Schill
Universitäts-Hautklinik München
Frauenlobstr. 9
D-8000 München 2

Symposium E: Akne

Bakterien der Akneeffloreszenzen

M. GEHSE, Karlsruhe

Durch zahlreiche Untersuchungen konnte gezeigt werden, daß die Mikroflora des Talgfollikels auf drei Arten von Mikroorganismen: Propionibakterien, Koagulase-negative Kokken (besonders Staphylococcus epidermidis) und Pityrosporum-Pilze (Pityrosporum orbiculare und ovale) beschränkt ist [2, 7, 8]. Während man die Propionibakterien in der Tiefe des Follikels findet, siedeln die Pityrosporum-Pilze und Kokken in der Nähe der Ostien. Andere Bakterien, Milben und Bakteriophagen sind zwar auch vereinzelt gefunden worden, jedoch sind bis jetzt keine Befunde vorhanden, die sie in einen kausalen Zusammenhang mit der Akne bringen. Es bestehen jedoch kaum Zweifel daran, daß die Propionibakterien bei der Entstehung der Akneeffloreszenzen eine bedeutende Rolle spielen.

Die beiden wichtigsten Propionibakterien-Species sind P. acnes und P. granulosum.

P. acnes ist auf der menschlichen Haut ubiquitär, besonders zahlreich an talgreichen Stellen. Nach Untersuchungen von McGinly et al. [9] korreliert die Keimzahl signifikant mit der Talgmenge. Die P. acnes-Flora steigt von 10 bis 20 Jahren an, hat zwischen 20 bis 30 Jahren ein Maximum und fällt ab 30 Jahren leicht ab. In Akneläsionen wird immer P. acnes gefunden. P. granulosum findet man bei Gesunden nur in einem geringen Prozentsatz und in signifikant niedrigeren Keimzahlen als P. acnes. P. avidum spielt für die Akne keine Rolle; es kommt fast ausschließlich in menschlichen Feuchtregionen vor.

Auch wenn die Keimzahlen keine signifikanten Unterschiede zwischen Aknepatienten und Hautgesunden bzw. zwischen Komedonen und unbefallener Haut von Aknepatienten aufweisen, spricht die Besserung des klinischen Bildes nach antimikrobieller Therapie, trotz z.T. weitgehend unveränderter Population [1, 2] für eine bakterielle Beteiligung. Um weitere Aufschlüsse über die pathogenetische Bedeutung der Propionibakterien bei der Acne vulgaris zu bekommen, haben wir die Species in den einzelnen Akneeffloreszenzen, auf unbefallener Haut von Aknepatienten und hautgesunden Kontrollpersonen typisiert und auf das Vorkommen verschiedener extrazellulärer Enzyme überprüft.

Die Speciesdiagnose bei Aknepatienten und Kontrollpersonen zeigte, daß in beiden Kollektiven P. acnes in über 90% isoliert werden konnte. P. granulosum ließ sich bei keiner Kontrollperson nachweisen, hingegen bei 50% der Aknepatienten. Diese Häufigkeitsunterschiede bestanden jedoch nicht nur zwischen Aknepatienten und Kontrollpersonen, sondern auch zwischen den verschiedenen Entnahmestellen bei Aknepatienten. In Proben aus Pusteln und Komedonen war diese Species signifikant häufiger anzutreffen als in Proben aus unbefallener Haut von Aknepatienten. Die Probenentnahmen erfolgten mit einem Cyanoacrylatgel-beschichteten Stempel. Diese Ergebnisse stimmen weitgehend mit der Literatur überein.

Bei der Biotypisierung fanden sich bei Kontrollpersonen die Biotypen A und E in 73% der Isolate, bei Aknepatienten dagegen die Biotypen A, C und G in 66% der Isolate. Mit 28% war zudem der Biotyp A bei Aknepatienten signifikant seltener als bei Kontrollpersonen mit 52,1%. Der Vergleich zwischen den einzelnen Isolaten von Aknepatienten mit denen von Kontrollpersonen zeigt, daß Proben von unbefallener Haut von Aknepatienten ähnliche Biotypen wie Kontrollpersonen besitzen und Pustelproben ähnliche Biotypen wie Komedoproben aufweisen. Der häufigste P. acnes-Typ war Biotyp A. P. granulosum-Stämme gehörten signifikant häufiger zum Biotyp C als P. acnes-Stämme.

Bei der Phagentypisierung waren übereinstimmend mit früheren Ergebnissen von Höffler et al. [4] sowie Lentze et al. [6] alle Stämme der Species P. granulosum und P. avidum gegen die Lyse durch den verwendeten Phagensatz unempfindlich. Während bei Kontrollpersonen eine große Streuung der Lysotypen auffällig ist, gehörten bei Pustelproben 97,4% zu den Lysotypen I und VII. Eine Korrelation zwischen Biotyp und Lysotyp bestand nicht. Die erhöhte Isolationsrate von P. granulosum dürfte darauf zurückzuführen sein, daß Hautlipide, der Sauerstoffpartialdruck, pH und unterschiedliche Glukosekonzentrationen das Wachstumsverhalten und die Produktion extrazellulärer Enzyme von P. acnes und P. granulosum unterschiedlich beeinflussen [3,5]. Um die mögliche pathogenetische Bedeutung von P. granulosum besser beurteilen zu können, haben wir die P. acnes-Isolate und die P. granulosum-Isolate im Agardiffusionstest auf die Produktion extrazellulärer Enzyme untersucht. P. granulosum zeigte zwar eine signifikant geringere proteolytische Aktivität als P. acnes, was auf eine insgesamt geringere proteolytische Aktivität in den Komedonen und Pusteln schließen läßt, zum anderen jedoch waren sämtliche P. granulosum-Stämme DNA'ase-positiv, hingegen weniger als 12% der P. acnes-Stämme. Insgesamt waren 29,6% der Aknepatienten, hingegen nur 18,3% der Kontrollpersonen DNA'ase-positiv.

Ähnliche Befunde fanden sich bzgl. des Nachweises von Lezithinase. Von den aufgezeigten Unterschieden zwischen hautgesunden Kontrollpersonen und Aknepatienten scheint der Tatsache, daß P. granulosum bei Aknepatienten signifikant häufiger vorkommt, die größte Bedeutung zuzukommen. Es läßt sich nicht klären, ob dies ein primärer oder sekundärer Befund ist. Dies ist jedoch kein Argument gegen eine bakterielle Beteiligung an der Akne, da hier, wie auch bei anderen dermatologischen Krankheitsbildern, eine unterschiedliche individuelle Reaktionsweise ein entscheidender Faktor sein dürfte.

Literatur

1. Cove JH, WJ Cunliffe, KT Holland (1980) Acne vulgaris: is the bacterial population size significant? Brit J Derm 102: 277-280
2. Gloor M (1977) Zur Therapie der Acne vulgaris mit antimikrobiellen Pharmaka. Zbl. Haut und Geschlechtskrankheiten 138: 1-12
3. Greenman J, KT Holland, WJ Cunliffe (1981) Effect of glucose concentration on biomass, maximum specific growth rate and extracellular enzyme production by three species of cutaneous propionibacteria grown in continous culture. J Gen Microbiol 127: 371-376
4 Höffler U, M Gloor, G Peters, HL Ko, A Bräutigam, A Thurn, G Pulverer (1980) Qualitative and quantitative investigations on the resident bacterial skinflora in healthy persons and in the non-affected skin of patients with seborrheic eczema. Arch Dermatol Res 268: 297-312
5. Holland KT, J Greenman, WJ Cunliffe (1979) Growth of cutaneous propionibacteria on synthetic medium, growth yields and exoenzyme production. J Appl Bacteriol 47: 383-394
6. Lentze I, HL Ko, U Höffler (1979) Differenzierung unterschiedlicher Propionibakterien-Spezies aus Acne vulgaris-Effloreszenzen. Hautarzt 30: 242-247
7. Marples RR, KJ McGinley (1974) Corynebacterium acnes and other anaerobic diphteroids from human skin. J Med Microbiol 7: 349-357
8. Marples RR, KJ Mc Ginley, OH Mills (1973) Microbiology of comedones in acne vulgaris. J Invest Derm 60: 80-83
9. McGinley KJ, GF Webster, MR Ruggieri, JJ Leyden (1980) Regional variations in density of cutaneous propionibacteria. Correlation of Propionibacterium acnes populations with sebaceous secretion. J Clin Microbiol 12: 672-675

Dr. med. Michael Gehse
Städtische Hautklinik
Moltkestr. 18
D-7500 Karlsruhe

Resistenzinduktion nach topischer antimikrobieller Akne-Therapie?

U. HÖFFLER, Düsseldorf

Einleitung

Bei der Therapie der Acne vulgaris hat in den letzten 20 Jahren eine Akzentuierung der keimvermindernden Maßnahmen stattgefunden. Für eine *systemische* antibiotische Therapie sind vor allen anderen Substanzen die Tetrazykline in breitem Umfang und mit großem Erfolg eingesetzt worden [6]. Die *topische* Behandlung der Akne mit Antibiotika-haltigen Präparationen, insbesondere Clindamycin, Erythromycin und verschiedenen Tetrazyklinen, fand seit Ende der 70er Jahre auch in Europa zunehmend Anhänger [3, 5, 9]. Kritiker der Antibiotika-Therapie haben ihre Einwände u. a. mit einer möglichen Resistenzinduktion der Keime begründet.

Propionibakterien

Über die Wirksamkeit antimikrobieller Substanzen auf P. acnes lagen bis zur Mitte der 70er Jahre nur wenige und unvollständige Arbeiten vor, was auf die langwierige und technisch aufwendige Kultivierung zurückzuführen sein dürfte. Es gab vor allem keine Angaben für die weiteren Propionibakterien-Spezies der menschlichen Haut.

In Tabelle 1 sind die minimalen Hemmkonzentrationen im Agar-Dilutionstest von über 100 überwiegend frisch von menschlicher Haut angezüchteten Propionibakterien-Stämmen gegen 54 Präparationen von 53 Substanzen dargestellt [7, 8]. Propionibakterien zeigen eine konstant gute Empfindlichkeit gegen alle hier getesteten Penicillin- und Cefalosporin-Derivate, so daß wir davon ausgehen können, daß natürlicherweise weder Penicillinasen noch Cefalosporinasen bei Propionibakterien vorkommen. Die MHK-Werte von Aminoglykosidantibiotika liegen in wesentlich höheren Bereichen, so daß bei Zugrundelegung der auf Serumkonzentrationen bezogenen Breakpoints ein therapeutischer Einsatz nicht möglich erscheint. Bedenkt man aber die hohen, bei lokalen Präparationen erreichbaren Konzentrationen, so erscheint eine Wirksamkeit gegen Propionibakterien durchaus möglich. Gegen Nitroimidazolderivate, in letzter Zeit für eine Therapie von Anaerobier-Infektionen und Rosacea vorgeschlagen, besitzen Propionibakterien eine offenbar natürliche Speziesresistenz, die keiner Induktion bedarf. Die MHK-Werte von Clindamycin sind besonders niedrig, und Erythromycin zeigt mit im Mittel 0,04 µg/ml nach Penicillin die niedrigsten MHK-Werte vor allen untersuchten Chemotherapeutika. Die MHK-Werte für die neueren Makrolide Rosaramycin, Josamycin und Midecamycin liegen geringfügig höher. Die Aktivitäten der Tetrazykline gegen Propionibakterien sind ebenfalls hoch. Obwohl davon ausgegangen werden kann, daß zumindest ein Teil der getesteten Stämme einer Antibiotikatherapie ausgesetzt war, haben wir keine Anhaltspunkte für eine Resistenzinduktion gefunden.

Inwieweit bei Langzeitgabe von topischen Antibiotika bei Akne Resistenzentwicklungen der Propionibakterien auftreten können, ist bisher nur mangelhaft untersucht. Zunächst lagen selbst bei chronischer Applikation von Erythromycin in Salbenform keine Anhaltspunkte dafür vor. Systematische Untersuchungen in vitro [2] ergaben jedoch die Möglichkeit einer Resistenzzüchtung bei Propionibakterien ebenso wie bei Staphylokokken. Es trat stets Parallelresistenz gegen Erythromycin und Clindamycin auf; die Resistenz war jedoch nicht genetisch fixiert. Von Raab [10] wurde daher angenommen, daß bei klinischer Anwendung von Erythromycin oder Clindamycin zur topischen Behandlung der Acne vulgaris bei jedem 5. Patienten mit dem Auftreten therapierefraktärer Propionibakterien gerechnet werden muß. Raab empfiehlt nach Langzeitanwendung erythromycinhaltiger Salben eine Unterbrechung der Therapie für ca. 4 Wochen. Es gibt jedoch auch anderslautende Berichte [1], die bei topischer Anwendung von Erythromycin keine Propionibakterien-Resistenzen gefunden haben, wohl aber Resistenzen der Micrococcaceae.

Micrococcaceae

Die minimalen Hemmkonzentrationen von koagulasenegativen Staphylokokken differieren deutlich von denjenigen des S. aureus. Resistenzen gegen nahezu sämtliche bekannten Antibiotika sind bei Staphylokokken und Mikrokokken sensu stricto bereits nachgewiesen worden. Insbesondere im Klinikbereich sind koagulasenegative Stämme mit nicht konjugativen, durch Phagen transduzierten Resistenzplasmiden gefunden worden. Hierdurch können Schwierigkeiten bei der Behandlung von nosokomialen Infektionen mit diesen opportunistischen Erregern auftreten; die moderne technisierte Medizin verfügt heute über ein ganzes Arsenal von invasiven Maßnahmen, die auch den schwachvirulenten Bakterienspezies der menschlichen Haut das Eindringen in den Körper ermöglichen. Neben Implantationen geben vor allem liegende Venenkatheter freien Eintritt für trans- und perikanalikuläre Infektionen. Darüber hinaus muß auch mit Resistenzen bei S. aureus gerechnet werden.

Weitere Bakterien

Dies gilt auch für andere Bakterien der residenten und transienten Haut- und Schleimhautflora. Das multipel resistente aerobe Corynebacterium JK macht neuerdings als Erreger von Infektionen bei Leukämiepatienten erhebliche therapeutische Schwierigkeiten. Auch mit Resistenzinduktion bei Enterobacteriaceae und Pseudomonadaceae muß gerechnet werden. Hierbei kämen auch konjugative Vorgänge der Resistenzübertragung in Frage.

Es muß aber betont werden, daß die bei der topischen Aknetherapie in Frage stehenden Substanzen Erythromycin, Lincomycine und Tetrazykline heute keine unersetzlichen Substanzen mehr darstellen. Clindamycin als Mittel bei Anaerobier-Infektionen ist weitgehend durch Nitroimidazole, moderne Azylureidopenicilline und Cefalosporine verdrängt worden. Gegen Tetrazykline gab es bereits seit langem, insbesondere bei Enterobacteriaceae, Resistenzen, so daß sie heute kaum noch als Breitbandantibiotika bezeichnet werden können. Erythromycin dient jedoch vielfach als wichtiges Ausweichmittel bei schweren Infektionen und gleichzeitiger Penicillinallergie.

Schlußfolgerungen

Ich möchte daher vorschlagen, eine topische Antibiotikatherapie nicht bei milden Akneformen, nicht bei stationären und nicht bei immundefizienten Patienten vorzunehmen, um Resistenzinduktionen und Komplikationen durch nosokomiale Infektionen vorzubeugen.

Zweifellos wäre es wünschenswert, zur topischen antimikrobiellen Anwendung bei Akne Substanzen zu verwenden, bei denen Resistenzinduktionen fehlen. Von Gloor wurde nachgewiesen, daß sich hierfür auch Desinfizienzien eignen. Jedoch auch hier müssen die Erwartungen gedämpft werden. Wie Grün [4] nachgewiesen hat, gibt es sogar induzierbare Resistenzen gegen Desinfektionsmittel, die in Zukunft von erheblicher Bedeutung in der Krankenhaushygiene sein könnten.

Tabelle 1. In-vitro-Empfindlichkeit von Propionibakterien-Spezies der menschlichen Haut gegen Antibiotika

	MHK 100%		
	P. acnes	P. granulosum	P. avidum
Penicillin G	0,04	0,1	0,1
Azidocillin	0,2	0,1	0,2
Oxacillin	0,8	0,8	0,8
Dicloxacillin	0,8	1,6	1,6
Ampicillin	0,2	0,1	0,2
Amoxycillin	0,2	0,4	0,4
Ciclacillin	1,6	0,8	3,1
Epicillin	0,4	0,4	0,4
Carbenicillin	0,8	1,6	1,6
Ticarcillin	3,1	6,25	3,1
Mezlocillin	1,6	0,8	1,6
Azlocillin	1,6	0,8	1,6
Cefalothin	0,2	0,8	0,4
Cefazolin	0,4	1,6	0,8
Cefalexin	0,8	12,5	12,5
Cefradin	1,6	3,1	3,1
Cefacetril	0,8	6,25	3,1
Cefapirin	0,4	1,6	0,4
Cefamandol	0,8	0,8	0,8
Cefuroxim	0,2	1,6	0,2
Cefoxitin	0,8	3,1	0,8
Cefotaxim	0,4	1,6	0,8
Streptomycin	12,5	6,25	12,5
Kanamycin	≥100,0	≥100,0	≥100,0
Neomycin	25,0	25,0	25,0
Gentamicin	6,25	1,6	6,25
Tobramycin	25,0	12,5	50,0
Sisomicin	25,0	50,0	50,0
Amikacin	50,0	50,0	100,0
Spectinomycin	100,0	>100,0	>100,0
Tetracyclin	3,1	6,25	12,6
Oxytetracyclin	3,1	1,6	3,1
Chlortetracyclin	6,25	3,1	12,5
Rolitetracyclin	1,6	0,8	1,6
Doxycyclin	3,1	3,1	1,6
Minocyclin	0,4	0,2	0,4
Lincomycin	0,8	6,25	0,4
Clindamycin	0,4	0,2	0,4
Novobiocin	3,1	6,25	6,25
Erythromycin	0,1	≤ 0,02	0,4
Rosaramycin	0,8	0,8	—
Josamycin	0,8	0,8	—
Midecamycin	0,1	0,4	—
Fusidinsäure	6,25	3,1	6,25
Chloramphenicol	3,1	1,6	3,1
Rifampicin	0,2	≤ 0,02	≤ 0,02
Bacitracin	0,4	0,4	3,1
Tyrothricin	3,1	12,5	25,0
Trimethoprim	0,8	12,5	3,1
Sulfamethoxazol	>100,0	>100,0	50,0
5% Trimethoprim-95% Sulfamethoxazol	0,8	12,5	1,6
Colistin	100,0	25,0	100,0
Metronidazol	>100,0	>100,0	>100,0
Tinidazol	>100,0	>100,0	>100,0

Literatur

1. Bernstein JE, AR Shalita (1980) Effects of topical erythromycin on aerobic and anaerobic surface flora. Acta dermato-venereol (Stockholm) 60:537
2. Crawford WW, IP Crawford, RB Stoughton, RC Cornell (1979) Laboratory induction and clinical occurence of combined clindamycin and erythromycin resistance in Corynebacterium acnes. J Invest Dermatol 72:187-190
3. Eady AA, KT Holland, WJ Cunliffe (1982) Should topical antibiotics be used for the treatment of acne vulgaris. Brit J Dermatol 107:235-246
4. Grün L, U Heyn (1982) Untersuchungen zur Desinfektionsmittelresistenz von Bakterien. Hyg Med 7:373-376

5. Gloor M (1980) Lokale antimikrobielle Aknebehandlung — eine Alternative für die systemische Antibiotikatherapie. Fette, Seifen, Anstrichm. 82:525-532
6. Herrmann WP, GK Steigleder (1975) Haut- und Geschlechtskrankheiten. In: Otten H, M Plempel, W Siegenthaler (Hrsg) Antibiotika-Fibel, 4. Aufl. Thieme, Suttgart, S 926-951
7. Höffler U, HL Ko, G Pulverer (1976) Antimicrobial susceptibility of Propionibacterium acnes and related microbial spezies. Antimicrob. Agents Chemother 10:387-394
8. Höffler U, W Niederau, G Pulverer (1980) Susceptibility of cutaneous propionibacteria to newer antibiotics. Chemother 26:7-11
9. Holland A (1980) Neues aus der amerikanischen Dermatologie. Hautarzt 31:125-131
10. Raab W (1980) Resistenzprobleme bei topischer antimikrobieller Aknetherapie. Fette, Seifen, Anstrichm. 82:533-536

Dr. med. Ulrich Höffler
Hygienisch-bakteriologisches Landesuntersuchungsamt
„Nordrhein"
Auf'm Hennekamp 70
D-4000 Düsseldorf 1

Lipidanalyse, keratolytische Untersuchungen und quantitative mikrobiologische Untersuchungen isolierter Follikelinfundibula unter Benzoylperoxidtherapie

M. PUSCHMANN, Reinbek

Benzoylperoxid (BP), welches bereits 1905 aufgrund seiner antibakteriellen Eigenschaften als therapeutisches Mittel angewendet wurde, findet seit Jahrzehnten als wirksames Aknetherapeutikum Anwendung. Eine Erweiterung des Anwendungsgebietes erfolgte durch Einsatz in der Wund- und Ulkusbehandlung.

BP stellt ein starkes Oxydationsmittel dar, und der therapeutische Effekt liegt in seinen oxydierenden Eigenschaften. Bei der Aknetherapie werden die oxydierenden Eigenschaften in zweifacher Weise ausgenutzt:

In den Talgdrüseninfundibula werden die anaeroben Verhältnisse durch den gebildeten Sauerstoff in aerobe Bedingungen umgewandelt. Die anaerob wachsenden P. acnes, die für die Akne verantwortlich gemacht werden, sollten zahlenmäßig erniedrigt werden. Da P. acnes die Fähigkeit besitzen, Lipasen auszuscheiden, die die Lipolyse anregen, d.h. Triglyceride (TG) in freie Fettsäuren (FFS) spalten, sollte durch Verminderung der P. acnes die Lipolyse gehemmt werden, d.h. FFS sollten auf Kosten der TG reduziert werden. Weiterhin sollte BP oxidativ die Disulfidbrücken des Keratins spalten. Es sollte zum Ablösen von Zellkomplexen aus dem Stratum corneum kommen, wodurch ein keratolytischer, schälender Effekt erzielt wird.

BP wurde 5%ig und 10%ig in einer alkoholfreien Gel-Grundlage* eingesetzt. Folgende Probandenkollektive wurden gebildet (Applikation: 2 x tgl. bis zu 6 Wochen auf Stirn bzw. Rücken, n: 10-15, Alter: 14-28 Jahre): unbehandelte Leerkontrolle, Gel-Grundlage, 5% BP, 10% BP und Halbseitenversuch 5% BP gegenüber Grundlage.

Bestimmung der antibakteriellen Wirksamkeit mit Hilfe der Agardiffusions-Methode

BP zeigt im Lochplattentest in vitro gegenüber grampositiven Keimen, da vor allem gegenüber P. acnes und gegenüber C. albicans, deutliche Hemmhöfe. Gramnegative Bakterien werden nicht gehemmt. Die wirkstoff-freie Gel-Grundlage läßt keine Hemmhöfe erkennen. Die gute Penetration in den Nährboden veranlaßt uns, die Untersuchung auf in-vivo-Versuche zu erweitern.

Quantitatives Verhalten der Bakterienflora in den Follikelinfundibula mit Hilfe der Cyanoacrylat-Methode (P. acnes und Micrococcaceae)

Die Cyanoacrylat-Methode ist hervorragend geeignet zur Untersuchung des Inhalts von Talgdrüsenfollikeln. In Abb. 1 ist das Probanden-Kollektiv, welches mit 5% BP behandelt wurde, angegeben. Es ist erkennbar, daß bereits 1-3 Std. nach Behandlung mit BP-Gel im Vergleich zum Ausgangswert eine starke Reduktion der Gesamtkeime, der P. acnes und der Mikrokokken erfolgt. Innerhalb der nächsten 6 Wochen läßt sich über den gesamten Therapiezeitraum eine anhaltend signifikante Erniedrigung der Bakterien erkennen ($p \leq 0{,}01$ bzw. $0{,}001$). Eine Woche nach Absetzen der Therapie zeigte sich bei den Gesamtkeimen und den Mikrokokken bereits ein deutlicher Anstieg der Bakterienzahlen.

Während für 10%iges BP ähnliche Werte ermittelt wurden, zeigen die Kollektive, die unbehandelt waren bzw. mit der Gel-Grundlage behandelt wurden, übliche Keimzahl-Schwankungen um einen Mittelwert. Eine signifikante Reduktion der Keime konnte nicht beobachtet werden.

Die Ergebnisse des Halbseitenversuchs (5% BP gegenüber Placebo) zeigen eine starke Reduktion der Keimzahlen auf der mit dem wirkstoffhaltigen Präparat behandelten Seite. Durch Schmiereffekte kommt es auf der Placebo-Seite zu einer geringen, aber nicht signifikanten Reduktion der Bakterienzahl. Über den ganzen Behandlungszeitraum zeigt BP im Vergleich zur Gel-Grundlage und im Vergleich zum Ausgangswert eine signifikante Erniedrigung der Bakterienflora in den Talgdrüseninfundibula.

* Akneroxid 5 und Akneroxid 10, Hermal Chemie, Reinbek

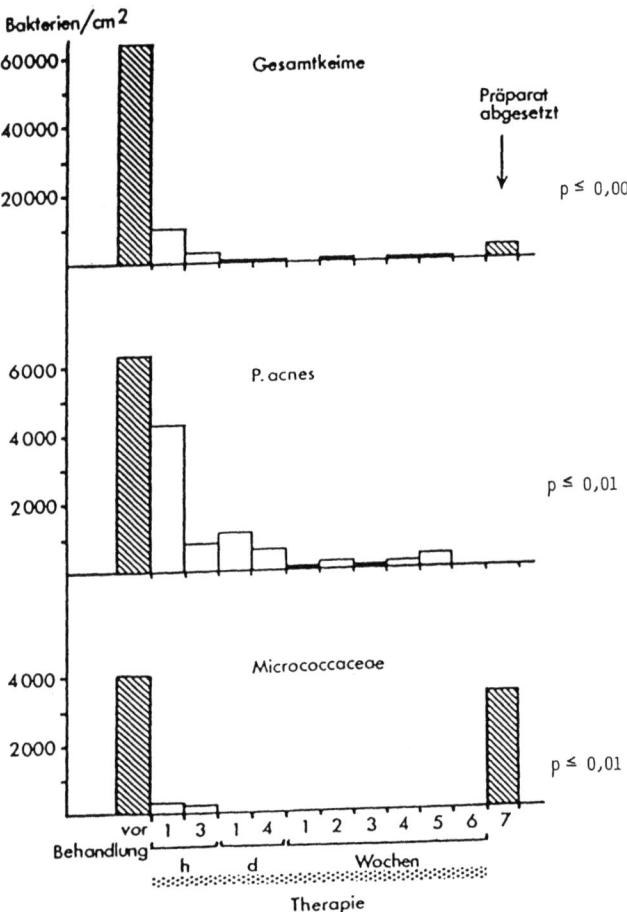

Abb. 1. Cyanoacrylat-Methode, 5%iges BP. Bakterienzahl/cm² Stirnhaut (n = 11)

Hautoberflächenlipid-Bestimmung mit Hilfe der Rauhglasplättchen-Methode

Während einer 3-wöchigen Behandlung mit BP beobachtet man keine Veränderung der Hautoberflächenlipidmenge. Die Werte schwanken um einen Mittelwert. Es läßt sich keine signifikante Erniedrigung der Sebummenge auf der Haut und somit keine sebumsuppressive Wirkung belegen.

Hautoberflächenlipid-Bestimmung durch Lipidextraktion mit anschließender dünnschichtchromatographischer und densitometrischer Auswertung

Die mit Hexan extrahierten Lipide wurden dünnschichtchromatographisch aufgetrennt und quantitativ mit Hilfe eines Densitometers ausgewertet. Die Auftrennung erfolgt in Cholesterin, Mono- und Diglyceride, freie Fettsäuren, Triglyceride, Waschester und Squalen. Die Auswertung der Gesamtlipide läßt auch hier keine signifikante Reduktion der Sebummenge unter BP-Therapie erkennen. Einen Unterschied zeigen die Banden der freien Fettsäuren (FFS) und Triglyceride (TG). Unter BP-Behandlung erkennt man deutlich eine Abnahme der FFS unter gleichzeitigem Anstieg der TG. Die quantitative Auswertung des Halbseitenversuchs zeigt Tabelle 1. Während auf der Placebo-behandelten Seite das Verhältnis TG/FFS bei Schwankungen um einen Mittelwert konstant bleibt, verändert sich das Verhältnis TG/FFS auf der mit BP-behandelten Stirnhälfte kontinuierlich und signifikant zugunsten der TG auf Kosten der FFS. Da FFS komedogen und hautreizend wirken und zu Entzündungen des Follikels führen, kann die durch BP ausgelöste Lipolysehemmung den Verlauf der Akne günstig beeinflussen.

Tabelle 1. Lipidextraktion, DC und densitometrische Auswertung, 5%iges Benzoylperoxid

Zeit	Verum $\frac{TG}{FFS}$	Placebo $\frac{TG}{FFS}$	Signifikanz
vorher	1,25	1,25	
4. Tag	1,87	2,15	ns
1. Woche	2,01	1,46	ns
2. Woche	3,11	2,39	ns
3. Woche	5,57	1,76	$p \leq 0,1$
4. Woche	9,02	2,14	$p \leq 0,05$
5. Woche	12,08	2,27	$p \leq 0,02$
6. Woche	14,59	2,61	$p \leq 0,1$
1 Woche nach Behandlung	7,60	1,86	ns

Rasterelektronenmikroskopische Aufnahmen der Hautoberfläche

Um die abschuppende Wirkung des BP morphologisch zu demonstrieren, wurden vor und unter BP-Therapie REM-Aufnahmen hergestellt. Die REM-Aufnahmen zeigen, daß es unter BP zur Desquamation der Haut kommt. BP wirkt schälend, keratolytisch.

Quantitative Korneozytenauszählung und Ausmessung der Korneozytenoberfläche mit Hilfe der Detergenswasch-Methode

Nach der Detergenswasch-Methode wurden vor und während der Behandlung mit BP Korneozyten von der Rückenhaut abgelöst. Als Parameter wurden Korneozytenzahl/cm² und Korneozytenfläche bestimmt.

Unter BP-Therapie kommt es experimentell zu einer signifikanten Abnahme der Korneozytenzahl. Die Angabe der Korneozytenzahl/cm² erscheint problematisch, da bei der BP-Keratolyse viele Zellen gelockert und die Korneozyten leicht abgelöst werden. Die abgelösten Zellen können daher durch den Waschvorgang nicht erfaßt und nicht nachgewiesen werden.

Die Oberfläche der Korneozyten wurde planimetrisch bestimmt. Unter BP-Behandlung ging die Korneozytengröße signifikant zurück. Nach Absetzen der Applikation stiegen die Werte wieder an. Der geringere, nicht-signifikante Rückgang der Korneozytenfläche unbehandelter und Placebo-behandelter Haut am Rücken ist durch Kontamination mit BP im Laufe des 19 Tage dauernden Behandlungszeitraumes zu erklären (Reiben, Schwitzen, Waschen). Die Verkleinerung der Korneozytenoberfläche ist als Zeichen einer gesteigerten Epidermopoese der Epidermis zu werten, was einer Schälwirkung des BP bzw. einer Proliferationssteigerung der Epidermis gleichkommt.

Bestimmung der Erneuerungsrate der Epidermis mit Hilfe der Dansylchlorid-Methode

Mit dieser Methode kann man sehr gut die Erneuerungsrate der Epidermis bestimmen. Die BP-haltigen Präparate verursachen im Vergleich zur unbehandelten Kontrolle und zum Placebo-behandelten Feld eine signifikant schnellere Erneuerung des Stratum corneum und zeigen somit starke keratolytische Wirkung.

Literatur

Puschmann M (1982) Klinisch-experimentelle Untersuchungen zum Wirkungsnachweis von Benzoylperoxid. Hautarzt 33:257-265

Dr. med. M. Puschmann
Alfred-Marchionini-Institut
Danziger Straße 5
D-2057 Reinbek

Benzoylperoxid: Abhängigkeit des Therapieeffektes von Externagrundlagen

E. SCHÖFP, Freiburg i. Br.

Manuskript nicht eingegangen

Irritative und kontaktallergische Nebenwirkungen von Akne-Externa

P. J. FROSCH, Heidelberg

Die *Hautirritation* ist die häufigste Nebenwirkung der lokalen Aknetherapie. Dies ist nicht erst eine Folge der neueren Therapeutika — auch bei den älteren Wirkstoffen mußte man damit rechnen (Tabelle 1). Die sehr unterschiedlichen Vehikel können einerseits selbst irritieren oder andererseits die Hautreizung des Wirkstoffes über eine verbesserte Penetration verstärken (Tabelle 2).

Häufigkeit und Intensität der Irritation hängen stark von der Wahl des Präparates und der individuell sehr unterschiedlichen Verträglichkeit ab. Eine Übersicht über die beeinflussenden Faktoren gibt Tabelle 3.

Tabelle 1. Neuere und ältere Wirkstoffe von Akne-Externa

Benzoylperoxid
Vitamin-A-Säure
Erythromycin
Tetracyclin
Clindamycin

Schwefel
Salicylsäure
Chlorhexidin
Hexachlorophen
Ammoniumbituminosulfonat
Steinkohlenteer
Resorcin
Estradiol
Campher
Phenol
Tannin
Linolsäure
Octadecadiensäure
Dequaliniumundecylenat
Allantoin

Tabelle 2. Häufige Vehikel-Inhaltsstoffe von Akne-Externa

a) *Lösungen:*
Polysorbat 80
Milchsäure
Isopropanol
Äthanol
Propylenglycol
Duftstoff
Wasser

b) *Gele:*
Polysorbat 80
Polyaethylenglycol 200, 400
Polyoxyaethylenlaurylether
Polyacrylsäure
Isopropanol
Aceton
Duftstoff
Wasser

c) *Emulsionen:*
Zinkoxid
Talcum
Paraffin-Kohlen-Wasserstoffe
Ölsäureoleylester
Cetylstearylalkohol
Cetylstearylpolyglycolphosphat
Sorbit
Carboxymethylcellulose
Bronopol
PABA-Ester
Duftstoff
Wasser

Tabelle 3. Faktoren, die das Irritationspotential des Externums einerseits und die Hautirritabilität des Patienten andererseits beeinflussen

a) *Irritationspotential*
   Konzentration
   Anwendungshäufigkeit
   Vehikel
   Kombinationstherapie
   Therapiedauer

b) *Hautirritabilität*
   Allgemeiner Hautzustand
   Individuelle Empfindlichkeit
      (endogene Faktoren)
   Körperregion
   Hornschichtdicke und -integrität
   Hautoberflächenlipide
   Umweltfaktoren (Sonnenbestrahlung, Luftfeuchtigkeit, Temperatur)

Unter *Vitamin-A-Säure* (Tretinoin) kommt es am häufigsten zu Austrocknung, Schuppung, Rötung, Juckreiz und Brennen. Diese Nebenwirkungen sind meist auf ein akzeptables Maß zu reduzieren durch eine geringere Konzentration des Wirkstoffes, Cremegrundlage statt alkoholischer Lösung und nur einmaliger Anwendung am Tag. Durch die Einwirkung von anderen potentiell reizenden Stoffen wird oft eine schlechte Verträglichkeit vorgetäuscht (häufiges Waschen mit Seifen oder Syndets, Abrasiva, bestimmte Kosmetika, scheuernde Kleidung etc.). Die Irritation nimmt meist mit zunehmender Therapiedauer ab („Hardening").

Hellhäutige, sonnenempfindliche Patienten haben in der Regel eine geringere Toleranz für Irritantien als Dunkelhäutige. Diese und die anderen in Tab. 3 aufgeführten Faktoren erklären die großen Unterschiede der Nebenwirkungshäufigkeit in den einzelnen Studien. Während Gandola (1976) bei 211 Patienten in 75% Erythem und Schuppung durch Vitamin-A-Säure 0,1% Creme feststellte, war die Zahl der Irritationen mit 18% in einer texanischen Studie wesentlich niedriger [4]. Handajo (1979) verglich an 250 indonesischen Patienten Vitamin-A-Säure (alkoholische Lösung) und Benzoylperoxid (alkoholisches Gel) allein und in Kombination. Die kombinierte Anwendung von Vitamin-A-Säure und 5% Benzoylperoxid war klinisch am wirkungsvollsten; die irritativen Nebenwirkungen lagen nur bei 10%. Die Behandlung mit Vitamin-A-Säure-Lösung allein (2 x täglich) war dagegen weniger wirksam und hatte sogar mehr Nebenwirkungen (25%).

Handajo berichtete auch über eine bei uns seltener beobachtete Nebenwirkung der Vitamin-A-Säure-Behandlung, die er in seinem Krankengut in bis zu 40% der Fälle beobachtete: Hypopigmentierungen. Diese sind eine Folge der Vitamin-A-Säure-Irritation mit epidermaler Hyperproliferation und reduzierter Melanisierung von Keratinozyten (Kaidbey et al. 1975). Da es wegen des keratolytischen Effektes auch zu einer Verdünnung der Hornschicht kommt, nimmt die Empfindlichkeit für die UV-Strahlung zu (Photoirritation). In der initialen Phase der Vitamin-A-Säure-Behandlung sollte daher intensive Sonnenbestrahlung wegen der erhöhten Sonnenbrandgefahr gemieden werden.

Über eine sehr seltene Vitamin-A-Säure-Nebenwirkung in Form von multiplen Granulomata pyogenica auf der Brust eines Akne-Patienten berichteten Hagedorn und Kirchner [2].

Benzoylperoxid ist in wässriger Grundlage besser verträglich als in alkoholischer, wie inzwischen mehrere Untersucher, z.T. im Halbseitenversuch, bestätigt haben. Die Wirksamkeit ist gleich oder nur geringfügig unterschiedlich (Stengel und Schöpf 1981; Grunnet et al. 1983). In einer großen multizentrischen Studie (3 224 Patienten) kam es bei der Verwendung eines nichtalkoholischen Gels und einer Lotio nur in 3,2% zu schweren Nebenwirkungen und in 18,2% zu leichten bis mittelstarken [6].

Die *lokalen Antibiotika* (Tetracyclin, Erythromycin, Clindamycin) verursachen nur in seltenen Fällen Hautreizungen, die dann meist durch alkoholische Lösungen bedingt sind.

Die *Kontaktallergie* spielt zahlenmäßig im Vergleich zur Irritation eine untergeordnete Rolle. Am häufigsten wird sie bei Benzoylperoxid angetroffen, wobei die Angaben in der Literatur zwischen 5,5% und 0,2% stark schwanken (Tabelle 4) [5]. In den älteren Arbeiten wurden z.T. zu hohe Testkonzentrationen von Benzoylperoxid verwendet, wodurch möglicherweise falsch positive Reaktionen gewertet wurden. Ein in jüngster Zeit deutliches Absinken der Sensibilisierungsrate auf unter 1% kann an den alkoholfreien weniger irritierenden Benzoylperoxid-Zubereitungen liegen [1]. Clindamycin hat bisher bei 2 Akne-Patienten eine Kontaktallergie ausgelöst. Erythromycin scheint ein extrem niedriges Sensibilisierungsrisiko zu haben. Im Maximisationstest nach Magnusson und Kligman war es negativ. Bisher gibt es nur zwei Fallmitteilungen bei Ulcus-Patienten.

Tabelle 4. Kontaktallergie — Häufigkeit von Benzoylperoxid bei der Akne-Therapie

Autor	Patienten	Testkonzentration	Häufigkeit %
Fanta (1978)	90	?	5 (5,5%)
Lindemayr u. Dobril (1981)	59	5%	3 (5,0%)
Rietschel u. Duncan (1982)	44	1%, 0,1%	2 (4,5%)
Kiessling (1982)	300	?	3 (1,0%)
Cunliffe (1982)	484	1%, 0,1%	1 (0,2%)
Rozman et al. (1984)	3 224	1%, 0,1%	9 (0,3%)

Literatur

1. Grunnet J, PF Kristjansen, B Wanscher, R Andersen (1983) Eine neue benzoylperoxidhaltige Präparation in einer alkoholfreien Gelgrundlage. Dt Derm 31:587-598
2. Hagedorn M, S Kirchner (1979) Multiple granulomata pyogenica bei Acne vulgaris. Dermatologica 158:93-98
3. Kiessling W (1982) Neuzeitliche Behandlung der Akne vulgaris mit Benzoylperoxid. Dt Derm 30:737-750
4. Lyons RE (1978) Comparative effectiveness of benzoyl peroxide and tretinoin in acne vulgaris. Intern J Dermatol 17:246-251
5. Rietschel RL, SH Duncan (1982) Benzoyl peroxide reactions in an acne study group. Contact Dermatitis 8:323-326
6. Rozman TA, H Kompa, G Klövekorn (1984) Klinische Erfahrungen mit Benzoylperoxid in alkoholfreien Grundlagen in der Behandlung der Acne vulgaris. Dt Derm 32:519-531

Prof. Dr. med. J. P. Frosch
Universitäts-Hautklinik
Voßstraße 2
D-6900 Heidelberg 1

Hormonelle Beeinflussung von Talgdrüsen und Akne

CHR. LUDERSCHMIDT, Bonn

In der menschlichen Haut unterliegt die Funktion mehrerer Strukturen einer hormonellen Kontrolle. Beispiele hierfür sind Terminalhaare, die die Sekundärbehaarung bilden, apokrine Schweißdrüsen und Talgdrüsen. Darüber hinaus wurden sowohl klinische wie experimentelle Befunde mitgeteilt, daß Fibroblasten des korialen Bindegewebes einer hormonellen Steuerung unterliegen können. Auch für bestimmte Melanozyten bzw. Melanomzellen wird eine Hormonabhängigkeit diskutiert [1].

Hormonelle Kontrolle der Talgdrüsenfunktion

Die hormonelle Kontrolle der Talgdrüsenaktivität ist allgemein anerkannt [2]. An dieser Struktur können die gegensätzlichen Wirkungen von Steroidhormonen bzw. Steroidhormonabkömmlingen untersucht werden. Androgene sind der Motor der Talgdrüsenaktivität. Sowohl Zellteilungsrate als auch Synthese sind androgenabhängig [2]. Diese Erkenntnis beruht auf einer Beobachtung von Hamilton, der an mit Testosteron behandelten Eunuchen und Patienten mit Kryptorchismus einen Anstieg der Talgproduktion mit nachfolgender Komedobildung und Acne vulgaris feststellte.

In histologischen Studien wurde von Rony und Zakon sowie von Miescher und Schönberg die testosteroninduzierte Steigerung des Talgflusses morphologisch mit einer Größenzunahme der Talgdrüsenflächen untermauert [2].

Im menschlichen Körper kommen verschiedene Androgene vor, die an der Talgdrüse unterschiedliche Wirkungen entfalten. Am wenigsten wirksam ist Dehydroepiandrosteron, wohingegen Dihydrotestosteron (DHT) die Talgdrüsenaktivität am ausgeprägtesten stimuliert. DHT entsteht nach peripherer Konversion aus Testosteron (T) durch eine 5 α-Reduktase, die in der mikrosomalen Fraktion lokalisiert ist. Von einigen Autoren wird deshalb T als Prohormon für DHT aufgefaßt.

Androgene müssen aber an den Ort ihrer Wirkung transportiert werden. Dazu werden sie an Plasmaproteine gebunden, wobei dem Sexualhormon-bindenden Globulin (SHBG) die größte Bedeutung zukommt. 98-99% des T oder DHT sind an diese Plasmaproteine gebunden, während nur 1% ungebunden vorkommt und somit wirksam werden kann. Nachdem das Androgen in das Zytoplasma des Sebozyten gelangt ist, muß es in den Zellkern gelangen. Dazu wird es an spezifische Rezeptoren im Zytoplasma gebunden [4] und an oder in den Zellkern transportiert, wo es an spezifische Akzeptoren bindet, die Synthese entsprechender m-RNA in Gang setzt und die Proteinsynthese einleitet.

Somit sind für die hormonelle Steuerung der Talgdrüsenfunktionen die Anwesenheit von Androgenen in ausreichender Konzentration, Transportproteinen insbesondere SHBG, die Konversion von T in DHT mittels einer 5α-Reduktase am Wirkort sowie zur Hormonvermittlung spezifische hochaffine Hormonrezeptoren notwendig.

Acne vulgaris

Der Talgfluß ist eine Funktion der androgengesteuerten Sebozytenproliferation und der Talgsynthese. Bei Aknepatienten ist die Talgproduktion gesteigert, woraus klinisch eine Seborrhoe resultiert. Deshalb weisen Talgdrüsen von Aknepatienten eine höhere Zellteilungsrate auf als von Nicht-Aknepatienten [8]; sie ist bei Acne conglobata am höchsten. Aber nicht nur die Zellteilungsrate ist hoch, sondern auch die intrasebozytäre Talgproduktion ist gesteigert. Anhaltspunkte dafür sind die Flächenzunahme der Sebozyten, die durch vermehrte Fetteinlagerung hervorgerufen wird, und die Größenzunahme der Talgdrüsenläppchen sowie die gesteigerte Transit-Time der Sebozyten.

Allerdings konnten bei männlichen Aknepatienten im Gegensatz zu Frauen mit Akne bisher keine signifikanten Abweichungen im peripheren Testosteronspiegel nachgewiesen werden. Die meisten bisher durchgeführten Studien belegen somit, daß der Akne bei Männern keine Fehlsteuerung in der Androgensekretion zugrundeliegt. Die Akne der Frau hingegen ist häufig von erhöhtem Plasmaandrogenspiegel begleitet [7]. Allerdings werden offenbar nur weniger potente Androgene wie Dehydroepiandrosteron oder Androstendion vermehrt bereitgestellt. Als Folge der erhöhten Androgenspiegel kam es auch zu Verschiebungen des SHBG, das im Vergleich zu Nicht-Aknepatienten reduziert war.

Ein weiterer für die Akne bedeutungsvoller Befund ist die erhöhte Aktivität der 5 α-Reduktase in Talgdrüsen [10]. Diese Dehydrogenase ist für die Reduktion von T zu DHT notwendig. Als Folge davon entsteht am Wirkort DHT, das an der Talgdrüse dreifach wirksamer ist als Testosteron.

Eine wesentliche Voraussetzung für die Wirkungsvermittlung von Steroidhormonen sind spezifische zytoplasmatische Rezeptoren. Diese im Plasma lokalisierten Rezeptorproteine liegen in limitierter Form vor, binden mit hoher Spezifität das entsprechende Hormon und vermitteln es auf bisher unbekanntem Wege in den Zellkern. Freie androgene Bindungsstellen sind in der Haut von Aknepatienten erhöht [9]. In tierexperimentellen Untersuchungen konnte gezeigt werden, daß Androgene an der Bereitstellung ihres eigenen hochaffinen Rezeptors beteiligt sind [4].

Somit ergeben sich hinsichtlich einer antihormonellen Therapie der Akne vier Ansatzpunkte: Androgene, SHBG, 5 α-Reduktase, Androgenrezeptor.

Androgene

Eine Reduktion der Androgensynthese ist nur bei Aknepatientinnen sinnvoll, zumal bei diesen erhöhte periphere Androgenspiegel vorliegen [7]. Bei männlichen Patienten hingegen kommt eine Absenkung des peripheren Androgenspiegels nicht in Betracht.

Die Reduktion einer gesteigerten Androgenproduktion kann durch Cyproteronacetat aber auch durch Spironolacton [3] erreicht werden.

SHBG

Östrogene führen mittels einer Erhöhung des SHBG-Spiegels im Plasma, wodurch mehr Androgene gebunden werden, indirekt zu einer Erniedrigung des freien und somit wirksamen Androgens. Androgene selbst haben einen gegensinnigen Effekt. Auch dieser therapeutische Ansatz kann wiederum nur bei weiblichen Aknepatienten angewendet werden. Es befinden sich jetzt schon mehrere Kontrazeptiva auf dem Markt, die aus diesen Erwägungen heraus über 21 Tage die Östrogenkomponente beibehalten. Auch Spironolacton kann hier eingeordnet werden, da durch diese Substanz der Östrogenspiegel im Plasma gesteigert wird [3].

5 α-Reduktase

Die Talgdrüsenproliferation wird durch örtliche Anwendung von Progesteron gehemmt. Darauf hat besonders Mauvais-Jarvis hingewiesen, der bei hirsuten Frauen mit dieser Therapie das Haarwachstum bessern konnte. Andere Autoren setzten eine 5 %ige Progesteronzubereitung zur Therapie der Akne ein [2]. Allerdings konnte dadurch nur die Akne der Frau, nicht jedoch die des Mannes gebessert werden. Östrogene hemmen die 5 α-Reduktase erst in unphysiologisch hohen Dosen.

Androgenrezeptoren

Die Synthese der Androgenrezeptoren kann nicht beeinflußt werden. Deshalb erstrecken sich alle Bemühungen auf die kompetitive Blockade dieser Rezeptoren. Die Hormon-Rezeptorbindung beruht auf dem Massenwirkungsgesetz. Wird im Zytoplasma eine Substanz im Überschuß angereichert, die eine hohe Affinität zum Androgenrezeptor hat, so wird eine Reihe von Androgenrezeptoren kompetitiv blockiert. Allerdings ist bei allen bekannten synthetischen Steroidabkömmlingen die Rezeptoraffinität um zwei bis drei Zehnerpotenzen geringer als die von T oder DHT.

Zur kompetitiven Rezeptorblockade ist Zyproteronacetat weit verbreitet [6]. Allerdings kann dieses Medikament wegen der gleichzeitigen antigonadotropen Wirkung nur bei Frauen Anwendung finden. Auch Spironolacton hat eine periphere kompetitive Androgenrezeptor-blockierende Wirkung [3].

Eine neue therapeutische Perspektive hinsichtlich der kompetitiven Rezeptorblockade kann der Steroidabkömmling 17 α-Prophylmesterolon bieten [5]. Diese Substanz bindet mit hoher Affinität an den Rezeptor, ohne gleichzeitig die peripheren Androgenspiegel zu beeinflussen.

Literatur

1. Eiermann W, Chr Luderschmidt, A Burgkart, J Jawny, BR Balda (1985) Steroidrezeptoren bei malignen Melanomen. Hautarzt im Druck
2. Luderschmidt Chr (1985) Hormonelle Kontrolle der Talgdrüsenfunktion. Hautarzt im Druck
3. Luderschmidt Chr, F Bidlingmaier, G Plewig (1982) Inhibition of sebaceous gland activity by Spironolactone in Syrian hamster. J Invest Dermatol 78:253-255
   Luderschmidt Chr, W Eiermann, J Jawny (1983) Steroid hormone receptors and their relevance for sebum production in the sebaceous gland ear model of the Syrian hamster. Arch Dermatol Res 275:175-180
5. Luderschmidt Chr, W Eiermann, J Jawny, F Bidlingmaier, J Ring (1984) 17 α-propylmesterolone: an antiandrogenic sebosuppressive substance not influencing circulating testosterone concentrations. Naunyn-Schmiedeberg's Arch Pharmacol 328:214-218
6. Luderschmidt Chr, G Plewig (1977) Effects of cyproterone acetate and carbocylic acid derivates on the sebaceous glands of the Syrian hamster. Arch Dermatol Res 258:185-191
7. Marynick SP, ZH Chakmakjian, DL McCaffree, JH Herndon (1983) Androgen excess in cystic acne. New Engl J Med 308:981-986
8. Plewig G (1974) Acne vulgaris: proliferative cells in sebaceous glands. Brit J Dermatol 90:623-630
9. Schmidt JB, J Spona (1980) Östrogen- und Adrogenrezeptoren bei Patienten mit Acne vulgaris. Arch Dermatol Res 268:207-215
10. Takayasu S, H Wakimoto, S Itami, S Sano (1980) Activity of testosterone 5 α-reductase in various tissues of humans skin. J Infest Dermatol 74:187-191

Prof. Dr. med. Chr. Luderschmidt
Dermatol.-Univ.-Klinik
Sigmund-Freud-Straße 25
D-5300 Bonn 1

13-cis-Retinsäuretherapie schwerer Akneformen: Indikation, Dosierung, Remissionsdauer, Wirkungsmechanismen

G. PLEWIG, Düsseldorf

13-cis-Retinsäure (Isotretinoin, Roaccutan), ein Retinoid der ersten Generation [1, 2], ist derzeit das wirksamste Medikament zur Behandlung schwerer Akneformen. Seit der ersten Veröffentlichung von Peck et al. [25] im Jahr 1979 über den eindrucksvollen Erfolg bei Acne conglobata und den ersten Arbeiten im deutschen Schrifttum im Jahr 1980 [16, 26, 32, 39, 40], die diese Beobachtung nicht nur bestätigte, sondern als weitere Indikation auch die intertriginöse Akne (Aknetetrade) nannte sowie umfangreiche laborchemische Studien vorlegte, folgten weitere Publikationen über mögliche Wirkungsmechanismen dieses Medikamentes [6, 13, 23, 30-31]. Ab 1981 nahm die Zahl der Veröffentlichungen zu diesem Thema sprunghaft zu [12], wobei besonders die Bemühungen der Deutschen Multizentrischen Studiengruppe zu erwähnen sind, die anhand großer Patientenkollektive Indikation, Dosierung, Behandlungserfolge, Remissionsdauer und Nebenwirkungen darstellten [10, 18, 19, 29, 42]. Das Medikament ist seit 1982 in USA im Handel (Accutane); es folgten die Schweiz, England, die Bundesrepublik sowie andere europäische Länder; das Medikament wird in Form von 2-, 5-, 10- und 20 mg-Kapseln angeboten.

Indikation

Hierzu zählen alle schweren Akneerkrankungen, insbesondere die Acne conglobata [7, 8, 19, 25, 29, 36]. Auch die schwer verlaufende, mit sonstigen Therapeutika kaum zu beeinflussende Acne papulopustulosa, vor allem mit starker Seborrhoe einhergehende und zu entstellenden Narben führenden Formen, muß hier genannt werden [4, 18]. Daneben bietet sich die Acne fulminans als Indikation an [9, 29, 30, 40], eine zwar seltene, aber foudroyant verlaufende Erkrankung junger Männer. Schließlich gilt die intertriginöse Akne (Aknetriade, Aknetetrade) als Indikation [19, 29, 30]. Isotretinoin führt zwar nicht zur Abheilung der fistulierenden Abszesse in Achselhöhlen, Leisten und Genitalregion, aber zu einer deutlichen Unterdrückung der Entzündung, Austrocknung der intertriginösen Räume und damit zu günstigen Voraussetzungen für die immer anzustrebende nachfolgende operative Sanierung [27]. Eine weitere Indikation ist die gramnegative Follikulitis, die wegen der stets vorliegenden Seborrhoe besonders gut auf die Retinoidtherapie anspricht [11, 20, 21]. Schließlich können die verschiedenen Formen der Rosazea (Rosazea II und III [22-24, 30, 35, 38] mit und ohne Talgdrüsenhyperplasien [30] und Rhinophym [23] genannt werden.

Kontraindikationen

13-cis-Retinsäure darf nicht bei Frauen im gebärfähigen Alter, während der Schwangerschaft und Stillzeit, bei Leber- und Niereninsuffizienz, bei gleichzeitiger Therapie mit Vitamin A oder Tetrazyklinen [47] sowie bei Überempfindlichkeit gegen Retinoide [34] verordnet werden. 13-cis-Retinsäure wirkt teratogen. Bei richtiger Indikation kann dieses Medikament vom Arzt auch bei gebärfähigen Frauen eingesetzt werden, vorausgesetzt, während der Behandlung und zudem vier Wochen nach Absetzen des Medikaments erfolgt eine wirksame Kontrazeption. Ein Schwangerschaftstest soll vor Beginn und alle sechs Wochen während der Therapie durchgeführt werden.

Dosierung

Das Präparat wird nach Körpergewicht, Schweregrad der Erkrankung sowie Verträglichkeit des Medikamentes dosiert. Für die meisten Patienten genügen 0,5 mg pro Kilogramm Körpergewicht pro Tag. Lediglich schwer verlaufende Acne conglobata, Acne fulminans, Pyoderma faciale (Rosacea conglobata oder Rosacea fulminans), Aknetriade und Aknetetrade sowie die gramnegative Follikulitis erfordern gelegentlich eine etwas höhere Dosierung von 1,0 mg/kg KG, die notfalls auch kurzfristig für wenige Wochen auf 1,5-2,0 mg/kg KG gesteigert werden kann.

Die Kapseln werden während einer Mahlzeit unzerkaut mit Flüssigkeit eingenommen. Es empfiehlt sich dazu eine fettreiche Hauptmahlzeit sowie ein Glas Milch zu wählen, da das Medikament fettlöslich ist und auf diese Weise besser resorbiert wird [5]. Niedrige Tagesdosen werden auf einmal, höhere Dosen auf zwei oder drei Portionen verteilt eingenommen.

Dauer der Behandlung

Sie richtet sich nach dem klinischen Bild. Für Akne werden 12 bis 24 Wochen angegeben. Eine Besserung des Hautbefundes läßt sich oft auch nach Absetzen des Medikamentes weiter beobachten.

Monotherapie oder Kombinationsbehandlungen

Isotretinoin wird in Form einer Monotherapie eingesetzt. Lediglich rückfettende Maßnahmen für die Lippen (Salben) werden ab der zweiten Behandlungswoche erforderlich. In trockenen, kühlen Jahreszeiten können sich an den Prädilektionsstellen des Körpers Exsikkationsekzematide entwickeln, die dann durch rückfettende Pflegepräparate behandelt werden.

Remissionsdauer

Sie ist dosisabhängig wie die Ergebnisse der Deutschen Multizentrischen Studiengruppe zeigen [10, 42]. Dabei wirkte 1,0 besser als 0,5 und dieses wiederum besser als 0,2 mg/kg KG, wenn eine Rezidivfreiheit von sechs bzw. zwölf Monaten nach Beendigung der Isotretinointherapie zugrunde gelegt wurde.

Laborkontrollen

Vor jeder Therapie werden kleines Blutbild, SGOT, SGPT, alkalische Phosphatase, Bilirubin, Triglyzeride und Gesamtcholesterin (Nüchternwerte) sowie ein Urinstatus erhoben. Eine Kontrolle der Blutfett- und Leberwerte ist nach zwei Wochen und dann in größeren Abständen empfehlenswert.

Wirkungsmechanismen

Isotretinoin allein bewirkt zahlreiche Effekte, die sonst nur durch die Kombination mehrerer Einzelsubstanzen denkbar wären.

Sebumsuppression

Obwohl Isotretinoin kein Hormon ist, wirkt es stärker als Östrogen oder Antiandrogene auf die Größe und damit Funktion der Talgdrüsen [7, 14, 16, 33, 37]. Aus einem stark seborrhoischen wird ein sebostatischer Hautzustand, wobei ein wesentlicher Faktor der Akne besonders wirksam ausgeschaltet wird: Die Talgproduktionsrate (Exkretionsrate) wird um 60 bis 90 Prozent gehemmt; parallel dazu schrumpfen die Talgdrüsen, was histologische und autoradiographische Studien [15, 16, 26] bestätigten.

Beeinflussung der Verhornungsstörung

Isotretinoin wirkt wie ein Keratolytikum, da es nicht nur zur Abschuppung der Hornschicht, sondern auch zur Elimination follikulärer Hyperkeratosen führt. Damit wird ein anderes wesentliches pathogenetisches Prinzip der Akne, die follikuläre Retentionshyperkeratose in Form der Komedonen beeinflußt [28, 32]. Isotretinoin ist das erste Medikament, das nach oraler Zufuhr offene und geschlossene Komedonen beseitigt.

Antientzündliche Effekte

Schon sehr früh wurde erkannt, daß Isotretinoin deutlich die Entzündungsreaktion im Gewebe hemmt [30-32], ein weiterer wichtiger Faktor in der Pathogenese von Akne, gramnegativer Follikulitis und Rosazea. Sowohl In-vivo- als auch In-vitro-Studien belegten diesen Wirkungsmechanismus [3, 13, 24].

Beeinflussung der Hautbakterien

Isotretinoin hat keinen direkten Einfluß auf das Wachstum von Bakterien (Propionibacterium acnes, Staphylococcus epidermidis), wenn es unter In-vitro-Bedingungen geprüft wird [41]. Dennoch zeigen qualitative und quantitative mikrobiologische Experimente, daß besonders die lipophilen Bakterien (Propionibacterium acnes und gramnegative Keime) rasch und besonders wirksam reduziert werden [17, 20, 21, 30]. Die Reduktion der Bakterienbesiedlung an der Hautoberfläche und in den Follikelinfundibula sowie in den Komedonen erfolgt wahrscheinlich über eine Elimination des Sebums (Talg), wodurch den Bakterien wichtige ökologische Bedingungen entzogen werden. Das hervorragende Ansprechen der gramnegativen Follikulitis auf Isotretinoin [20, 21, 30] ist hierfür ein gutes Beispiel.

Neben den ausgewählten Publikationen wird auf mehrere zusammenfassende Publikationen hingewiesen, die meist das Ergebnis internationaler Symposien in Form von Büchern [43, 44 46], eines Sonderheftes einer Zeitschrift [45] oder einer Broschüre [47] sind.

Literatur

1. Bollag W (1981) From vitamin A to retinoids: chemical and pharmacological aspects. In: Orfanos CE, O Braun-Falco, EM Farber, C Grupper, MK Polano, R Schuppli (eds) Retinoids. Advances in basic research and therapy. Springer, Berlin Heidelberg New York pp 5-11
2. Bollag W (1983) The development of retinoids in experimental and clinical oncology and dermatology. J Am Acad Dermatol 9: 797-805
3. Camisa C, B Eisenstatt, A Ragaz, G Weissmann (1982) The effects of retinoids on neutrophil function in vitro. J Am Acad Dermatol 6: 620-629
4. Cörlin R, B Maas, A Mack-Hennes (1984) 13-cis Retinsäure. Niedrig dosierte orale Anwendung bei Acne papulopustulosa. Ergebnisse einer multizentrischen Studie. Hautarzt 35: 623-629
5. Colburn WA, DM Gibson, RE Wiens, JJ Hanigan (1983) Food increases the bioavailability of isotretinoin. J Clin Pharmacol 23: 534-539
6. Elias PM ML Williams (1981) Retinoids, cancer and skin. Arch Dermatol 117: 160-180
7. Farrell LN, JS Strauss, AM Stranieri (1980) The treatment of severe cystic acne with 13-cis-retinoic acid. J Am Acad Dermatol 3: 602-611
8. Goldstein JA, H Comite, H Mescon, PE Pochi (1982) Isotretinoin in the treatment of acne. Histologic changes, sebum production, and clinical observations. Arch Dermatol 118: 555-558
9. Hartmann RR, G Plewig (1983) Acne fulminans. Tratamento de 11 pasientes com o ácido 13-cis-retinóico. An Brasil Dermatol 58: 3-10
10. Hennes R, A Mack, H Schell, HJ Vogt (1984) Frequency of relapse in conglobate acne after treatment with 13-cis-retinoic acid (Accutane/Roaccutan). A posttreatment surveillance study. Arch Dermatol Res 276: 209-215
11. Jones DH, WH Cunliffe (1982) Treatment of gram-negative folliculitis with 13-cis-retinoic acid. Br J Dermatol 107: 252-253
12. Jones DH, K King, AJ Miller, WJ Cunliffe (1983) A dose response study of 13-cis-retinoic acid in acne vulgaris. Br J Dermatol 108: 333-343
13. Kato T, H Wokalek, M Ernst, E Schöpf (1981) Influence of 13-cis-retinoic acid on zymosan-induced chemiluminescence of granulocytes. Arch Dermatol Res 271: 205-214
14. King K, DH Jones, DC Daltrey, WJ Cunliffe (1982) A double-blind study of the effects of 13-cis-retinoic acid on acne, sebum secretion rate and microbial population. Br J Dermatol 107: 583-590
15. Landthaler M, J Kummermehr, J Wagner, J Nikolowski, G Plewig (1981) Effects of 13-cis-retinoic acid on sebaceus glands in humans. In: Orfanos CE, O Braun-Falco, EM Farber, C Grupper, MK Polano, R Schuppli (eds) Retinoids. Advances in basic research and therapy. Springer, Berlin Heidelberg New York pp 259: 297-266
16. Landthaler M, J Kummermehr, A Wagner, G Plewig (1980) Inhibitory effects of 13-cis-retinoic acid on human sebaceous gland. Arch Dermatol Res 269-309
17. Leyden JJ, KJ McGinley (1982) Effect of 13-cis-retinoic acid on sebum production and propionibacterium acnes in severe nodulocystic acne. Arch Dermatol Res 272: 331-337
18. Mack A, H Wokalek, B Maas, R Cörlin (1984) Use of isotretinoin in severe cases with papulopustular acne. In: Cunliffe WJ, AJ Miller (eds) Retinoid-Therapy. A review of clinical and laboratory research, MTP Press Limited, Lancaster Boston The Hague Dordrecht pp 303-311
19. Meigel W, H Gollnick, H Wokalek, G Plewig und 44 Kollegen aus 19 Hautkliniken (1983) Orale Behandlung der Acne conglobata mit 13-cis-Retinsäure. Ergebnisse der deutschen multizentrischen Studie nach 24wöchiger Behandlung. Hautarzt 34: 387-397
20. Neubert U, A Ruhfus, G Plewig (1985) Treatment of gram-negative folliculitis with isotretinoin. in press
21. Neubert U, G Plewig (1982) Gram-negative Follikulitis — Verlaufsbeobachtungen und therapeutische Möglichkeiten. Hautarzt 32: 294-295
22. Nikolowski J, G Plewig (1980) Rosacea. Orale Behandlung mit 13-cis-Retinsäure. Hautarzt 31: 660-661
23. Nikolowski J, G Plewig (1981) Orale Behandlung der Rosacea mit 13-cis-Retinsäure. Hautarzt 32: 575-584
24. Nikolowski J, G Plewig, C Hofmann (1982) In-vivo-Tests zum Nachweis der antiinflammatorischen Wirkung der 13-cis-Retinsäure. Dermatol Monatsschr 168: 173-181
25. Peck GL, TG Olsen, FW Yoder, JS Strauss, DT Downing, M Pandya, D Butkus, J Arnaud-Battandier (1979) Prolonged remissions of cystic and conglobate acne with 13-cis-retinoic acid. N Engl J Med 300: 329-333
26. Plewig G (1980) Der Einfluß des aromatischen Retinoids Ro 10-9359 und der 13-cis-Retinsäure Ro 4-3780 auf die Talgdrüsen des Syrischen Hamsters. Arch Dermatol Res 268: 239-246
27. Plewig G (1983) Die sogenannten rezidivierenden Schweißdrüsenabszesse und ihre chirurgische Behandlung. In: Schweiberer L (Hrsg) Chirurgische und plastisch-chirurgische Aspekte bei Infektionen und infizierten Defekten der Körperoberfläche, der Extremitäten und der Analregion. Zuckschwerdt, München Bern Wien, S 17-25
28. Plewig G (1984) Medikamentöse Therapie der Verhornungsstörungen. Therapiewoche 34: 1 636-1 642
29. Plewig G, H Gollnick, W Meigel, H Wokalek und 40 Kolleginnen und Kollegen aus 19 Hautkliniken (1981) 13-cis-Retinsäure zur oralen Behandlung der Acne conglobata. Ergebnisse einer multizentrischen Studie. Hautarzt 32: 634-646
30. Plewig G, J Nikolowski, HH Wolff (1982) Action of isotretinoin in acne, rosacea and gram-negative folliculitis. J Am Acad Dermatol 6: 766-785
31. Plewig G, A Wagner (1981) Antiinflammatory effects of 13-cis-retinoic acid. An in vivo study. Arch Dermatol Res 270: 89-94

32. Plewig G, A Wagner, O Braun-Falco (1980) Orale Behandlung schwerster Akneformen mit 13-cis-Retinsäure. Münch Med Wschr 122:1287-1292
33. Plewig G, A Wagner, J Nikolowski, M Landthaler (1981) Effects of two retinoids in animal experiments and after clinical application in acne patients: 13-cis-retinoid acid Ro 4-3780 and aromatic retinoid Ro 10-9359. In: CE Orfanos, O Braun-Falco, EM Farber, C Grupper, MK Polano, R Schuppli (eds) Retinoids. Advances in basic research and therapy. Springer, Berlin Heidelberg New York pp 219-235
34. Ruffli T (1981) Psoriasisform dermatitis in patients with skin diseases other than psoriasis as side effect of Ro 10-9359. In: CE Orfanos, O Braun-Falco, EM Farber, C Grupper, MK Polano, R Schuppli (eds) Retinoids. Advances in basic research and therapy. Springer, Berlin Heidelberg New York pp 331-333
35. Schmidt JB, M Raff (1982) 13-cis-Retinsäure. Eine neue Behandlungsform der Rosazea. Wien Klin Wochenschr 94:115-118
36. Schmidt JB (1984) 13-cis-Retinsäure eine wirkungsvolle Therapie der Acne conglobata. Z Hautkr 59:279-287
37. Strauss JS, AM Stranieri, BSL Farrell, DT Downing (1980) The effect of marked inhibition of sebum production with 13-cis-retinoic acid on skin surface lipid composition. J invest Dermatol 74:66-67
38. Vogt E, HC Friederich (1983) Orale 13-cis-Retinsäure-Therapie bei Adenoma sebaceum symmetricum und schwersten Akne- und Rosazeaformen. Z Hautkr 58:646-667
39. Wagner A, G Plewig (1980) 13-cis-Retinsäure. Pharmakologische und toxikologische Untersuchungen bei der Behandlung schwerster Akneformen. Münch Med Wschr 122:1294-1300
40. Wagner G, G Plewig (1980) Acne fulminans und Acne mechanica. Orale Behandlung mit 13-cis-Retinsäure. Hautarzt 31:677
41. Weissmann A, A Wagner, G Plewig (1981) Reduction of bacterial skin flora during oral treatment of severe acne with 13-cis-retinoic acid. Arch Dermatol Res 270:179-183
42. Wokalek H, R Hennes, H Schell, HJ Vogt (1984) Relapse rate of acne conglobata after stopping isotretinoin. In: Cunliffe WJ, AJ Miller (eds) Retinoid Therapy. A review of clinical and laboratory research. MTP Press Limited, Lancaster Boston The Hague Dordrecht pp 231-239

Ausgewählte Bücher

43. Bauer R, H Gollnik (Hrsg) (1984) Retinoide in der Praxis. Grosse, Berlin
44. Cunliffe WJ, AJ Miller (eds) (1984) Retinoid therapy. A review of clinical and laboratory research. MTP Press Limited, Lancaster Boston The Hague Dordrecht
45. J Am Acad Dermatol (1982) Number 4, part 2, pp 573-832
46. Orfanos CE, O Braun-Falco, EM Farber, C Grupper, MK Polano, R Schuppli (eds) (1981) Retinoids. Advances in basic research and therapy. Springer, Berlin Heidelberg New York
47. Roaccutan. Isotretinoin (1985) Roche, Informationsbroschüre

Prof. Dr. med. G. Plewig
Universitätshautklinik
Moorenstraße 5
D-4000 Düsseldorf 1

Besondere Indikation für eine 13-cis-Retinsäuretherapie: Rosazea

J. NIKOLOWSKI, Augsburg

Die Rosazea ist eine häufige, meist chronisch verlaufende Erkrankung. Sie tritt selten im jugendlichen, bevorzugt im mittleren und höheren Lebensalter auf. Die 13-cis-Retinsäure stellt ein neuartiges, hochwirksames Medikament für die Behandlung der Rosazea dar [4, 3, 10, 11]. Umfangreiche Befunde und Ergebnisse wurden durch die cooperative multizentrische Rosazeastudie, an der zahlreiche Hautkliniken teilgenommen haben, gewonnen und werden publiziert [2].

Die Rosazea wird in drei Schweregrade eingeteilt (vgl. bei Plewig) [5], die klinisch gekennzeichnet sind:

Grad 1: durch persistierende Erytheme und Teleangiektasien
Grad 2: durch Papeln, Papulopusteln und Pusteln
Grad 3: durch großflächige, entzündliche Knoten und plattenförmige Infiltrate.

Als Sonderformen sind zu nennen: die Rosazea lupoides mit granulomatösen Veränderungen, die Rosazea conglobata mit einschmelzenden, haemorrhagisch veränderten, abszedierenden Knoten ähnlich der Akne conglobata. Das Rhinophym entwickelt sich durch Hyperplasie des Bindegewebes und der Talgdrüsen.

Hervorzuheben ist eine mögliche Augenbeteiligung bei Rosazea in Form von Blepharitis, Konjunktivitis, Iritis oder Keratitis. Diese Augenkomplikationen können unabhängig vom Schweregrad der Rosazea auftreten, weshalb eine augenärztliche Untersuchung bei schweren Formen zu empfehlen ist.

Auf Grund der herausragenden talgproduktionshemmenden und antiinflammatorischen Wirkung der 13-cis-Retinsäure [9, 8] und der eindrucksvollen Erfolge bei der Behandlung schwerer Akneformen [7], wurde das Präparat auch zur Behandlung bei Patienten mit hartnäckiger und häufig rezidivierender Rosazea eingesetzt [4, 3]. Auch hier zeigte sich ein rascher Wirkungseintritt; innerhalb von 4 bis 8 Wochen kam es zu einer zahlenmäßig raschen Rückbildung der entzündlichen Effloreszenzen sowie einem langsamen Abklingen von Erythem und Ödem.

Die klinische Besserung lässt sich sehr gut histologisch belegen [1, 6]. Die vor der Behandlung großen Talgdrüsenfollikel und Talgdrüsenazini sowie das entzündliche vorwiegend lymphozytäre Infiltrat haben sich deutlich zurückgebildet. Die Teleangiektasien sind weiterhin nachweisbar.

Patienten mit Rhinophym sprechen auf die Therapie mit 13-cis-Retinsäure insofern an, als durch die Verkleinerung der Talgdrüsenfollikel und Azini die Seborrhoe verschwindet, das Ödem abklingt und dadurch eine Größenabnahme klinisch bewirkt wird ohne eine direkte Beeinflussung des bindegewebigen Anteils.

Von den Nebenwirkungen der 13-cis-Retinsäure sind hervorzuheben: Trockenheit der Lippen-, Mund-, Augen-

und Nasenschleimhaut, Hautschuppung und Juckreiz, erhöhte Hautverletzlichkeit und Sonnenempfindlichkeit, Muskel- und Gelenkschmerzen, Nasenbluten und vor allem die Teratogenität.

Für die Anwendbarkeit der 13-cis-Retinsäure in der Praxis zur Behandlung der Rosazea sind folgende Gesichtspunkte zu beachten:
1. 13-cis-Retinsäure ist indiziert bei Patienten, bei denen trotz wiederholter systemischer antibiotischer Therapie Rezidive auftraten bzw. auftreten.
2. Kombinationsbehandlungen sind zu vermeiden.
3. Kontraindikationen müssen ausgeschlossen werden, insbesondere eine Fettstoffwechselstörung, eine Nieren- oder Leberinsuffizienz.
4. Es ist darauf zu achten, daß bei Frauen im gebärfähigen Alter eine verläßliche Kontrazeption durchgeführt wird.
5. Die unter der Therapie mit 13-cis-Retinsäure auftretenden Nebenwirkungen sind symptomatisch zu behandeln: durch indifferentes Fetten der Haut, Lippen- und Nasenschleimhaut, durch Anwendung von Lichtschutzsalben.
6. Eine ausführliche Aufkärung des Patienten über die Wirkung und Nebenwirkungen der 13-cis-Retinsäure ist erforderlich.
7. Als wirkungsgerechte Dosierung für die Behandlung der Rosazea wird empfohlen:
Rosazea Grad I: stellt keine Indikation dar
Rosazea Grad II: 0,2 bis 0,5 mg/kg Körpergewicht
Rosazea Grad III und Rosazea conglobata: 0,5 bis 1,0 mg/kg Körpergewicht 13-cis-Retinsäure.

Literatur

1. Landthaler M, J Kummermehr, A Wagner, J Nikolowski, G Plewig (1981) Effects of 13-cis-retinoic acid on sebaceous glands in humans. In: CE Orfanos, O Braun-Falco, EM Farber, C Grupper, MK Polano, R Schuppli (eds.) Retinoids-Advances in basic research and therapy. Springer, Berlin Heidelberg New York, pp 259-266
2. Hardung H, G Plewig, C Goerz, E Paul (1978) Systemic treatment with 13-cis-retinoic acid. Inter J dermatol
3. Nikolowski J, G Plewig (1980) Rosazea. Orale Behandlung mit 13-cis-Retinsäure. Hautarzt 31: 660-661
4. Nikolowski J, G Plewig (1981) Orale Behandlung der Rosazea mit 13-cis-Retinsäure. Hautarzt 32: 575-584
5. Plewig G (1979) Rosazea. In: Korting GW (Hrsg) Dermatologie in Praxis und Klinik für die fachärztliche Weiterbildung in vier Bänden, BD III. Thieme, Stuttgart, S 27.30-27.34
6. Plewig G (1980) Der Einfluß des aromatischen Retinoids Ro 10-9359 und der 13-cis-Retinsäure Ro 4-3780 auf die Talgdrüsen des Syrischen Hamsters. Arch Derm Res 268: 239-246
7. Plewig G, A Wagner, O Braun-Falco (1980) Orale Behandlung schwerster Akneformen mit 13-cis-Retinsäure. Münch med Wochenschr 122: 1287-1292
8. Plewig G, A Wagner (1981) Antiinflammatory effects of 13-cis-retinoic acid. An in vivo study. Arch Derm Res 270: 89-94
9. Plewig G, J Nikolowski, HH Wolff (1982) Action of isotretinoin in acne, rosacea and gram-negative folliculitis. J Am Acad Dermatol 6: 766-785
10. Schmidt JB, M Raff (1982) 13-cis-Retinsäure: Eine neue Behandlungsform der Rosazea. Wiener Klinische Wochenschrift 94: 115-118
11. Vogt E, HC Friedrich (1983) Orale 13-cis-Retinsäure-Therapie bei Adenoma sebaceum symmetricum und schwersten Akne- und Rosaceaformen. Z Hautkr 58: 646-667

Dr. med. Jutta Nikolowski
Hautärztin
Karolinstr. 2
D-8900 Augsburg

Kontraindikationen und Nebenwirkungen der 13-cis-Retinsäuretherapie

W. MEIGEL, Hamburg

Die oralen synthetischen Retinoide sind aus dem therapeutischen Spektrum einer modernen Dermatologie nicht mehr wegzudenken. Die biologische Wirksamkeit der Muttersubstanz Vitamin A wurde bei den synthetischen Retinoiden durch die chemischen Veränderungen des Moleküls in vielen Bereichen bereits übertroffen. Leider ist es aber noch nicht gelungen, die Nebenwirkungen in einem ebensolchen Ausmaß zu minimieren.

Die synthetischen Retinoide zeigen in ihren muco-cutanen und systemischen Nebenwirkungen Ähnlichkeiten zum Hypervitaminose-A-Syndrom, sind jedoch mit diesem keineswegs identisch. Da man die akute Toxizität, die bei Tieren um 2 mg/kg KG und höher liegt [7], für den therapeutischen Anwendungsbereich der 13-cis-Retinsäure vernachlässigen kann, sollen im folgenden vor allem die Nebenwirkungen und die sich daraus ergebenden Kontraindikationen bei längerfristiger Einnahme des Medikaments besprochen werden.

Muco-cutane Nebenwirkungen

Vergleicht man die Nebenwirkungen der 13-cis-Retinsäure an Haut und Schleimhäuten mit denen des aromatischen Retinoids, so ergeben sich bemerkenswerte Unterschiede. Bei der 13-cis-Retinsäuretherapie in Dosierungen bis zu 1 mg/kg KG steht die Austrocknung von Haut und Schleimhäuten im Vordergrund, also Cheilitis und Rhinitis sicca, Exsiccationseccematoide an den talgdrüsenarmen Arealen der Haut sowie Reizungen des Lidrandes mit Conjunctivitis sicca. Akrale Desquamationen, Pruritus und vor allem Haarausfall, belastende Nebenwirkungen der Therapie mit aromatischem Retinoid, treten dagegen deutlich zurück. Seltene Nebenwirkungen bei 13-cis-Retinsäuretherapie im Rahmen der Aknebehandlung sind Urethritis sicca, überschießende Granulationen im Bereich von Akneffloreszenzen, Paronychie, erhöhte Photosensitivität und erhöhte Hautverletzlichkeit [3, 8, 13] (s.

auch Tabelle 1). Die Cheilitis sicca scheint am wenigsten dosisabhängig zu sein, da sie auch bei sehr niedriger Dosierung von 13-cis-Retinsäure (0,05 mg/kg KG) häufig zu beobachten war [2]. Die Lippentrockenheit kann geradezu als Parameter für die regelmäßige Einnahme des Medikaments dienen.

Tabelle 1. Muco-cutane Nebenwirkungen bei 13-cis-Retinsäuretherapie

Cheilitis*
Rhinitis-conjunctivitis sicca*
Urethritis*
Dermatitis facialis*
Exsiccationseccematoid*
Acrale Verletzlichkeit
Paronychie
Überschießende Granulationen

* in > 50% bei Dosierung über 0,5 mg/kg

Tabelle 2. Vorgehen bei der Verordnung von 13-cis-Retinsäure bei Frauen

Strenge Indikationsstellung
Sichere Antikonzeption 1 Monat vor Therapiebeginn
Negativer Schwangerschaftstest innerhalb zwei Wochen vor Therapiebeginn
Beginn der Therapie am 3. Tag der Menstruation
Sichere Antikonzeption während Therapie und wenigstens 1 Monat danach

Systemische Nebenwirkungen

Hier ist an erster Stelle die Teratogenität und Embryotoxizität zu nennen. Frauen im gebärfähigen Alter müssen deshalb während der Einnahme von 13-cis-Retinsäure einen effektiven Konzeptionsschutz betreiben. Dies ist von besonderer Bedeutung vor dem Hintergrund der hohen Zahl der weiblichen Patienten, die wegen Akne mit 13-cis-Retinsäure behandelt werden. In den USA erhielten seit der Einführung des Medikaments im Jahre 1982 bis zum Zeitpunkt Mai 1984 ca. 120.000 Frauen 13-cis-Retinsäure zur Behandlung der Akne [15]. Ende Januar 1985 waren der Herstellerfirma 245 Schwangerschaften aus den USA und 27 Schwangerschaften aus anderen Ländern, in denen 13-cis-Retinsäure zugelassen ist, bekannt geworden (A. Mack-Hennes und R. Reckers-Czaschka, Hoffmann-La Roche, Grenzach, persönliche Mitteilung). Obwohl der Großteil der Graviditäten durch Abbruch oder Spontanabort endete, waren doch insgesamt 29 mißgebildete Kinder geboren worden. Wie die übrigen Nebenwirkungen sind auch Teratogenität und Embryotoxizität der 13-cis-Retinsäure dosisabhängig, es gibt jedoch auch Speziesunterschiede, so liegen bei Ratten die Schwellenwerte wesentlich höher als bei Kaninchen [7]. Da in den USA das Medikament bei Ichthyosen und anderen Verhornungsstörungen in Dosierungen bis zu 3 mg/kg KG und bei Akne in Dosierungen zwischen 1 und 2 mg/kg KG verwendet wird, könnten die relativ hohen Zahlen von Zwischenfällen durch Einnahme während der Schwangerschaft auch dadurch bedingt sein. Hinzu kommt, daß in den USA zumindest im Anfang der Zulassung die Warnhinweise nicht so streng gehandhabt wurden, wie dies hierzulande geschieht. In der Bundesrepublik Deutschland sind bei den großen Patientenkollektiven der Deutschen Multizentrischen Studiengruppen keine Schwangerschaften während 13-cis-Retinsäuretherapie bekannt geworden [10]. Das Erscheinungsbild der Mißbildungen durch 13-cis-Retinsäure ist so typisch, daß in der angelsächsischen Literatur vom »isotretinoin teratogen syndrome« gesprochen wird [1].

Dieses beinhaltet Mikro- oder Hydrocephalus, Mikrophthalmie, Mikrotie sowie Anomalien der großen Gefäße, meist vom Typ der Fallot'schen Tetralogie. Bei der Behandlung von Frauen im gebärfähigen Alter sollten deshalb unbedingt die in Tabelle 2 angegebenen Richtlinien beachtet werden. Wegen der kurzen Eliminationszeit der 13-cis-Retinsäure ist der Konzeptionsschutz nur auf einen Zyklus nach Beendigung der Therapie auszudehnen. Die Spermatogenese wird im übrigen durch die therapeutischen Dosen bei der Aknetherapie nicht negativ beeinflußt, so daß Beschränkungen bei der Therapie von Männern nicht gerechtfertigt sind [14].

Weitere systemische Nebenwirkungen

Im Vergleich zur Teratogenität und Embryotoxizität sind die übrigen systemischen Nebenwirkungen der 13-cis-Retinsäure von untergeordneter Bedeutung. Durch die schnelle Elimination und die Wasserlöslichkeit des Medikaments wird die Leber im Gegensatz zur Hepatotoxizität von Vitamin A kaum belastet, so daß Anstiege der Leberwerte die Ausnahme und nicht die Regel während der 13-cis-Retinsäuretherapie darstellen [8]. Dagegen hat die 13-cis-Retinsäure ebenso wie Vitamin A einen deutlichen Einfluß auf den Fettstoffwechsel. Dabei steigen sowohl Serumcholesterin als auch Serumlipide dosisabhängig an. Gleichzeitig erniedrigt eine längerfristige 13-cis-Retinsäuretherapie die Fraktion der sogenannten High-Density Lipoproteine (HDL), was zu einem verminderten Schutz gegen Atherosklerose führen könnte. Durch Dosisreduktion und diätetische bzw. medikamentöse Absenkung des Lipidspiegels kann den Veränderungen des Fettstoffwechsels während der 13-cis-Retinsäuretherapie jedoch wirksam begegnet werden [6].

Einzelbeobachtungen von Hypercalcämie und Hyperurikämie wurden mitgeteilt, sie sind ebenfalls im Rahmen einer chronischen A-Hypervitaminose zu deuten [5].

Die Wirkung der 13-cis-Retinsäure auf das zentrale Nervensystem ist deutlich geringer ausgeprägt als beim Vitamin A. Kopfschmerzen und Sehstörungen traten in weniger als 10% der Fälle auf [3]. Eine ernstzunehmende, jedoch offensichtlich sehr seltene Nebenwirkung ist die benigne, intracranielle Hypertension oder der Pseudotumor cerebri. Frühzeichen sind Übelkeit und Erbrechen, Kopfschmerzen und/oder Papillenödem. Die zehn (9 w., 1 m.) bisher mitgeteilten Fälle waren überwiegend bei gleichzeitiger Einnahme von Tetrazyklinen aufgetreten, was zu der Empfehlung geführt hat, diese Medikamente nicht in Kombination zu geben [5].

Unklar ist noch, ob einige während der Therapie mit 13-cis-Retinsäure bekannt gewordenen Fälle von regionaler Ileitis mit der Behandlung in Zusammenhang gebracht werden können [5].

In letzter Zeit wird die mögliche Beeinflussung des Skelettsystems durch 13-cis-Retinsäuregaben verstärkt diskutiert [4, 9, 11]. Berichtet wurden cortikale Hyperostosen, vor allem an der Wirbelsäule, vorzeitiger Epiphysenschluß und Ligamentverkalkungen. Einschränkend muß man jedoch sagen, daß dies alles aus Berichten stammt, bei denen 13-cis-Retinsäure jahrelang im Rahmen der Behandlung von erblichen Ichthyosen verwendet wurde. Unklar ist, ob sich diese Hyperostosen nach Absetzen der Therapie zurückbilden, wie dies bei der chronischen Hypervitaminose A berichtet wurde [12]. Zuverlässige prospektive Studien über die Möglichkeit eines Auftretens derartiger Veränderungen im Rahmen der Aknetherapie fehlen zur Zeit noch. Auffällig waren jedoch Myalgien während der Therapie der Akne conglobata mit 13-cis-Retinsäure [8].

Kontraindikationen

Die Kontraindikationen gegen eine Aknetherapie mit 13-cis-Retinsäure ergeben sich zwangsläufig aus dem dargestellten Spektrum der Nebenwirkungen. Schwangerschaft stellt eine absolute Kontraindikation dar, die Stillzeit ist mit einzubeziehen. Schwere Leber- und Nierenfunktionsstörungen verbieten die Therapie wegen der dabei gegebenen Gefahr der Kumulation. Um dies zu verhindern, sollten auch keine Vitamin-A-haltigen Präparate gleichzeitig eingenommen werden. An Interaktionen mit anderen Medikamenten ist bisher nur diejenige mit Tetrazyklinen bekannt. Schließlich scheint es eine seltene Idiosynkrasie gegen 13-cis-Retinsäure zu geben.

Zusammenfassend kann festgestellt werden, daß die Anwendung eines so differenten Medikaments voraussetzt, daß der Arzt sich mit den Nebenwirkungen und Kontraindikationen der Substanz auseinandergesetzt hat. Andererseits ist es ethisch nicht vertretbar, Patienten mit ausgeprägter Akne und einem dadurch bedingten hohen Leidensdruck diese äußerst wirksame Therapie vorzuenthalten.

Literatur

1. Benke PJ (1984) The isotretinoin teratogen syndrome. J Am Med Assoc 251:3267-3269
2. Cörlin R, B Maas, A Mack-Hennes (1984) 13-cis-Retinsäure. Niedrig dosierte orale Anwendung bei Acne papulopustulosa. Hautarzt 35:623-629
3. Dicken Ch H (1984) Retinoids: A review. J Am Acad Dermatol 11:541-552
4. Ellis ChN, KC Madison, DR Pennes, W Martel, JJ Voohees (1984) Isotretinoin therapy is associated with early sceletal radiographic changes. J Am Acad Dermatol 10:1024-1029
5. Food and Drug Administration (1983) Adverse effects of Isotretinoin. FDA Drug Bull 13:21-23 (Reprinted 1984 in J Am Acad Dermatol 10:519-520)
6. Gollnick H, C Luley, W Schwartzkopff, CE Orfanos (1981) Veränderungen von Serumlipidfraktionen als Nebenwirkung oraler Retinoide. Z Hautkr 57:1255-1267
7. Kamm J J (1982) Toxicology, carcinogenicity, and teratogenicity of some orally administered retinoids. J Am Acad Dermatol 6:652-659
8. Meigel W, H Gollnick, H Wokalek, G Plewig et al. (1983) Orale Behandlung der Akne conglobata mit 13-cis-Retinsäure. Hautarzt 34:387-397
9. Milstone L M, J McGuire, R C Albow (1982) Premature epiphyseal closure in a child receiving oral 13-cis-retinoic acid. J Am Acad Dermatol 7:663-666
10. Orfanos CE (1984) Teratogenität von Isotretinoin. Hautarzt 35:503-505
11. Pennes DR, ChN Ellis, KC Madison, JJ Voorhees, W Martel (1984) Early skeletal hyperostoses secondary to 13-cis-retinoic acid. Amer J Roentgenol 142:979-983
12. Rothman PE, EE Leon (1948) Hypervitaminosis A: report of two cases in infants. Radiology 51:368-374
13. Shalita AR, WJ Cunningham, JJ Leyden, PE Pochi, JS Strauss (1983) Isotretinoin treatment of acne and related disorders: An update. J Am Acad Dermatol 9:629-638
14. Schill WB, A Wagner, J Nikolowski, G Plewig (1981) Aromatic retinoid and 13-cis-retinoic acid: spermatological investigations. In Orfanos CE et al. Retinoids — advances in basic research and therapy. Springer, Berlin Heidelberg New York pp 389-395
15. Stern RS, W Rosa, C Braun (1984) Isotretinoin and pregnancy. J Am Acad Dermatol 10:851-854

Prof. Dr. med. Wilhelm Meigel
Dermatologische Abteilung, Allg. Krankenhaus St. Georg
Lohmühlenstraße 5
D-2000 Hamburg 1

Poster

Effekt eines Retrovirus auf den Kollagenmetabolismus der Fibroblasten

L. BRUCKNER-TUDERMAN und R. M. FRANKLIN, Zürich/Basel

Das Retrovirus MAV.2-0 produziert in Hühnern eine Bindegewebshyperplasie [11]. In der jetzigen Arbeit wurden die Wirkungen dieses Virus auf Zellen und im speziellen deren Kollagenmetabolismus untersucht. Ziel war die Abklärung regulatorischer Ereignisse in einem Modellsystem, in welchem Kollagensynthese stimuliert werden kann und bei welchem alle verschiedenen Stufen der Synthese analysiert werden können. — Fibroblasten wurden in vitro mit dem Retrovirus infiziert. Nach spätestens zwei Passagen produzierten alle Zellen Viruspartikel, wie mittels indirekter Immunfluoreszenz mit anti-Virus-Antikörpern festgestellt werden konnte. Lichtmikroskopisch waren keine morphologischen Veränderungen feststellbar; wenn aber das Zytoskelett mit spezifischen Antikörpern gegen Aktin (einer der Hauptkomponenten des Zytoskeletts in Fibroblasten) sichtbar gemacht wurde, konnte eine teilweise Auflösung der Filamentstrukturen festgestellt werden. Diese Tatsache erklärt wenigstens teilweise das ungewöhnliche Verhalten der Zellen: sie konnten in weichem Agar kloniert werden. Normalerweise wachsen Fibroblasten aus Monolayerkulturen nicht in Agar.

Im Gegensatz zu vielen, mit anderen Viren transformierten Fibroblasten synthetisierten diese Zellen nicht nur weiterhin Kollagen, sondern sie produzierten sogar zwei- bis dreimal mehr Kollagen als Kontrollzellen. Dies wurde sowohl durch radioaktive Markierung der neu synthetisierten Proteine als auch durch Messungen der Hydroxyprolinsynthese festgestellt. Auch der Anteil der für Kollagen spezifischen mRNS an der gesamten zellulären RNS war erhöht. Hybridisierungsexperimente mit zellulärer DNS zeigten, daß eine Virusinfektion keine Kollagen-Gen-Umlagerung verursachte. Die Insertion eines viralen Promoters vor dem Kollagen-Gen konnte nicht nachgewiesen werden.

Das Retrovirus MAV.2-0 beeinflußt die intrazellulären Vorgänge auf mehreren Ebenen. Die Stimulation der Kollagensynthese ist eine der wichtigsten Funktionen; aber auch die teilweise Auflösung des Zytoskeletts sowie die Klonierbarkeit der Zellen sind Folgen der Virusinfektion. Man kann nicht erwarten, daß die einfache Insertion des genetischen Materials des Virus an einem Ort unter den zellulären Genen alle diese Effekte gleichzeitig erklären könnte. Um die Frage zu beantworten, ob das Virus seine Wirkung durch ein oder mehrere Gene — oder durch andere regulierende Faktoren — ausübt, sind noch weitere Untersuchungen erforderlich.

Besprechung

In den letzten Jahren ist die virale Transformation von Zellen als Modell für viele biologische Phänomene immer populärer geworden [4, 5, 11]. Man kann in Zellkulturen relativ leicht die Wirkung einer Virusinfektion auf die Zellen dokumentieren: Nach Zugabe von Viren kann der Verlauf von zellulären Vorgängen systematisch und stufenweise analysiert werden [1, 2, 7, 12]. Viren sind heute leicht zu isolieren, und viele Zellen lassen sich über längere Zeit in Kultur halten. Im Gegensatz zu Organkulturen können in Zellkulturen ausgewählte metabolische Vorgänge im Detail untersucht werden.

Viren werden als Modelle nicht nur zur Untersuchung von viralen Infektionskrankheiten, sondern auch für Studien über Onkogenizität und Effekte der viralen Onkogenese auf Zellen benützt. Einige Autoren verwenden transformierte Zellen zu Studien über Differenzierung und Entdifferenzierung [12]. Schließlich kann man mit solchen regulier- und manipulierbaren viralen Modellsystemen sehr viel über die auch heute noch teilweise unbekannte normale Physiologie, Biologie und Biochemie der Zellen lernen [9-10].

Das MAV.2-0-Virus gehört zu den Proliferation-induzierenden, nicht klassisch transformierenden Retroviren [11]. Diese integrieren ihr Genom in das zelluläre Genom und stimulieren die Produktion von normalen zellulären Biosyntheseprodukten. Das Virus wurde für diese Untersuchung gewählt, weil sein Effekt weitgehend verschieden ist von den Wirkungen der supprimierenden onkogenen Retroviren, wie z.B. des Rous-Sarkom-Virus [5, 9, 10, 12], des Kirsten-Sarkom-Virus [6] oder des SV-40-Virus [8], welche die Biosynthese von Kollagen bei etwa 90% inhibieren. Interessant war jetzt vor allem ein Modellsystem mit positiven viralen Auswirkungen.

In Tabelle 1 werden die Effekte von MAV.2-0- und Rous-Sarkom-Virus auf zellulärer Ebene verglichen. Die Viren zeigen eine unterschiedliche Wirkung bezüglich der klassischen morphologischen Transformation, aber beide verursachen Veränderungen des Zytoskeletts. Die Aktivierung eines Onkogenproduktes, einer Proteinkinase [3], wird durch MAV.2-0 nicht induziert. Wahrscheinlich ist dieses Virus unter experimentellen Umständen aus diesem Grunde nicht tumorigen wie das Rous-Sarkom-Virus. Möglicherweise sind die Wirkungen der Zellmatrix auf die Zellen für das Fehlen der Tumorigenizität verantwortlich: Im Gegensatz zu Rous-Sarkom-Virus-transformierten Fibroblasten produzieren MAV.2-0-infizierte Zellen weiterhin die sehr wichtigen Zelloberflächen- und Matrixproteine Kollagen und Fibronektin, welche eine intakte normale Umgebung für die Zellen bilden können, so daß unkontrolliertes Wachstum nicht stattfindet.

Es konnte hier gezeigt werden, daß das MAV.2-0-Virus die Kollagensynthese zwei- bis dreifach stimuliert, im Gegensatz zum Rous-Sarkom-Virus, das die Synthese fast total hemmt. Es ist aber klar, daß — auch wenn die Wir-

Tabelle 1. Vergleich der Effekte auf Fibroblasten von MAV,2-0 und Rous-Sarkom-Virus

Effekt	MAV.2-0*	Rous Sarkom Virus	Literatur
Klassische Transformation (morphologisch)	—	+	[5, 13]
Änderungen des Zytoskeletts	+	+	[1, 5, 13]
Aktivation einer Phosphokinase	—	+	[3, 5, 13]
Tumorigenizität	—	+	[5, 13]
Fibronektinsynthese	—	↓	[1, 5, 13]
Kollagensynthese	↑	↓	[1, 2, 6, 7, 9, 10, 12, 13]
Kollagen mRNA Synthese	↑	↓	[1, 6, 9, 10, 12, 13]

* —: kein wesentlicher Effekt, +: positiver Effekt, ↓: supprimiert, ↑: aktiviert

kungen der beiden Viren verschieden sind — die Regulation in beiden Fällen auf der Ebene der Gene stattfindet. Die viralen Effekte sind also von Genregulation, und nicht von den nach der Transkription stattfindenden Vorgänge, abhängig.

Die hier diskutierten Ergebnisse, welche als Poster vorgestellt wurden, werden anderswo im Detail publiziert [13].

Literatur

1. Adams SL, ME Sobel, BH Howard, K Olden, KM Yamada, B de Crombrugghe, I Paston (1977) Levels of translatable mRNA for cell surface protein, collagen precursors, and two membrane proteins are altered in Rous sarcoma virus-transformed chick embryo fibroblasts. Proc Nat I Acad Sci USA 74: 3399-3403
2. Banes AJ, RE Smith, GL Mechanic (1978) Increased collagen synthesis in myeloblastosis-associated virus-infected chicken embryo fibroblasts. Biochem Biophys Res Commun 82: 723-726
3. Brugge JS, RL Eriksson (1977) Identification of transformationspecific antigen induced by an avian sarcoma virus. Nature 269: 346-347
4. Franklin RM, MT Martin (1980) In ovo tumorigenesis induced by avian osteopetrosis virus. Virology 105: 245-249
5. Hanafusa H (1977) Cell transformation by RNA-tumor viruses. In: Comprehensive Virology (HT Fraenkel-Conrat, RR Wagner, Eds) Vol. 10, Pnenum, New York, p 401
6. Hata R, B Peterkofsky (1977) Specific changes in the collagen phenotype of BALB 3T3 cells as a result of transformation by sarcoma viruses or a chemical carcinogen. Proc Natl Acad Sci USA 74: 2933-2937
7. Myllylä R, K Alitalo, A Vaheri, KI Kivirfikko (1981) Regulation of collagen post-translational modifications in transformed human and chick embryo cells. Biochem J 196: 683-692
8. Parker MI, K Judge, W Gevers (1982) Loss of type I procollagen gene expression in SV-40-transformed human fibroblasts is accompanied by hypermethylation of the genes. Nucl Acid Res 10: 5879-5891
9. Rowe DW, RC Moen, JD Davidson, PH Byers, P Bornstein, RD Palmiter (1978) Correlation of procollagen mRNA levels in normal and transformed chick embryo fibroblasts with different rates of procollagen synthesis. Biochemistry 17: 1581-1590
10. Sandmeyer S, B Gallis, P Bornstein (1981) Coordinate transcriptional regulation of type I procollagen genes by Rous sarcoma virus. J Biol Chem 256: 5022-5028
11. Smtih RE (1982) The avian osteopetrosis virus. Curr Top Microbiol Immunol 101: 75-94
12. Sobel ME, T Yamamoto, B de Crombrugghe, I Pastan (1981) Regulation of procollagen messenger ribonucleid acid levels in Rous sarcoma virus transformed fibroblasts. Biochemistry 20: 2678-2684
13. Tuderman L, RM Franklin (1985) Effect of avian osteopetrosis virus infection on cells and their collagen synthesis in vitro. Eur J Biochem (im Druck)

Dr. med. Leena Bruckner-Tuderman
Dermatologische Klinik
Universitätsspital Zürich
Gloriastr. 31
CH-8091 Zürich

Dr. Richard M. Franklin
Biozentrum, Abt. Strukturbiologie
Klingelbergstr. 70
CH-4056 Basel

Der pigmentierte Spindelzelltumor, Typus Reed

N. P. SMITH, London

Einführung

Im Jahre 1975 machte Richard Reed auf eine Variante der Pigmentzellengeschwülste aufmerksam, die er als pigmentierten Spindelzelltumor bezeichnete [1]. Er beschrieb die klinischen und histologischen Eigenheiten dieser Entität, die bis dahin kaum Eingang in die Literatur gefunden hatte. Dabei betonte er die Möglichkeit der Fehlinterpretation des etwas beunruhigenden Bildes durch unerfahrene Pathologen. Gartmann berichtete 1981 über 28 eigene Fälle und kam zu dem Schluß, daß diese Läsion zu selten diagnostiziert wird [2]. Schließlich arbeiteten Sagebiel und Mitarb. weitere 90 Fälle im Jahre 1984 auf [3]. Sie betonten die Gutartigkeit des Tumors ebenso wie die häufige Fehldiagnose als malignes Melanom.

Methoden

Für die vorliegende Untersuchung wurden die histopathologischen Akten des St. John's Hospitals von Januar 1981 bis Dezember 1984 herangezogen. Die klinischen Details der histologisch diagnostizierten pigmentierten Spindelzelltumoren (im folgenden: PSCT) wurden überprüft. Nur Fälle mit dem charakteristischen histologischen Bild eines PSCT wurden in die Studie einbezogen, ausgeschlossen also einzelne Tumoren, deren Histologie an dysplastische Naevi oder Spitztumoren erinnert. Die wesentlichen klinischen und histopathologischen Eigenschaften des PSCT werden im folgenden gemeinsam mit der Beschreibung des Kollektivs der Fälle aus dem St. John's Hospital aufgelistet.

Klinik

- Frauen > Männer
- Alter 10-40
- Kleine Papel oder Plaque
- Extremitäten, bes. Oberschenkel > Rumpf
- Gleichmäßige deutliche Pigmentierung
- Regelmäßige Begrenzungen

Histologie

- Epidermale Hyperplasie unterschiedlichen Ausmaßes
- „Verdrängendes" Wachstumsmuster
- Nest- und bündelartig angeordnete Spindelzellen
- Einförmiges Zellbild
- Mitosen nicht selten
- Pigment in allen Schichten der Läsion

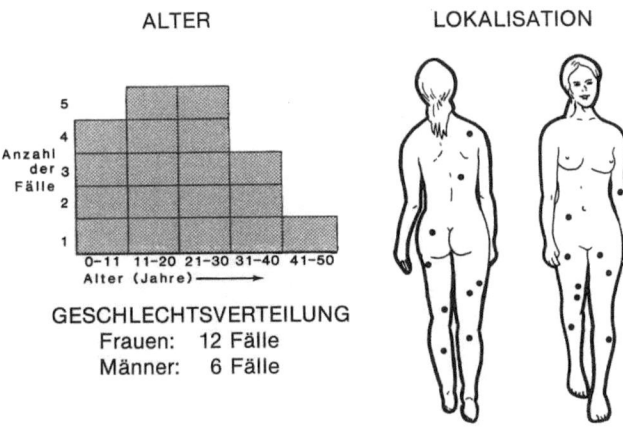

Abb. 1. 18 Fälle des pigmentierten Spindelzelltumors aus St. John's Hospital

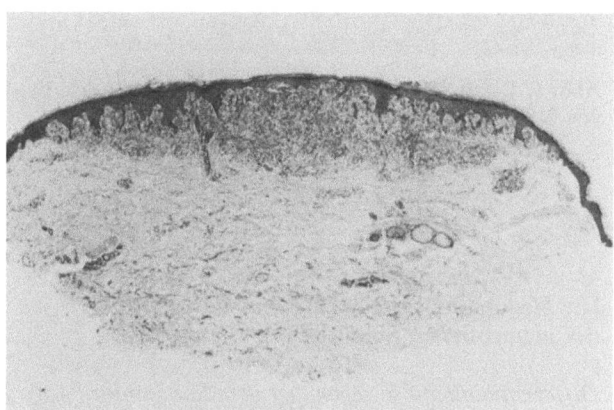

Abb. 3. Übersichtsvergrößerung eines typischen Geschwulst. Symmetrie und leichte epidermale Hyperplasie

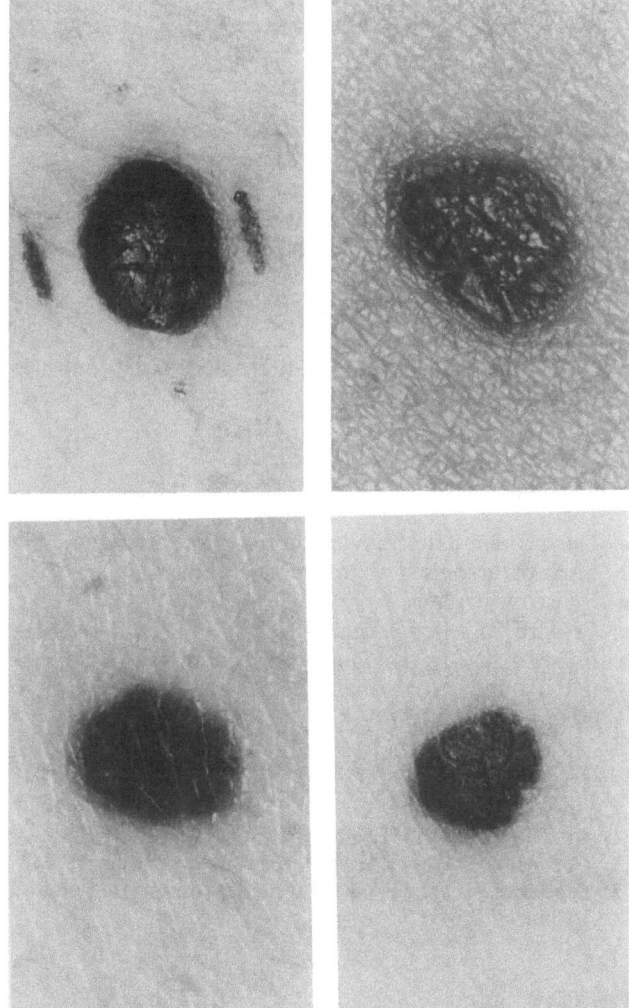

Abb. 2. Vier klinische Beispiele aus dem Kollektiv des St. John's Hospitals. Alle Tumoren zeigen dunkle, ziemlich gleichmäßige Pigmentierung, insgesamt Symmetrie und regelmäßige Begrenzungen

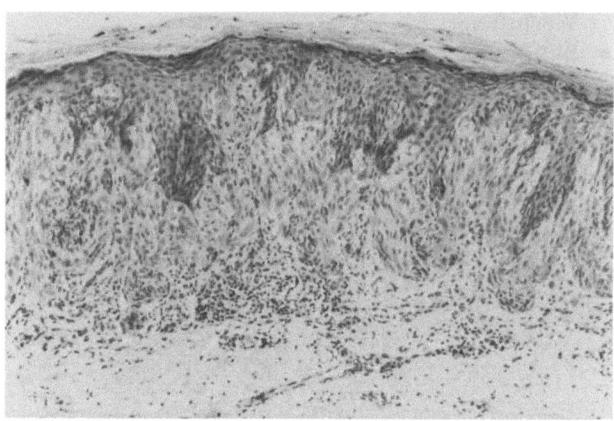

Abb. 4. Mittlere Vergrößerung einer anderen Läsion. „Verdrängendes" Wachstumsmuster im Korium und lymphozytärentzündliche Reaktion werden deutlich

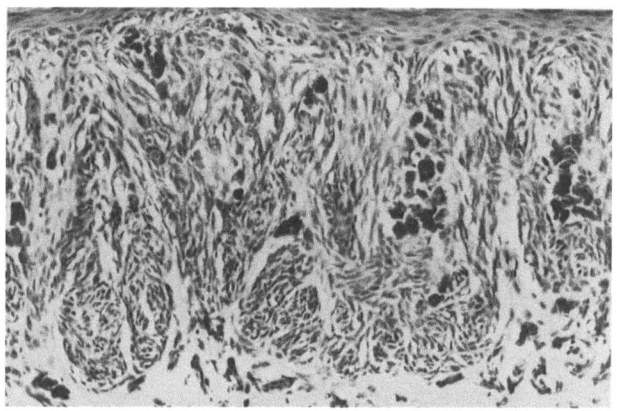

Abb. 5. Ein typischer PSCT bei starker Vergrößerung. Beachten Sie die Anwesenheit von reichlich Melanin sowohl in den Makrophagen als auch fein verteilt in den Tumorzellen

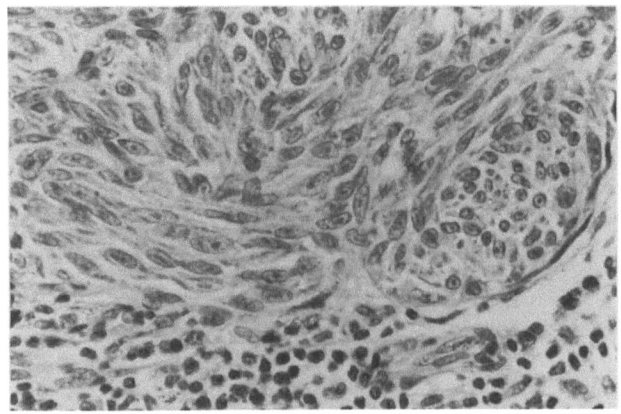

Abb. 6. Detail von Tumorzellen im Korium. Kompakte Bündel von Spindelzellen mit uniformer Zytologie

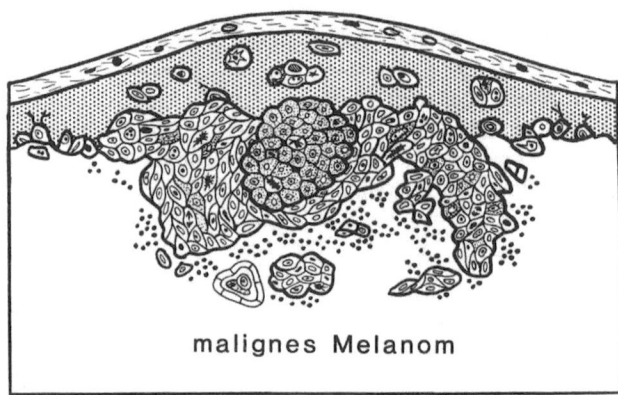

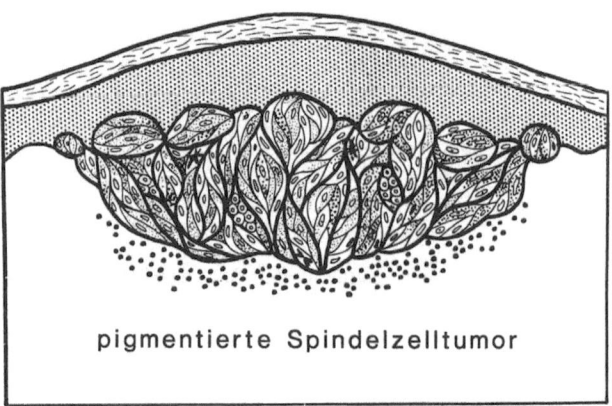

Abb. 8

Die Histopathologische Differentialdiagnose des pigmentierten Spindelzelltumors

Differentialdiagnose gegenüber dem Spitztumor (Abb. 7)

- Pigment in der ganzen Läsion vorhanden
- Weder Ödem im Papillarkörper noch auffällige Vaskularisation
- Im Korium eher „verdrängendes" als „infiltratives" Wachstum
- Einförmiges Zellbild ohne „Reifung" in tieferen Schichten der Geschwulst

Differentialdiagnose gegenüber dem malignen Melanom (Abb. 8)

- Symmetrie in der Übersichtsvergrößerung
- Fehlen von pagetoider intraepidermaler Ausbreitung von Tumorzellen
- Wachstum im Korium „verdrängend"; nicht unregelmäßig oder „invasiv"
- Einförmiges Zellbild der Tumorzellen: keine „intralesional transformation"

Schlußfolgerungen

- Der pigmentierte Spindelzelltumor ist eine eigene klinisch-pathologisch abgrenzbare Entität
- Er ist nicht selten
- Er wird zu selten erkannt
- Er wird häufig fehldiagnostiziert und von Klinikern und Pathologen als malignes Melanom angesehen.

Literatur

1. Reed R, et al. (1975) Seminars in Oncology, 2:119
2. Gartmann H (1981) Zeitschrift für Hautkrankheiten 56:862
3. Sagebiel RW et al. (1984) The American Journal of Surgical Pathology 8:645

Dr. Neil P. Smith
St. John's Hospital for Diseases of the Skin,
Lisle Street
GB-London WC2H 7BJ

Herrn Wolfgang Koll und Herrn Dr. J. Ch. Meyer danke ich herzlich für ihre Hilfe bei der Übersetzung dieser Arbeit

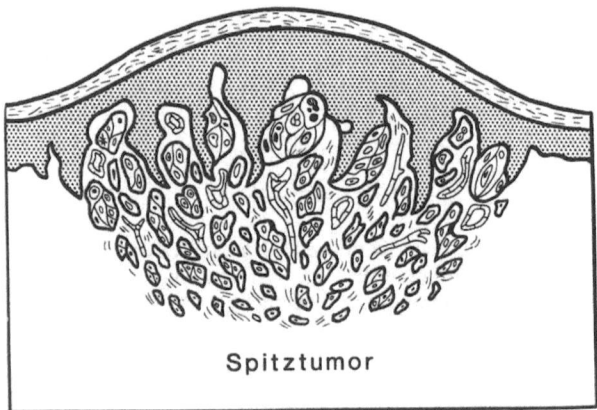

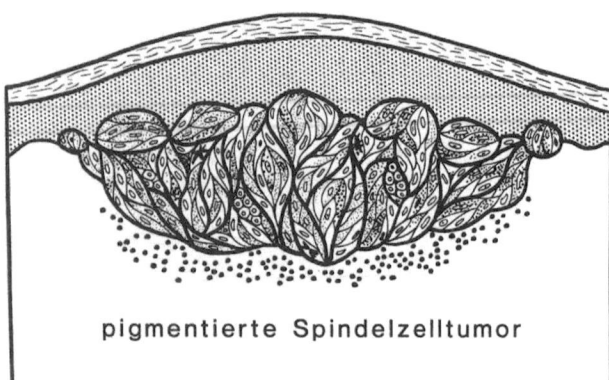

Abb. 7

Ansprache des Tagungsleiters Prof. Dr. Dr. h.c. U.W. Schnyder anläßlich der Schlußfeier

Damit, liebe Teilnehmerinnen und Teilnehmer der 34. Tagung der DDG, sind die wissenschaftlichen Verhandlungen abgeschlossen. Ihre aktive Mitarbeit war für uns die Bestätigung, daß die umfangreichen Vorbereitungen sinnvoll waren.

Eben hat mir das Kongreßbüro mitgeteilt, daß 1111 aktive Teilnehmer mit 273 Begleitpersonen aus 28 Ländern an diesem Kongreß teilgenommen haben. Für uns ist die Tagung viel zu schnell zu Ende gegangen. Ich möchte nochmals allen Mitarbeiterinnen und Mitarbeitern der Dermatologischen Klinik des Universitätsspitals Zürich für ihren Einsatz danken. Namentlich erwähnen möchte ich Professor Wüthrich, PD Dr. Eichmann, Dr. Meyer, die Sekretärinnen Frau Schlatter, Frau Kaiser und Frau Brunner sowie Herrn Hädener vom Kongreßbüro Basel. In diesen Dank möchte ich auch das Damenkomitee einschließen, das sich aus Zürcher-Dermatologen-Frauen zusammensetzt. Sie haben mit viel Freude und Umsicht das gesellschaftliche Rahmenprogramm gestaltet.

Für uns ist allerdings der Kongreß noch nicht beendet. Die Tagung selbst diente der Information der Anwesenden, doch hat ein solcher Kongreß erst dann eine geistige Ausstrahlungskraft, wenn mindestens die Referate der Hauptthemen und Symposien auch in einem Kongreßband erschienen sind. Die Manuskripte sollten kurz, präzise und informativ sein. Darf ich nochmals bitten, mir die Manuskripte bis spätestens 12. April zu schicken, damit der Kongreßband noch dieses Jahr erscheinen kann.

Lassen Sie mich nun zum Schluß kommen. Als Schweizer liebe ich Fahnen und Banner. Ich habe deshalb unseren Generalsekretär, Professor Christophers gebeten, mir die Fahne der DDG zu schicken. Mit Erstaunen mußte ich jedoch feststellen, daß es bisher keine DDG-Fahne gab. Unser Kongreßbüro hat nun in letzter Minute bei einer renommierten Basler Fahnenfabrik eine Fahne der Deutschen Dermatologischen Gesellschaft anfertigen lassen, die in Zukunft die Großveranstaltungen unserer Gesellschaft begleiten möge.

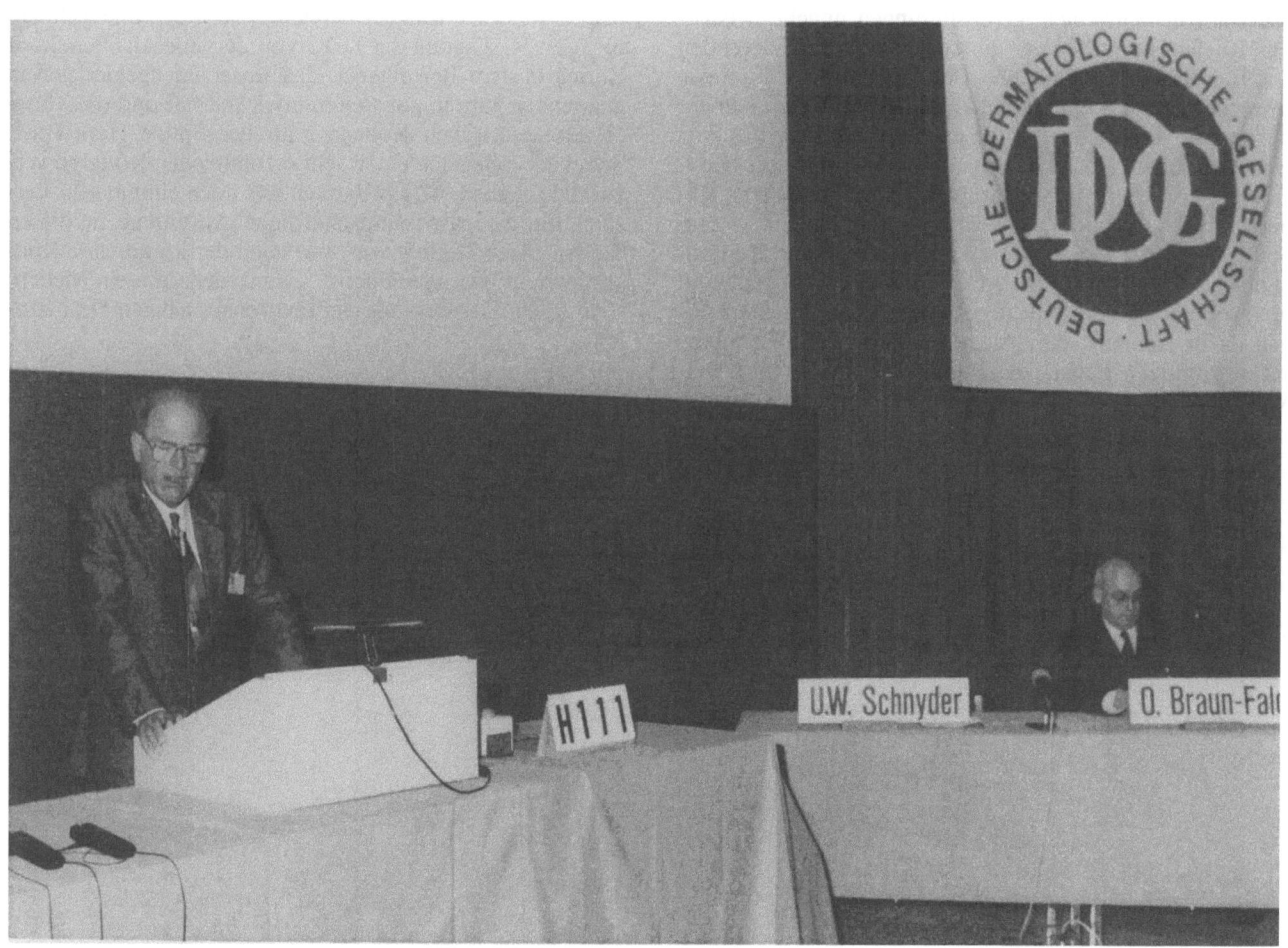

Der Präsident, *Prof. Dr. Dr. h.c. O. Braun-Falco,* unter der neuen DDG-Fahne während der Schlußansprache des Tagungsleiters, *Prof. Dr. Dr. h.c. U. W. Schnyder*

Schlußwort des Präsidenten der DDG, Professor Dr. Dr. h. c. Otto Braun-Falco

Wir stehen nunmehr am Ende der 34. Tagung der Deutschen Dermatologischen Gesellschaft. Die freundlicherweise von Herrn Schnyder gestiftete DDG-Fahne ist eingerollt, und es verbleibt dem Präsidenten die Schlußworte zu sprechen. Dies ist umso leichter, als nach allgemeiner Überzeugung die 34. DDG-Tagung in Zürich eine in jeder Beziehung hervorragende Tagung gewesen ist. So möchte ich zunächst Herrn Prof. Dr. Dr. U. Schnyder und allen seinen Mitarbeitern, besonders aber auch Herrn Prof. Dr. B. Wüthrich und Herrn Dozent Dr. F. Eichmann den Dank aller Kongreßteilnehmer für ihren Einsatz und ihre Mühewaltung bei der Gestaltung und Verwirklichung dieses Kongresses aussprechen. Organisation und Durchführung dieser Tagung waren in der Tat meisterhaft. Die gemeinsam mit den Mitgliedern des DDG-Ausschusses geplante Kongreßstruktur und das wissenschaftliche Programm haben sich bewährt. Es ist gelungen, Fortschritt und Fortbildung in der Dermatologie und Venerologie innerhalb einer Tagung zu integrieren. In diesem Zusammenhang soll auch daran erinnert sein, daß, was die Besucherwahl der einzelnen Veranstaltungen angeht, wissenschaftliche Hauptthemen von seiten der praktizierenden Dermatologen in Klinik und Praxis ebensoviel Interesse geweckt haben als hauptsächlich praxisbezogene Themen. Besonders vorzuheben ist die große Beteiligung des wissenschaftlichen Nachwuchses am Gelingen dieses Kongresses. Wir können stolz darauf sein, daß in unseren Kliniken im deutschsprachigen Raum wesentlich zur wissenschaftlichen Entwicklung der Dermatologie und Venerologie beigetragen wird; die große Zahl freier Vorträge und die große Beteiligung an den Poster-Ausstellungen können dafür Zeugnis sein. Auch die Kurse bzw. Seminarveranstaltungen haben viel Interesse bei unseren DDG-Mitgliedern gefunden. Besonderer Dank aller Kongreßmitglieder gebührt der von den Schweizer Kliniken so hervorragend ausgestalteten Dia-Klinik.

Der Tagungsort im Bereich der Universität Zürich-Irchel hat sich als geradezu ideal für die Durchführung solch großer Veranstaltungen erwiesen. Besonders günstig waren auch die Verhältnisse zur Durchführung der Industrieausstellung.

Viel Interesse haben die Gastvorträge und Spezialvorlesungen gefunden. Es bleibt zu überlegen, ob man daran festhalten sollte.

Die Deutsche Dermatologische Gesellschaft ist satzungsgemäß eine Vereinigung deutschsprachiger Dermatologen. Ihre Zusammenkünfte dienen nicht nur dem fachlichen Gedankenaustausch, sondern auch dem persönlichen Zusammentreffen von Dermatologen aus dem deutschsprachigen Raum. Gerade in dieser Hinsicht war auch die Züricher Tagung mit ihrem Rahmenprogramm bestens dazu geeignet, alte Bekanntschaften und Freundschaften wieder aufzufrischen und neue zu beginnen. An wissenschaftlichen und praktischen Kenntnissen und Erfahrungen bereichert scheiden alle Teilnehmer der 34. Tagung der DDG von der lebensfrohen Stadt Zürich in dem Bewußtsein, daß unser Fachgebiet sich in den letzten Jahren gut weiterentwickelt hat und daß unsere schweizerischen Kollegen, an der Spitze Herr Prof. Schnyder, uns allen einen sehr erfolgreichen Kongreß verwirklicht haben. Wir bedanken uns noch einmal sehr herzlich für die gastfreundschaftliche Aufnahme in diesen Tagen. Diese Tagung war, wie auch der kommende Kongreßbericht bezeugen dürfte, sicher wiederum ein Meilenstein in der Entwicklung der deutschsprachigen Dermatologie.

O. Braun-Falco

Autorenregister

Altmeyer, P. 92
Anderton, J. L. 153
Bandmann, H.-J. 19
Beck, R. 88
Becker, H. 168
Benesch, D. 94
Bertz, J. 81
Blitstein-Willinger, E. 105
Bollag, W. 70
Bollinger, A. 162
Braun-Falco, O. 104, 111
Brucker-Tuderman, L. 189
Brunner, R. 111
Bunney, M. H. 153
Burgdorfer, W. 12
Chorzelski, T. P. 16
Christophers, E. 61
Czarnetzki, B. M. 41, 60, 96
Eichmann, A. 138
Franklin, R. M. 189
Frosch, P. J. 179
Galosi, D. 46
Garbe, C. 81
Gehse, M. 174
Goehl, J. 99
Goor, W. 165
Grussendorf-Conen, E. I. 148
Gschnait, F. 140
Guelting, M. 138
Haina, D. 111
Happle, R. 76, 108
Helm, D. von 46
Höffler, U. 175
Hofmann, H. 141
Hohenberger, W. 99
Hornstein, O. P. 90

Illig, L, 57
Illig, L. 101
Jablonska, S. 16
Jung, E. G. 84, 116
Kerl, H. 26, 86
Klaschka, F. 35
Kleinhans, D. 45
Klosterhalfen, H. 168
Knop, J. 22, 74
Knopp, J. 66
Kokoschka E. M. 94
Kownatzki, E. 113
Krebs, A. 37
Kresbach, H. 26
Landthaler, M. 104, 111
Lautier, R. 149
Lechner, W. 160
Lembeck, F. 6
Leu, J. H. 163
Luderschmidt, Chr. 181
Luger, A. 134
Macher, E. 28
Meigel, W. 186
Meinhof, W. 78
Meurer, M. 122
Meyer, J. 138
Michel, U. 90
Mösinger-Lundgren, V. 144
Munz, D. 92
Nikolowski, J. 185
Orfanos, C. E. 81
Ott, A. 161
Partsch, H. 158
Petzoldt, D. 125, 144
Pletscher, A. 1
Plewig, G. 42, 182

Polak, L. 37
Przybilla, B. 46, 50
Puschmann, M. 177
Ring, J. 46, 50
Ruedlinger, R. 153
Schäfer, G. 92
Scherer, R. 48
Schill. W.-B. 170
Schönberger, A. 90
Schrallhammer, K. 46
Schröder, J.-M. 61
Schütte, B. 167
Schulz K. H. 33
Schulz-Ehrenburg, U. 156
Smith, N. P. 190
Smith, W. 153
Smolle, J. 26, 86
Söltz-Szöts, J. 151
Späth, P. 53
Stark, F. 104
Steigleder, G. K. 118
Sterry, W. 72
Stingl, G. 24, 68
Stüttgen, G. 161
Suter, H. 30
Tappeiner, G. 60
Tonak, J. 99
Wagner, H. 64
Waidelich, W. 111
Wassilew, S. W. 142, 146
Weidner, F. 88
Wienert, V. 158
Wittek, R. 154
Wolff, H. H. 130, 149
Wolff, K. 24, 59, 127
Wüthrich, B. 53

Sachregister

Akne 174-188
Bakterien 174
Benzoylperoxid 179
Hormonelle Beeinflussung 181
Lipidanalyse 177
Nebenwirkungen von Akne-Externa 179
Resistenzinduktion 175
13-cis-Retinsäuretherapie 182
13-cis-Retinsäuretherapie: Rosazea 185
13-cis-Retinsäuretherapie: Kontraindikationen
    und Nebenwirkungen 186

Andrologie 167-173
Medikamentöse Therapie 170
Operatives Vorgehen
— bei Verschluß der ableitenden Samenwege 168
— bei Varicocele 168
Semidünnschnitt-Methode 167

Ehrungen XIII

Entzündung und ihre Zellen 59-69
Einführung 59
Epidermis: Initiator, Zielorgan oder „Innocent
    Bystander" 68
Komplementsystem und vaskuläre Reaktion 60
Leukozytäre Antwort 61
Mastzellen und Mastzellsignale 60
Phagozyten, mononukleäre 66
T-Lymphozytenaktivierung 64

Eröffnungsansprachen IX-XII

Gastvorlesungen 1-11
Lembeck, F.: Neurogene Mechanismen der Hautdurchblutung 6
Pletscher, A.: Forschung — Quelle des medizinischen
    Fortschrittes 1
Wagner, H.: Regulation von T-Lymphozyten 5

Gastvortrag 12-15
Burgdorfer, W.: Lyme-Krankheit-Spirochäte
    (Borrelia burgdorferi) 12

Kontaktekzeme, allergische 19-40
Antigenpräsentation 24
Auslösephase und unspezifische Begleitreaktion 28
Definition des Begriffes Ekzem 19
Immunregulatorische Kontrolle der Suppressor-
    T-Lymphozyten 22
Immunhistochemisch erfaßbare Reaktionsmuster 26
Klinische Relevanz der vorgetragenen Konzepte 37
Kreuz-bzw. Gruppenallergie 33

Permeation und Resorption von Fremdstoffen 30
Systemische Auslösung 35
Toleranz und Hyposensibilisierung 37

Malignes Melanom 81-103
Dysplastische Naevus-Syndrome 86
Epidemiologie 81
Extremitätenperfusion 99
Früh- und Spätmetastasierung 88
Immuntherapie 96
Infrarotthermographie 90
Lympho-Szintigraphie, operative 92
Nachsorge 101
Operative Therapie 94
Risikofaktoren 84
Strahlen- und Chemotherapie 94

Neuere Dermatosen 116-133
Alte Dermatosen — Neu betrachtet 130
Bindegewebserkrankungen, chronisch-
    entzündliche 122
Bullöse Dermatosen 127
Erbkrankheiten 116
Nichtallergische Dermatosen 118
STD 125

Pharmakologie und Pharmakotherapie 70-80
Antipsoriatika 72
Antipsoriatische Kombinationstherapie 73
Entzündungshemmung 73
Immunreaktionen, therapeutische 76
Mykosen, Pharmakotherapie 78
Retinoide, neue 70
Therapie, immunsuppressive 74

Phlebologie 156-166
Atrophie blanche 165
Endstrombahn 161
Histopathologie 163
Hypertonie 158
Hypervolämie 158
Hypoxie, lokale 161
Mikroangiopathie 162
Refluxe 156
Refluxbedingte Sekundärveränderungen 160
Therapie 165

Prämierte Poster 189-192
Retrovirus und Kollagenmetabolismus 189
Spindelzelltumor, Typus Reed 190

Schlußworte 193-194

Spezialvorlesung 16-18
Chorzelski, TP. und Jablonska S.: Antiendomysium-Antikörper spezifischer Marker der glutensensitiven Enteropathie bei Duhring'scher Krankheit 16

Therapieverfahren, neuere 104-115
Immunologische Behandlung der Alopecia areata 108
Immunstimulation 105
Kryochirurgie 115
Neodym-Yag-Laser 111
Orgotein 104
Plasmapherese 113

STD: Neue diagnostische Möglichkeiten 134-145
Chlamydien-Diagnostik mit monoklonalen Antikörpern 144
Gonorrhoe-Diagnostik mit monoklonalen Antikörpern 141
Herpes simplex-Diagnostik mit monoklonalen Antikörpern 142
Lymphadenopathie-Syndrom und AIDS 134
Serodiagnostik bei sexuell übertragbarer Erkrankung 140
SPHA-Test in der Luesdiagnostik 138

Urtikaria 41-58
Diagnostisches Vorgehen 50
Hereditäres Angioödem und Androgen-Therapie 53
Kontakt-Urtikaria 45
Lichturtikaria 42
Physikalische Urtikariaformen 41
Seltene Urtikariaformen 46
Therapie 57
Urtikariavaskulitis 48

Virologie 146-155
Diagnose, elektronenoptische 149
Kryochirurgie von Viruspapillomen 149
Papillomviren 148
Papillomvirusinfektion 153
Rekombinante Vakziniaviren, Impfstoff oder Zukunft 154
Unspezifische Urethritis und Lymphogranuloma inguinale 151
Virostatika 146

MIX
Papier aus verantwortungsvollen Quellen
Paper from responsible sources
FSC® C105338

If you have any concerns about our products,
you can contact us on
ProductSafety@springernature.com

In case Publisher is established outside the EU,
the EU authorized representative is:
**Springer Nature Customer Service Center GmbH
Europaplatz 3, 69115 Heidelberg, Germany**

Printed by Libri Plureos GmbH
in Hamburg, Germany